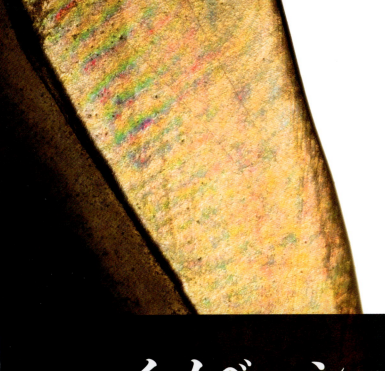
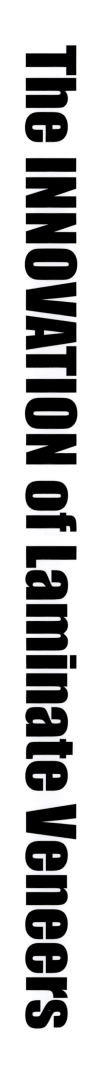

イノベーション・オブ・ラミネートベニア

20年の臨床と研究が示す価値
— 2 Decades of Clinical and Research Excellence —

大河雅之：著
MASAYUKI OKAWA

クインテッセンス出版株式会社　2024

QUINTESSENCE PUBLISHING

Berlin | Chicago | Tokyo
Barcelona | London | Milan | Mexico City | Paris | Prague | Seoul | Warsaw
Beijing | Istanbul | Sao Paulo | Zagreb

はじめに

　早いものでPascal Magne先生の書籍「Bonded Porcelain Restorations」（Quintessence Publishing, USA）が刊行されてから、22年の歳月が流れた。この書籍の出版により、当初は審美的な前歯修復法のひとつとしてくらいにしか一般的に認知されていなかったラミネートベニアが、実はクラウン補綴に取って代わる装置であるとの認識が少しずつではあるが着実に、この歯科界に浸透していった。

　ラミネートベニアがブームで終わらずに定着していった理由のひとつとして、Magne先生の書籍の副題にもなっていた"バイオミメティック（生体模倣的）・アプローチ"という理念がある。それが、患者側からの低侵襲という時代の要求に沿うものであったということも大きいと感じている。

　また、この2 Decades（20年）の間におけるこの分野のオーソリティーらによる、革新的な発想や研究、技術開発がラミネートベニア治療に新たな価値を生み出し、ここにきて間接法歯冠修復法のメインロードに君臨するという大きな変化（Innovation）をもたらした。まさしく、歯科医師・歯科技工士・研究者などが三位一体となって努力した結果であり、近年叫ばれている"臨床と研究の融合"の大きな成功例といえる。

　そのようなわけで、私の著書の題名は「The Innovation of Laminate Veneers（20年の臨床と研究が示す価値）」とさせていただいた。

　かくいう私も、2002年にMagne先生の書籍に触発されてラミネートベニア治療を始めた臨床家のひとりである。氏の考えや症例にはたいへん感銘を受け、毎日のように鞄に突っ込んで持ち歩いては臨床の参考書とさせていただいた。結果、初版本は今は四部五裂になってしまっており、原型を留めていない。

　最初は見よう見まねであったが、そのくらい熱中し無我夢中でかなりの症例に取り組んではいたものの、どうしてもメタルなどの硬いクラウンに完全性を依存して補綴するという間違った習慣が染み付いていたために、率直にいってラミネートベニアのように脆弱な修復装置が果たして患者の口腔内でどこまで機能するのかということについて、まったく心配がなかったかというと嘘になる。

　しかし、本書のChapter 2、3における数多くの中長期フォローアップ症例が示すように、Chapter 1で述べた基本的なロジックを押さえていれば、審美症例のみならず、広範な破折歯症例、歯間離開症例、変色歯、矮小歯、重度のブラキサーの臼歯咬合面、ひいては酸蝕症のフルマウス・リコンストラクションなどにも安全に応用できることについて、詳細な治療ステップを解説しながら読者諸氏に示すことができた。

　また、同時に2002年当時からラミネートベニア治療にマイクロスコープを応用し、ヒューマン

エラーを極力防止したことも私の良好な治療結果に影響していることはいうまでもない。

　Chapter 4、5、6においては、まさしくこれから発展していくであろうデジタル・ラミネートベニアと前歯のみならず臼歯のラミネートベニアにもフォーカスを当てた。デジタル化によりラミネートベニアの治療プロトコールがどのようにリディファインされていくのかについて、とくに私がこの分野でもっとも重要と考える前歯、臼歯支台歯形成デザインの考え方を軸として解説した。

　前歯と臼歯のラミネートベニアのデザインを系統立てて詳しく分類した書籍は世界でも初めてなのではないかと思われる。ただし、これらの分野はまだまだGoing Studyであり、コンセンサスの取れていない領域も含まれているため、症例提示だけではなく、多くの論文検索や自分自身で疑問に思ったところについては実験を行い、われわれが執筆した原著論文なども交えて考察した。

　今後、修復補綴治療の基本となるであろうラミネートベニアの向かう近未来像について大きく示唆に富んだ内容になっており、Pascal Magne先生の2002年の「Bonded Porcelain Restorations」へのアンサーバック的な大著になったのではないかと自負している。

　「The Innovation of Laminate Veneers（20年の臨床と研究が示す価値）」が、皆さんの今後のラミネートベニア臨床の参考書として役に立ってくれることを心から祈念してやまない。そして若い先生方には、私がMagne先生の書籍と出会ったときと同じような感動とパッションを感じとっていただけると幸いである。

　また、本書執筆にあたり多大なご指導とご協力をいただいた、私の師匠である山﨑長郎先生、佳き友人である山本恒一先生、新谷明一先生、素晴らしいセラミックワークでいつも私を支えていただいた、片岡繁夫氏、青木隆浩氏にはこの場を借りて格別なる感謝の意を表したい。

　そして、数年にわたり本書の編集を担当し、私を影から支えてくださったクインテッセンス出版の若林茂樹氏、私の歯科医院を長年歯科衛生士として盛り立てていただき、いつも私を励ましてくれる、紺野あずま氏、佐々木美春氏にもこの場を借りて心からのお礼を申し上げたい。

　最後になるが、私の臨床、研究、論文執筆を肉親でもできないくらい献身的に支えてくださり、残念ながら大病を得て今年2月にたいへん惜しまれながら亡くなられた、私の大切な親友であり、学友でもあった歯科技工士の山本尚吾氏に深謝し、この書籍を彼の魂に捧げたい。

2024年6月　代官山にて
代官山アドレス歯科クリニック
大河雅之

推薦の言葉

　圧巻のボリュームと充実の内容をそなえた、過去に例を見ない書籍が完成した。この種の書籍としてはおそらく唯一無二であることは間違いなく、著者が長い間取り組んできたラミネートベニアのまさに集大成と言えるだろう。とくに、内容もさることながら、臨床例の各ステップおよび最終修復装置の美しさに目を惹かれる。接着技術やマテリアルの開発とともに、この分野は世界的にブームであり、MI治療として広く応用されている。日本においても徐々にMI治療に対する理解と実践が行われてきつつある昨今、まさにタイムリーな内容で素晴らしい参考書となるだろう。

　世界的潮流として、歯科界の方向は最小必要限度の治療により最高の治療成果を挙げるMIのコンセプトが主流となっており、審美歯科治療はまさにその先駆けとなっているが、この書籍はその指導書とも言えるであろう。この書籍を読むにあたり簡単に内容とその順序を解読して、より良い流れを理解してもらいたい。

　本書は7つのChapterから構成されている。Chapter 1はプロローグとして本書の根幹である接着・MIを用いた従来の比較的初期のラミネートベニアの安定性とBiomimetic Principalを、著者の最高の糸口として述べている。Chapter 2は、Chapter 1から続く従来のラミネートベニアの中長期的症例を、数多い臨床例を示しながら個々の症例の特徴を踏まえて見事に解説している。Chapter 3はChapter 1、2のまとめとして、そこに適応症である酸蝕症を加えて全顎的要素を取り込んで解説している。Chapter 4ではラミネートベニアのデジタル化への推移を段階ごとに述べている。とくにIOSとの関係には、注目すべき見解が含まれている。Chapter 5は、圧巻の前歯部ラミネートベニア形成の分類と数多い症例群である。この章は著者がもっとも得意とする分野であり、文献の網羅と形成および器具のディテールを丁寧にわかりやすく解説している。とくに前歯部ラミネートベニアの分類の症例に注目していただきたい。Chapter 6ではChapter 5に続き臼歯部ラミネートベニアの分類と症例を提示しており、こちらもBiomimeticの中心である形成の分類に注目しながら形成から装着までをじっくり解説している。Chapter 7はMIコンセプトに基づいた咬合再構成であり、本書を締めくくる内容。基礎資料から治療終了時までさまざまな写真・資料を呈示して解説している。

　すべてのChapterにわたり、膨大な資料と症例で圧倒されるが、Chapterごとに順不同に読んでいけるため、それほど難解ではない。いずれにしても読み方は自由で、読者諸氏には自己の臨床に切り取って生かしていただきたい。これだけの書籍を上梓した著者に対し、心から賞賛と感謝を申し上げたいと思う。

2024年6月　表参道にて
原宿デンタルオフィス
山﨑長郎

推薦の言葉

　大河先生とは、出会ってから四半世紀ほどになる。当時、今では日本臨床歯科学会 (SJCD) の重鎮として活躍するメンバーたちがまだ若手歯科医師だった頃、出版社の企画で私と症例報告を兼ねた座談会を行った際のメンバーのひとりであった。雑誌連載だったため何度か参集しながら症例検討をした際、勉強熱心でひたむきに治療に向き合う姿をもつ青年であったことを覚えている。

　ラミネートベニアの歴史は実のところかなり古く、私も1990年代から症例を手掛けていた。しかしながらその当時はまだエビデンスが乏しく、接着に必要なマテリアルも豊富になかったため、半信半疑の手探り状態であった。その後2000年代に入り、Dr. Pascal Magne がボンデッドレストレーションの書籍を発刊し状況は一変した。大河先生にとっても、その書籍がまさにラミネートベニアへの情熱をもつターニングポイントになったかと思う。

　そんな彼の、努力を尽くした渾身の一冊ができあがった。

　彼らしい究極のラミネートベニア修復治療を手掛けたオープニンググラフから始まり、Chapter 1 ではMIと接着を考慮し、修復物の強度と歯の強度の調和をいかにとるかといった基本が説明されている。Chapter 2 ではラミネートベニア症例の長期維持に必要な機能、デザイン、マテリアルセレクションの重要性を説明している。審美治療はともすると見た目だけの治療と勘違いされがちであるが、機能、生物学的、構造力学的要素を改善するために口腔内環境をまず整備することが成功の鍵であることを考えれば、このChapter 2 は重要であろう。ラミネートベニアはエナメル質への接着が基本である。しかしながら臨床では必ずしもそうとは限らないケースもある。Chapter 3 では酸蝕症、ブラキシズムなどによってエナメル質が崩壊した症例におけるアプローチを細かく解説している。まさしく審美と機能の融合である。Chapter 4 では昨今の潮流であるラミネートベニアのデジタル製作が提示されている。今後はさまざまなラミネートベニアデザインへのデジタル活用が可能となるであろう。Chapter 5、Chapter 6 では前歯部および臼歯部のラミネートベニア形成を分類し、症例とともにそのノウハウを事細かに解説されている。ラミネートベニア形成はクラウンの支台歯形成とは違い、形成限界のデザインを考えなければならないこと、また可及的にエナメル質を残すといったテクニックが要求される。読者の症例がどの分類に当たるのか、それぞれに合わせたラミネートベニア形成を模索する上で参考になろう。

　長期にわたり、ひたすらMIにこだわったラミネートベニアを突き詰めていく姿はまさしく敬服に値する。この書籍が読者のMIと接着にこだわる審美治療のバイブルになるであろうと確信している。

2024年6月　麹町にて
土屋歯科クリニック＆WORKS
土屋賢司

推薦の言葉

　本書の出版にあたり、私はラミネートベニアのイメージを大きく変えたDr. Pascal Magneによる2002年の書籍「Bonded Porcelain Restorations」（Quintessence Publishing, USA）に大きな感銘を受けたときのことを思い出す。そして、当時ラミネートベニアに非常に興味をもっていた大河先生と、ラミネートベニアの未来について語りあったことも良い思い出となっている。

　それ以来、大河先生はマイクロスコープの使用とMIコンセプトを打ち出したラミネートベニアに精力的に取り組み、自身の臨床のクオリティーアップに成功したと思う。

　10年ほど前であろうか、大河先生にラミネートベニアの本の出版を勧めたときに、彼から「もうやっています」という返事があった。しかし、いつまでも出版されないので、「まだできないの？」と尋ねたのが昨年のことである。そのとき、「ようやく完成しました」という返事がやっと返ってきた。

　この返事に対し、私は「ずいぶん長い時間がかかったな」という印象をもった。しかし、本書「イノベーション・オブ・ラミネートベニア」の校正刷りを拝見し、その理由に納得すると同時に大きな感銘を受けた。そう、Dr. Magneのあの書籍に感銘を受けたときと同様に。大河先生がこれまで取り組んできた、繊細かつ論理的な臨床がもたらした臨床結果はラミネートベニアの適応を広げるとともに、その予知性を訴えるものとなった。

　そして今、デジタルデンティストリーは、ラミネートベニアにおいても例外ではなく、近未来の修復治療の基盤となる。本書においてはChapter 4からここに深く触れ、デジタルラミネートベニアを成功に導くためのステップと理論を詳細に展開している。

　今後、臨床歯科医にとってのラミネートベニアのバイブルは、Dr. Magneの「Bonded Porcelain Restorations」から、Dr. Okawa Mの本書「The Innovation of Laminate Veneers」に変化すると思っている。審美修復のクオリティーを考える、多くの歯科医師にぜひ一読してほしい。

2024年6月
鈴木歯科医院
鈴木真名

イノベーション・オブ・ラミネートベニア
20年の臨床と研究が示す価値
The INNOVATION of Laminate Veneers ─ 2 Decades of Clinical and Research Excellence ─

目次　Contents

Opening Graph (Case Presentation)

013　Clinical Application of the Plane System
　　　　Plane Systemの臨床応用症例

Chapter 1　Prologue：接着＋MIを用いたコンベンショナルラミネートベニアの安定性とそのBiomimetic Principle

040　❖1．はじめに：「接着＋MI」の組み合わせによる新たなビジョン
　040　　1）MIは修復と補綴の境界を自在に飛び越える概念

042　❖2．求めるのは、Integrity of Restorationか？　Integrity of Tooth Substanceか？
　042　　1）「Circle of Death」に陥らないための選択を

046　❖3．MI、そしてBiomimeticを実践するための土壌はすべて揃った
　046　　1）接着修復治療は、今まさにドラマティックな変革の時期を迎えている

048　❖本項のまとめ

Chapter 2　Conventional Laminate Veneer Restorations: Medium to Long Term Follow Up Cases
中長期的予後をもつラミネートベニアの症例紹介

052　❖1．はじめに
　052　　1）登場から約40年を迎えたラミネートベニア

052　❖2．The History of Laminate Veneer Restoration
　052　　1）最初のラミネートベニアはハリウッド俳優のために開発された
　054　　2）陶材の応用と接着技術の進歩
　055　　3）MIコンセプトの登場
　056　　4）生体の構造を模倣するバイオミメティックアプローチ
　059　　5）BPRsからBCRsへ：マテリアルの変遷

061	❖ 3．Case Presentations
062	1）Case 1：広範囲な中切歯歯冠破折症例
064	2）Case 2：前歯部歯間空隙をポーセレンラミネートベニアで修復した症例
068	3）Case 3：広範囲な前歯部歯冠破折症例①
071	4）Case 4：広範囲な前歯部歯冠破折症例②
082	5）Case 5：テトラサイクリン変色歯への対応
088	6）Case 6：重度の歯周病と咬合崩壊の患者にフルマウスリコンストラクションとラミネートベニア修復を併せて行った症例
098	7）Case 7：矯正歯科治療とアディショナルベニアを用いたガミースマイルへの対応
113	8）Case 8：破折歯サンドウィッチベニア症例
123	9）Case 9：顎位の変更を行った顎関節症患者に臼歯ノンプレップラミネートベニアおよび前歯口蓋側ラミネートベニアを用いたフルマウスリコンストラクション症例
133	10）Case10：歯肉退縮により大きく歯肉辺縁の不調和を起こした患者に対してマイクロサージェリーによる根面被覆とラミネートベニアを併用し治療した症例
138	11）Case11：審美的改善を希望する患者にモックアップを行いラミネートベニアにて修復した症例（ブリーチシェード症例）
152	❖ 本項のまとめ

Chapter 3　Case Presentation：コンベンショナル・ラミネートベニアの集大成
中等度の酸蝕症に対する低侵襲かつ全顎的な接着修復症例

156	❖ 1．はじめに
156	1）わが国における酸蝕症（Erosion）の現状とその対応
157	❖ 2．酸蝕症（Erosion）と咬耗（Attrition）が与える影響
157	1）酸蝕症による機能的・審美的・生物学的な問題
157	❖ 3．上顎前歯部における酸蝕症の分類と治療法：ACE分類
157	1）5つのパラメーターに基づくACE分類
158	❖ 4．修復治療の目的と計画立案
158	1）酸蝕症に対する修復治療の目的
159	2）VDOの設定法
161	❖ 5．Minimally Invasive Full-mouth Adhesive Rehabilitation
162	1）前歯の修復法とマテリアルセレクション
164	2）臼歯の修復法とマテリアルセレクション
165	❖ 6．本項で供覧する症例の概要と治療の流れ
165	1）初診時

165	2）VDOの設定
165	3）前歯部に対する治療計画とその実際
189	4）臼歯部に対する治療計画とその実際
189	5）修復装置の完成（上顎前歯口蓋側ベニアおよび臼歯オクルーザルベニア）
190	6）前歯部の最終支台歯形成
190	7）最終修復装置装着（上顎前歯唇側ラミネートベニア）
190	❖本項のまとめ

Chapter 4　Laminate Veneers: The Movement to Digitalization
ラミネートベニア デジタル化への動き

194	❖1．はじめに
194	1）これからはラミネートベニアにおいてもデジタルの応用が必須
195	❖2．Materials in Digital Ceramic Restorations
195	1）CAD/CAMラミネートベニアの予後が蓄積されつつある現在
196	2）現在使用できるマテリアルの種類
207	❖3．The Accuracy of Digital Equipments（デジタル新時代で変化したラミネートベニア治療プロトコールとスキル）
207	1）臨床的にはシリコーン印象に匹敵する精度が得られるIOS
208	2）光学印象採得における構造的問題「エッジロス」とは
210	3）エッジロスの臨床的解決法と内面の適合性を向上させるデジタル時代の支台歯形成法について
225	4）歯間の空隙が口腔内スキャナーによるスキャン結果に与える影響
240	5）各種マテリアルの種類と厚みがミリング結果に与える影響
253	❖本項のまとめ

Chapter 5　The Classifications of Anterior Laminate Veneer Tooth Preparation and Clinical Cases of Digitalized Veneers
前歯部ラミネートベニア形成デザインの分類とクラシフィケーションにあわせたデジタルラミネートベニア症例紹介

257	❖1．はじめに：前歯部ラミネートベニア形成デザインを分類するための基礎知識
257	1）7種類のプレパレーションデザインとその適応症
262	2）文献にみる各種フィニッシュライン形態とその傾向
266	3）文献にみるセラミック修復装置に求められる厚さ
269	4）形成デザインがトゥースフレスチャーコントロールに及ぼす影響

273	❖ 2．フェザーエッジ形成（バーティカルプレパレーション）とデジタル技術の親和性
273	1）Loi I による「BOPT」
275	2）Scutellà F らによる「Controlled Sulcular Dis-epithelization」
284	❖ 3．フェザーエッジ形成（バーティカルプレパレーション）をはじめとするラミネートベニア支台歯形成に適応したバーキットおよびエアスケーラー用ダイヤ電着チップの開発
284	1）筆者が開発した支台歯形成用バーキットについて
288	2）エアスケーラー用ダイヤ電着チップについて
289	❖ 4．前歯部ラミネートベニア形成の分類およびデジタルラミネートベニア症例紹介（Digital Laminate Veneer Case Presentation）
289	1）Class I ："Non-Prep" Additive Design Laminate Veneer
305	2）Class II ：Short Wrap Design Laminate Veneer
313	3）Class III ："180°" Medium Wrap Design Laminate Veneer
313	4）Class IV ："270°" Long Wrap Design Laminate Veneer
345	5）Class V ："360°" Full Wrap Design Laminate Veneer
362	6）Class VI ：Palatal Laminate Veneer
362	7）Class VII ：Sandwitch Design Laminate Veneer
387	❖ 本項のまとめ

Chapter 6　The Classifications of Posterior Laminate Veneer Tooth Preparation
臼歯部ラミネートベニア形成デザインの分類

393	❖ 1．はじめに：臼歯オクルーザルベニアの形成を分類するための基礎知識
393	1）エナメル質の保全を柱とした臼歯ラミネートベニア分類に向けて
395	2）Biomimetic Approach（生体模倣的アプローチ）、Bio-Mechanics（バイオメカニックス）、Tooth Flexure Control（トゥースフレクチャーコントロール）について
398	3）臼歯ラミネートベニアにおいて推奨されるプレパレーションデザインの考察
414	❖ 2．臼歯オクルーザルベニアの形成の分類
415	1）Class I ："Non-Prep" Additonal Veneer
417	2）Class II ：Occlusal Veneer(Division I and II)
417	3）Class III ：Palatal Veneer
418	4）Class IV ：Veneer-lay
418	5）Class V ：Inter-proximal Included Veneer
418	6）Class VI ：Endo-crown
418	❖ 本項のまとめ

Chapter 7 Case Presentation：The Grand Finale：Minimally Invasive Full-Mouth Rehabilitation Adapting Digital Dentistry
最終章：デジタルデンティストリーに適応した低侵襲フルマウスリハビリテーション症例

- **426** ❖ 1．はじめに
  - 426　1）最終章によせて
- **427** ❖ 2．本章の概要
  - 427　1）デジタルデンティストリーへのパラダイムシフトの中で
- **427** ❖ 3．間接法MI修復治療における臨床的到達点
  - 427　1）デジタル以前に施術したラミネートベニア症例から
- **429** ❖ 4．将来的に予想される低侵襲フルマウスリハビリテーションの治療プロトコールにおけるクリニカルディスカッション
  - 429　1）3つのクリニカルディスカッション
- **429** ❖ 5．酸蝕症に対する修復治療について
  - 429　1）酸蝕症には早期の介入と接着による保存的な治療法が求められる
- **430** ❖ 6．Case Presentation
  - 430　1）主訴
  - 431　2）基礎資料収集
  - 433　3）修復治療の目的と治療計画立案
  - 435　4）低侵襲フルマウスリハビリテーションの治療の流れ
  - 437　5）STEP 1（デジタルアプローチ）
  - 437　6）STEP 2（マイクロスコープ使用）
  - 444　7）STEP 3（デジタルアプローチ）
  - 444　8）STEP 4（マイクロスコープ使用）
  - 444　9）STEP 5（デジタルアプローチとコンベンショナルアプローチ）
- **456** ❖ 7．結論
- **458** ❖ 本項のまとめ

460　索引

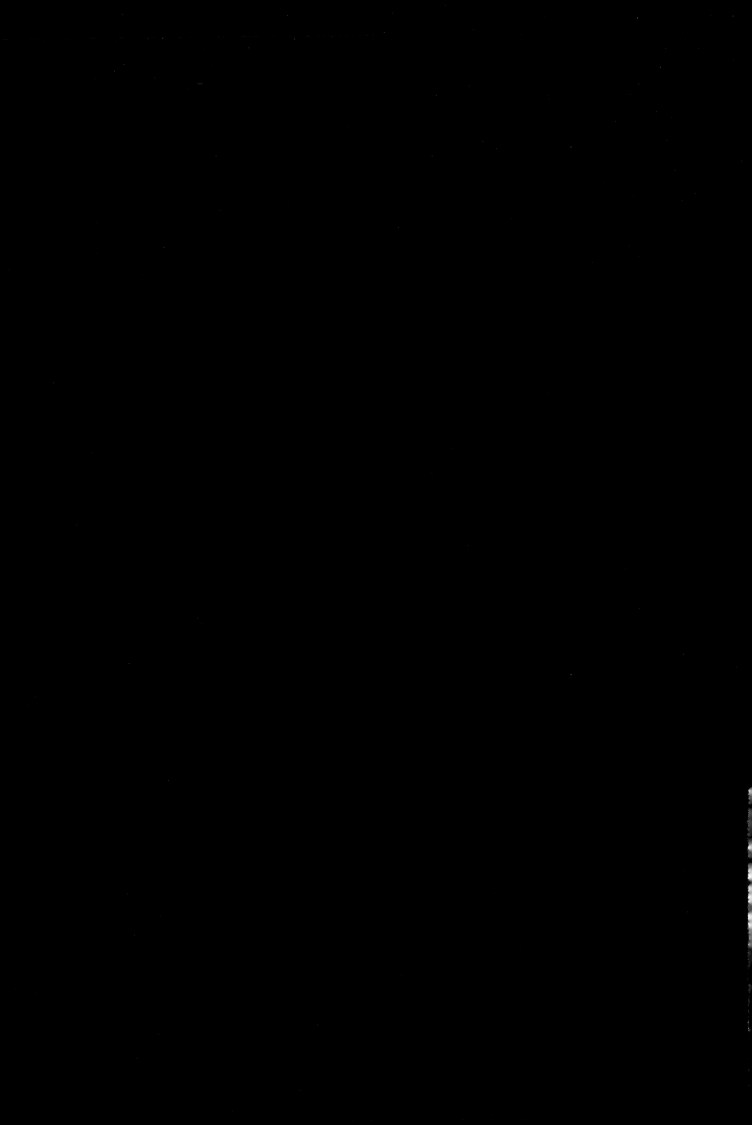

Opening Graph (Case Presentation)

Clinical Application of the Plane System

Plane Systemの臨床応用症例

　Facially Generated Treatment Planning（顔貌から抽出する治療計画）という言葉が歯科治療に登場して久しい。前歯を含む修復・補綴治療の治療計画立案においては、審美のガイドラインが確立され、歯や歯列の検査の前に、顔貌や口唇と歯の関係の審美分析を行うことは必須となっている[1]。また、デジタル時代を迎え、CAD/CAMによる補綴装置製作はもはや常識となった現在、デジタルデンティストリーは検査・診断の補助や治療方針決定のためのツールへと進化しつつある。そんな中、多くの審美分析用ソフトウェアが登場している[2]。ただし、二次元的分析では矢状面的要素を含む機能分析への拡張は難しく、デジタルフェイスボウ、デジタル咬合器と合わせた３Dフェイシャルスキャナーの開発が望まれてきたところである[3]。

　Plane System（Zirkonzahn, トーシンデンタル）とは立位でのPlane Finderを用いた自然頭位におけるフェイスボウ・トランスファーと本格的バーチャル咬合器システムであるPS1、そしてFace Hunterによる顔貌の３Dスキャンを総称している。これらにより機能的、審美的な分析と診断、さらに修復・補綴装置の設計、CAD/CAMによる製作が可能になる画期的なシステムである[4]。そこでこのシステムを使用した一症例を紹介したい。

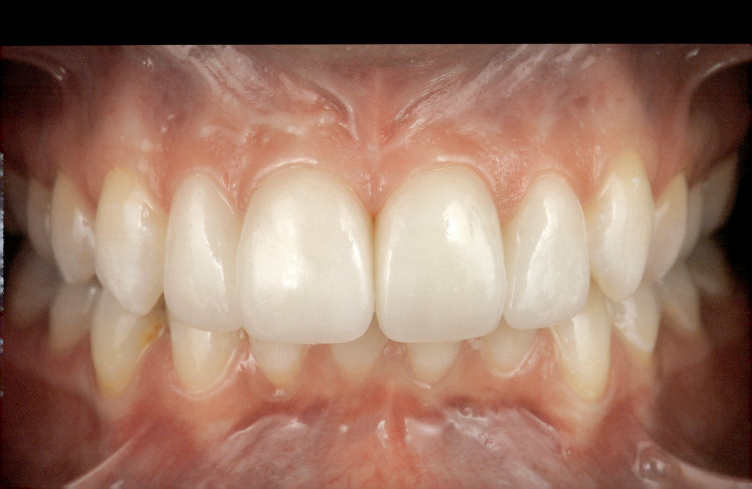

Opening Graph (Case Presentation)

症例の概要

　患者は23歳女性。職業はファッションモデル。上顎4前歯の審美性改善と、上顎両側中切歯の歯内療法（再治療）を希望して来院。初診時口腔内写真と顔貌写真をFig 1に示す。上顎両側中切歯は失活歯で、以前に行われたコンポジットレジン修復が審美性を損ねていた。また、エナメル質形成不全によると思われる歯面の白濁や陥没が認められた。顔貌所見より下顔面高が中顔面高に比較して低かった。垂直被蓋が大きい症例であり、矯正歯科治療を取り入れたその点の改善も治療オプションとしてコンサルテーションしたが職業柄今回は受け入れられなかった。

Plane Systemによる顔貌・上顎位置・NHPデータの取得

　Fig 2に、Face Hunterによる顔貌のスキャンについて示す。本図に示すように顔貌の正面観および斜め側方面観を撮影する。本システムはこのように撮影された写真を合成することで3Dイメージを生成しているため、それぞれ最低3枚ずつ撮影する必要がある。どのような表情で撮影するかという決まりはなく、たとえば、安静時の写真、スマイル（開口したもの・していないものなど）を多数撮影し、その後に術者が必要と思う写真を選択し合成すること

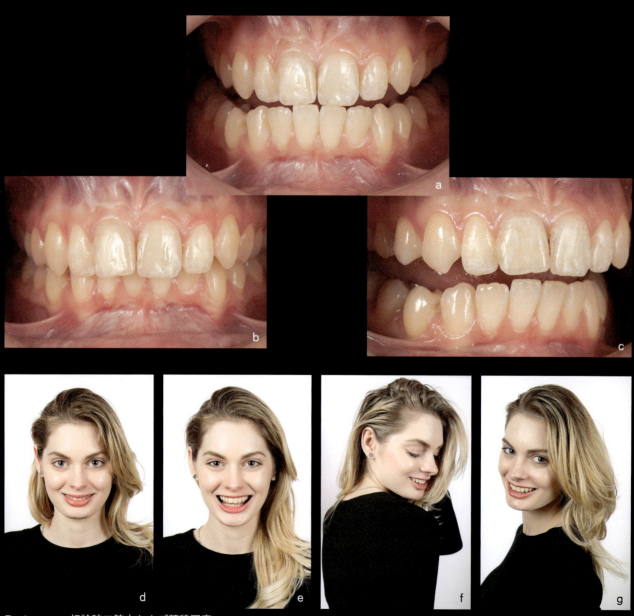

Fig 1 a to g　初診時口腔内および顔貌写真。

Clinical Application of the Plane System

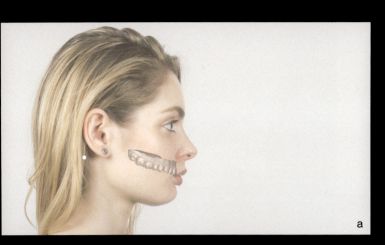

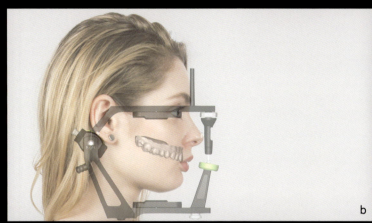

Fig 2 a to c　本システムによって上顎歯列の位置がトランスファーされるイメージ。撮影時には、額と耳珠のイメージがしっかりと採得されていることに注意する必要がある。眼鏡などは外し、額と耳が隠れないように髪をまとめてもらい、安定した光源の下、Face Hunterから約80cmの距離で撮影を行う。なお、Fig12に示すPS1咬合器（後述）は矢状面内の咀嚼閉口路が生体に近い約90°になるのを再現できるよう[5-8]、軸の位置が乳様突起付近に設定されている[9]のが特徴である。

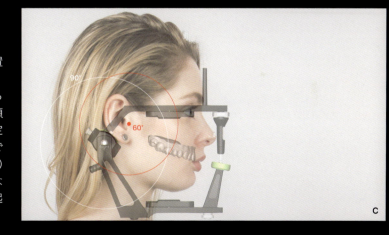

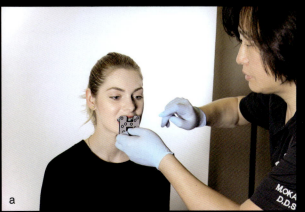
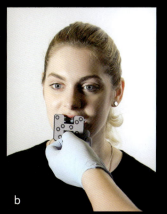
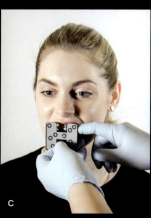

Fig 3 a to c　患者の上顎の位置を認識させるための、ジョートランスファーフォークを噛ませる。

Opening Graph (Case Presentation)

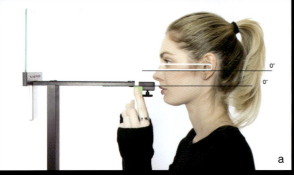

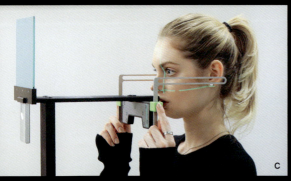

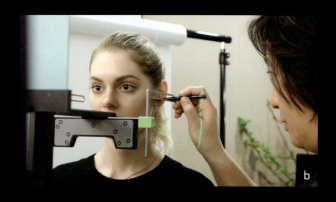

Fig 4 a to c　Plane FinderによるNHPの測定。Plane Finderのアームが地面に対して水平になっている状態を0°基準面とする。この基準面を基にNHPが記録される。bは、NHPを基に0°基準点をマーキングしている様子。

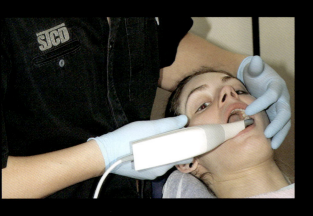

Fig 5　口腔内光学スキャナー（TRIOS3、3Shape, モリタ）にてあらかじめ歯列および口蓋のスキャンを行う。咬合器付着は、歯列の正中ではなく口蓋の正中を基準に行うため、口蓋もスキャンしておくことが重要である。

ができる。本症例では、安静時のイメージとスマイル、開口時のイメージを採得した。この際に、額と耳珠のイメージがしっかり採得されていることに注意する必要がある。眼鏡などは外し、額と耳が隠れないように髪をまとめてもらい、安定した光源の下、Face Hunterから約80cmの距離で撮影を行う。

　次いで、ジョートランスファーフォークを噛ませる（Fig 3）。フォーク上にシリコーン咬合採得材を盛り、通常の咬合採得と同様にしっかりと噛ませる。この状態で、もう一度Face Hunterによる、顔貌とフォーク前面のマーカーのスキャンを行う。このデータと口腔内光学スキャン（TRIOS3、3Shape, モリタ）による上顎データとをマッチングさせることで、患者の頭蓋中の上顎の位置を認識させる。

　次に、Plane FinderによるNHP（Natural Head Position：自然頭位）の測定を行う。これは、目、頚部の筋肉、前庭系などの助けを借りて、視軸が水平線と平行になるように頭の姿勢を直感的に調整するという人体の自然な機能を利用し[9]、患者個々の0°基準面を設定するためのものである（Fig 4 a）。計測前に、10分ほど自然な姿勢で歩いてもらい、患者がリラックスした状態で測定を行う。Plane Finderに搭載されている水平器を参考に、本体が垂直および水平状態にあることを確認したのち、水平アームの先端にある鏡で患者自身を見てもらい、指で水平アームから伸びるパーツに軽く触れてもらう。この状態を患者のNHPとし、Plane Finderと患者の顔貌のスキャンを行う（Fig 4 b）。アームの患者側には

Clinical Application of the Plane System

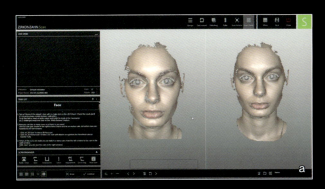
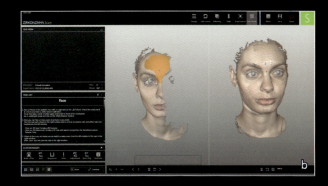
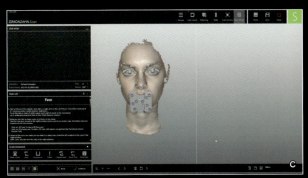
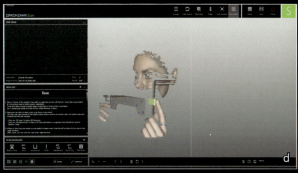

Fig 6 a to d　3Dモデル上に顔貌のサーフェスデータを貼り付けていく。また、この過程でジョートランスファーフォークとプレーンファインダーのマーカーの位置も取り込む。

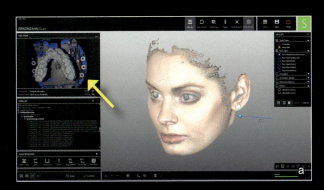
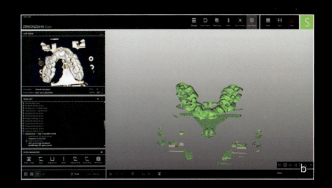
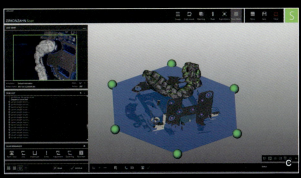
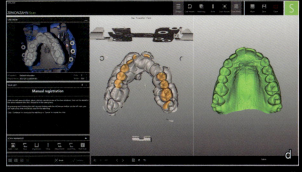

Fig 7 a to d　ジョートランスファーフォークのスキャン。これにより、上顎の位置がより正確にトランスファーされる。aの黄色矢印部に示すウィンドウには、スキャナー内のリアルタイム映像やスキャン結果が表示される。

マーカーがあり、これがソフトウェア上で0°基準面を再現する時に使用されるため、顔貌とマーカーが正しくスキャンされていることを確認する。スキャンの後、いったんPlane Finderから離れ、リラックスした後に再度NHPに位置してもらい、スキャンを繰り返す。NHPには再現性があり、毎回ほぼ同じ位置を示すが[10-13]、平均を記録するために数回スキャンすることが望ましい。チェアサイドで

Opening Graph (Case Presentation)

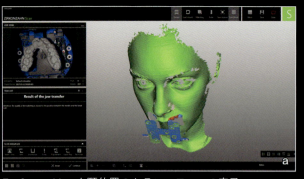

Fig 8 a and b　上顎位置のトランスファーの完了。

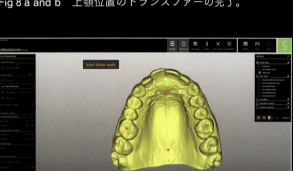

Fig 9　口蓋の正中と第一大臼歯の中心窩を画面上で選択する。これにより、骨格的正中を基準として咬合器に付着される。

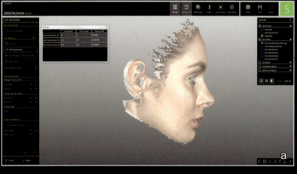

Fig10a to c　Plane Finderで採得したNHPの数値(a)。採用するデータを選択すると、その平均値がNHPとして設定される。また、データ上でもNHPと0°基準面が確認できる(b and c)。患者が無歯顎の場合などで理想的な咬合平面を設定する際は、顔貌データを基にカンペル平面を基準とすることが可能である。

の作業は以上であり、取得した顔貌およびジョートランスファーフォークとそのデータ、口腔内光学スキャンした歯列データ(Fig 5)をラボに送る。
　ラボサイドにある.scanソフトウェアにそれらのデータをインポートし、それぞれのデータを合成およびマッチングさせる。顔貌の3Dデータの合成の際は、頬や下顎といった患者の表情による動きの多い部分は避け、額や鼻梁の上部(いわゆるTゾーン)を指標にするとよい(Fig 6)。
　顔貌データの合成作業が終了したら、次にジョートランスファーフォークのスキャンをラボスキャナーにて行う(Fig 7)。生成されたフォークのシリ

Clinical Application of the Plane System

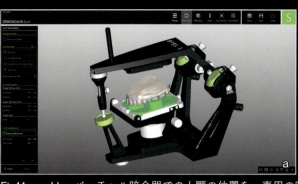
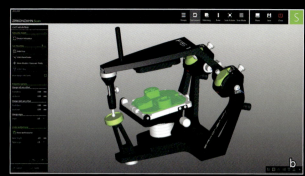

Fig11a and b　バーチャル咬合器での上顎の位置を、専用の咬合器(Fig12)に再現するための「Jaw Positioner」の設計。

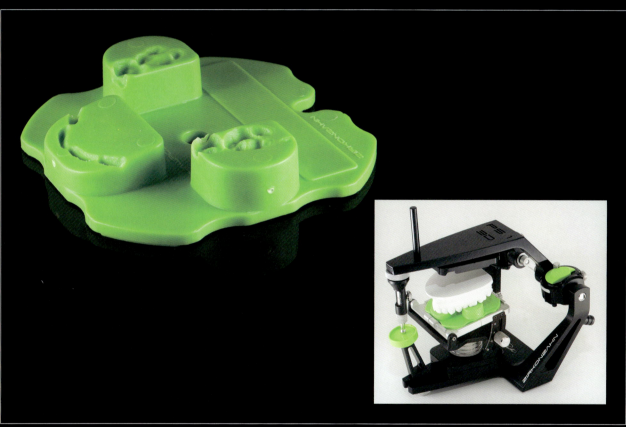

Fig12　ミリング後のJaw Positioner(図中上)と、これを用いた専用咬合器(PS1、Zirkonzahn)への上顎の咬合器付着(図中下)。

コーン咬合採得材にある上顎歯列弓のデータと、あらかじめ採得しておいた口腔内光学スキャンデータをマッチングさせる(Fig 7 d)。フォーク前面のマーカーとフォークを噛んでいる顔貌スキャンデータ上のマーカーは自動でマッチングが行われ、これにより、顔貌の3Dデータ上のどこに上顎が位置しているのかが完全に再現される(Fig 8)。

頭蓋中の上顎の位置を設定した後、咬合器マウントのシミュレーションを行う。ソフトウェア上で骨格的な正中の位置と上顎第一大臼歯の中心窩を選択した後、ALA-TRAGUS(鼻下点と耳珠の2点)を選択する(Fig 9 and 10)。この際に、何度か取得したNHPの数値が表示されるので、使用するデータを選択することで、ソフトウェアが取得したNHPの平均値で自動的にマウントを行う。

バーチャル咬合器への付着が完了したら、ここで得たポジションを、Zirkonzahn社から発売されている実際の咬合器・PS1にトランスファーするためのJaw Positionerの設計と加工に移る(Fig11)。ソフトウェア上でPlane Positionerの位置を設定し、Jaw Positionerを乗せた状態で上顎データに対してスタンプアウトする。このデータを基に、Jaw

Opening Graph (Case Presentation)

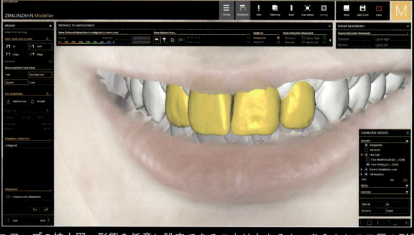

Fig13　前歯部ワックスアップの拡大図。形態を任意に設定できることはもちろん、あらかじめ口唇の形態もスキャンされているため、より実際に近いイメージで作業できる。

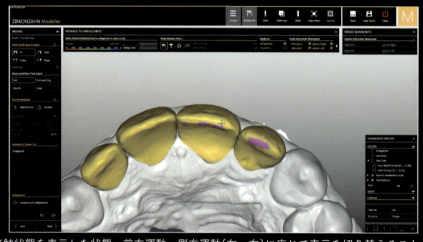

Fig14　対合歯との接触状態を表示した状態。前方運動、側方運動(左、右)に応じて表示を切り替えることも可能。

Positionerをミリングする。完成したJaw Positionerと咬合器付着した状態をFig12に示すが、加工時間は10〜15分程度である。

モックアップ

　治療目標を具現化したものが診断用ワックスアップとするならば、それを視覚的に患者に提示するのがモックアップである。上顎両側中切歯の歯内療法および上顎両側中切歯、側切歯のコンポジットレジン再充填を完了させた上で、.Modellierソフトウェア上でモックアップのためのワックスアップを開始する。修復部位は上顎両側中切歯および両側側切歯とした。
　Fig13に、バーチャルワックスアップの状況を示す。もちろん、咬合器の動作も自由自在である。図中、灰色にみえる歯冠色はワックスアップを行う前の歯冠形態、黄色のものはワックスアップ後の歯冠形態である。模型上でのビューに加え、Face Hunterによる3Dイメージがあるため、患者の口唇との関係をシミュレーションでき非常に有用である。また、対合歯との接触の程度や強さの表示も可能(Fig14)である。それぞれの運動の方向によって、どの部位が干渉するのかを目視することができる。また、バーチャルであっても実際の模型であっても、ワックスアップを行う歯科技工士の立場からは、ここに示す黄色といった色調のほうが作業は行いやすいが、装着後の顔貌について知るにはやはり歯冠色で観察したい。そうしたニーズに応え、.Modellierソフトウェアには「Reality Mode」と

Clinical Application of the Plane System

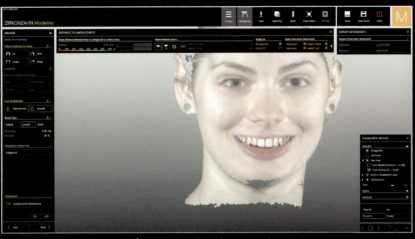

Fig15 Reality Modeで表示させたワックスアップ。単に歯冠色が白くなるだけでなく、VITAシェードでの表示も可能である。

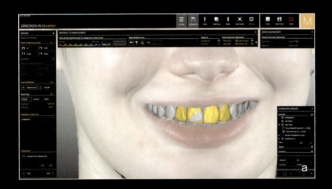

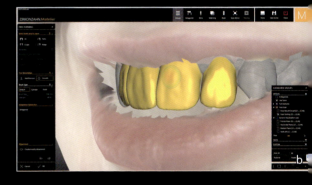

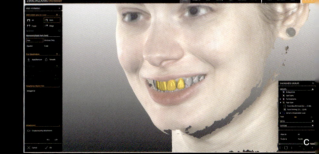

Fig16a to c ワックスアップ完了後。モックアップの製作前に、予備的削合が必要な部分があることが明らかとなった(a、中切歯の白色部分)。

称するモジュールがある(Fig15)。これはただ単に歯冠色を白くするものではなく、VITAシェードに切り替えることが可能なため、より詳細な術後のイメージを得ることができる。また、このモジュール内には「Plaster」モードもあり、こちらは石膏模型のようなサーフェスが得られるため表面性状が観察しやすくなる。ワックスアップ完了時の状態をFig16に示すが、1̅は舌側に収める必要があり、モックアップに先立って歯質の予備的削合が必要なことが明確となった。モックアップデザインが終了した

ら、モックアップ用マトリックス製作のための模型を製作する。この模型は、Model Blankブロック(Zirkonzahn, トーシンデンタル)をミリングして製作する(Fig17)。

.Modellierソフト上でのシミュレーションで歯部の予備的削合が必要とされた1̅を含む3歯を、ラボサイドで製作したリダクションガイドを用いて歯質を形成した(Fig18 and 19)。透明ビニールシリコーンで製作したインデックス中にフロアブル光重合コンポジットレジンを注入し、これを圧接・光重

Opening Graph(Case Presentation)

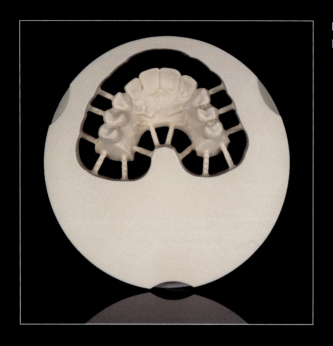

Fig17 モックアップ用マトリックス作成のための模型を、Model Blankブロック(Zirkonzahn, トーシンデンタル)にてミリングした。

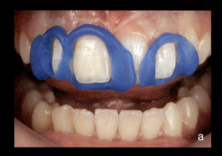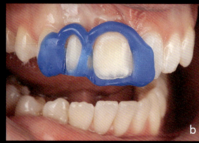

Fig18a and b　リダクションガイドの装着時(a)と、これを利用した予備的削合後(b)。

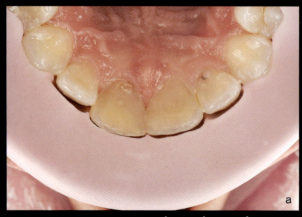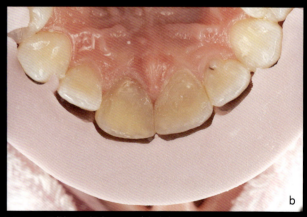

Fig19a and b　シリコーンインデックス(ノートブックテクニック)を用いた唇側面切縁部および中央部の削除量の確認。

合してモックアップを完成した[14](Fig20 and 21)。
　患者と歯科技工士とのディスカッションを繰り返しながら、モックアップのステージで患者側の審美的要求と術者側の機能的要件の経過観察と歯冠形態修正を行う。筆者は、モックアップの期間中に患者や歯科技工士とともに形態修正を繰り返すことが多

いが、本症例の歯冠形態は歯頚側の径が大きくスクエアタイプであり良くも悪くも「特徴のない」形態で掴みどころがなく、歯科技工士とともにディスカッションを繰り返した。結果、通常ではあまり開くことのない上顎両側中切歯切縁間の上部鼓形空隙(インターインサイザルアングル)の部分を開きぎみに

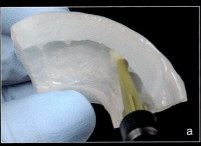
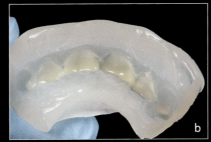
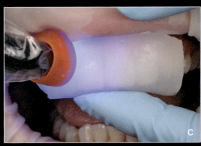

Fig20a to c 透明ビニールシリコーンで製作したインデックス中にフロアブル光重合コンポジットレジンを注入し、これを支台歯に圧接し光重合した。

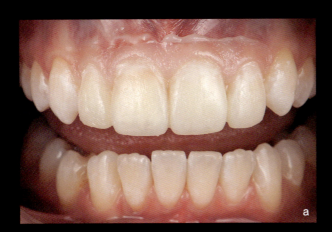
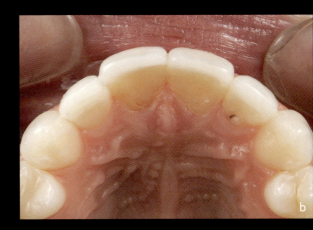
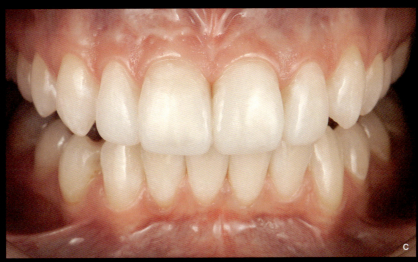

Fig21a to c 光重合後、透明ビニールシリコーンを取り外す(a)。そして余剰レジン除去後、研磨と咬合調整を行いモックアップを完成させた(b and c)。

することで自然な形態と患者の同意を得ることができた。また、もともとややローテーションがあり唇側に開いていた右側中切歯についても、多少のオフセットを行い個性を出してほしいとの患者の希望であった。そして微細な表面性状やグラデーションは望まないとのことだった。調整後経過観察を経て、患者もモックアップの形態に満足された。この形態を最終形態とし、再び口腔内光学スキャンを行い、ソフトウェア上でモーフィングし最終歯冠形態のワックスアップデータとする。

Opening Graph (Case Presentation)

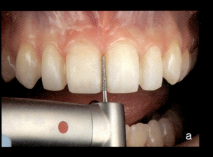
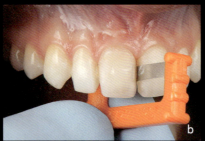
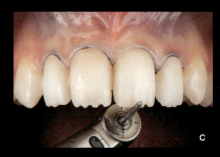
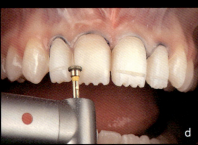
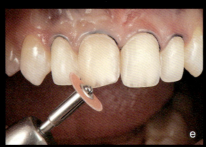
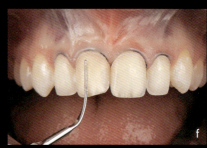

Fig22a　支台歯形成は、モックアップをダイレクトに形成していく[16]。まず隣接面のパイロットグルーブを付与する。
Fig22b　隣接面コンタクトのストリッピング。デジタル口腔内スキャンにおいては、ラミネートベニアのタイトな隣接面は読み切れないため、トゥースフレッシャーに影響しない範囲でストリッピングすることは重要である[17]。
Fig22c　切縁のガイドグルーブ付与。
Fig22d　唇側のガイドグルーブ付与。
Fig22e　鋭縁のラウンドオフをソフレックスXT研磨ディスク（3M ESPE, Solventum）にて行う。
Fig22f　フィニッシュラインの仕上げにはルーティー ダイヤ電着チップV2（ミクロン，ヨシダ）を使用する。

支台歯形成とプロビジョナルレストレーションの製作および装着

　最終補綴設計は上顎4前歯のラミネートベニアとした。ただし、捻転のため唇側エナメル質の形成量が多くなる右側中切歯は歯冠のたわみを抑えるため口蓋側ベニアを併用したサンドウィッチベニアとした[15]。最終修復装置製作のための支台歯形成は、モックアップを直接削り出す形[16]でマイクロスコープの拡大視野下にて精密に行った（Fig22 to 24）。歯科技工士と相談の上、マテリアルセレクションはIPS Empress CAD Multi（Ivoclar Vivadent）とした。

　最終形成後、口腔内光学スキャンを行い（Fig25）、そのデータを基にプロビジョナルレストレーションとなるPMMA製シェルの製作を行う（Fig26）。1|は口蓋側面にもラミネートベニア修復を行う必要があることがモックアップの時点で確認できていたので、唇側ベニアの形態を参考にしながら口蓋側ベニアの設計・ミリングを行う。それを支台歯とともにスキャンした上で唇側ベニアの設計・ミリングを行っている[17]。最終的な形態はモックアップの形態を模倣することで同意されていたので、形態はモックアップ最終形態の口腔内光学スキャンデータをワックスアップデータとし、ミリングしたものを装着した。それにともない、作業用模型の製作も行う。本症例においては口腔内光学スキャンデータを基に最終支台歯形成終了後の形態のCAD/CAM模型を製作し、使用した（Fig27）。

最終修復装置製作・装着

　最終修復装置の製作プロセスもプロビジョナルレストレーションと同様な工程となる。データを基に、IPS Empress CAD Multi（Ivoclar Vivadent）にて口蓋側ラミネートベニアの製作を行い、模型上で微調整の後、ラボスキャナーにてスキャンを行う。スキャンデータとプロビジョナルレストレーションのデザインデータをマッチングさせ、最終修復装置のマテ

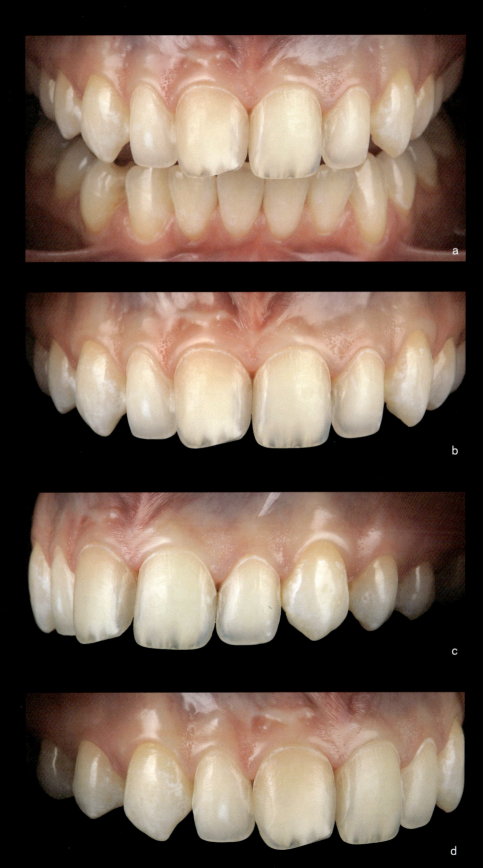

Fig23a to d 支台歯形成後。翼状捻転していた 1| はサンドウィッチベニアのための支台歯形成を行った。

Opening Graph (Case Presentation)

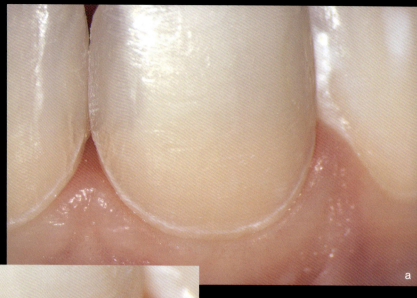

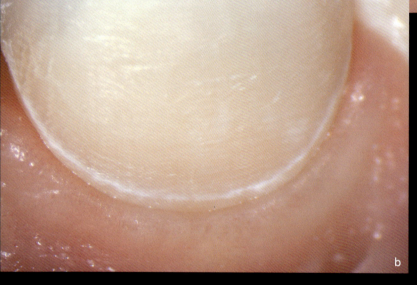

Fig24a and b　支台歯形成後の、マイクロスコープでの強拡大画像。

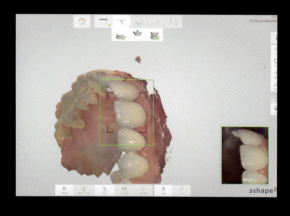

Fig25　最終形成後、口腔内光学スキャンを行った（TRIOS3、3Shape，モリタ）。

リアルに合わせたパラメータを設定し、唇側ラミネートベニアのデザインを完成させる（Fig28 to 30）。

.Nestingソフトウェア上でシミュレーションを行い、デザインどおりにミリングが可能か断面図で表示し、問題がないことを確認してからミリングを行う（Fig31）。

ミリング終了後、マージンのアジャストを行い、グレーズ焼成、研磨を経てラミネートベニアを完成させた（Fig32）。

最終修復装置装着後の口腔内写真および顔貌写真をFig33 to 36に示す。

Clinical Application of the Plane System

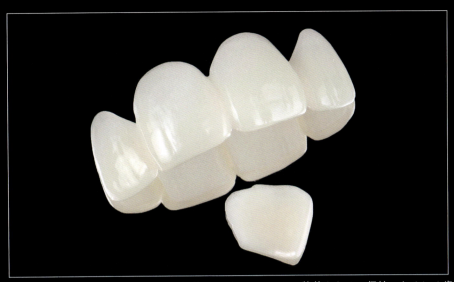

Fig26a　PMMAプロビジョナルレストレーションは、仮着用レジンセメントで装着される。保持のために4歯を連結した。1」のみ口蓋側ベニアも製作し、サンドウィッチベニアとしている。

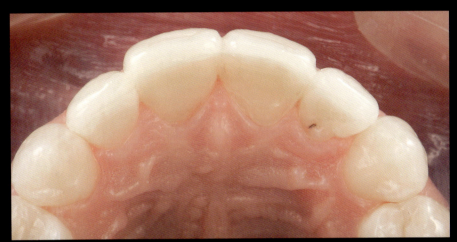

Fig26b　PMMAプロビジョナルレストレーション装着後の咬合面観。

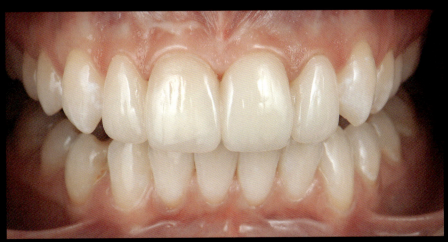

Fig26c　PMMAプロビジョナルレストレーション装着後の正面観。

Opening Graph (Case Presentation)

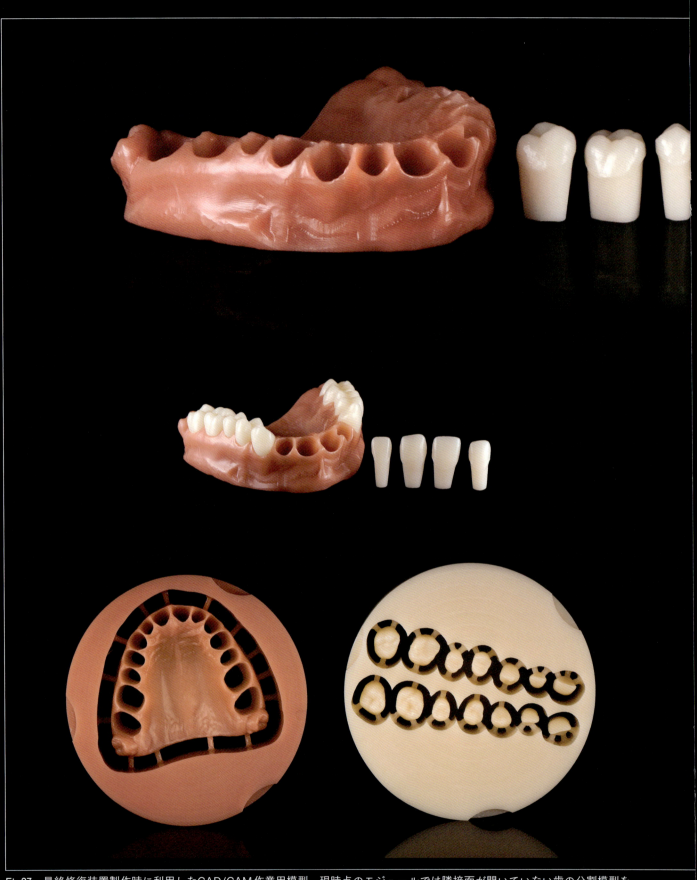

Fig27 最終修復装置製作時に利用したCAD/CAM作業用模型。現時点のモジュールでは隣接面が開いていない歯の分割模型をソフトウェア上で製作することができない。そのため、スキャンデータをミリングした模型からGeller Modification Modelを製作し、そのデータからZirkonzahn Temp Basicをミリングし作業用模型を製作した。PMMAを使用するため、歯肉と歯に近い色で再現できるので、スタンプシェードのイメージを掴みやすい。

Clinical Application of the Plane System

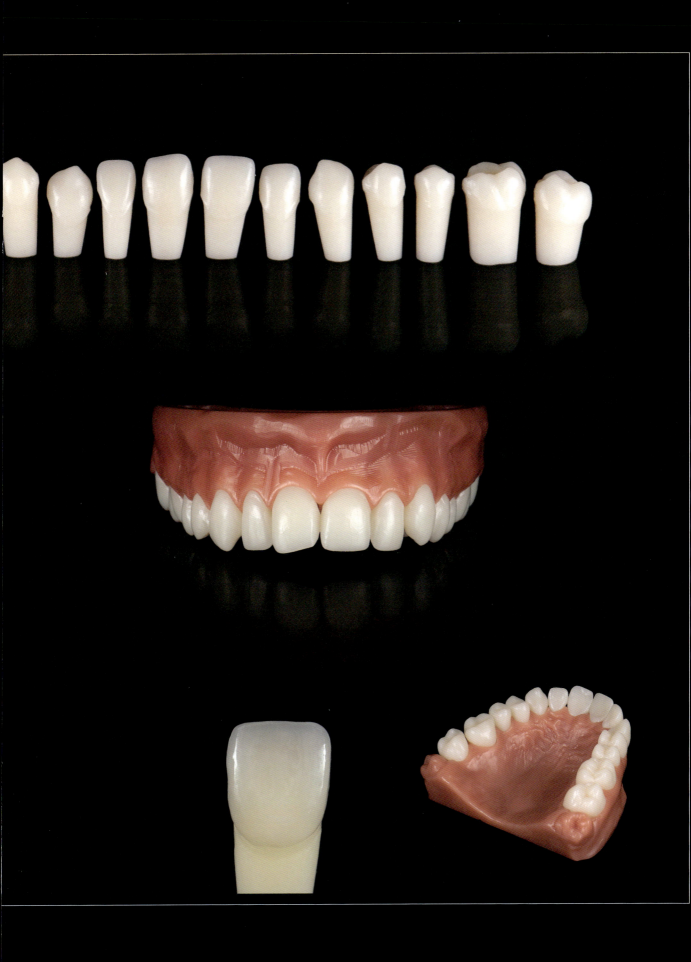

Opening Graph (Case Presentation)

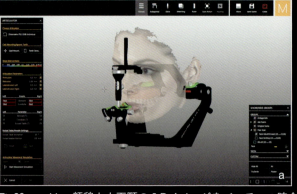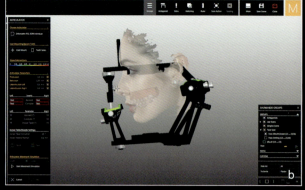

Fig28a and b　顔貌と上下顎の3Dイメージをバーチャル咬合器でつねにシミュレーションできる。

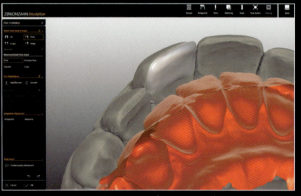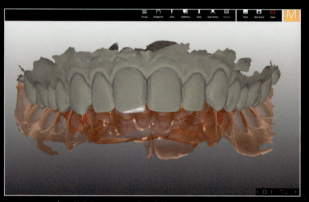

Fig29a　最終修復装置の設計プロセス。1｜口蓋側ベニアの設計。

Fig29b　1｜口蓋側ベニアの設計後。

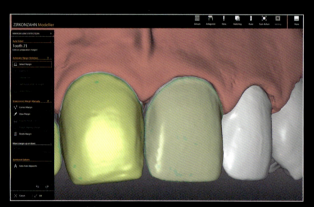

Fig29c　同、唇側マージンの設定。

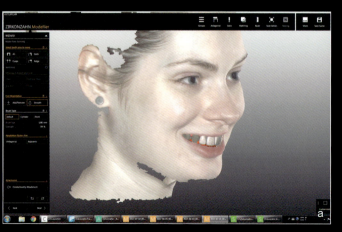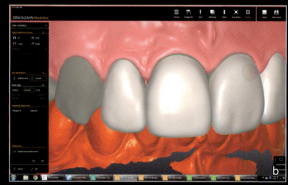

Fig30a and b　同、設計完了時。

Fig31 .Nestingソフトウェアにて最終的なミリングデータの確認を行う。任意の箇所での断面図を表示させることができる。ミリングパスがデザインデータと同じように作成されているか確認することで、ミリングエラーを事前に防ぐことができる。

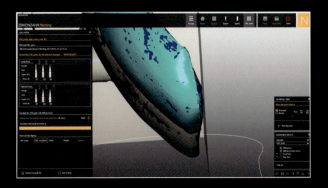

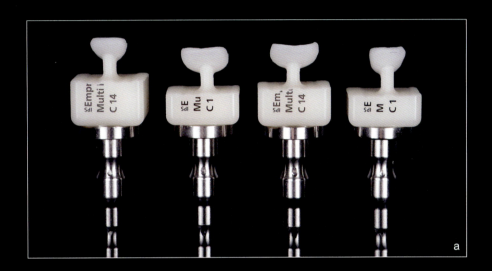

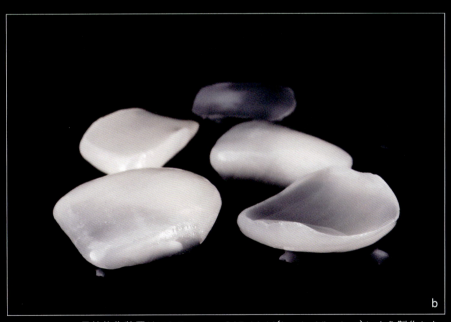

Fig32a and b　最終修復装置はIPS Empress CAD Multi(Ivoclar Vivadent)により製作した。

Opening Graph (Case Presentation)

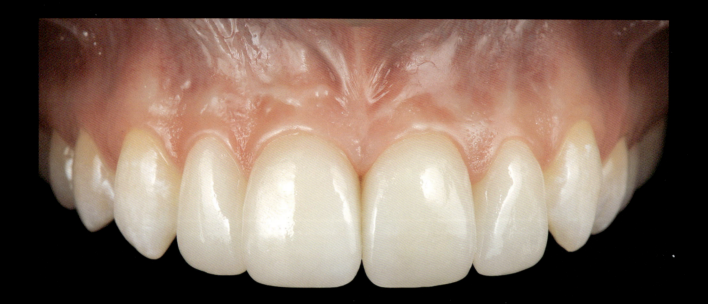
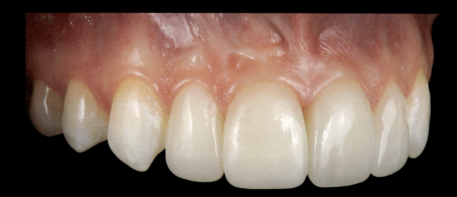
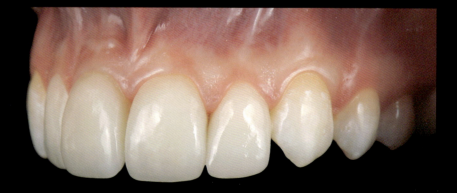

Fig33a to c　最終修復装置装着時口腔内写真(歯科技工担当：山崎 竜氏〔EMIRPRIME DENTAL STUDIO〕)。

Clinical Application of the Plane System

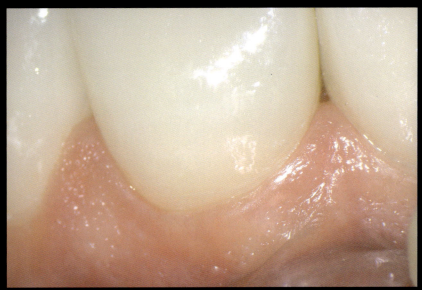

Fig34 最終修復装置装着後の適合状態。適合はきわめて良好である。

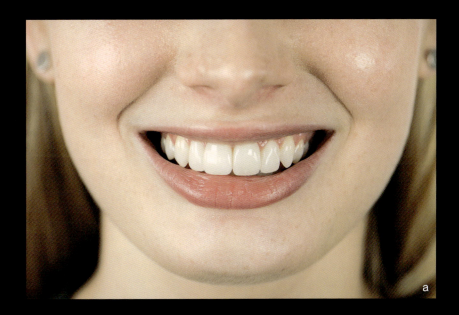

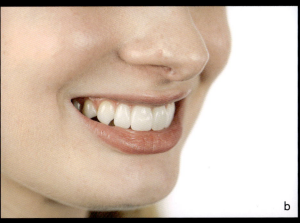

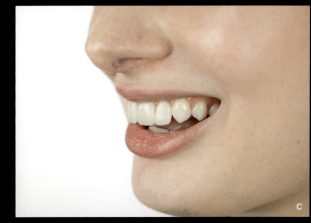

Fig35a to c 最終修復装置装着後の口唇との調和。

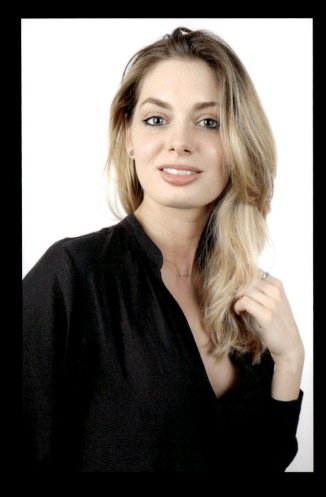
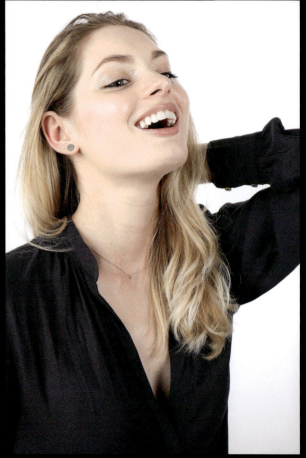

Fig36a to d 最終修復装置装着後の顔貌写真。

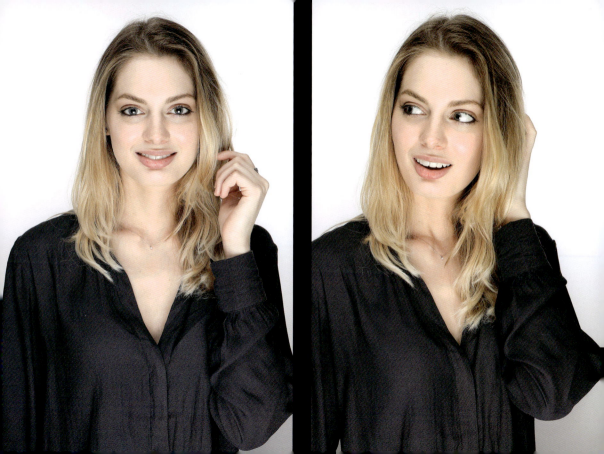

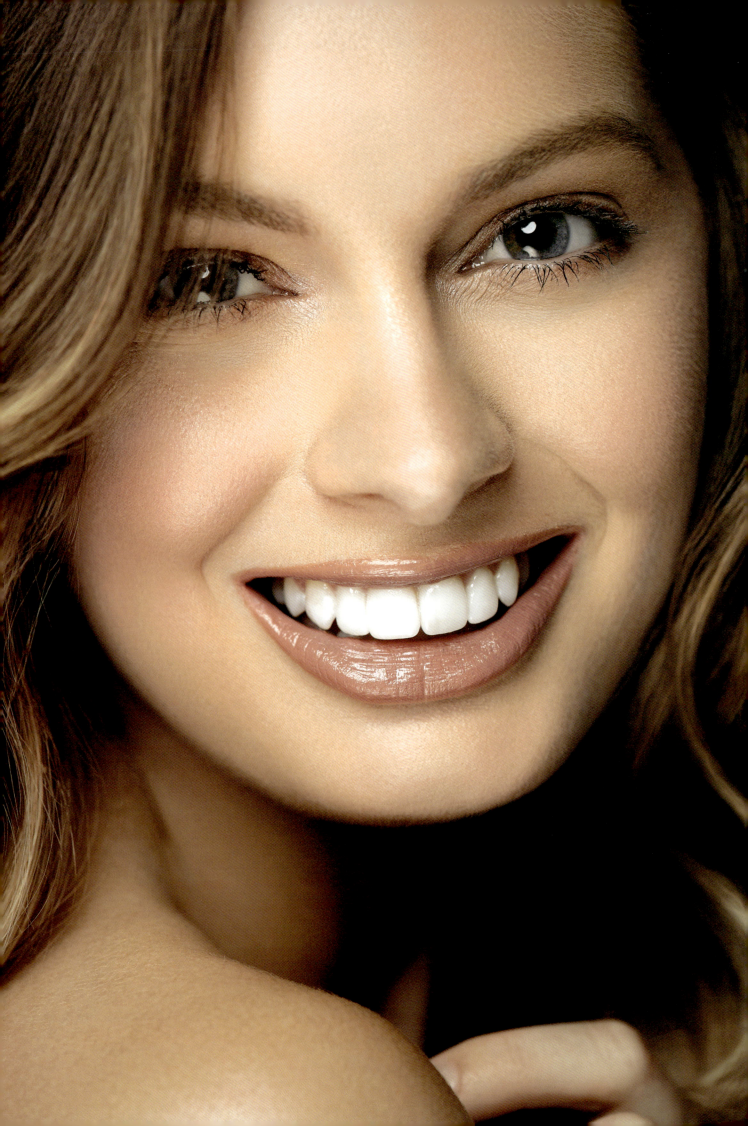

Conclusion

　歯科医師と歯科技工士にとって、各患者個々の正確なデータを得ることは、精密で審美的かつ機能的な修復・補綴装置を製作する上で非常に重要である。今日のCAD/CAMの機械精度の発達は凄まじく、正確なパスによりフィットや隣接面コンタクト調整、咬合面のアナトミーなどを緻密に再現する加工が可能である。しかしながら、重要な情報が得られていない状態、つまり上下顎が頭蓋中のどこに位置し、咬合器もしくはシミュレーションソフトウェア上のどのような位置に装着され、動くのかを再現できていない状態では、CADソフトウェアの可能性を最大限に活用しているとは言い難く、より高精度な補綴装置を製作することはできない。

　Plane SystemではNHP（Natural Head Position）を活用することにより、患者個々の上顎位置の計測を行い、Face Hunterにより採得した顔貌の3Dイメージから理想の咬合平面をシミュレーションし同時に顔貌に調和した審美的、機能的な修復・補綴装置を製作することが可能である。また、3Dイメージを患者、歯科医師、歯科技工士で共有できることにより、それぞれのコミュニケーションは大幅に簡素化され、向上する。本項においては、Plane Systemを上顎前歯部審美修復症例に応用したが、本来、同システムは咬合高径の挙上などをともなう広範囲な咬合再構成などで、同時に高い審美性が要求されるような複雑な修復・補綴治療において大きな効果を発揮し、EstheticsとFunctionを融合させられる画期的なツールとなるであろう。最後に、本症例の技工操作を担当していただいた山崎　竜氏（EMIRPRIM DENTAL STUDIO）の献身的なご助力に感謝を申し述べたい。

参考文献

1．大河雅之．複雑な修復ケースをマネジメントするための審美分析．the Quintessence 2005；24(9)：3-6．
2．Cofar F, Cofar I, Stumpf L, Popp I, Pineda A, Dooren EV. STATE OF THE ART-RAW: A Digital Workflow. Quintessence Dent Technol 2017；40：6-25．
3．Plaster U, Hrezkuw S. 上顎ボーンアンカードブリッジにて咬合関係と顔貌の改善を図った症例．補綴臨床 2017；50(5)：522-33．
4．Plaster U. Mastering the Occlusal Plane Udo Plaster and Zirkonzahn's PlaneSystemR offers laboratory technicians the third dimension in patient analysis. Inside dental Technology 2014；5(1)：64-5．
5．Ogawa T, Koyano K, Suetsugu T. Characteristics of masticatory movement in relation to inclination of occlusal plane. J Oral Rehabil 1997；24(9)：652-7．
6．Ogawa T, Koyano K, Suetsugu T. Correlation between inclination of occlusal plane and masticatory movement. J Dent 1998；26(2)：105-12．
7．Ogawa T, Koyano K, Suetsugu T. The relationship between inclination of the occlusal plane and jaw closing path. J Prosthet Dent 1996；76(6)：576-780．
8．Ogawa T, Koyano K, Umemoto G. Inclination of the occlusal plane and occlusal guidance as contributing factors in mastication. J Dent 1998；26(8)：641-7．
9．Plaster U. Naturliche Asymmetrien und die patientenindividuelle Wiedergabe der Okklusions- ebene ohne traditionellen Transferbogen. Quintessenz Zahntech 2013；39(9)：1266-80．
10．Ferrario VF, Sforza V, Serrao G, Ciusa V. A direct in vivo. measurement of the threedimensional orientation of the occlusal plane and of the sagittal discrepancy of the jaws. Clin Orthod Res 2000；3(1)：15-22．
11．Cooke MS. Five-year reproducibility of natural head posture: A longitudinal study. Am J Orthod Dentofacial Orthop 1990；97(6)：487-94．
12．Peng L, Cooke MS. Fifteen-year reproducibility of natural head posture: a longitudinal study. Am J Orthod Dentofacial Orthop. 1999；116(1)：82-5．
13．Nouri M, Mir M, Akbarzadeh A, Marami A. Three-Year Reproducibility of Natural Head Position; A Longitudinal Study. Journal of Dentistry of Tehran University of Medical Sciences 2006；3(4)：178-83．
14．Paolucci B, Calamita M, Coachman C, Gürel G, Shayder A, Hallawell P. Visagism: The Art of Dental Composition. Quintessence Dent Technol 2015；35：187-200．
15．Vailati F, Belser UC. Classification and treatment of the anterior maxillary dentition affected by dental erosion: the ACE classification. In J Periodontics Restorative Dent 2010；30(6)：559-71．
16．Okawa M. Minimally Invasive Full-Mouth Rehabilitation for Dental Erosion. Quintessence Dent Technol 2016；36：57-77．
17．大河雅之．デジタルデンティストリーに適応した低侵襲フルマウスリハビリテーション．QDT 2017；42(11)：32-62．

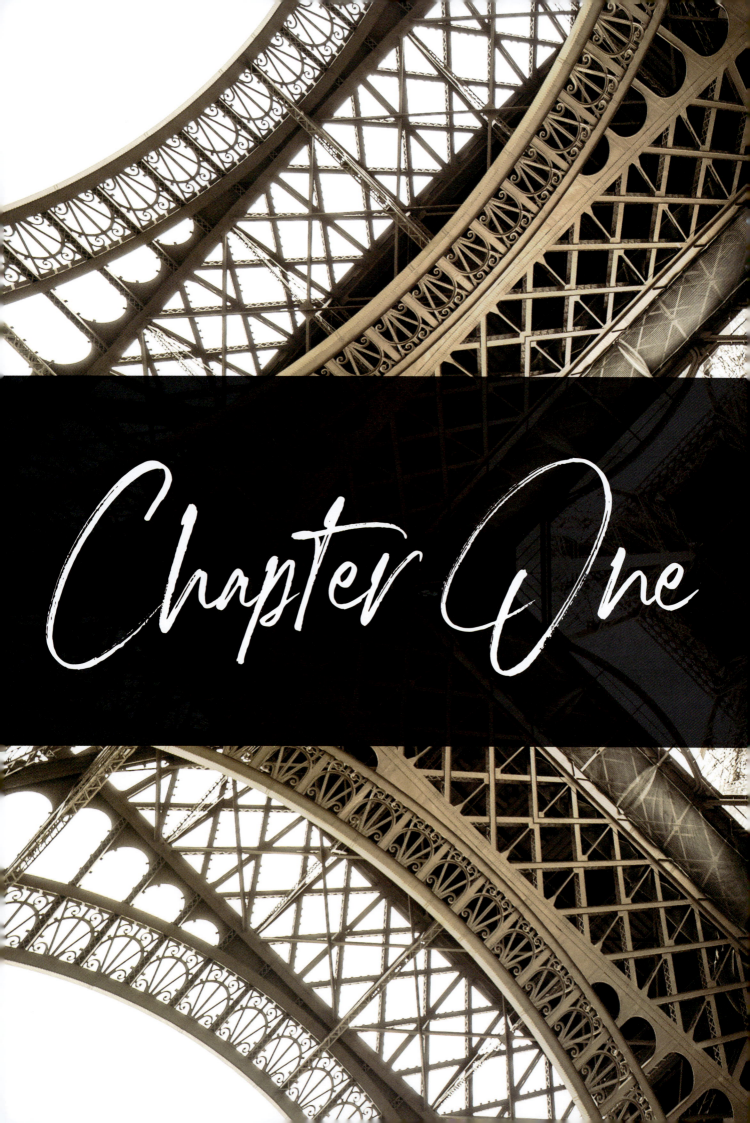

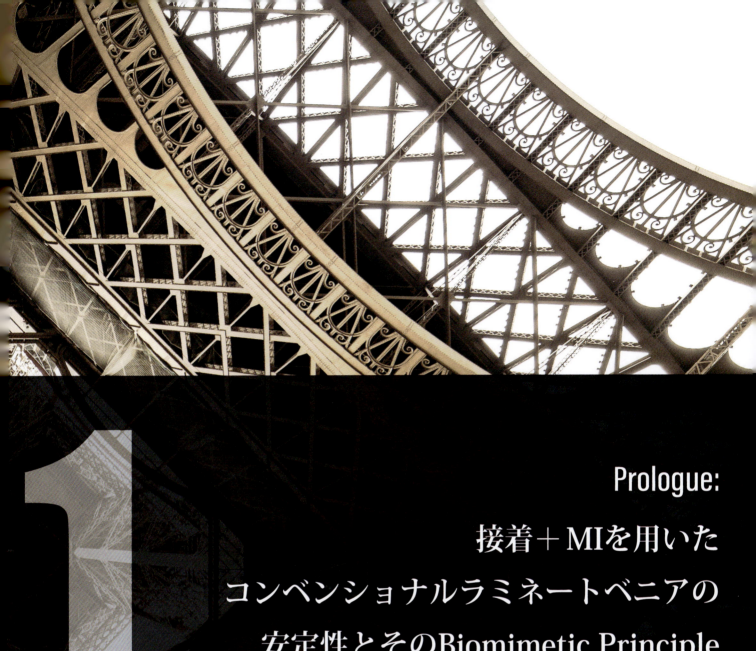

1

Prologue:
接着＋MIを用いた
コンベンショナルラミネートベニアの
安定性とそのBiomimetic Principle

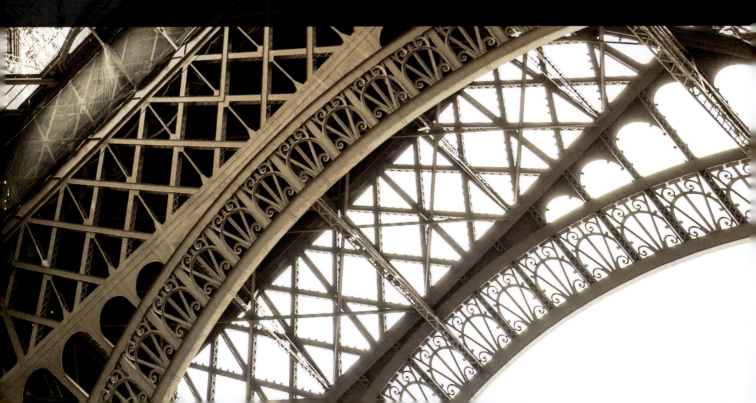

Prologue：
接着＋MIを用いたコンベンショナルラミネートベニアの安定性とそのBiomimetic Principle

❖ 1．はじめに：「接着＋MI」の組み合わせによる新たなビジョン

1）MIは修復と補綴の境界を自在に飛び越える概念

　筆者は審美歯科領域でのキャリアを積み、日本国内をはじめ世界各国の審美系の学会での講演依頼をいただくことも多くなったが、自分自身が「審美歯科の専門家」であるとは決して考えていない。海外では筆者をEsthetic Dentistry、あるいはCosmetic Dentistryのスペシャリストだと考えている方々も多いが、実際には機能を担保した結果が審美につながっているというだけのことである。もちろん、患者が審美性を求めること、あるいは術者としてそれを求められることを否定はしないが、それだけが重要なのかと問われればそれは否である。歯は自然に見えなければならないし、それでいて自然に機能することが最重要事項である。審美は、筆者の治療にとってはあくまで結果であって、ゴールそのものではない。たとえば、本物の花とまったく見分けがつかないような造花があったとしよう。それが実際に香り、永久に枯れることもなければ、多くの人々に求められるに違いない。しかし、それは人工のものであるから花粉をつけることはなく、果実は生まれない。造花であっても、ある人にとってはそれで適切なものかもしれないが、それが花の本質かといえばそうではないことは明らかである。

　天然の歯がもっている自然さとはいかなる意味であろうか。後述するが、それは人工物には存在しないバイオロジー、すなわち歯髄や歯周組織、また象牙質やエナメル質といった、生体組織によって構成されているということがまず挙げられるだろう。天然歯は歯髄・象牙質という複合体を中心に、それを取り囲むエナメル質からなり、人工物にはない絶妙なバランスで機能する。象牙質、エナメル質のいずれも単体では歯冠部の機能を果たすには不十分であり、適度にたわむ一方で必要な硬さをもちあわせた、自然に機能する歯を構成することは現在の歯冠修復材料では不可能である。それはいわば、柔らかい鋼を硬い鋼で包み込むことで、しなやかだが折れることなく機能する日本刀のようなものである。これほどまでに完成された天然歯の構造を、できるだけ壊してはならないということに異

論を挟む向きはおられないだろう。それこそがまさに、Minimal Intervention（以下、MI）の重要性を示している。ただ、こうしたことはすでに意識の高い歯科医師の間では常識であり、以前に中国で講演した際にも「MIの大切さは分かっているから、もっと難しい話をしてほしい」と言われたことがある。現在、中国の歯科界は世界各国から新たな知識を取り入れ、近年飛躍的に発展しているために、最新の治療概念（Clinical Principle）に対する理解は早い。おそらく彼らからすれば、切削や抜髄を躊躇なく行ってきたコンベンショナルな日本の歯科界は古色蒼然としたものとして映るに違いない。もちろん米国においてもMIは非常に重視されており、たとえばこの分野での白眉であるDr. Pascal Magne（南カリフォルニア大学〔USC〕歯学部）は学生教育において1年次、2年次からMI、そしてBiomimetics（生体のもつ構造を模倣することで最適に機能させること）について取り入れている。ちなみに、Dr. Magneも「Esthetic Dentistといわれるのは嫌だ」「私の仕事はBiomimetic Dentistryと呼んでほしい」と、講演などでしばしば述べられている。なお、筆者とDr. Magneとの出会いは、クインテッセンス出版から2002年に「ボンディッド ポーセレン レストレイションズ バイオミメティック・アプローチ」（Pascal Magne、Urs Belser〔著〕、山﨑長郎〔監修〕、日髙豊彦、瀬戸延泰、植松厚夫〔翻訳〕）という書籍が上梓されたことに端を発する。これを受け、筆者が所属するSJCD（Society of Japanese Clinical Dentistry，日本臨床歯科学会）が2003年にハワイで開催したサマーセミナーにDr. Magneをお招きして以来、多くの示唆をいただいている。

　このように、現代の歯科医療は接着技術（以下、接着）の進化とMIの概念の浸透により新たな時代へと突入している。今、世界中の歯科医師が、好むと好まざるとにかかわらず日常臨床の中で接着とMIを避けて通ることができなくなっていることは疑いようがない。そして、これらは従来の修復治療と補綴治療との間にあった垣根を取り払う役割をも果たしている。MIとは、単に侵襲が少ないというだけではなく、修復と補綴の境界を自在に飛び越え、適切なテクニックによってその歯に対するBest Resultを提示するという意味も含んでいると筆者は考える。接着の進化は、被着体をエナメル質のみならず象牙質あるいはセラミック、レジン系へと拡大させており、そのことが適応症を前歯および臼歯において急激に広げている状況にある。中でもマテリアルとの関連でいえば二ケイ酸リチウムと接着の組み合わせによって臼歯部のオクルーザルベニアが普及したことで、フルマウスリハビリテーションの世界にもMIの概念が持ち込まれることになったことはたいへん有意義である。そしてさらに、昨今のDigital Dentistryの進化は歯科医療にさまざまな可能性をもたらしつつあり、それはもちろんMIにも大きく影響してくるだろう。中でも、治療結果のシミュレーションが術前に高い精度で行えることはMIの見地から非常に有用である。世界的にみても、多くの歯科医師が「接着＋MI」の組み合わせによる新たなビジョンを模索し、提示している。

Chapter 1

❖ 2．求めるのは、Integrity of Restorationか？　Integrity of Tooth Substanceか？

不適切な治療介入による歯の一生：Circle of Death

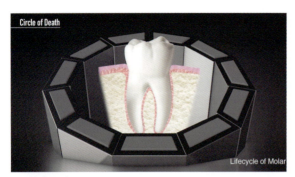
a：健康な歯。

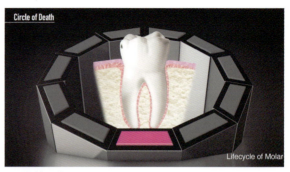
b：う蝕が生じはじめる。

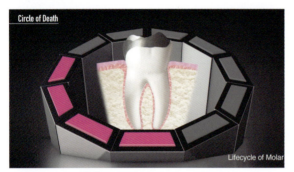
e：アンレーが装着される。

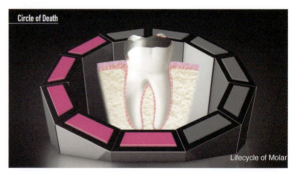
f：アンレーに二次う蝕が生じる。

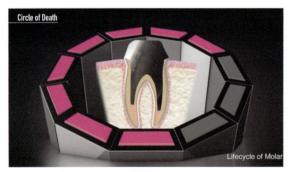
i：メタルダウエルコアを装着。

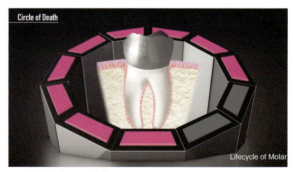
j：全部鋳造冠を装着。

Fig 1　歯のCircle of Death。

1）「Circle of Death」に陥らないための選択を

　そして、MI修復治療の修復マテリアルを考える上で次にブレインストーミングしなければならないのが、「Integrity of Restoration（修復物の完全性）」を選ぶのか、それとも「Integrity of Tooth Substance（歯質の完全性）」を選ぶのか、ということである。われわれは現在、臨床において多くのマテリアルを選択することができるが、それらをごく大まかに分類すると「歯質よりも硬いもの」と「歯質と

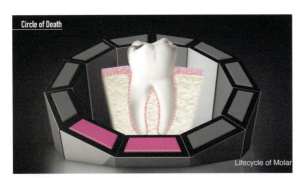
c：メタルインレーを装着。

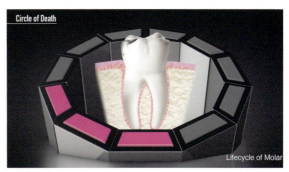
d：インレーに二次う蝕が生じる。

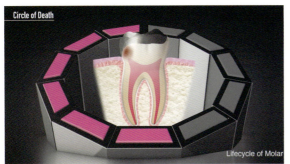
g：二次う蝕が歯髄に波及。

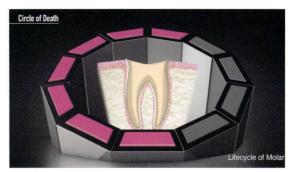
h：抜髄となる。

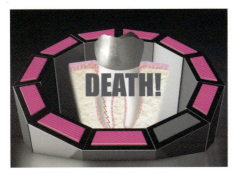
k：歯根破折により歯の寿命となる。

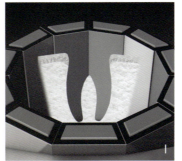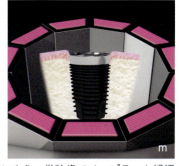
l and m：現在、インプラントの恩恵により、単独歯でインプラント補綴を行うことが可能となり、健全な両隣在歯を削合してブリッジとする必要はなくなった。しかし、インプラントと天然歯を比較した場合、天然歯にその優位性があることは周知のとおりである。

同等か、それより柔らかいもの」の2種類になる。前者はジルコニアや各種の歯科用合金などであり、後者は長石系陶材、あるいはコンポジットレジン材料などであるが、これらのうち、前者の場合では修復物自体が壊れる可能性は低いものの、失敗すればマージン部歯質のチッピングや二次う蝕、歯根破折など、支台歯に深刻なダメージを与えることになる。もちろん適応症しだいではあるが、歯質より硬い材料を選択することで実は歯の運命、Lifetimeを決めてしまってい

る場合もあることに留意しなければならない。その一方で、Integrity of Tooth Substanceを優先させた後者を選択した場合には、修復物自体は柔らかいものの、エナメル質がある程度以上残っている場合には接着により歯質と一体化させて機能することにより十分な予後期間が獲得できることに加え、たとえ修復物が摩耗・脱離・破折した場合でも歯質は損なわれずに維持される場合が多い。患者の立場からすれば、前者であっても後者であっても同じ「治療の失敗」には変わらないかもしれない。しかし、再度治療介入する時点での歯や歯周組織へのダメージは明らかに後者のほうが少ない。

　われわれ日本の歯科医師は、保険診療の再治療に携わる機会が多いために、すでにクラウンが装着されている歯に再びクラウンを装着するような治療に違和感を覚えなくなってしまっている。また患者の側も、日本の場合には天然歯に対するダメージには頓着しない場合が多い。すなわち、自分の歯が歯根破折で抜歯に至ったような場合には「自分が悪い」と諦める一方で、歯科医師が装着した補綴・修復装置が破損した場合には歯科医師の責任が強く問われてしまうのである。この点については従来の日本における患者と歯科医師との関係性から見直さなければならないのではないだろうか。歯科医師はよりMIを意識したコンサルテーションと治療に努め、患者も再治療の可能性やその際にかかる歯質へのダメージの削減を理解した上で治療を受けることが理想的である。

　筆者が歯科医師となってから35年ほどが経過しているが、実は前半の15年ほどは侵襲の多い治療を行っていたひとりである（Fig 1）。その間、これで良いのだろうかという疑問は感じていたものの、ほかの歯科医師も同じような状況であり、また保険診療とはこういうもので仕方がないという思いもあり、システムを変えることができずにいた。読者諸氏にも、今まさにそうした状況の中にいる方がおられるかもしれない。しかし、このことが患者の歯の寿命を縮めてきたことは疑いようがない。

　隣接面にう蝕が生じると、日本の保険診療ではメタルインレーが装着されることが多い（Fig 1c）。形態は2級インレーになるだろう。しかし、歯の物性とはまったく異なるメタルを、しかも接着ではなくグラスアイオノマーセメントやリン酸亜鉛セメントによる合着によって装着しているため、いずれはセメントのウォッシュアウトやマージン部の歯質のチッピングなどによる二次う蝕を引き起こすこととなる。

　そこで行われる再治療では、インレーを除去した上で窩洞を広げ、外側性のアンレーが装着されることとなる（Fig 1e）。それにともない咬頭部も被覆されるため、機能的に大きな改変が加わってしまう。そもそも、現在でも大学教育に取り入れられているBlack GVが提唱した窩洞形成の原則（保持形態〔Retention Form〕と抵抗形態〔Resistance Form〕）では歯質を犠牲にして修復物を維持することが基本となっており、接着材料やレジンが発達した現代にあっては過剰な歯質削除を強いるものである。しかし、旧来のメタルと合着材料を用いる保険診療ではこの原

天然歯がもつ人工物には存在しないさまざまな形態・構造・機能

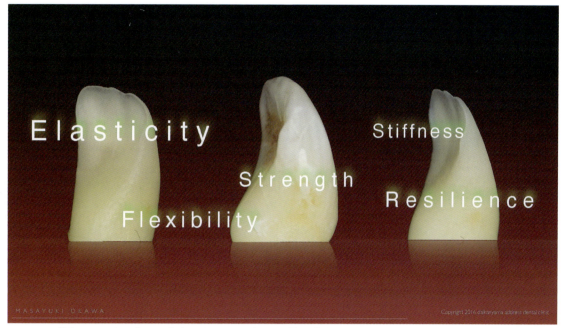

Fig 2　天然歯には、人工物には存在しないさまざまな形態・構造・機能が備わっている。

則によって治療を進めざるを得ず、窩洞と修復物はどんどん大きくなり、二次う蝕はいずれ歯髄に達する（Fig 1 g）。すると周知のとおり、多忙な歯科臨床の現場では躊躇なく抜髄が行われてしまっていた（Fig 1 h）。先述の、歯のバイオロジーを構成する要素がここでさらに失われていく。また、こうなると支台築造と支台歯形成（Fig 1 i）によってクラウンが装着（Fig 1 j）されることとなり、最近ではファイバーポストが用いられるようになってきてはいるが、臨床で遭遇するのはキャストダウエルコアもすでに装着されている症例が多く、歯根破折のリスクを抱えてしまっている。そのクラウンにしても、マージンの不適合や、不適切な歯肉縁下形態を与えられていれば歯のみならず歯周組織にも悪影響を与えていく。いずれにしても、歯質、とくにほとんどのエナメル質が損なわれ、歯根および歯冠部にメタルが多く使われていけば歯根破折のリスクは高まり、マイクロリーケージや不適切な根管治療などに起因する根尖病変のリスクも高まる。歯根破折した歯を救済する方法も種々研究されているが、保険診療で用いられる方法は現在のところ存在せず、歯根破折はそのまま抜歯につながる（Fig 1 k、l）。

　そして次の選択肢に挙がるのが、補綴装置としてのブリッジあるいは義歯である。少数歯欠損において義歯は患者に受け入れ難いものであり、またブリッジも単冠のクラウンと比較して歯質削除や二次う蝕のリスクが高まる治療法である。何よりも健全な隣在歯のエナメル質を大規模に失う、さらなるクラウン形成は極力避けなければならない。幸いにも現代ではインプラントという選択肢がある（Fig 1 m）。これにより、ブリッジ支台歯のためのアグレッシヴなクラウン形成は減少した。それでも天然歯と同様のバイオロジーをもつものではなく、インプラ

エナメル質の組成

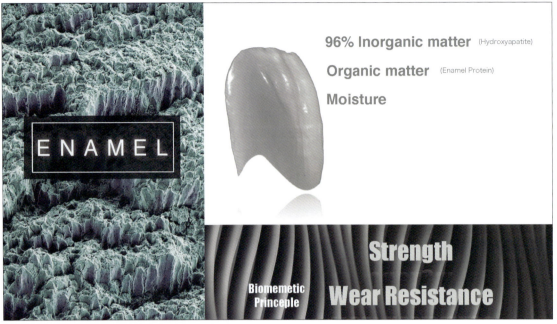

Fig 3　エナメル質の約96％は無機物で構成され、残りの4％が有機物である。

ント周囲炎などのリスクに晒されることになる。また、インプラントと天然歯が混在する歯列では、咬合時の被圧変位量の差などから長期的にはどちらかに相応の問題が生じることが多い。よって、自明のことではあるが、歯科治療のサイクルに入った段階から「いかに歯質を残すか？」を考慮することが非常に重要となる。

❖ 3．MI、そしてBiomimeticを実践するための土壌はすべて揃った

1）接着修復治療は、今まさにドラマティックな変革の時期を迎えている

　天然歯には、人工物には存在しないさまざまな形態・構造・機能が備わっている（Fig 2）。それらは、ヒトにとって欠かすことのできない咀嚼や嚥下、発音に関与するために、さらにそれを過酷な咬合力や温度差、pHの変化などが生じる口腔内で遂行するために存在する。中でも天然歯がもっている象牙質とエナメル質の絶妙な相互作用による関係性は素晴らしく、接着修復治療においてはその機械的特性（Mechanical Properties）をできるかぎり意識することが重要となる。エナメル質の約96％は無機物で構成され、残りの4％が有機物である（Fig 3）。一方、象牙質では約70％が無機物で、20％が有機物である（Fig 4）。そのため、象牙質はエナメル質にくらべて外力に対ししなやかに対応することができる。しかし、ひとたびエナメル質の咬耗や酸蝕などにより露出すればエナメル質のように十分に咬合力を負担することはできず、咬耗は加速しう蝕のリスクもきわめて高くなる。ひいては咬合崩壊に導かれる可能性もある。このように、天然歯はこれ

象牙質の組成

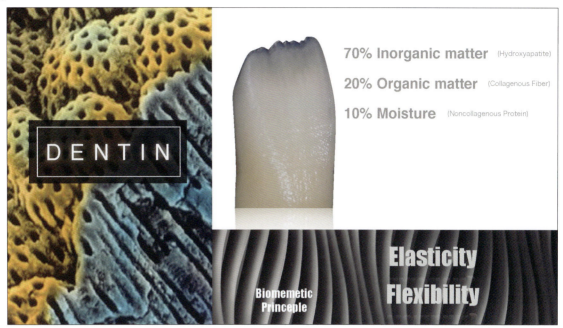

Fig 4　象牙質では約70％が無機物で、20％が有機物である。

らの適切で絶妙なコンビネーションによってパーフェクトな歩み寄りを見せている。われわれ歯科医師は、天然歯がもっているこうした自然なバランスを崩さないように治療することが重要である。

　Fig 5、6に、Dr. MagneによるPLV術後の歯のたわみの回復度およびPLVの適応症について示した資料を示す[1、2]。接着修復の信頼性が非常に高いことを示している。酸蝕や、支台歯形成によってエナメル質が喪失した歯はたわみやすくなっていることが明らかになっている。そして、失われたエナメル質の部分をセラミックやコンポジットレジンで適切に修復すれば、そのたわみを回復することができるということも明らかになってきている。長石系陶材はエナメル質と近似した機械的特性をもつとされ、技工用コンポジットレジンの多くは象牙質に似た機械的特性をもつとされている。つまり、こうした材料を用いて修復治療にあたることにより、失われた歯の構造と機械的特性を天然歯に近似させたかたちに修復することがある程度可能となることが示唆される。

　また、天然歯のエナメル質と象牙質の境界にはエナメル象牙境（Dentinoenamel Junction）が存在するが（Fig 7）、接着修復治療ではこの部分を接着材が担うことになる。この点については、適切なエナメル質と象牙質の接着操作によって天然歯のそれに近い機械的特性が得られるとされている。

Chapter 1

PLV術後の歯のたわみの回復度について(Dr. Magneによる)

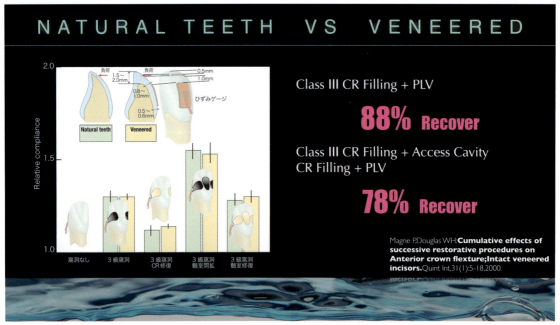

Fig 5　Dr. MagneによるPLV術後の歯のたわみの回復度について示した資料[1]を示す。接着修復の信頼性が非常に高いことを示している。

PLVの適応症の分類(Dr. Magneによる)

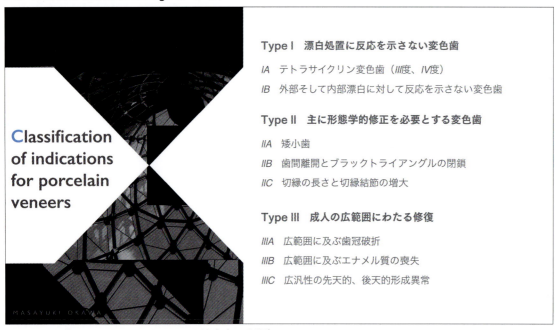

Fig 6　2002年のDr. MagneによるPLVの適応症の分類[2]。

❖本項のまとめ

　　　　　　　　　　われわれは現在、確実にこのように言うことができるだろう。「接着修復治療は、今まさにドラマティックな変革の時期を迎えている」と。先にメタルと合着

エナメル象牙境（Dentinoenamel Junction）

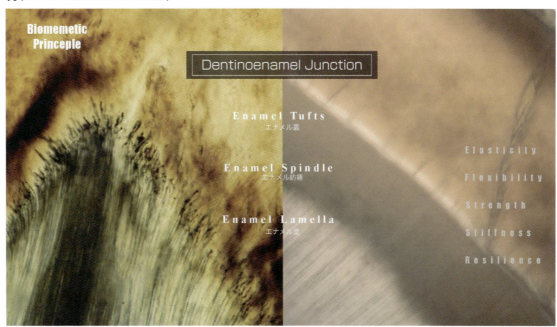

Fig 7　天然歯のエナメル質と象牙質の境界にはエナメル象牙境（Dentinoenamel Junction）が存在する。接着修復治療ではこの部分を接着材が担うことになる。

　材料を用いた多くのエナメル質を削除する修復治療の問題点について述べたが、今われわれが携わる接着修復治療の世界にはBiomimetic Dentistry（生体模倣歯科学）を実現するためのすぐれたマテリアルが次々に登場している。また、インプラントを利用できることで、リスクの高いロングスパンのブリッジを選択する機会も減少している。これらにより、後に大きな問題を引き起こす歯質削除量は削減され、修復治療のデザイン自体が新しくなり、そしてTreatment Planの全体にまで変化がもたらされている。

　現代の歯科医師は接着の恩恵により、最大限に歯を保存する治療を実践することができる。もはや、モダンな修復治療は一時のBlack GVの窩洞形成や保持形態（Retention Form）、抵抗形態（Resistance Form）の原則からは解き放たれた。これは歯科医師にとってすばらしいニュースであるとともに、患者にとっても大きな恩恵をもたらす。この接着を用いた間接法の修復治療について、本書全体を通じてお伝えしていきたい。

参考文献

1. Magne P, Douglas WH. Cumulative effects of successive restorative procedures on anterior crown flexure: intact versus veneered incisors. Quintessence Int. 2000 Jan；31(1)：5-18.
2. Magne P, Belser U. Bonded porcelain restorations in the anterior dentition. Chicago: Quintessence publishing, 2002.

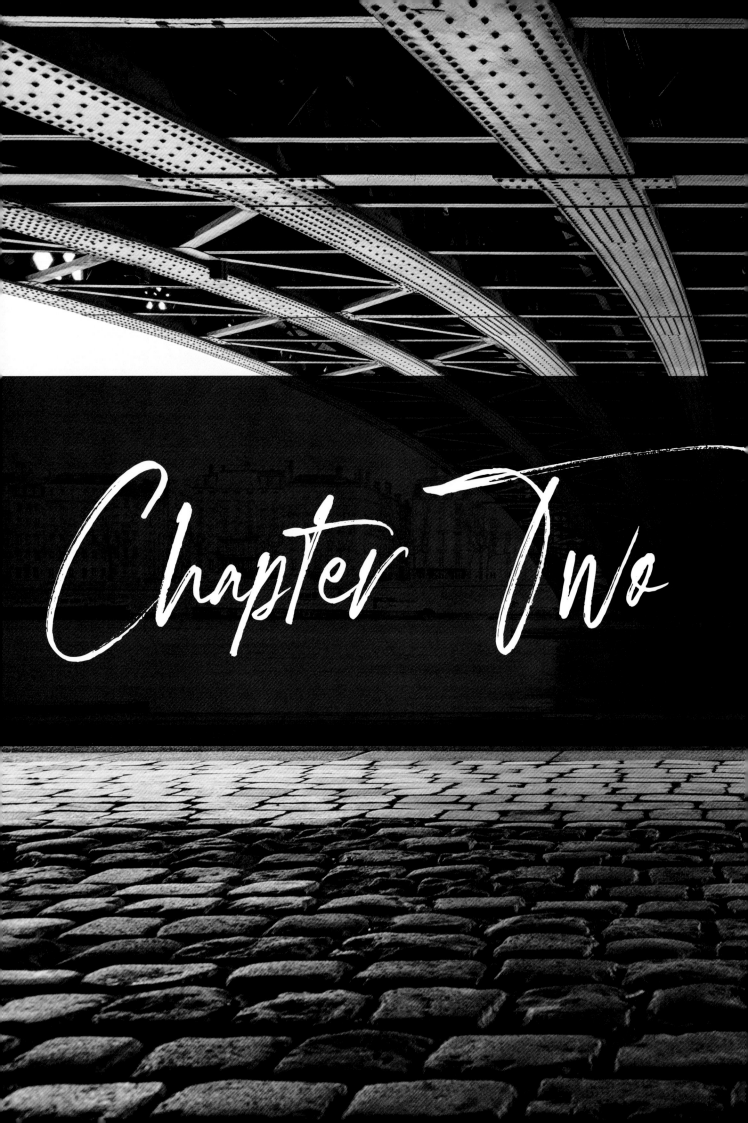

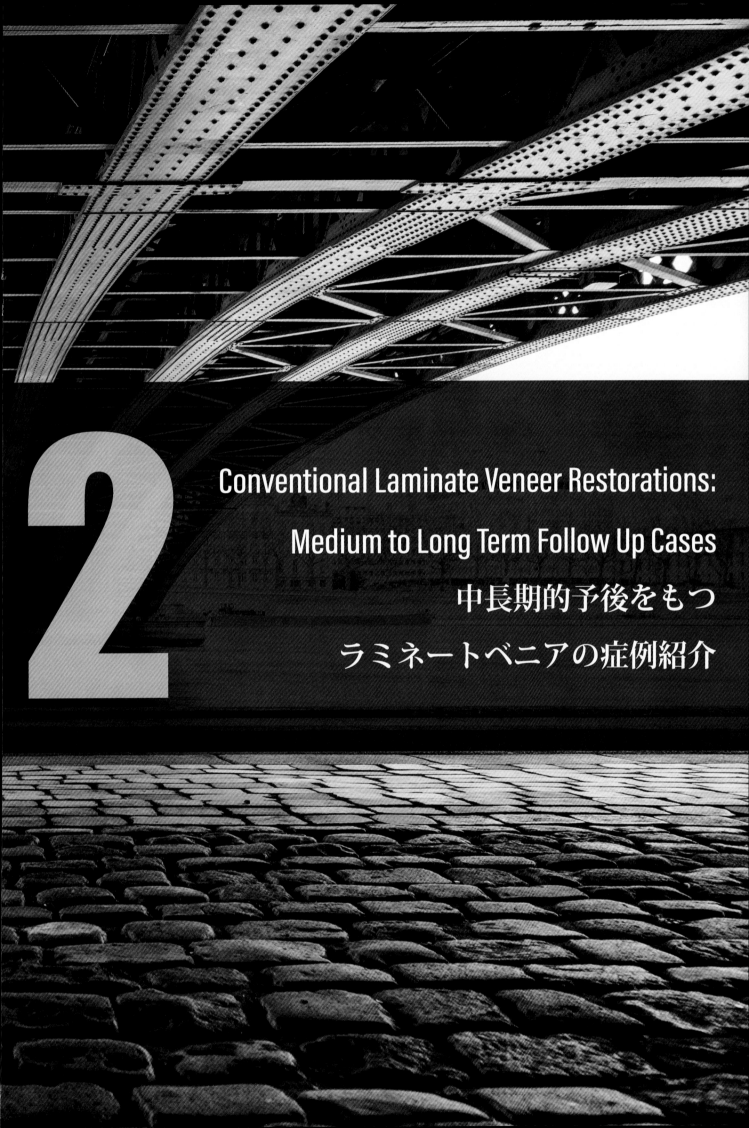

2

Conventional Laminate Veneer Restorations: Medium to Long Term Follow Up Cases
中長期的予後をもつラミネートベニアの症例紹介

Chapter 2

Conventional Laminate Veneer Restorations:
Medium to Long Term Follow Up Cases
中長期的予後をもつラミネートベニアの症例紹介

❖ 1. はじめに

1）登場から約40年を迎えたラミネートベニア

　ポーセレンラミネートベニア（以下、PLV）法という術式が誕生して、約40年が経過した（なお本書では、長石系陶材を用いて製作したラミネートベニアをポーセレンラミネートベニア〔PLV〕、その他の二ケイ酸リチウムやジルコニアなどで製作したものを単にラミネートベニアとよぶ）。Chapter 1で述べたように、日本ではDr. Pascal Magne（南カリフォルニア大学）の書籍「ボンディッドポーセレンレストレーションズ」（クインテッセンス出版、2002年）を通じて広く普及することとなったかと思うが、この20年の間にマテリアルや接着にも大きな変化があった。また近年は歯科医療のデジタル化も急速に進み、今後さらに応用範囲を拡大していくものと確信している。そこで本項では、ラミネートベニアの歴史からひもとき、1990年代後半から2000年代前半に確立された、ポーセレンによるゴールドスタンダードなラミネートベニアから現在のデジタルデンティストリーに至る直前までのラミネートベニアについて、そのプリンシパルとロジックを解説し、また中長期的な経過をもつコンベンショナルラミネートベニアの症例を紹介したい。

❖ 2. The History of Laminate Veneer Restoration

1）最初のラミネートベニアはハリウッド俳優のために開発された

　それではまずは90年ほど前に遡り、ラミネートベニアの歴史から振り返ってみたい。PLVを初めて世の中に広めたのはカリフォルニアの歯科医師で、AAEDの初代会長でもあったDr. Charles Pincusであるとされている。多くのハリウッド俳優を患者として診ていたDr. Pincusは、ハリウッド俳優に理想的な「ハリウッドスマイル」を与える手法として、当初はアクリリックレジン製のラミネートベニアを義歯安定剤を用いて前歯の唇側に貼り付けることで提供していた。しかしな

Conventional Laminate Veneer Restorations: Medium to Long Term Follow Up Cases

Dr. Charles Pincusによる初期のラミネートベニア

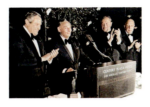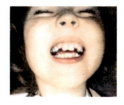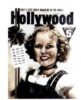

Fig 1 a to c　Dr. Charles Pincus(a)とラミネートベニアの装着例(b and c)。(aはhttps://www.sabersinfin.com/articulos/historia/17671-charles-pincus-el-creador-de-las-carillas-de-porcelana-tipo-hollywood/より引用、b and cはhttps://www.larchmontsmile.com/shirley-temple-hollywood-smile.htmlより引用。いずれも白黒写真からカラー化)　　a｜b｜c

Dr. Michael Buonocoreによるエナメル質リン酸処理の発見

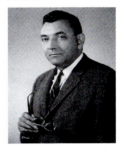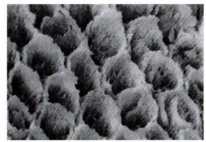

Fig 2 a and b　Dr. Michael Buonocore(a、参考文献1より引用)と、リン酸処理されたエナメル質の表面(b、https://rickwilsondmd.typepad.com/rick_wilson_dmds_blog/2014/02/enamel-microabrasion.htmlより引用)。　a｜b

Dr. Ray Bowenによる世界初のコンポジットレジンの開発

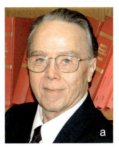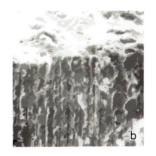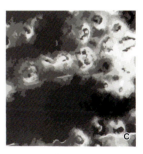

Fig 3 a to c　Dr. Ray Bowen(a)は、1962年にBis-GMAを開発しコンポジットレジン修復治療のプロセスを一変した。Bis-GMAにて処理された象牙質表面(b and c)。(本図はhttps://randystaplesdds.com/aadr-honors-dr-ray-bowen-with-distinguished-scientist-award/より引用)

1930年以降のラミネートベニアをめぐる研究開発の進展

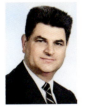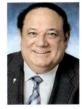

Fig 4 a to c　Dr. Alain Rochette (a、参考文献2より引用)と、Dr. John Calamia(b、https://dental.nyu.edu/faculty/ft/jrc1.htmlより引用)、そして1930年以降のラミネートベニアをめぐる研究開発の進展(c)。　a｜b｜c

1930	Pincusがアクリル製ラミネートベニアを考案
1955	Buonocoreがアクリルとエナメル質の接着に関する論文を発表
1960	Bowenらがコンポジットレジンを開発
1975	Rochetteがエナメル質と陶材をコンポジットレジンを用いて接着する方法を考案
1983	SimonsenとCalamiaがポーセレンの塩酸処理による接着力の強化について論文を発表
1984	Calamiaが「Etched Porcelain Facial Veneer」について論文を発表 Hornが「Porcelain Laminate Veneer」について論文を発表

がら、当時のラミネートベニアに関しては撮影している間のみの利用を想定したものであり、永久修復装置としてはあまりにも維持力が低かったために、一般に普及することはなかった(Fig 1)。

Chapter 2

MI（Minimal Intervention）の概念が初めて提唱された論文

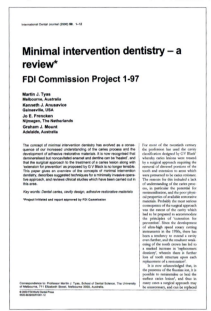

Fig 5　MI（Minimal Intervention）の概念が初めて提唱された論文[3]の表紙。

2）陶材の応用と接着技術の進歩

　こうした中、当時のアクリリックレジンの審美性の限界と生体為害性の問題などから、やがて使用材料はアクリルからコンポジットレジンを経て陶材へと変わっていく。1955年、米国・ロチェスター大学のDr. Michael Buonocoreが、エナメル質を85％のリン酸で処理すると、当時の審美修復材料のひとつであったMMAレジン（アクリリックレジン、すなわち即時重合レジン）がエナメル質に接着することを報告した。これが、歯科修復材料の歯質に対する接着に関する最初の論文とされている。しかし、物性的に優れた材料とは言いがたい即時重合レジンを充填するために、あえて人工的にエナメル質を脱灰（エッチング）させるという技法は、当時はあまり歓迎されなかったようである（Fig 2）。

　その約10年後、同じく米国のDr. Ray Bowenが、今日のコンポジットレジンの原型ともいうべき材料の開発に成功し、1964年に米国3M社より世界初のコンポジットレジンである「アデント35」として発売された（Fig 3）。この、機械的強度がMMAレジンとは比較にならないほど優れたコンポジットレジンの登場により、Dr. Buonocoreの酸エッチング技法が10年の歳月を経てようやく陽の目を見ることとなった。

　1975年にDr. Alain Rochetteがエナメル質にリン酸エッチング、陶材にシランカップリング処理を行って、間にコンポジットレジンを介在させて、エナメル質に陶材を接着する方法を考案した。また、1983年にはニューヨーク大学のDr. Simonsen RJとDr. John Calamiaが、陶材の表面を20分間塩酸でエッチングすることにより、レジンとの接着強さがさらに向上することを報告した。

　これらの報告を基に、Dr. Calamia、Dr. Horn、Dr. McLaughlinらは現在行われ

2002年にDr. Pascal Magneが"Bonded Porcelain Restorations"を上梓

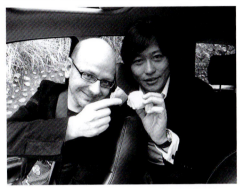
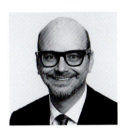
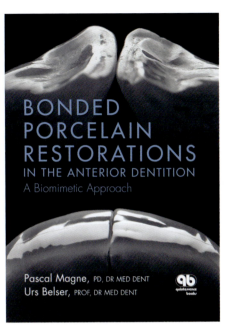

Fig 6 a to c　Dr. Pascal Magneと筆者（a）。aは台湾補綴学会にて2007年にともに講演した際に撮影した筆者との記念写真。cは本文に示した著書 "Bonded Porcelain Restorations"である。

Biomimetic（生体模倣技術）とは

Fig 7　生体模倣技術とは、機能を再現するのではなく、その構造を模倣することで、最適化された機能を獲得することである。

ているポーセレンラミネートベニア修復法の術式を広く一般に紹介することとなった（Fig 4）。

3）MIコンセプトの登場

　その後ラミネートベニア修復に関する研究が数多く行われていく中、2002年10月にウィーンで行われたFDI（国際歯科連盟）にてMI（Minimal Intervention）の概念が初めて提唱された[3]（Fig 5）。当時はすでにう蝕の進行過程が解明されており、接着性修復材料が発展してきたことにより、それ以前のBlack GVの窩洞の予防拡大の概念が見直されて、可能なかぎり最小の侵襲で治療目標を達成するとい

うMIのコンセプトが歯科治療において非常に重要な位置を占めるようになっていった。

2002年に、Dr. Pascal Magneが"Bonded Porcelain Restorations"という書籍（Quintessence Publishing, USA）を出版された（**Fig 6**、日本語版については前述）。同書の出版により、日本においてもラミネートベニア修復が大きく認知されることになったと考えるが、それまでのクラウンでの補綴治療と比較して、MIコンセプトに則ったラミネートベニア修復が非常に合理的であることがこの本の中でも証明されている。

4）生体の構造を模倣するバイオミメティックアプローチ

ここで接着性セラミック修復治療、バイオミメティックアプローチの概念についてChapter 1での復習を兼ねて詳述したい。**Fig 6 b**は、2007年の台湾の補綴学会で筆者が初めてDr. Magneと講演を行ったときの写真である。Dr. Magneは、著書の副題でもある"Biomimetic Approach"（生体模倣的アプローチ）というコンセプトを提唱されており、世界中にたくさんの信奉者が存在する。筆者は、歯より硬いマテリアルも場合によっては臨床で用いるため、彼の完全な信奉者とはいえないかもしれないが、この"Biomimetic Approach"はMI修復治療を考えるときに基本となる重要なprincipleであることに異論はないであろう。

"Biomimetic Technology and designing"という分野が自然科学や工業界に存在する。生命体には進化の過程において、高度な最適化が課せられている。つまり、絶滅を逃れている生命体は現時点での最適化の結果である。生体模倣技術とは、機能を再現するのではなく、その構造を模倣することで、最適化された機能を獲得することである（**Fig 7**）。

ここで歯の構造について考えてみたい。天然歯は、有機質に富み、柔軟で弾力性を有する象牙質と、その表面を覆う硬く強度の高いエナメル質という相反するメカニカルプロパティをもった構造が、エナメル象牙境という天然の接着で結合し、ほどよい弾性と剛性を兼ね備えるという特性を歯に与えることにより口腔内で適切に機能する（**Fig 8 and Table 1**）。

エナメル質と象牙質は、エナメル象牙境で、エナメル叢、エナメル紡錘、エナメル葉などを介して非常に強固に結びついている。接着性修復治療の高い治療目標は、この天然歯が本来もっているエナメル質、象牙質そしてエナメル象牙境を人工的に再構築しようというところにあると考えられる（**Fig 9**）。

Dr. Magneらは、前歯の口蓋側切縁部に50Nの負荷をかけた際の口蓋側表面の応力分布について、圧力計を用いた実験と有限要素法により検証を行った[4]。**Fig 10**中、左の図の白線は荷重時の天然歯の口蓋側表面の応力分布を示す。口蓋側中央窩の部分に強い引張り応力がかかっている。これは下顎前方運動機能時の上顎前歯のバイオメカニクスを表している。

次に、唇側のエナメル質をすべて除去すると、応力分布は**Fig 10**中の右の図の

歯を構成する各材料のメカニカルプロパティ

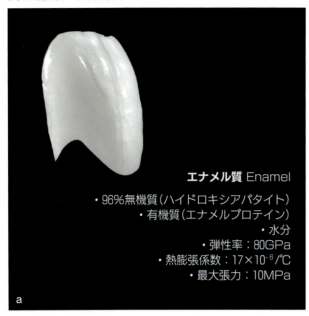

エナメル質 Enamel
- 96%無機質（ハイドロキシアパタイト）
- 有機質（エナメルプロテイン）
- 水分
- 弾性率：80GPa
- 熱膨張係数：17×10⁻⁶/℃
- 最大張力：10MPa

a

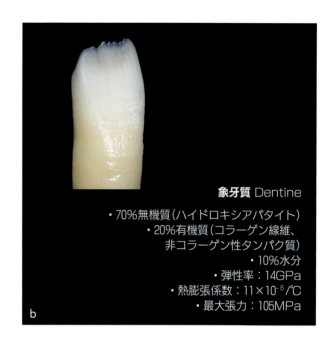

象牙質 Dentine
- 70%無機質（ハイドロキシアパタイト）
- 20%有機質（コラーゲン線維、非コラーゲン性タンパク質）
- 10%水分
- 弾性率：14GPa
- 熱膨張係数：11×10⁻⁶/℃
- 最大張力：105MPa

b

長石系陶材 Feldspar porcelain
- 弾性率：60～70GPa
- 熱膨張係数：13～16×10⁻⁶/℃
- 最大張力：25～40MPa

c

コンポジットレジン Composite resin
- 弾性率：10～20GPa
- 熱膨張係数：20～40×10⁻⁶/℃
- 最大張力：40～60MPa

d

Fig 8 a to d　象牙質およびエナメル質、および参考として長石系陶材とコンポジットレジンのメカニカルプロパティ（機械的特性）を示す。

Table 1　エナメル質、象牙質、長石系陶材および各種コンポジットレジンのメカニカルプロパティ（機械的特性）を示す。

弾性率 $E(GP)$	熱膨張係数 $CTE(\times 10^{-6}/℃)$	引張強さ $UTS(MPa)$		弾性率 $E(GP)$	熱膨張係数 $CTE(\times 10^{-6}/℃)$	引張強さ $UTS(MPa)$
エナメル質			→	長石系陶材		
~80	~17	~10		~60 to 70	~13 to 16	~25 to 40
				技工用コンポジットレジン（フィラー87%）		
				~17 to 21	~13 to 15	~55 to 66
象牙質			→	コンポジットレジン		
~14	~11	~105		~10 to 20	~20 to 40	~40 to 60

　緑の線のようになって、大きく歪みが生じている。トゥースフレスチャー、いわゆる歯のたわみが増大したことがわかる。さらに、失った唇側エナメル質の代わりにポーセレンラミネートベニアを用いて適切な接着修復を行い、その応力分布を調べたものがFig10中の右の図のピンク色の線であるが、元の天然歯の応力分布とほぼ重なり合い、歯の剛性が回復していることが分かるかと思う。
　これらの結果より、歯の長期的な存続にもっとも適した天然歯の特性を活かす

Chapter 2

エナメル象牙境

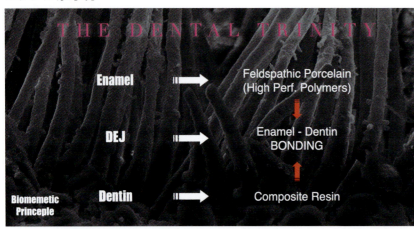

Fig 9　エナメル質や象牙質の機械的特性は、長石系陶材やコンポジットレジンに非常によく近似している。これらは、生体模倣的に天然歯のエナメル象牙境を再現するための完璧な代替材料といえる。

前歯の口蓋側切縁部に50Nの負荷をかけた際の口蓋側表面の応力分布

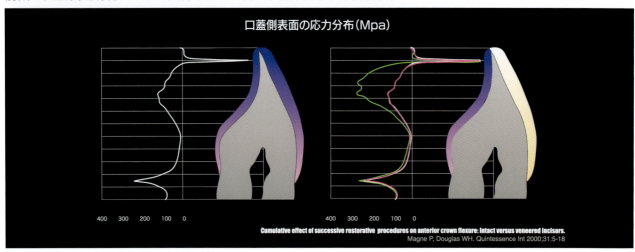

Fig10　Magneら[4]による、前歯の口蓋側切縁部に50Nの負荷をかけた際の口蓋側表面の応力分布を圧力計で測定し有限要素法により検証した実験の結果（本図は参考文献4を基に作図）。

耐火模型法によって製作されるポーセレンラミネートベニア

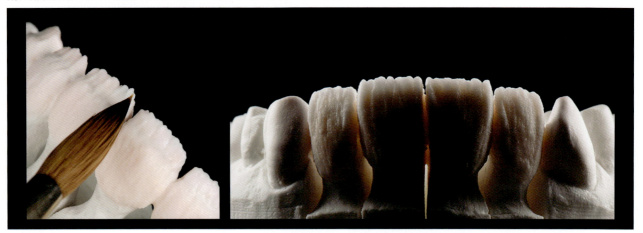

Fig11　耐火模型法によって製作されるポーセレンラミネートベニア（歯科技工担当：図中左側は片岡繁夫氏〔大阪セラミックトレーニングセンター〕、右側は青木隆浩氏〔Dental lab gram〕）。

ニケイ酸リチウムの特性

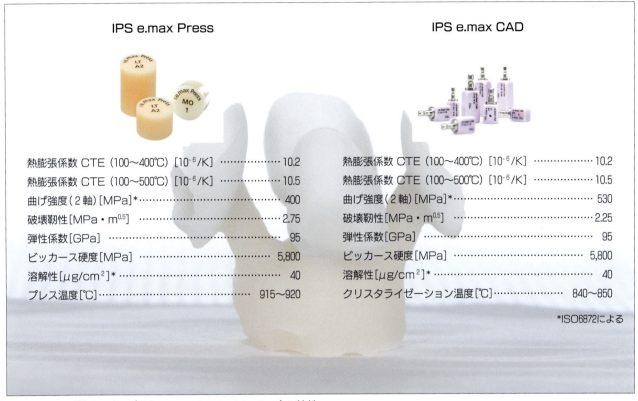

Fig12　ニケイ酸リチウム（IPS e.max、Ivoclar Vivadent）の特性。

審美性に優れたジルコニアの登場

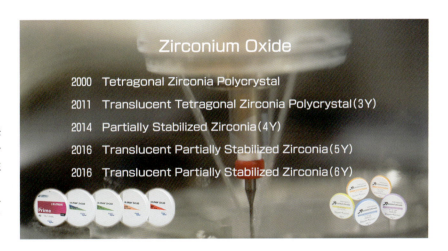

Fig13　ここ数年間は、ジルコニアの発展が目覚ましく、かつての不透明なジルコニアのイメージを覆すような光透過性に優れた、なおかつ強度も高い、レイヤー構造によってグラデーションが付与された非常に審美性に優れたジルコニアが市場に出てきている。

ために、まずはできるかぎり歯の構造そのものを保存するように努めること、そして治療にあたってはクラウン修復を避けて、削除量を最小限にしたラミネートベニア修復のような接着性の修復を選択することが重要であると考えられる。

5）BPRsからBCRsへ：マテリアルの変遷

ラミネートベニア法が確立されてからのマテリアルの変遷については、開発当

「BPRs」「BCRs」という用語について

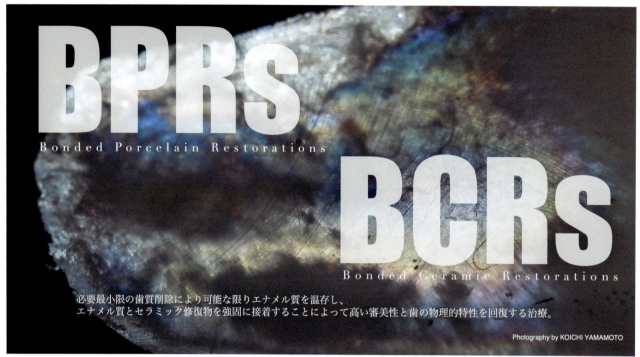

Fig14　かつては長石系陶材（ポーセレン）が用いられることが多く、「BPRs」（Bonded Porcelain Restorations）という用語が主流であったが、材料が多様化してきた現在では「BCRs（Bonded Ceramic Restorations）という用語がふさわしいのかもしれない。

　初より「Etched Porcelain Facial Veneer」などとよばれ、耐火模型法によって製作された長石系の陶材が長く使用されてきたが（Fig11）、2005年に二ケイ酸リチウムのIPS e.max press（Ivoclar Vivadent）が発売されてからは、長石系の陶材にくらべて強度が格段に高く、光透過性にも優れ、接着強度も期待できるという特性から接着性セラミック修復治療の代表的な材料として、現在でも頻繁に使用されている（Fig12）。

　ここ数年間は、ジルコニアの発展が目覚ましく、かつての不透明なジルコニアのイメージを覆すような光透過性に優れた、なおかつ強度も高い、レイヤー構造によってグラデーションが付与された審美性に優れたジルコニアが市場に出てきている（Fig13）。よって、ジルコニアも二ケイ酸リチウムと同じように接着性ラミネートベニア修復治療に利用するための研究も増えつつある。その点については後述する。

　Dr. Magneの書籍の中で、接着性ポーセレン修復治療はBPRs（Bonded Porcelain Restorations）という名称で紹介されてきたが、現在ではマテリアルの広がりからBCRs（Bonded Ceramic Restorations）という名称がふさわしいのかもしれない（Fig14）。しかしそのコンセプトは当初から変わりなく、「必要最小限の歯質削除により可能な限りエナメル質を温存し、エナメル質とセラミック修復装置を強固に接着することによって高い審美性と歯の機械的特性を回復する治療」といえるだろう。

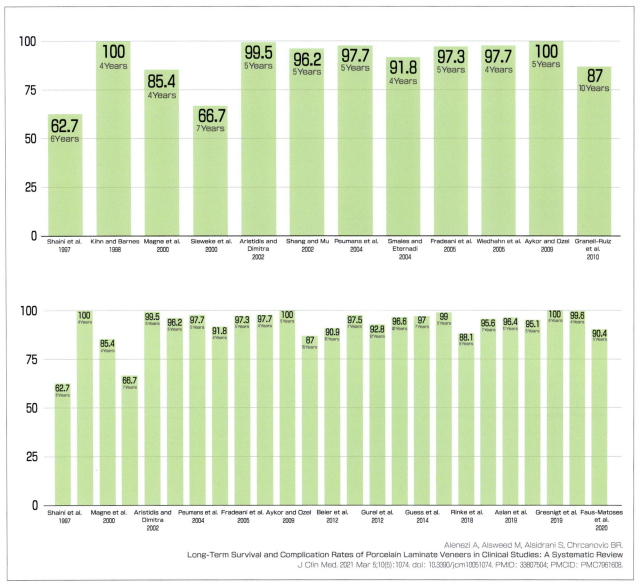

Fig15 ラミネートベニアのマテリアルについては、時代によって変遷はあるものの、長期的な生存率に関するシステマティックレビュー[5]においても10年間のSurvival Rateが95.5％と、長期的にも良好な予後の見込める治療法として、その地位を確立してきた。

　ラミネートベニアのマテリアルについては、時代によって変遷はあるものの、長期的な生存率に関するシステマティックレビューにおいても10年間のSurvival Rateが95.5％[5]と、長期的にも良好な予後の見込める治療法として、その地位を確立してきた（Fig15）。

3. Case Presentations

　ここまでの内容を踏まえ、次頁からは筆者が主にデジタル化以前に手掛けてきた各種ラミネートベニア症例を9例供覧する（Fig16 to 206）。

Chapter 2

1）Case 1：広範囲な中切歯歯冠破折症例

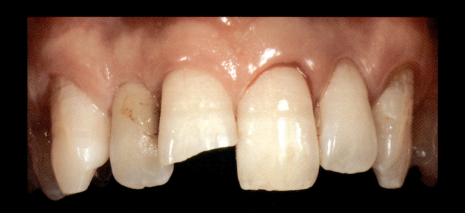

Fig16　上顎右側中切歯が歯冠破折し、上顎左側中切歯が不完全脱臼した症例。

症例の概要

　本症例は、外傷により上顎右側中切歯が歯冠破折し、上顎左側中切歯が不完全脱臼した症例である（Fig16）。主訴のひとつである破折歯は結局ラミネートベニア修復には至らなかったが、筆者が歯の接着修復の予知性におおいに自信をもったエポックメイキングな症例であるため経過を含めて紹介したい。上顎右側中切歯については、破折片を接着するのみで回復し、上顎左側中切歯については暫間固定して経過観察を行った。その3年後の状態をFig17に示すが、いずれも失活しておらず、破折片も脱離していなかった。

　その頃、患者は「噛み合わせを治したい」と希望され、矯正歯科治療を開始した。その後、矯正歯科治療終了から7年が経過した状態をFig18に示す。ただし、上顎右側側切歯のみ、上下の犬歯の幅径のレシオが異なったためボルトン分析を行ったところ、上顎右側側切歯の幅径を多少広げる必要があったためPLV修復を行った。

　Fig19に15年経過時の状態を示す。引き続き、上顎両側中切歯は失活していない点に注目していただきたい。また、加齢にともなって歯肉退縮がみられ、結合組織移植を勧めたが自覚症状がないとのことで経過観察中である。PLV自体は12年の経過後もまったく問題なく残存しており、歯肉退縮にともなって縁上マージンとなっているがマージン部付近に辺縁漏洩は認められずまったく違和感を感じさせない。いわば、患者の天然歯とともにエイジングしているといっても過言ではないであろう。

Conventional Laminate Veneer Restorations: Medium to Long Term Follow Up Cases

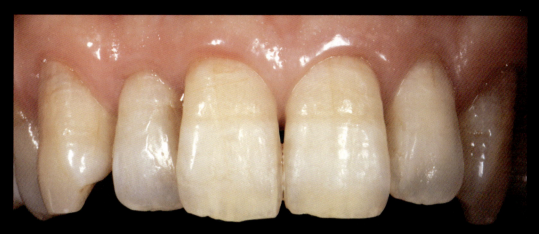

Fig17 　3年後の状態。いずれも失活しておらず、破折片も脱離していなかった。

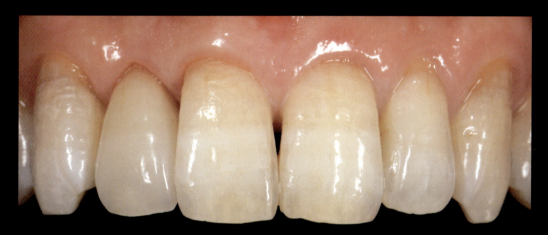

Fig18 　その後、矯正歯科治療と 2| のPLV修復を経て術後7年後の状態。

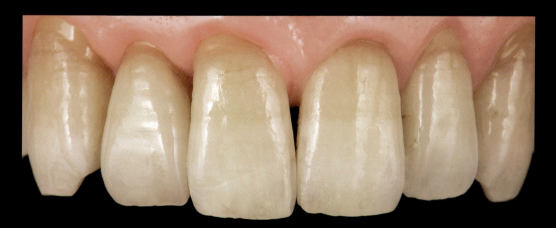

Fig19 　15年経過時の状態を示す。引き続き、上顎両側中切歯は失活していない。また、加齢にともなう歯肉退縮により歯根部象牙質が露出した。エナメル質内に形成された 2| 歯肉側ラミネートベニアマージン部は大きな変色もなく自然感を保っている（歯科技工担当：吉野光亮氏）。

2）Case 2：前歯部歯間空隙をポーセレンラミネートベニアで修復した症例

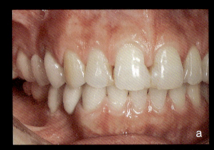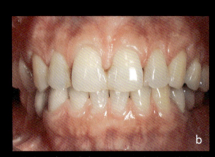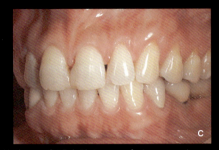

Fig20a to c　初診時。患者は47歳女性。上顎前歯の審美障害を主訴に来院。数年前に他院にて歯間空隙をコンポジットレジンにて閉鎖したとのことであった。

症例の概要

　患者は47歳女性。上顎前歯の審美障害を主訴に来院。数年前に他院にて上顎前歯部歯間空隙をコンポジットレジンにて閉鎖されており、その部分の劣化、変色による審美障害の改善を希望された。初診時の口腔内写真、診断用模型やエックス線写真により、上顎右側中側切歯間、両側中切歯間、左側中側切歯間に存在する歯間空隙をコンポジットレジンで閉鎖したものであることは容易に判断できる（Fig20 and 21）。このような前歯部に歯間空隙が存在する症例における検査段階においては以下の項目に注意する必要がある。

①コンポジットレジンの築盛は歯の切削をともなっているか
②それぞれの歯の実際の歯冠幅径
③歯冠形態のタイプ
④歯間空隙とともに捻転や傾斜などの歯の位置異常が存在していないか
⑤歯間乳頭の高さ（ハイスキャロップタイプなのかロースキャロップタイプなのか）と歯間部歯槽骨の歯槽骨頂の位置
⑥各歯の歯肉レベルの高さと左右の対称性
⑦上下前歯の接触点は適切に存在しているか
⑧上下顎犬歯間の関係はⅠ級が成り立っているか
⑨歯周組織は健全か
⑩インプラントなど矯正歯科治療の妨げとなる要因が口腔内に存在していないか
　歯間空隙症例の治療オプションとその選択を以下に列挙する。
（1）矯正歯科治療のみによる歯間空隙の閉鎖
（2）補綴および修復治療のみによる歯間空隙の閉鎖
（3）矯正歯科治療と補綴・修復治療での歯間空隙の閉鎖
本症例の問題点は、
①両中切歯間の離開量は大きいものの、歯間乳頭の高さは歯冠中央部付近まで存

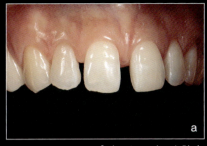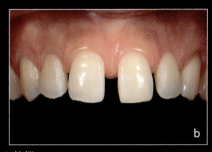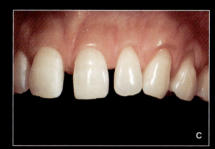

Fig21a to c　コンポジットレジンを除去した状態。

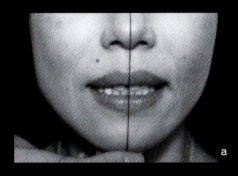
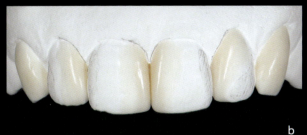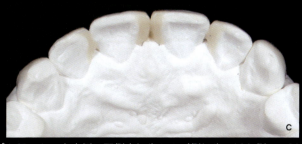

Fig22a to c　患者の顔貌分析を行った上で、診断用ワックスアップを行った。本症例は両側中切歯および側切歯の近心側への延長が主であり、支台歯形成はウルトラコンサバティブに行えることがわかった。

在し、幅も十分にあるため修復後、ブラックスペースは発生しにくいと考えられる。しかし、歯間空隙が大きいため自然な歯冠形態と隣接面形態を歯冠修復治療にて構築するためには、隣接面の支台歯形成のフィニッシュラインを歯肉縁下に、Biologic widthを侵襲しない範囲で深く設定する必要がある。

②側切歯の形態はかなりトライアンギュラーで近心方向への延長量が大きいと想像される。中切歯歯冠形態遠心はストレートなためPLV修復後隣接面にブラックスペースが生じやすい。コンポジットレジン除去後、とくに左側中側切歯間の離開は大きく、ブラックトライアングル発現のリスクが高いことがわかった。

③上下犬歯関係はⅠ級、下顎前歯歯列も正常でアンテリアコンタクトはおおよそ上顎前歯舌面辺縁隆線に存在する。下顎前歯は歯間空隙がないために、治療介入の必要がないと思われる。

④上顎右側側切歯は無髄歯である。

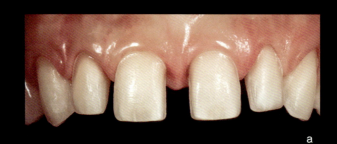

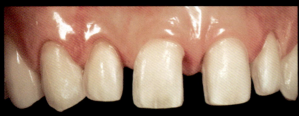
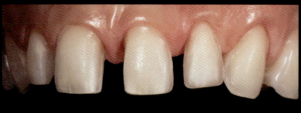

Fig23a to c　支台歯形成後。本症例は歯間乳頭の高さが高いため、歯肉のスカルプティングが必要となる。生物学的幅径を侵襲しない範囲で近心歯肉縁下深くにフィニッシュラインを設定し、ラミネートベニアに辺縁歯肉を内側から支持する豊隆を付与し、さらにブラックスペースを生じさせないために隣接面形態をロングコンタクトとする。これにより自然感があり、清掃性のよい歯間乳頭を造ることができる。

　診断用ワックスアップ（Fig22）により、本症例は両中切歯と両側切歯の近心側への延長が主であり、よって支台歯形成はウルトラコンサバティブに行えることがわかった。手技的な注意点としては、上顎右側両中切歯近心と上顎両側側切歯近心は大きな歯間空隙幅の閉鎖が必要であり、近心側へのラミネートベニアでの延長量が大きい。さらに本症例は歯間乳頭の高さが高いため、このような症例においては歯肉のスカルプティングが必要になる。Biologic widthを侵襲しない範囲で、歯肉縁下に深くフィニッシュラインを設定し、PLVに辺縁歯肉を内側から支持する豊隆（tissue supporting contour）を付与し、さらにブラックスペースを生じさせないために隣接面形態をロングコンタクトとする。これにより自然感があり、清掃性の良い歯間乳頭を造ることができる。ただし、他の歯との固有の形態的調和やプロポーションを壊さないように注意を払わなければならない。また右側側切歯は無髄歯であり多少歯質の変色が認められる。PLVによる色調の変更の自由度を増すために、反対側にくらべ形成量を多くしている（Fig23）。

　PLV装着直後をFig24に、3年経過時をFig25に示す。Fig26に示す術後14年経過時では、両側中切歯間と右側側切歯近心の歯間乳頭は成熟しブラックスペースを埋めている。ただし、左側側切歯近心にはわずかながらブラックスペースが残ってしまった。（本症例は「the Quintessence別冊　デンタルエステティック　パートⅦ 審美歯科治療の長期的観点からの検証」〔2012年〕より改変・再掲）

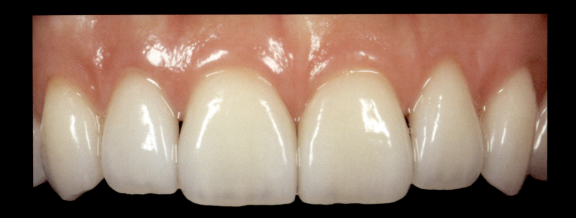

Fig24　PLV装着直後の状態（歯科技工担当：片岡繁夫氏〔大阪セラミックトレーニングセンター〕）。

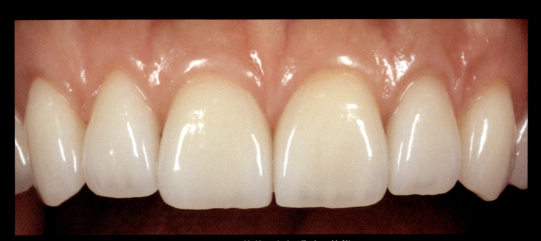

Fig25　PLV装着3年経過時の状態。

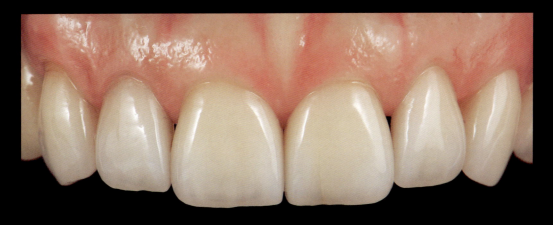

Fig26　PLV装着14年経過時の状態。

Chapter 2

3）Case 3：広範囲な前歯部歯冠破折症例①

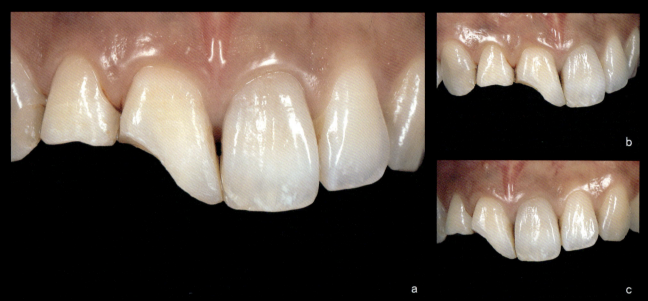

Fig27a to c　初診時口腔内正面観。患者は25歳女性で、交通事故により 2 1|を破折、また|1 の打撲により、他院にて 3 歯の根管治療後、審美修復治療を要望して来院された。

症例の概要

　患者は25歳女性で、交通事故で 2 1|を破折、また、|1 の打撲により、他院にて 3 歯の根管治療後、審美修復治療を要望して来院された（Fig27）。2┼1 の 3 歯がすべて失活し、それぞれの破折の状況も中程度から重度と歯冠の状況がすべて異なっている。筆者にとって幸いであったのは、仮歯が入っておらず、360°削られた状態ではないこと、ポスト＆コアの形成もしくは装着がされておらず、良い状態の歯質がまだ残っていたことである。たとえば、根管拡大により歯質が失われてしまうと、バイオミメティックアプローチができなくなってしまう。そして、もしこの患者が金属性の太く長いダウエルコアを前歯に装着していた場合、橋本、坪田らの研究[6]を参考にすると、強い応力を受けた際、破折様相は歯根深部で受けるため、事故により歯冠破折どころか歯根破折になってしまい、再治療が困難になっていた可能性もあるといえる。

　筆者は患者の了解を得た上でできるだけ保存的な形成をすることを心がけ、セラミックスを用いた歯冠修復を計画した。形成はMagne Pらの破折の有無やフィニッシュラインの設定位置などが強度に及ぼす影響を考えた研究結果[4]を応用して行った（Fig28）。2 1|の中程度から重度の破折歯においては、応力分布の低い領域である口蓋側の基底結節部にフィニッシュラインを設定し、応力集中する舌側面窩の中央部を避けている。そして、根管内にはもちろんポスト＆コアは入れ

Conventional Laminate Veneer Restorations: Medium to Long Term Follow Up Cases

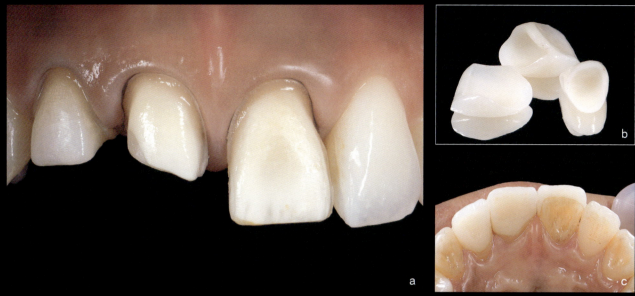

Fig28a to c　支台歯形成はマイクロスコープを用いて拡大下で行い、Dr. Magne Pの応力を考えた研究結果を応用した。3歯とも色調改善のためにウォーキングブリーチも行っている。

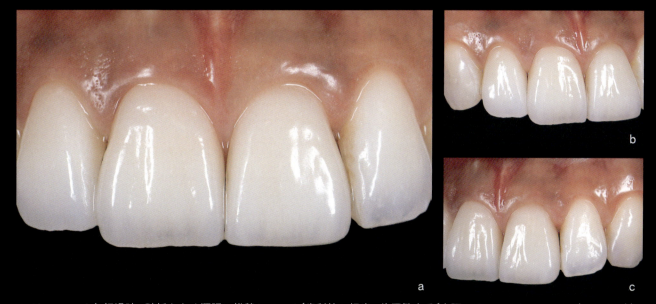

Fig29a to c　2年経過時。破折もなく順調に推移している(歯科技工担当：片岡繁夫氏〔大阪セラミックトレーニングセンター〕)。

ずに、ガッタパーチャは光の透過性を考慮して歯肉縁から3mmほど除去して、そこにフロアブルレジンを流して支台歯形成を行った。逆に失活しているが破折していない|1に関しては切縁1～1.5mmのバットジョイントで通常のポーセレンラミネートベニアの形成を行っている。なお、3歯とも色調改善のためにウォーキングブリーチも行っている。

|1と2|はIPS d.SIGNベニアリングポーセレンのみによる耐火模型法、1|は破折

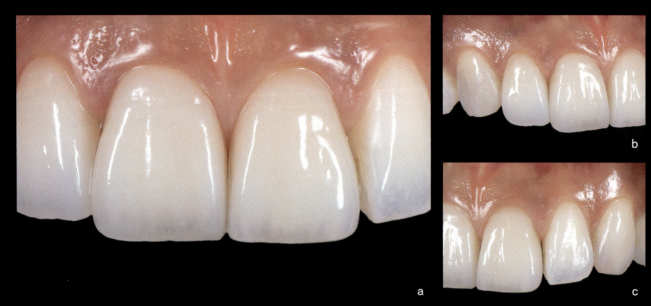

Fig30a to c　4年経過時。破折もなく順調に推移している。

が大きかったため、その部位をIPS Empress IIをフレームワークとして使用し、修復した（Fig28b。いずれもIvoclar Vivadent）。つまり高強度なフレームワークを製作し、できるだけポーセレンにとってサポートがない部位をつくらないように、二重構造にしてある点が工夫といえる。本症例においては、2年経過時（Fig29）、4年経過時（Fig30）にもセラミックスの破折やクラックはみられない。失活歯の中程度以上の破折歯に対するポーセレンラミネートベニアは有効な修復手段であったことが検証された。（本症例は「the Quintessence」2008年4月号より改変・再掲）

4）Case 4：広範囲な前歯部歯冠破折症例②

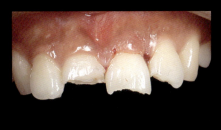
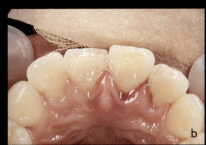
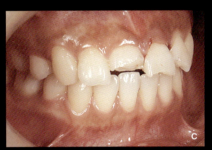
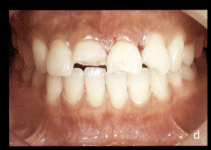
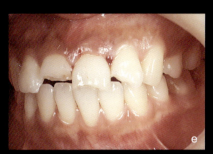

Fig31a to e　本症例は2008年初診。自転車での転倒により、上顎右側中切歯から左側側切歯にかけて歯冠破折した患者。

症例の概要

　患者は初診時30歳女性、交通事故にて上顎前歯部を打撲、破折しており修復治療を希望して事故当日に来院した。口腔内所見より、上顎右側中切歯に重度の破折とわずかな露髄、左側の中切歯と側切歯は中程度の破折、右側側切歯にはわずかな破折と大きな垂直方向のクラックが認められた。また、左側中切歯は不完全脱臼しており中程度の動揺がみられた（Fig31 to 33）。

　患者は10年ほど前に上下左右第一小臼歯抜歯による矯正歯科治療を受けたとのことで、犬歯および第一大臼歯の対向関係はⅠ級で咬合関係に問題はない。ただし、患者へのインタビューとスタディモデルの観察により、上顎右側中切歯は矯正後の後戻りと思われるわずかな捻転によるラッピングとそれによる両中切歯間の歯根の近接が確認された。また既存の修復装置、補綴装置およびう蝕歯は存在しなかった。歯周組織検査によりわずかなポケットとブリーディングポイントが確認されたものの歯周基本治療にて改善した。

　応急処置として、上顎右側中切歯の露髄に対してはMTAによる直接覆罩を行い歯髄保存することができた。ただし、不完全脱臼した上顎左側中切歯は失活したため根管治療を行った。しかし歯質の保全を第一に考え、ポスト＆コアは装着せずマイクロスコープの拡大下にて根管充填材をデンティン‐エナメルジャンクションより根尖方向に約2mm除去し、根管内エナメル‐デンティン・ジャンクショナルマージンに沿ってリン酸亜鉛セメントでバリアした後、フロアブルのコ

Chapter 2

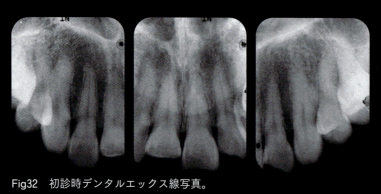

Fig32　初診時デンタルエックス線写真。

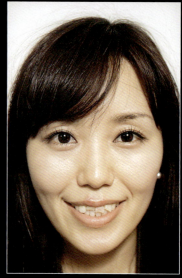

Fig33　初診時顔貌写真。

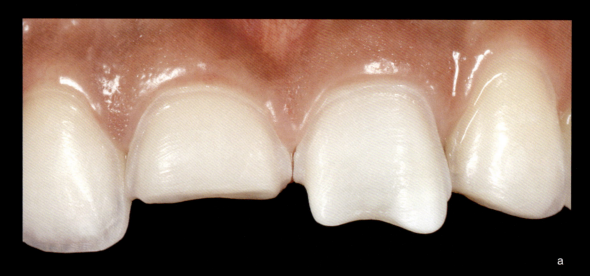

a

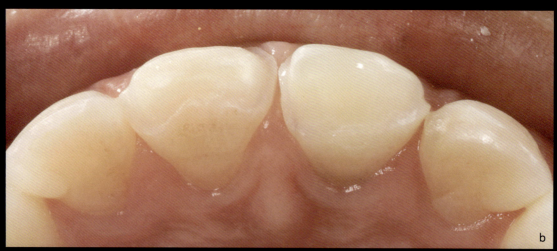

b

Fig34a and b　上顎4前歯支台歯形成後の正面観および切縁観。

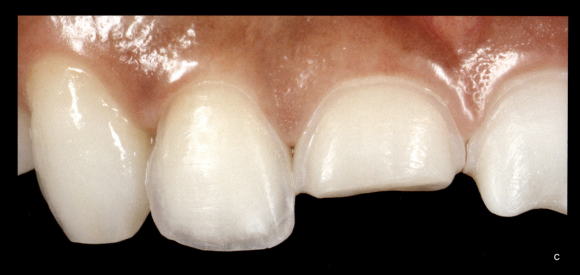

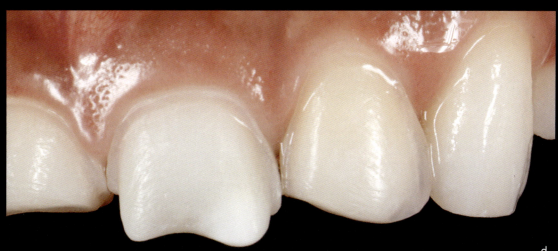

Fig34c and d　上顎 4 前歯支台歯形成後の左右側方面観。

ンポジットレジンでコロナルキャナルを充填した。歯の剛性を保つエナメル質が十分に存在すると考えたからである。その上で、筆者の修復治療計画は上顎左側中切歯の失活歯も含めた上顎両中切歯および上顎両側切歯のボンデッドセラミックレストレーションとした。無髄歯のボンデッドポーセレン修復歯に強度的問題がないことはMagne PとDouglas WHの研究が裏付けている[4]。また、筆者の臨床においても複数の 5 年以上経過症例が存在する。本症例はMagne Pのボンデッドレストレーションのクラシフィケーション[7]によるところのタイプⅢAにあたる。診断用ワックスアップによる機能と審美の評価の後、マイクロスコープを使用して精密に支台歯形成を行った（Fig34 and 35）。

Chapter 2

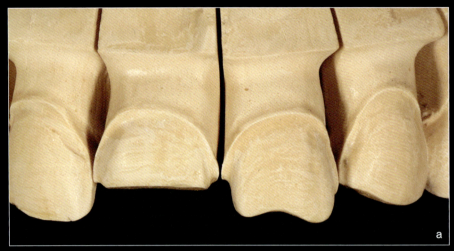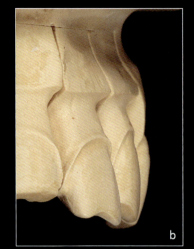

Fig35a and b　支台歯の石膏模型。

Ceramic Selection Guidelines

FELDSPATHIC PORCELAIN
mostly enamel (70%)-thinner than 1mm moderate to low flexure and stress

IPS e.max and futures clones
mostly dentin-thicker than 1mm- moderate to high flexure and stress and can adhesively bond

Zirconia mostly or Metal Ceramics
all dentin exposed-all walls need to be covered high flexure and stresses and Can adhesively bond

Fig36　長石系陶材、IPS e.maxおよび同成分の材料、そしてジルコニアあるいはメタルセラミックスをそれぞれ選択する場合の指針について示す。

　ここでのボンデッドポーセレンの支台歯形成のデザインとマテリアルセレクションについて、次の3つのポイントに注目してもらいたい。
①本症例のフィニッシュラインはすべて歯肉縁上に設定し歯周組織に為害性を与えない。MIの視点からもコンサバティブな歯質削除となり接着およびセメントの除去にも有利となる。
②上顎右側中切歯は重度の破折のため支台歯軸面の高さが十分得られない。前述したように歯自体の剛性に問題はないと思われるが、耐火模型法で製作された長石系のセラミック単体では、機能時に歯質のサポートのないセラミックが大きく存在するため、本症例においては、二ケイ酸リチウム（IPS e.max Press、Ivoclar Vivadent）の強化セラミックスのフレームワークを通常のポーセレンラミネートベニアの形成のようにカットバック、ストラクチャーを歯冠方向に延長しサポートさせることとした（Fig36）。色調と光学的特性のマッチングを考慮し上顎左側中切歯も同様のマテリアルセレクション・デザインとした。
③上顎両中切歯の口蓋側のフィニッシュラインの設定位置についてであるが、

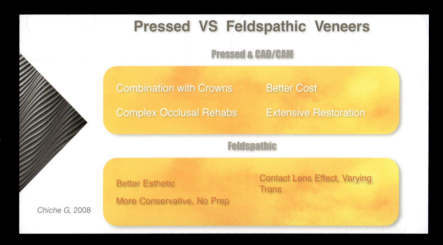

Fig37　Dr. Edward McLarenによる「PLVを選択した際に考えるべき4つのクエスチョン」(UCLAにおける講義内容より引用・改変)。

Fig38　Dr. Gerard J. Chicheによる、PLVをプレス法で製作する場合と長石系陶材で製作する場合、それぞれのメリットについて示す(筆者のThe 24th International Symposium on Ceramicsにおける講演内容より改変)。

　Magne PとDouglas WHの研究[4]によると、機能時に強い引っ張り応力が舌面中央窩に集中するため、この部分にフィニッシュラインを設定するべきでないとされている。筆者の支台歯形成も通常、できるだけ舌側マージンは舌面中央窩付近を避けるように設定しているが、本症例においては歯質の保全を第一に考えて口蓋側面中央付近を走る破折線に沿うように設計した。その臨床的根拠を以下にまとめた。

　筆者には、ボンデッドセラミックレストレーションの支台歯形成のデザインにおいて臨床的に術前に考慮する4つのポイントがある。これは元UCLAのEdward A. Mclaren先生にご教授いただいたものであるのでここに紹介したい(Fig37)。この4 Questionsに本症例を当てはめて考察したところ、①セラミックが接着されるべき支台歯被着面はほとんどがエナメル質であり接着の条件は良好である、②支台歯は厚い歯で隣接面は健康なエナメル質が存在し、3級のコンポジットレジン修復もされていないため機能時に歯のたわみが少ないと予想される、③フレームワークに二ケイ酸リチウムの強化ガラスセラミックを使用しているため修復物自体の剛性が担保されている、④患者は矯正歯科治療を受けており、トゥー

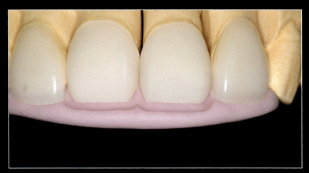

Fig39 シリコーンインデックスによる陶材築盛スペース確認の状況。

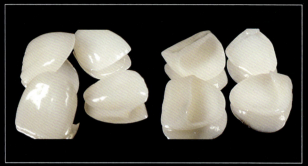

Fig40 完成したラミネートベニア。両側側切歯耐火模型法ポーセレンラミネートベニアにはコンタクトレンズエフェクトを付与した。

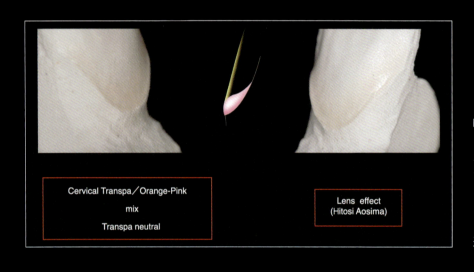

Fig41 コンタクトレンズエフェクトとは青嶋 仁氏（歯科技工士、元ペルーラAOSHIMA）により考案されたテクニックで、PLVのマージン部およびサービカル部にオレンジやピンク色のエフェクトを加えることにより、歯肉縁上マージンでも色調上の違和感を感じさせないものである。

スポジションや咬合平面などに乱れがなく咬合状況に問題がない、⑤二ケイ酸リチウムは強化セラミックであるが、ガラスセラミックに属するためフッ化水素でセラミック内面をエッチングできる。またプレス材料であるため歯質とのインターナルインターフェイスは、着脱方向に対してアンダーカットがなく、全体的に平滑面となるように支台歯形成をマイクロスコープ下にて注意して行うことにより均一かつ一定となり、デッドスペースを作りにくいため確実な接着とその予後が期待できる（Fig38）。これらの理由により、今回修復治療を行うにあたり、ある意味ファーストプライオリティーとなっているMIを優先し、あえて口蓋側面中央付近にフィニッシュラインを設定する支台歯形成のデザインを選択したわけである。

　上述の①〜③で述べたように、ボンデッドレストレーションのデザインやマテリアルセレクションはバイオメカニックス、歯質の保全、接着のクオリティー、術後の審美性など多岐にわたる要件を考察し応用問題を解くようにして決定されるべきである。

Conventional Laminate Veneer Restorations: Medium to Long Term Follow Up Cases

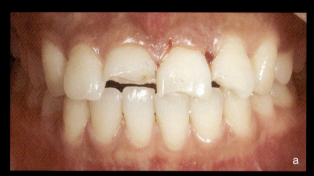
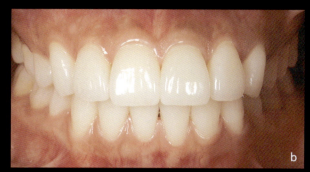

Fig42a and b　術前・術後の比較。

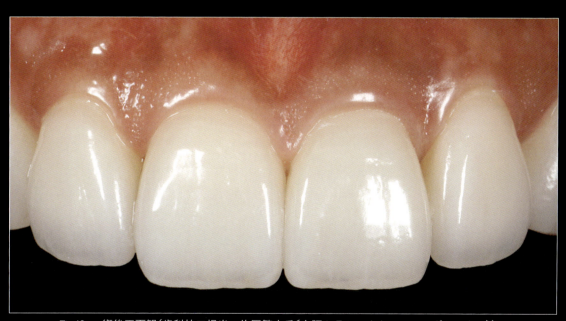

Fig43a　術後正面観（歯科技工担当：片岡繁夫氏〔大阪セラミックトレーニングセンター〕）。

　印象採得後、耐火模型法による上顎両側切歯と二ケイ酸リチウムのフレームワーク上にレイヤリングされた上顎両中切歯のセラミックレストレーションがラボサイドで製作されデリバリーされた（Fig39 to 41）。それらの修復物は通法により支台歯に接着された。12年経過時までの状態をFig42 to 48に示す。（本症例は「the Quintessence別冊　マイクロデンティストリーイヤーブック2011」〔2011年〕より改変・再掲）

Chapter 2

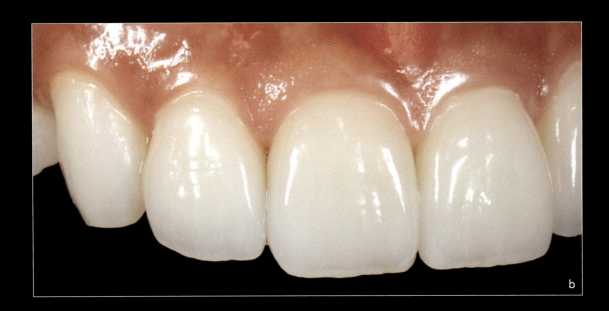

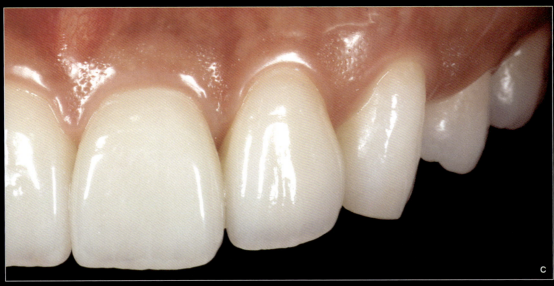

Fig43b and c　術後左右側方面観。

Conventional Laminate Veneer Restorations: Medium to Long Term Follow Up Cases

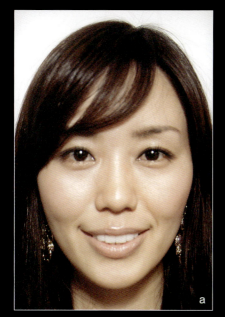
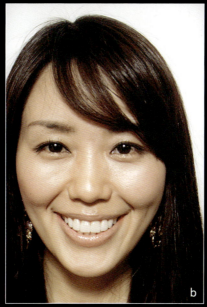
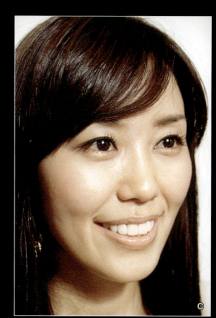

Fig44a to c　術後顔貌写真。

Fig45　3年経過時のデンタルエックス線写真。エックス線造影性のレジンセメントを使用しているが、かなり適合精度が良いため、セメントスペースがほぼ写り込んでいない。

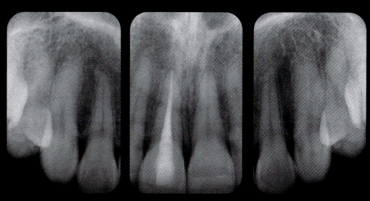

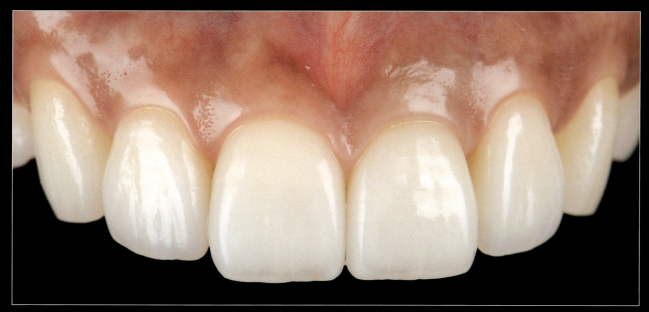

Fig46　術後9年経過時の唇側面観。

Chapter 2

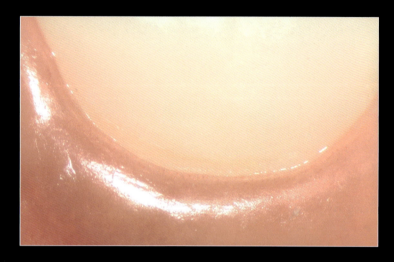

Fig47　9年経過時の、マイクロスコープによる歯肉縁上マージンの強拡大画像。

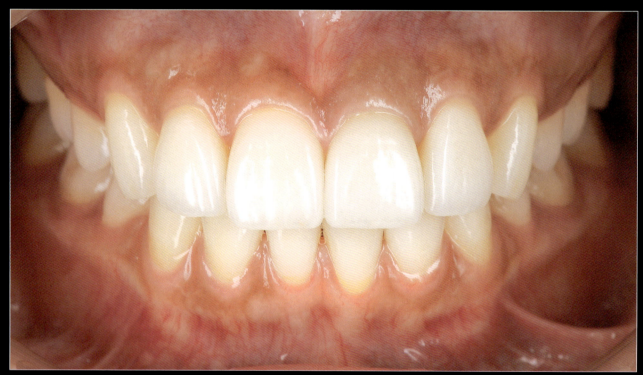

Fig48a　PLV装着12年経過時の口腔内正面観。

Conventional Laminate Veneer Restorations: Medium to Long Term Follow Up Cases

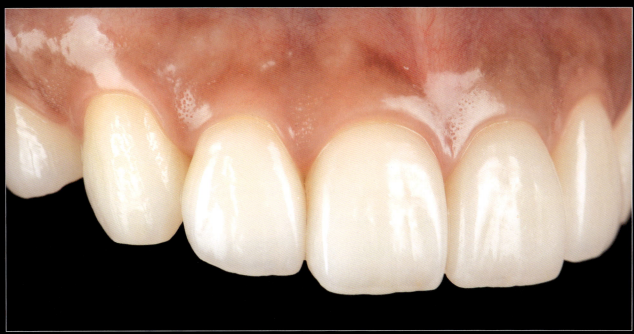

Fig48b　PLV装着12年経過時の右側方面観。

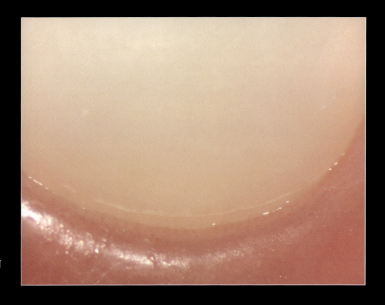

Fig48c　12年経過時の、マイクロスコープによる歯肉縁上マージンの強拡大画像。

Chapter 2

5）Case 5：テトラサイクリン変色歯への対応

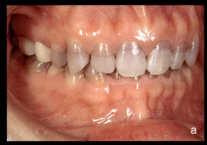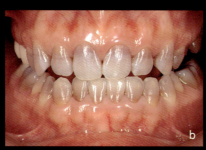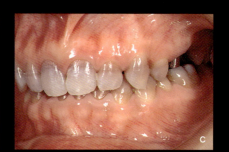

Fig49a to c　初診時全顎正面および両側方面観。

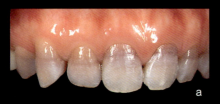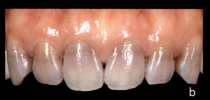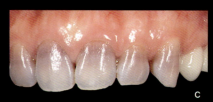

Fig50a to c　上顎6前歯正面および両側方面観。

症例の概要

　患者は35歳女性。重度のテトラサイクリン症による歯の変色が主訴。前医はMIを考慮して外部からのブリーチによる改善を数回図るもよい反応を示さなかったため、ラミネートベニアによる改善を期待して当院を紹介いただいた。本症例は臼歯部の補綴を含めて包括的に治療を行ったが、ここでは前歯部のポーセレンラミネートベニア修復にフォーカスをあてて解説したい。上下6前歯は前述したように重度のテトラサイクリン変色歯でFeinmanの分類[8]のF3からF4にあたり、トゥースブリーチに反応しないことから、Magne PのボンデッドレストレーションのクラシフィケーションではタイプⅠBにあたる。また、上顎右側側切歯は失活歯ですでに前医により根管充填されているが、歯質への介入はアクセスホールのみでポストは装着されていない。上下6前歯にう蝕は認められなかった。咬合状況は前歯の垂直被蓋が深いもののトゥースポジションは良好であり上下犬歯、第一大臼歯ともにⅠ級関係が成立しておりブラキシズムも存在しない。歯周組織については前医にてすでに初期治療が終了しており、よい環境が保たれていた。治療の過程をFig49〜66に示す。（本症例は「the Quintessence 別冊 マイクロデンティストリーイヤーブック2011」より改変・再掲）

Conventional Laminate Veneer Restorations: Medium to Long Term Follow Up Cases

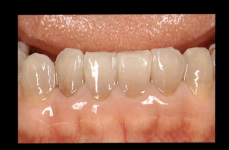

Fig51　下顎6前歯正面観。

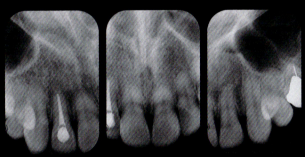

Fig52　術前の上顎前歯部デンタルエックス線写真。

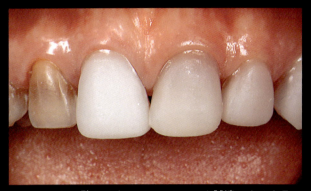

Fig53　二ケイ酸リチウムフレームワーク試適によるカラーシミュレーション。IPS e.max press HT Bleach（Ivoclar Vivadent）を使用することで、さほど歯質の削除量を取らなくても色調の改変が可能であることが判明した。

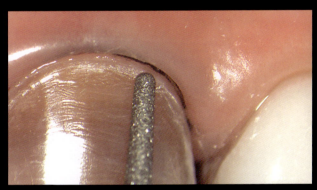

Fig54　マイクロスコープ下で、5倍速コントラアングルハンドピースによるフィニッシュライン形成を行った。唇側歯頚側フィニッシュラインは支台歯の色調の影響を避けるため、本症例では歯肉縁上とはせず、やや歯肉縁下に設定している。

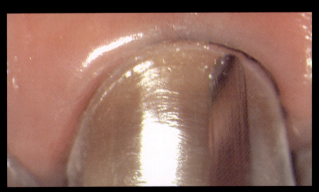

Fig55　マージンチゼルによるフィニッシュラインのスムースニング。

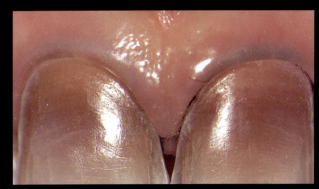

Fig56　上顎両側中切歯の支台歯形成完了時。

Chapter 2

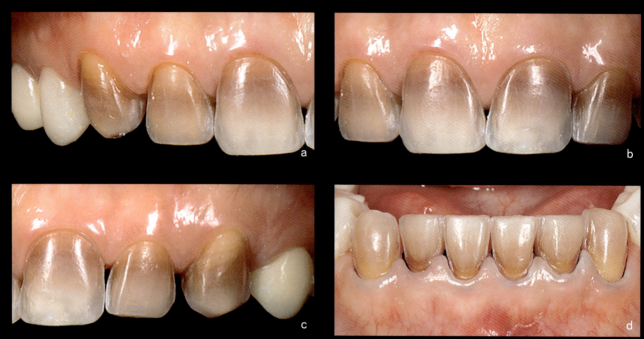

Fig57a to d　支台歯形成終了後の上顎前歯部正面観、両側方面観、および下顎前歯部正面観を示す。

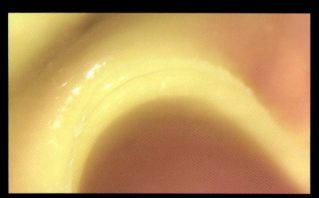

Fig58　最終印象面のマージン部のマイクロスコープによる確認。

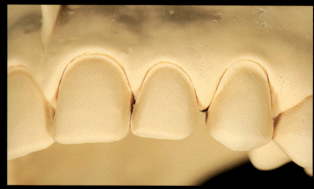

Fig59　作業用模型のクローズアップ。

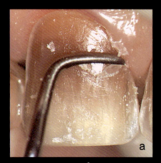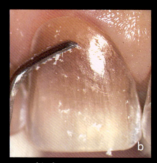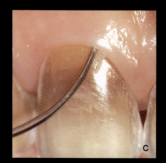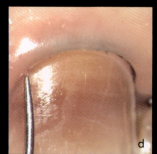

Fig60a to d　プレパラトリーステップ（プロビジョナルレストレーション除去後の仮着材の除去および歯面清掃などのコンディショニング）。仮着用のレジンセメントは半透明であり、またリン酸によりエッチングされた箇所は歯面に強固にセメントが付着している。それらは肉眼やルーペでは完全に視認することができず、ここではマイクロスコープの使用が必須となる。

Conventional Laminate Veneer Restorations: Medium to Long Term Follow Up Cases

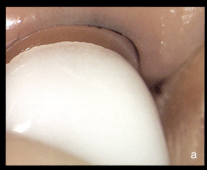
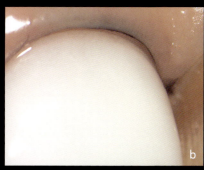
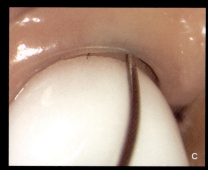

Fig61a to c　ギャップエバリュエーション（ラミネートベニア装着時の適合確認）。筆者の臨床においては、試適も2つのステップがある。それは適合精度の試適と、色調の調和確認のための試適とに分かれ、色調の試適の際はカラーセメントのトライインペーストを修復物内面に介在させる。マイクロスコープが有効性を示すのは、マージン部適合精度の確認の際である。筆者はセラミック内面に水を1滴落とし、マイクロスコープの拡大視野にて支台歯に注意深くシーティングを行う。セラミックのマージンと支台歯のフィニッシュラインの界面の白いラインに水分が浸透して白線が消失すればパーフェクトフィットのサインである。通常10倍以上の拡大で作業を行う。3Aの探針などが引っかかる状況は問題外である。

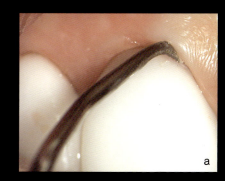
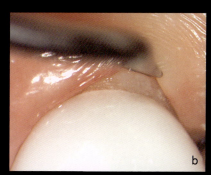

Fig62a and b　余剰セメントの除去。

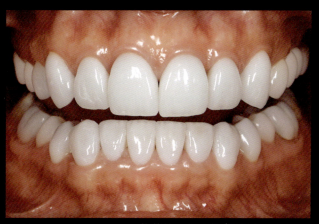

Fig63　ラミネートベニア装着後の正面観（歯科技工担当：片岡繁夫氏〔大阪セラミックトレーニングセンター〕）。

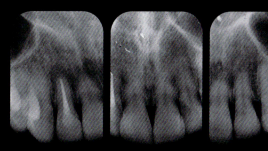

Fig64　術後デンタルエックス線写真。

Chapter 2

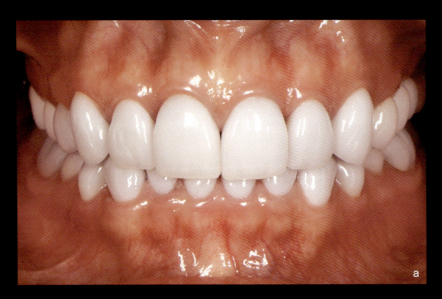
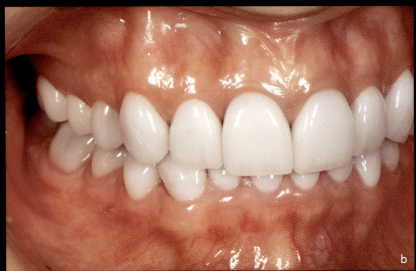
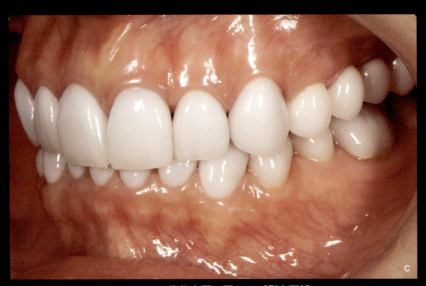

Fig65a to c　術後全顎正面および側方面観。

Conventional Laminate Veneer Restorations: Medium to Long Term Follow Up Cases

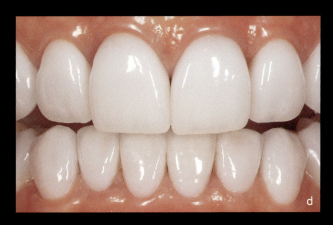

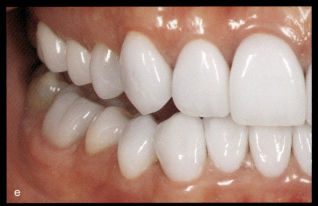
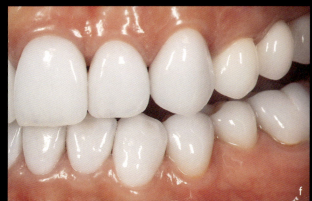

Fig65d to f　全顎前方および側方運動時。

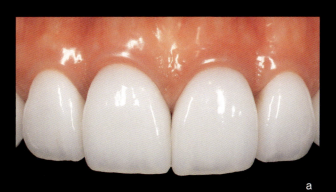

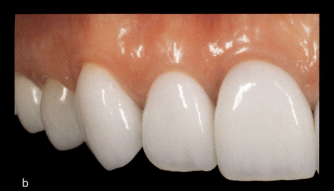
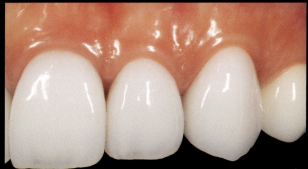

Fig66a to c　上顎6前歯正面および両側方面観。

Chapter 2

6）Case 6：重度の歯周病と咬合崩壊の患者にフルマウスリコンストラクションとラミネートベニア修復を併せて行った症例

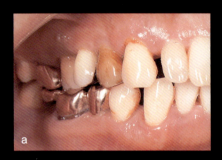
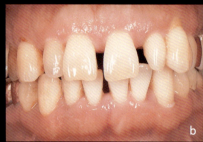
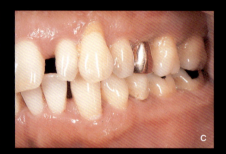
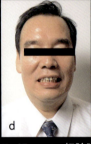
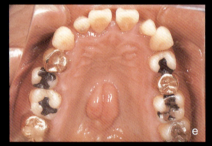
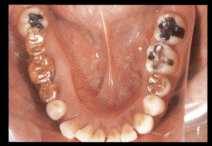

Fig67a to f 初診時の口腔内写真と顔貌写真。52歳男性。主訴は前歯部の審美回復であるが、全顎的に多くの問題がみられる。

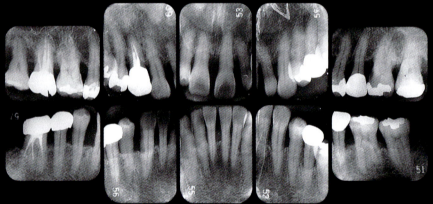

Fig68 初診時デンタルエックス線写真。

症例の概要

　初診は2002年。患者は初診時55歳男性。前歯部の審美的回復を主訴に来院（Fig67 to 70）。前歯部のフレアアウトが認められ、上下顎の右側第三大臼歯は要抜歯、下顎右側第二大臼歯は欠損、下顎左側第二小臼歯部には重度の垂直的骨吸収が認められ、さらに上顎左側犬歯の歯肉退縮が審美性に影響をもたらしていた。

　歯周治療の後、まずは矯正歯科治療を行った（Fig71 and 72）。人前で話す仕事ということで、6ヵ月間限定で6前歯のみの矯正歯科治療となった。また、下顎左側第二小臼歯部は第一小臼歯と連結することとした。上述のとおり上下顎の

Conventional Laminate Veneer Restorations: Medium to Long Term Follow Up Cases

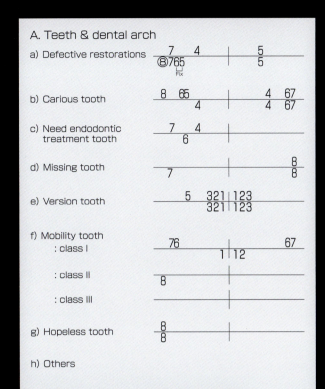

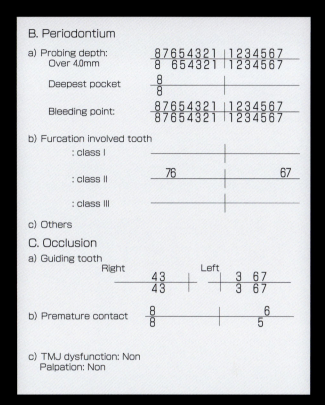

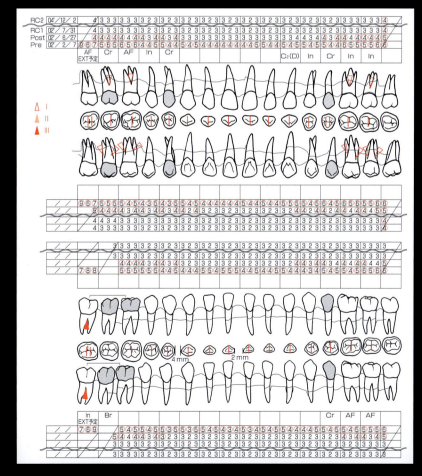

Fig69a to c　初診時のTeeth & dental archおよび歯周組織検査の記録（日本臨床歯科学会〔SJCD〕で用いているBasic data & problem listおよびPeriodontal record使用）。

Chapter 2

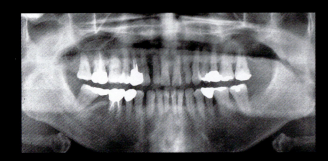

Fig70　初診時パノラマエックス線写真。

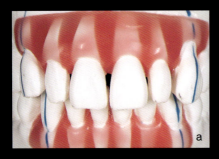
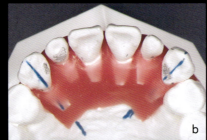

Fig71a and b　診断用のセットアップ模型。

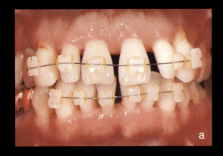
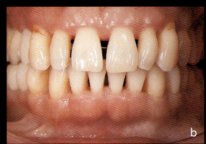

Fig72a and b　矯正歯科治療の前後。患者の希望により治療期間は6ヵ月であったが、矮小歯の歯根吸収がみられたこともあり、ここからは修復処置で対応することとなった。

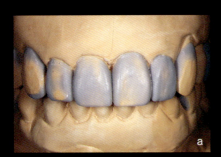
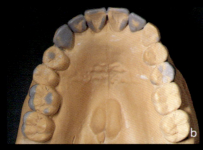
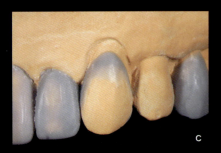
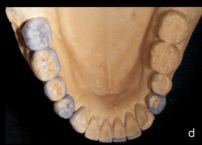

Fig73a to d　プリリミナリー診断用ワックスアップ。これは1つ目の診断用ワックスアップであり、矯正歯科治療用のセットアップモデルを印象採得して製作した模型上で、矯正歯科治療後の補綴・修復治療の状態を想定した上でワックスアップを行っている。

Conventional Laminate Veneer Restorations: Medium to Long Term Follow Up Cases

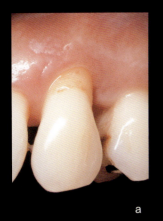
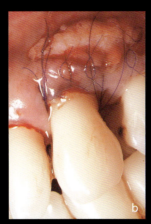
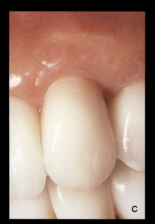
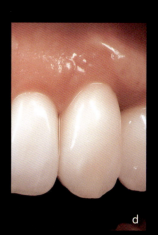

Fig74a to d　歯周形成外科時（外科担当：鈴木真名氏〔東京都開業〕）の状態。a：術前、b：術直後、c：術後2ヵ月、d：術後1年半。

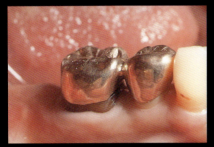
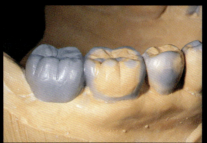
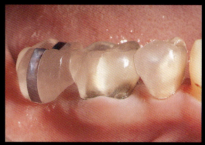

Fig75a　インプラント埋入前の下顎右側第二大臼歯部。

Fig75b　診断用ワックスアップ。

Fig75c　診断用ワックスアップを複製して製作した診断用ステント。

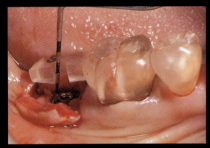
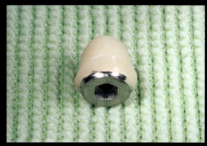
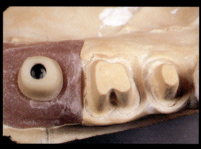

Fig75d　診断用ステントを埋入用ステントに改変し、適切な埋入位置と埋入深度をコントロールした。

Fig75e　UCLAアバットメントにプレスセラミックス（Authentic、Jensen Dental）を用いて製作した歯冠色アバットメント。

Fig75f　アバットメントおよび下顎右側第二小臼歯および第一大臼歯のクラウン製作用マスターモデル。

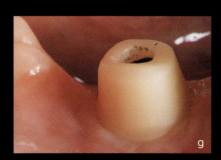
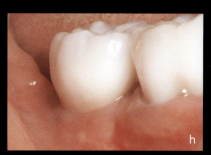

Fig75g　アバットメント装着時。
Fig75h　上部構造装着後。

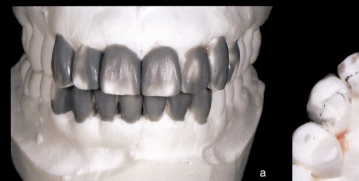
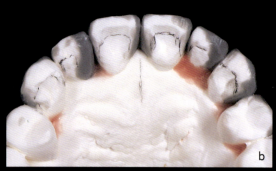

Fig76a and b　ファイナル診断用ワックスアップ。

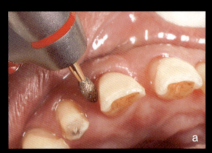
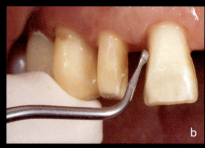
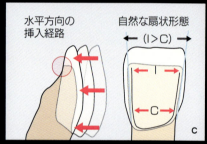

Fig77a to c　上顎前歯部支台歯形成の様子。支台歯形態が歯頚部（図中C）よりも切端側（図中I）のほうが幅広くなる場合、修復装置を水平的に装着するには、もっとも深い隣接のフィニッシュラインを舌側のバットマージンと移行的にしなければならない（cは参考文献7より引用・改変）。

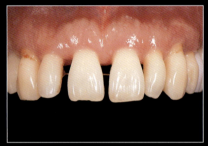
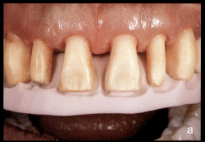
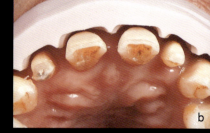

Fig78　上顎前歯部支台歯形成前の状態。　Fig79a and b　シリコーンインデックスを用い、切縁および唇面の削除量を確認した。

　右側第三大臼歯は抜歯し、下顎右側第二大臼歯の欠損部にはインプラントによる欠損補綴を計画した。
　プリリミナリー診断用ワックスアップをFig73に示す。矯正歯科治療用のセットアップ模型を印象採得し、矯正歯科治療後の状態を想像した上でプリリミナリーワックスアップを行っている。また、上顎左側犬歯部への歯周形成外科の結果についてFig74に示す。
　下顎右側第二大臼歯部へのインプラント埋入〜上部構造装着までの過程をFig75に示す。当時からトップダウントリートメントは必須と考え、診断用ワックスアップを基にサージカルガイドを製作し、適切な埋入位置・深度をコントロールした。

Conventional Laminate Veneer Restorations: Medium to Long Term Follow Up Cases

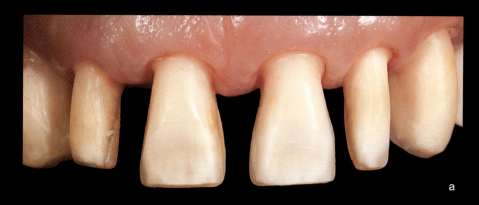

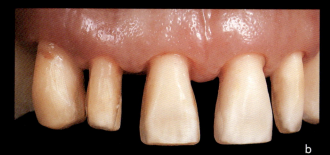

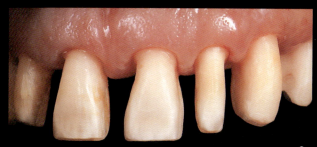

Fig80a to c　上顎前歯部の支台歯形成後。

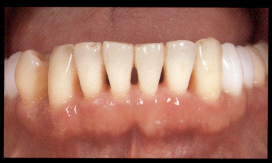

Fig81　下顎前歯部支台歯前の状態。

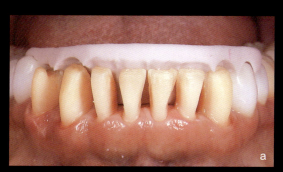

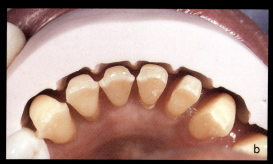

Fig82a and b　シリコーンインデックスを用い、切縁および唇面の削除量を確認した。

　　歯周形成外科処置およびインプラント埋入後、再度上下顎6前歯ラミネートベニア修復治療のための診断用ワックスアップを行った（Fig76）。これを基に製作したシリコーンインデックスを用い、支台歯形成を行った（Fig77 to 83）。フィニッシュラインは歯肉縁下に設定し、適切なエマージェンスプロファイルの確保

Chapter 2

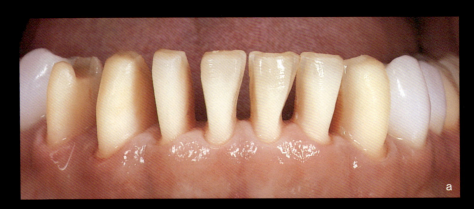
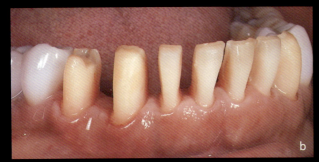
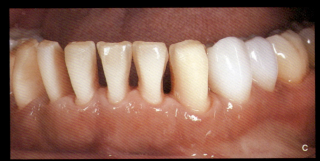

Fig83a to c 下顎前歯部の支台歯形成後。

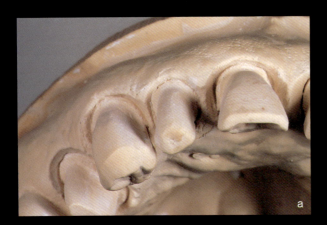
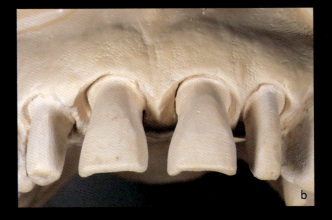
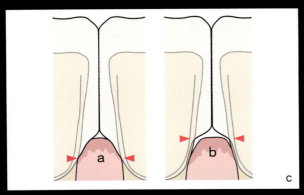

Fig84a to c 歯肉縁下にフィニッシュラインを設定したマスターモデル。cに示す歯肉縁下マージン（図中a）は、歯肉縁上マージン（b）にくらべて適切な歯間部閉鎖だけでなく、エマージェンスプロファイルの設定もしやすい（cは参考文献7より引用・改変）。

Conventional Laminate Veneer Restorations: Medium to Long Term Follow Up Cases

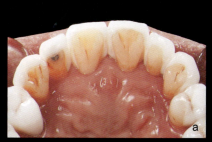
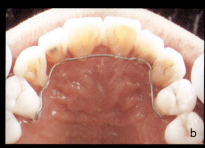
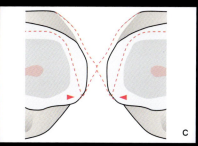

Fig85a to c　接着後および保定中の口蓋側面観。cに示すミニウィングは、正中離開閉鎖に必要となる最大限の支台歯形成である（cは参考文献7より引用・改変）。

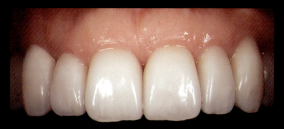

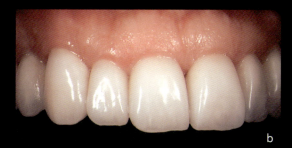

Fig86a to c　上顎へのラミネートベニア装着時（歯科技工担当：土屋 覚氏〔DENT CRAFT STUDIO〕）。

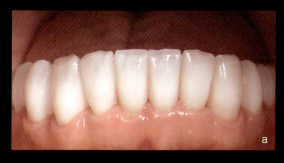

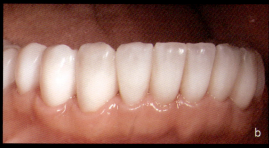
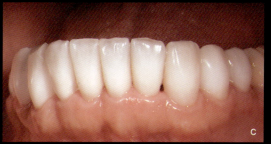

Fig87a to c　下顎へのラミネートベニア装着時。

Chapter 2

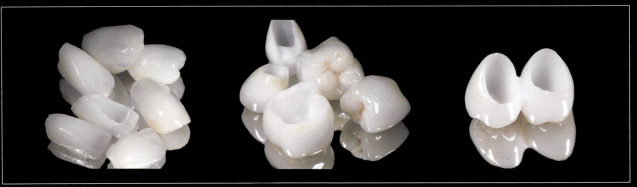

Fig88 装着された修復装置。図中左より、ポーセレンラミネートベニア、ラミネートベニアアンレーとフルラップのラミネートベニア、連結冠。

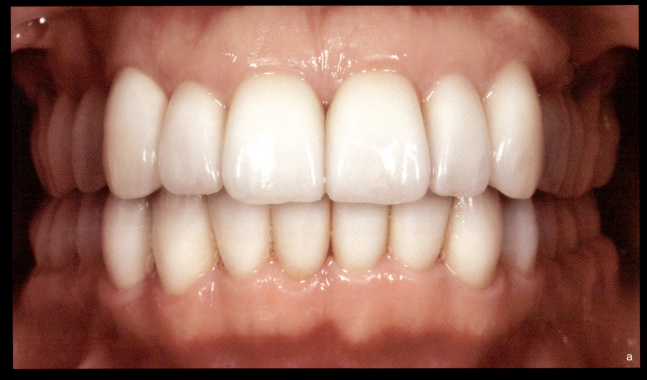

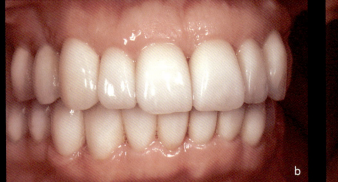

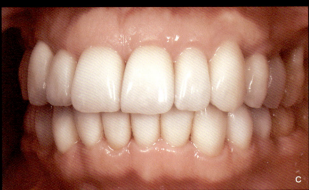

Fig89a to c　メインテナンス時。

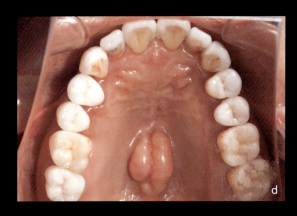
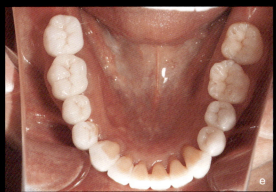
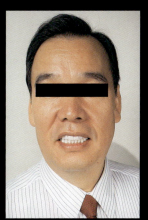

Fig89d and e　メインテナンス時。

Fig90　メインテナンス時の顔貌写真。

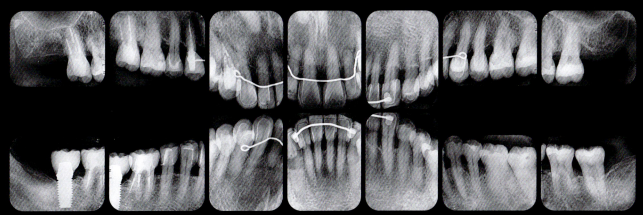

Fig91　術後1年半のデンタルエックス線写真。

に努めた(Fig84)。上顎前歯へのラミネートベニア装着後および保定中の口蓋側面観をFig85に示す。

　すべての最終補綴・修復装置が装着された状態をFig86 to 88に、メインテナンス時の状態をFig89 to 91に示す。咬合の安定化と適正なアンテリアガイダンスを回復すること、また確実なメインテナンスにより炎症のコントロールを図るという目的が達成された。(本症例は「the Quintessence」2005年1月号より改変・再掲)

Chapter 2

7）Case 7：矯正歯科治療とアディショナルベニアを用いたガミースマイルへの対応

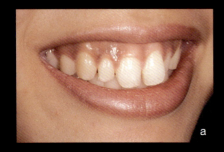
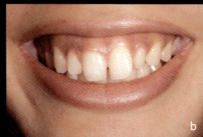
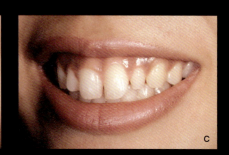
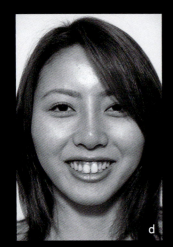

Fig92a to d　初診時の口唇と歯の関係、および顔貌写真を示す。患者は22歳女性で、ガミースマイルの改善を主訴に来院された。

症例の概要

　患者は22歳女性。スマイル時の歯肉の露出を主訴に来院。検査の結果、典型的なガミースマイルを呈していた（Fig92）。スマイル時に歯肉が2mm以上露出する状態をガミースマイルとよぶ。ガミースマイル自体は疾患ではないが、これを主訴に来院する患者もいる。ガミースマイルには3つの原因があり、第一の原因は上顎の過剰な成長と上顎の歯の過剰萌出、第二の原因は上顎前歯の歯肉辺縁の根尖側への移動の遅れ、そして第三の原因は、歯の位置異常である（Fig92e）。このような状況では、歯周外科処置は適切なアプローチではなく、歯と辺縁歯肉を望ましい位置に移動させることが最善である（Fig92f）。

　犬歯の咬合はクラス1であり、臼歯部の咬合関係も良好であった。しかし、両側上顎中切歯に深い過蓋咬合があり、両側切歯の矮小歯もみられた（Fig93）。歯列弓の形態は良好であった（Fig94）。また数歯にインレーやアマルガム充填が行われていたが、歯冠修復処置は行われていなかった。

　16枚法デンタルエックス線写真をFig95に示す。大臼歯部に隣接面う蝕がみられたが、すべて生活歯であった。上顎4前歯に歯軸の傾斜がみられた。また、

Conventional Laminate Veneer Restorations: Medium to Long Term Follow Up Cases

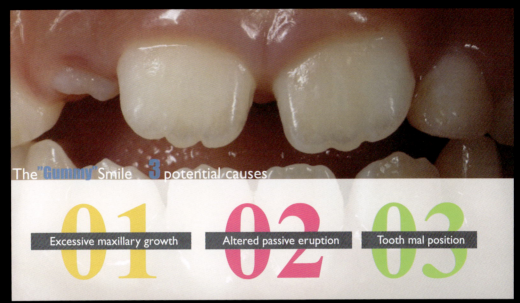

Fig92e　ガミースマイルは疾患ではないが、これを主訴とする患者も存在する。ガミースマイルの原因の第一として、上顎骨の過剰な成長と上顎の歯の過剰萌出が挙げられる。周知のとおり、歯は対合歯に接触するまで萌出し続ける。この過程を能動的萌出とよぶ。この後、辺縁歯肉はCEJ領域まで根尖側方向に移動する。この過程を受動的萌出とよぶ。第二の原因は、上顎前歯の歯肉辺縁の根尖側への移動が何らかの理由で遅れることである。そして第三の原因は、歯の位置異常である。このような状況では歯周外科処置は適切なアプローチではなく、歯と辺縁歯肉を望ましい位置に矯正歯科治療により誘導することが理想となる。

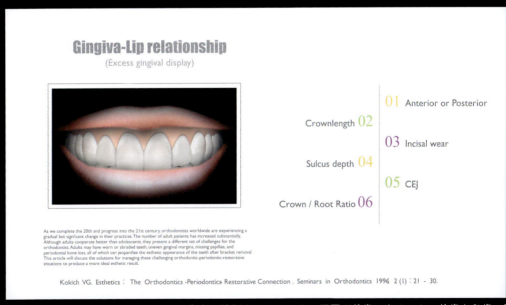

Fig92f　Kokich VG[9]によると、ガミースマイルの患者を診断するには、その原因が前歯にあるのか、前歯と臼歯の両方にあるのかを確認する必要がある。上顎のすべての歯にガミースマイルがみられる場合は、外科矯正手術が必要となる。次に、現在の歯冠の長さを測定する必要がある。歯が咬耗している場合、これらの歯は挺出している可能性があり、補綴・修復処置が必要になることがある。また重要なのはプロービングである。歯肉溝の深さが3〜4mmであれば、歯肉切除術が有効となる。歯周外科処置の種類は、歯槽堤とCEJの関係によって異なってくる。骨レベルを決定するには、プローブを歯肉溝に挿入し、上皮付着部と結合組織を通過させ、骨レベルで停止させる。CEJが歯槽堤から2mm離れている場合は、歯肉切除術が適切な処置であり、0.5mm以下の場合は、骨整形が必要となる。骨整形にあたっては、歯冠-歯根比をよく考慮する必要がある。

Chapter 2

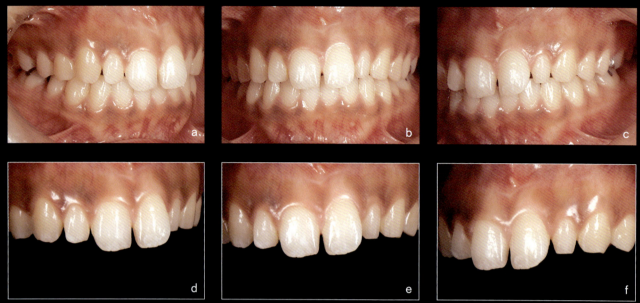

Fig93a to f　初診時の口腔内左右側方面観、および正面観を示す。

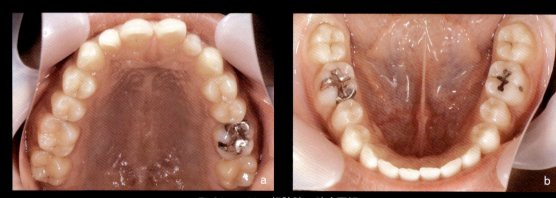

Fig94a and b　初診時の咬合面観。

歯周病学的に重度な問題はみられなかった。
　上顎の中切歯に対する診断について示す。右側中切歯の歯肉溝は3mmで、これは受動的萌出不全によるものであるが、CEJと歯槽骨頂の間の距離は適切であった。そこで、上顎右側中切歯に歯肉切除術を行った。Fig96に、歯肉切除後の状態を示す。
　この段階では、両側中切歯の歯肉縁、CEJ、歯槽骨頂の比率は等しくなっている。
　こうした状態に対し、最小限の侵襲で患者の主訴であるガミースマイルを改善するための治療計画とはいかなるものだろうか？　筆者の診断では、彼女のガミースマイルは上顎の歯の過萌出に起因している。このような場合、外科的歯冠長延長術あるいは矯正的圧下が適応となる、しかし、この4前歯は未切削であり、

Conventional Laminate Veneer Restorations: Medium to Long Term Follow Up Cases

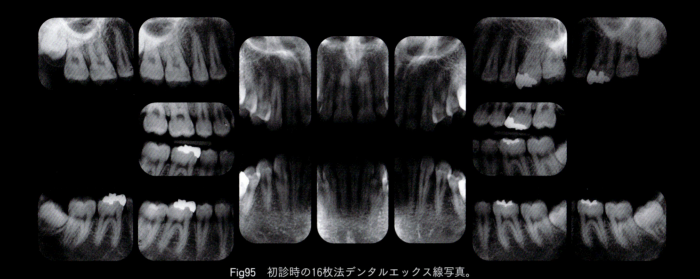

Fig95　初診時の16枚法デンタルエックス線写真。

Fig96a and b　骨頂の位置を探るための麻酔下でのプロービング検査、および歯肉切除術後の状態。

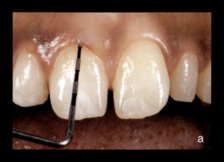
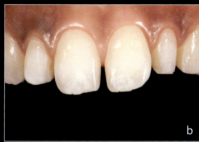

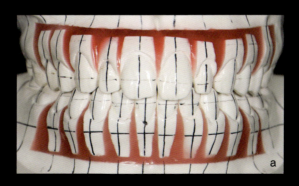

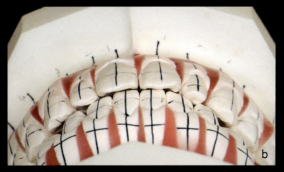
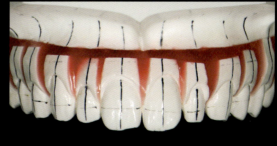

Fig97a to c　セットアップ模型を示す。

Chapter 2

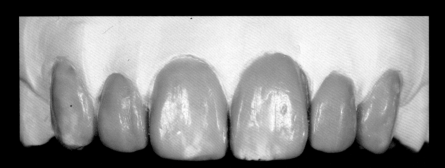

Fig98 矯正歯科治療用セットアップ模型のデュープ模型上に行った、矯正後の補綴・修復治療を想定したプリリミナリーワックスアップ。

骨の再形成を含む歯周外科処置はCEJを露出させる可能性があり、健全な歯質を大幅に切削する必要がある。

　患者との同意の上で、侵襲を最小限に抑えるために矯正歯科的アプローチを行うこととした。Fig97にセットアップ模型を示す。上顎4前歯は2mm圧下する計画とした。また、上顎両側側切歯の矮小歯は、修復時の幅径を確保するために近心的に移動させることとした。この矯正歯科治療計画を通じ、歯根吸収のリスクは理解していたが、歯周外科処置のリスクと比較すればはるかに小さいものであった。歯根吸収を最小限に抑えるために、矯正期間を長く確保する計画とした。

　Fig98に、矯正歯科治療後の修復治療のためのプリリミナリーワックスアップを示す。このワックスアップでは、理想的な切歯間鼓形空隙（インターインサイザルアングル）の角度と、下口唇とインサイザルエッジを結んだラインの関係の調和を意図した。また、良好なアンテリアガイダンスも付与した。筆者はこれにより、矯正歯科治療に続く修復治療に対する患者のコンセンサスを得た。4前歯のポーセレンラミネートベニアに加え、摩耗した犬歯にもディスクルージョンを与えるためにラミネートベニア修復を行うこととした。

　矯正歯科治療を開始し、ブラケット除去直前の状態Fig99に示す。また、ブラケット除去直後の状態をFig100に示す。計画どおりの矯正歯科治療が行えたことがわかる。セットアップ模型と術後の比較をFig101に示す。また、矯正歯科治療前後のセファロトレースをFig102に示す。赤線は治療後を示し、上顎両側中切歯の2mm圧下に成功したことがわかる。

　Fig103aに矯正歯科治療前のプリリミナリーワックスアップを、Fig103bに矯正歯科治療後の診断用ワックスアップを示す。この2年半の矯正歯科治療期間中に、筆者のMIに対する意識はより高まり、より小さな侵襲で同じ結果を得たいと考えた。そこで、上顎両側側切歯には通法によるポーセレンラミネートベニアが必要だが、上顎両側中切歯にはアディショナルベニアを選択することとした。また犬歯については、ポーセレンラミネートベニアではなく、歯質を削除しない

Conventional Laminate Veneer Restorations: Medium to Long Term Follow Up Cases

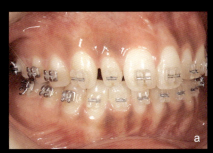 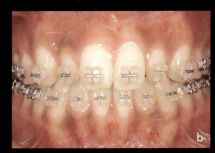 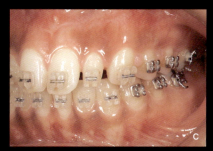

Fig99a to c　矯正歯科治療後（ブラケット除去直前の状態）。

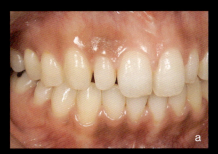 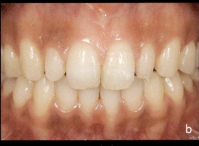 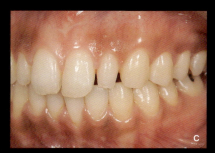

Fig100a to c　矯正歯科治療後（ブラケット除去直後の状態）。

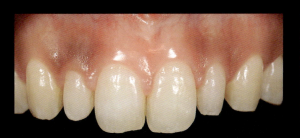 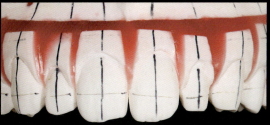

Fig101a and b　矯正歯科治療後の前歯部と、セットアップモデルの比較。

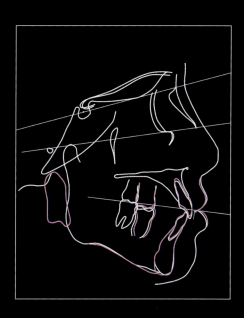

Fig102　矯正歯科治療前後のセファロトレースの比較。

Chapter 2

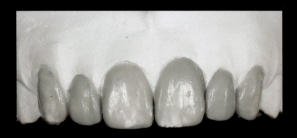
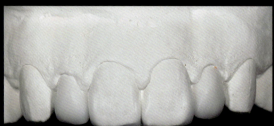

Fig103a and b　プリリミナリーワックスアップ（a、Fig98より再掲）と矯正歯科治療後の診断用ワックスアップ（b）の比較。

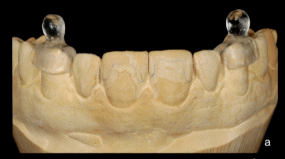
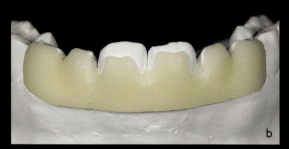

Fig104a and b　プレパレーションガイドの製作。

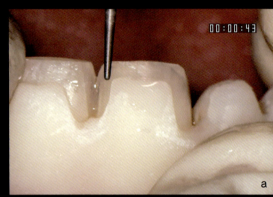
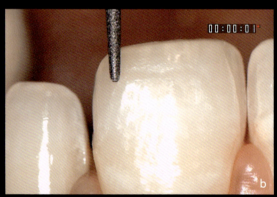

Fig105a and b　マイクロスコープ下で、プレパレーションガイドを用いて支台歯形成を行った。

　　ダイレクトコンポジットレジン修復による犬歯カスプのビルドアップを選択した。
　Fig104に、マイクロスコープ下で使用する最小限の切削のためのプレパレーションガイドを示す。周知のとおり、通常のポーセレンラミネートベニア修復の支台歯形成の歯肉側フィニッシュラインは、歯肉縁をターゲットとして形成するため、プレパレーションガイドを製作することは一般的ではない。しかし、パーシャルラミネートベニアの場合、付加する部分をワックスアップどおりに適切に支台歯形成として再現するためには、Fig104のようなガイドを用いて支台歯形成することが重要である。また、上顎犬歯部のコンポジットレジン修復には、透明レジンシェルを用いた「シェル・プレス・テクニック」を適用する計画とした。実際の支台歯形成の様子をFig105に示す。支台歯形成後の状態をFig106に示す。モ

Conventional Laminate Veneer Restorations: Medium to Long Term Follow Up Cases

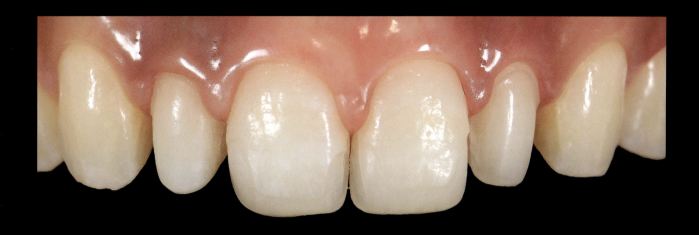

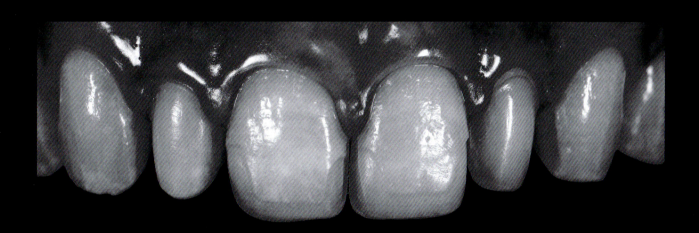

Fig106a and b　支台歯形成後の前歯部カラー写真と、フィニッシュラインを強調するためにモノクロ化した写真。

　ノクロ化したFig106bでは、フィニッシュラインがより明瞭に確認できる。側切歯部は通法どおりのラミネートベニアのための支台歯形成としたが、中切歯部には部分的なプレパレーションデザインを施し、最小限のエナメル質削除量による形態と機能の改変を図った。
　Fig107に、中切歯部のシリコーン印象を示す。ここでは高い精密度が必須となる。そのために、マイクロスコープ下における印象体の確認を行う。歯科技工士とのコミュニケーションを図る際にはお互いに高倍率に拡大して確認することで、最終的な情報伝達とビジョンの共有が行える。この印象体から製作した作業用模型の正面観、側方面観、および切縁観をFig108に示す。0.2〜0.3mmという最小限のエナメル質削除にとどめ、滑らかで連続的なフィニッシュラインが得られた。

Chapter 2

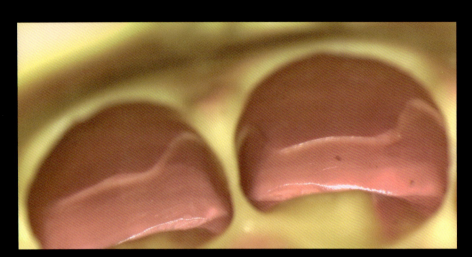

Fig107 シリコーン連合印象により、フィニッシュラインが明示された印象体。

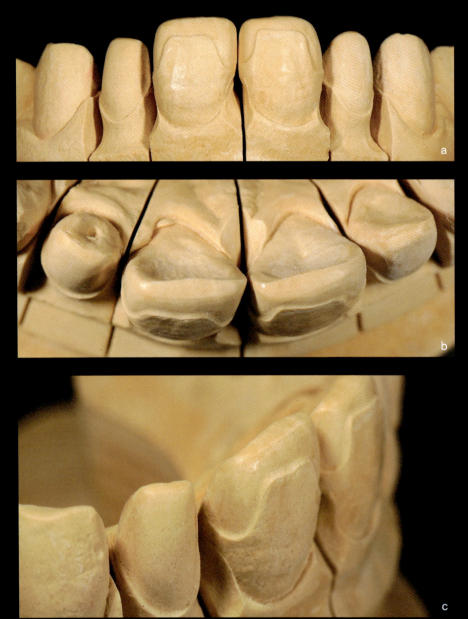

Fig108a to c 作業用模型。

Conventional Laminate Veneer Restorations: Medium to Long Term Follow Up Cases

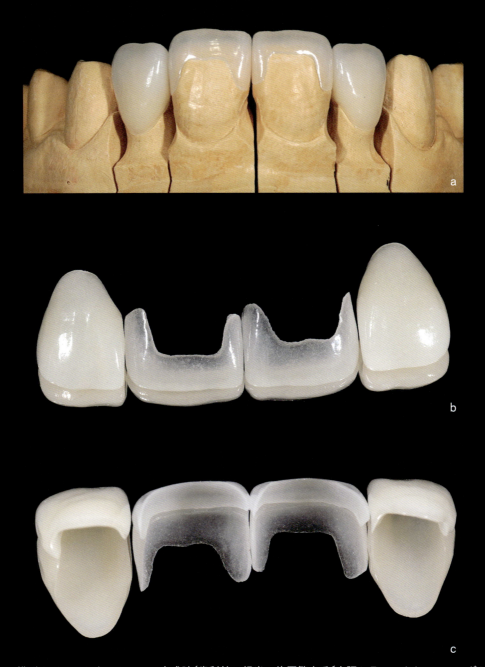

Fig109a to c　模型上でのラミネートベニア完成時（歯科技工担当：片岡繁夫氏〔大阪セラミックトレーニングセンター〕）。

　　Fig109に、上顎4前歯のラミネートベニア完成時の状態を示す。両側中切歯のパーシャルラミネートベニアの厚みに注目されたい。このラミネートベニアの長期予後に不安をもつ読者もおられると思うが、こうした長石系ポーセレンを用いた接着修復の場合、主な構造的強度はエナメル質の残存量に由来する。これにより、歯がたわむことによるポーセレンのチッピングや破折を防ぐことができる。

Chapter 2

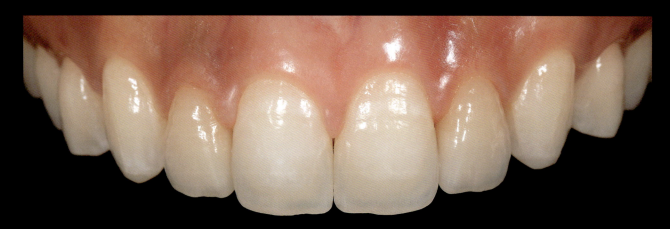

Fig110　ラミネートベニア装着時。

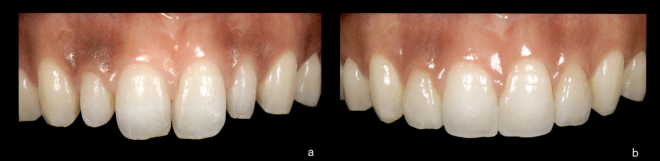

Fig111a and b　矯正歯科治療終了後(a)と、ラミネートベニア装着後(b)の比較。

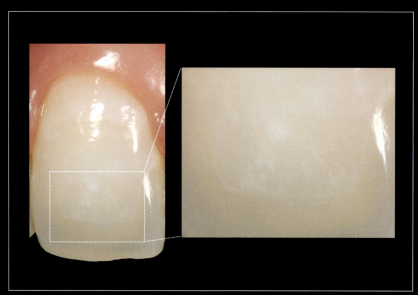

Fig112　ラミネートベニア装着時の中切歯唇面。マージンはきわめて自然に歯面と一体化している。

　また、エナメル質とポーセレンの接着では、強固な接着が保証されている。
　最終修復装置装着後の状態をFig110に、矯正歯科治療終了後と最終修復装置装着後の比較をFig111に示す。ポーセレンラミネートベニアとエナメル質の間の隙間はほとんど目視できない(Fig112)。このような修復のためにはこれまでコンポ

Conventional Laminate Veneer Restorations: Medium to Long Term Follow Up Cases

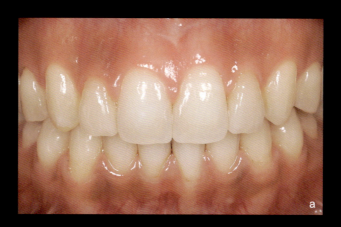
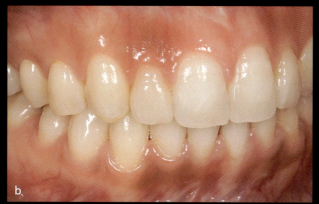
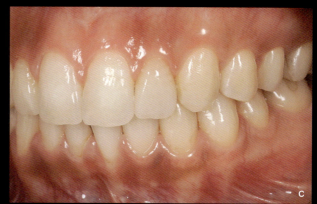

Fig113a to c　口腔内正面および側方面観（咬頭嵌合位）。

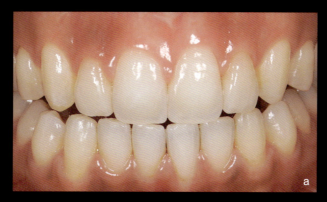
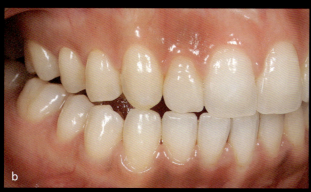
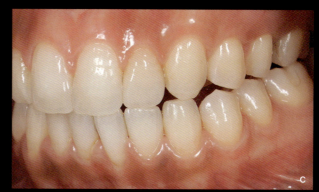

Fig114a to c　口腔内正面および側方面観（前方および左右側方運動時）。

Chapter 2

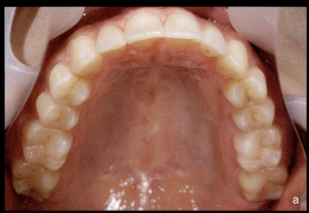
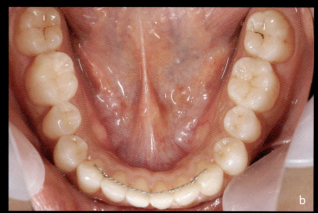

Fig115a and b　ラミネートベニア装着後の咬合面観。

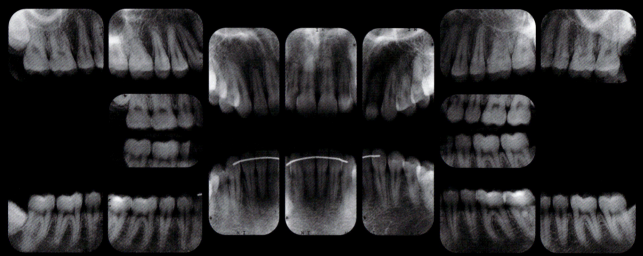

Fig116　ラミネートベニア装着後の16枚法デンタルエックス線写真。

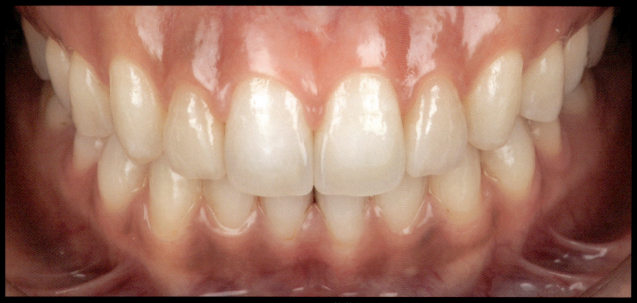

Fig117　ラミネートベニア装着後4年経過時。

Conventional Laminate Veneer Restorations: Medium to Long Term Follow Up Cases

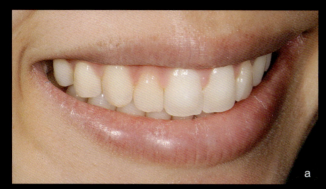
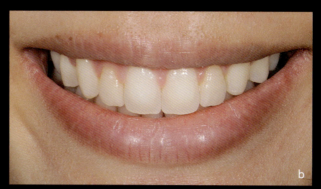

Fig118a and b　ラミネートベニア装着後4年経過時の口腔内正面観および口唇との関係。

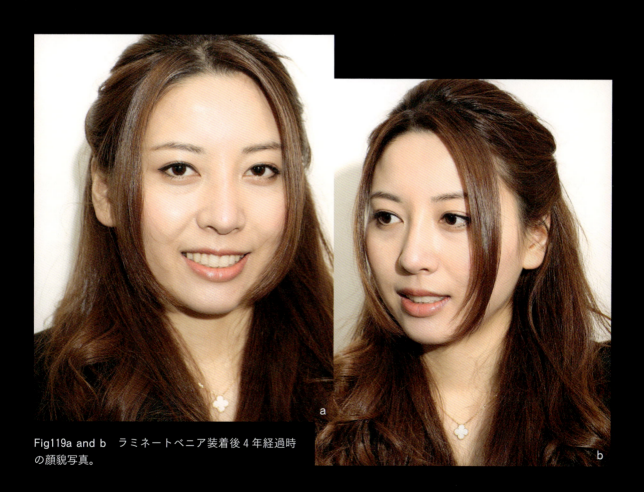

Fig119a and b　ラミネートベニア装着後4年経過時の顔貌写真。

ジットレジン直接修復のみが選択されてきたが、この症例ではアディショナルなパーシャルポーセレンラミネートベニアを選択した。

　正面観および側方面観をFig113に、前・側方運動時の状態をFig114に示す。犬歯に対して行われたコンポジットレジン直接修復により、犬歯ガイドが得られている。一方で長期的なエビデンスには欠けるため、注意深くフォローアップしていく。

　咬合面観をFig115に示す。装着されていたメタルインレーやアマルガム充填は、ポーセレンインレーに置換した。また、治療終了時の16枚法デンタルエックス線写真をFig116に示す。上顎両側側切歯には軽度の歯根吸収がみられたが、予測の範囲内であった。

　装着後4年経過時の状態をFig117 to 119に示す。中切歯部のマージンラインはほとんどカモフラージュされている。切縁側の色調をより整えることも可能であるが、それはよりいっそうの歯質除去を意味し、それは今回の症例の目的ではなかった。患者は、最小限の侵襲で自然な笑顔を手に入れたことに満足された。筆者にとってもそれは大きな喜びである。また、マイクロスコープは、新しいアプローチである理想的なパーシャルインダイレクトラミネートベニア修復への挑戦を後押ししてくれる。

8）Case 8：破折歯サンドウィッチベニア症例

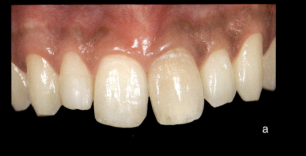

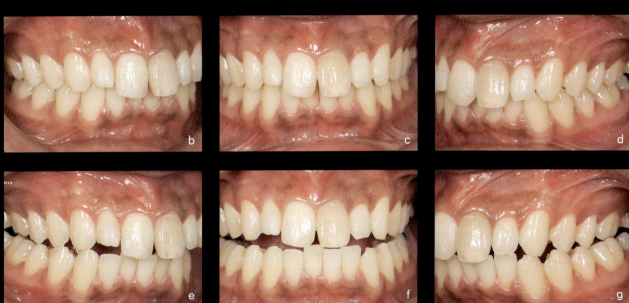

Fig120a to g　初診時正面観および左右側方面観。上顎右側中切歯にはコンポジットレジンによる修復が行われていた。また、上顎中切歯の歯軸がいずれも遠心側に傾斜しており、インサイザルエッジ・コンフィギュレーションとスマイルラインの間にずれが生じていた。

症例の概要

　初診時2007年。患者は20歳代男性。上顎3前歯の破折に対してコンポジットレジン修復が行われていた患者であり、歯冠修復と歯内療法を希望して来院された。この患者は前医にて破折歯をクラウン形態で修復することを拒否したため、筆者に紹介となった（Fig120 to 123）。咬合状態を確認すると、犬歯関係は良好であったが、下顎前歯の叢生のためアンテリアガイダンスはあまり安定していなかった。歯列弓の形態も良好で、数ヵ所にインレー修復が行われていた（Fig121）。

　デンタルエックス線写真をFig122に示す。顕著な歯周病、う蝕の兆候はみられなかった。Fig123のデンタルエックス線写真の拡大図から、右側切歯部への広範囲なコンポジットレジン充填が確認できた。左側中切歯部のコンポジットレジン充填の範囲は他の2歯より小さく、歯の破折による失活が原因か、変色が強かった。前医が生活歯で保存しようとした結果、失敗したとみられる。審美的な観点から見ると、2本の中切歯の軸が傾き、角度が広くなっていた。そのため、インサイザルエッジ・コンフィギュレーションとスマイルラインとの関係にずれが生

Chapter 2

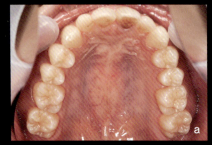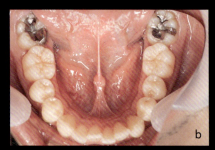

Fig121a and b　初診時咬合面観。インレー修復は行われていたが、クラウンは装着されていなかった。

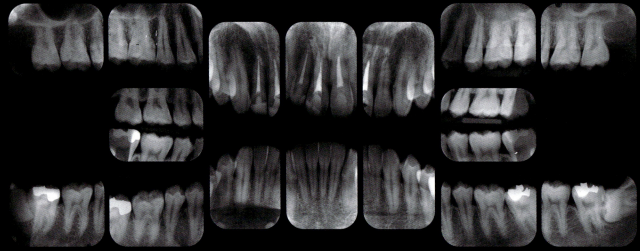

Fig122　初診時16枚法デンタルエックス線写真。歯周病の傾向は認められなかった。

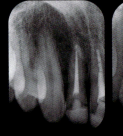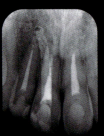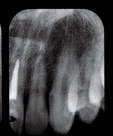

Fig123　上顎前歯部のデンタルエックス線写真に注目すると、コンポジットレジン修復の範囲が理解できる。また、歯冠破折線も確認できた。

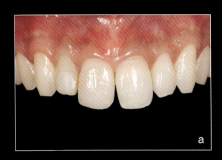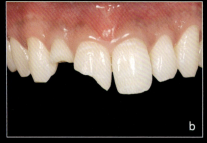

Fig124a and b　左側中切歯にウォーキングブリーチを行った後、上下顎前歯部全体にブリーチングを行って歯の色調を仕上げた。その後、マイクロスコープによる拡大視野下で前医が暫間的に充填したと思われるコンポジットレジンを除去した。

じていた。
　治療開始にあたり、上顎左側中切歯にはウォーキングブリーチを行い、その後上下顎前歯部全体にブリーチングを行って歯の色調を仕上げた。その後、マイクロスコープによる拡大視野下で健全歯質を削合しないように丁寧に前医による暫

Conventional Laminate Veneer Restorations: Medium to Long Term Follow Up Cases

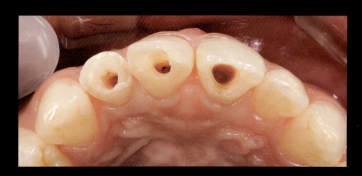

Fig125　コンポジットレジン除去後の切縁観。上顎右側中切歯と側切歯は大きく歯冠破折しているが、幸いにも隣接面のエナメル質は残存していた。

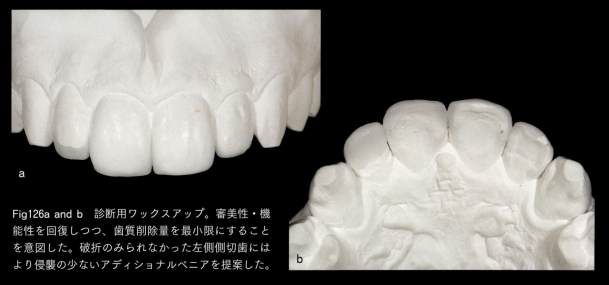

Fig126a and b　診断用ワックスアップ。審美性・機能性を回復しつつ、歯質削除量を最小限にすることを意図した。破折のみられなかった左側側切歯にはより侵襲の少ないアディショナルベニアを提案した。

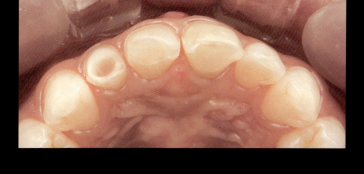

Fig127　予備的支台歯形成時、フロアブルコンポジットレジンを充填した状態。歯質残存量が十分であったため、ファイバーポストは用いなかった。

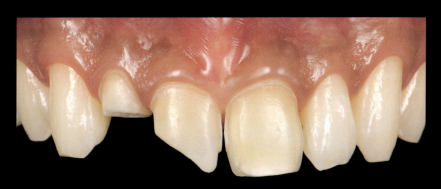

Fig128　予備的支台歯形成後の正面観。

Chapter 2

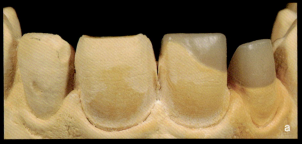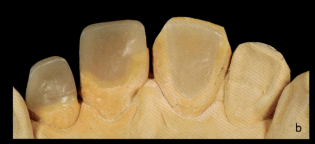

Fig129a and b　歯科技工士によって行われたサンドウィッチベニアを前提とした口蓋側ラミネートベニア製作のための診断用ワックスアップ。歯科技工士は、この複数のラミネートベニアを用いた修復法に同意した。また、上顎中切歯の歯軸傾斜を補正するための隣接面の削除、上顎左側中切歯唇面の追加削除を希望された。

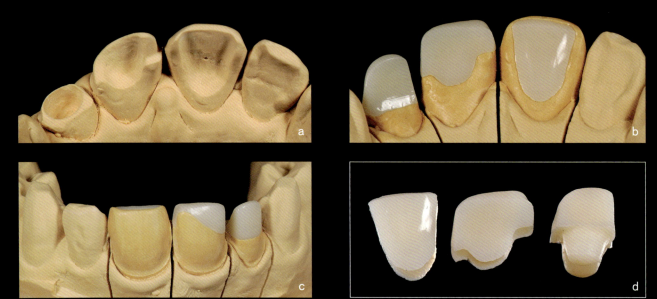

Fig130a to d　ニケイ酸リチウム製サンドウィッチベニア口蓋側の修復装置がデリバリーされた。

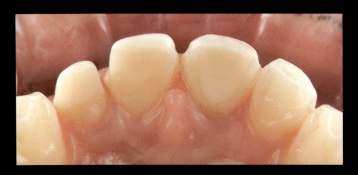

Fig131　Fig130に示す修復装置を口腔内に装着した状態。

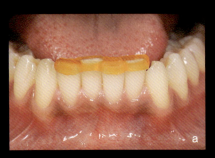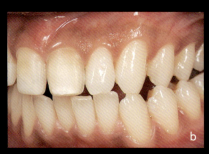

Fig132a and b　患者が矯正歯科治療を希望しなかったため、干渉を避けるために下顎4前歯をリダクションガイドを用いてエナメル質の範囲で咬合調整した。

Fig133 上顎中切歯に歯肉縁上マージンにて支台歯形成を行った。歯頚部では0.2～0.3mmの削除量とした。

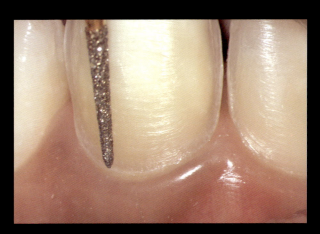

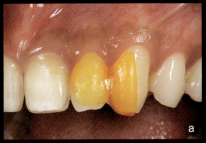
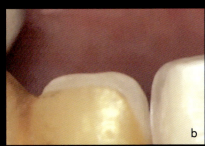
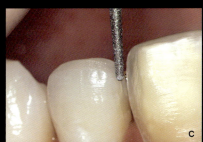

Fig134a to c 上顎左側側切歯のアディショナルベニアのために最小限の削除量を求め、プレパレーションガイドを用いて「フェザーシャンファー」を形成した。

間的なコンポジットレジン充填を除去した（Fig124）。コンポジットレジン除去後の切縁観をFig125に示す。上顎右側中切歯と側切歯は大きく歯冠破折している。

引き続き、診断用ワックスアップを行った（Fig126）。ここでは審美性、機能性を回復し、支台歯形成量を最小限にしたいと考えた。破折のみられなかった左側側切歯にはより侵襲の少ないアディショナルベニアを提案した。

支台歯形成時、3前歯の根管形成部にフロアブルコンポジットレジンを充填した状態をFig127に示す。歯質残存量が十分であったため、ファイバーポストは用いなかった。支台歯形成後の正面観をFig128に示す。

歯科技工士によって行われた診断用ワックスアップをFig129に示す。彼は、複数のラミネートベニアを使用するという筆者のアイデアに同意してくれた。筆者の考えは、まず口蓋側から失われたエナメル質を修復することとした。また、歯科技工士からは、両側中切歯間の角度を閉じるために近心側のエナメル質をできるだけ削合すること、また上顎左側側切歯にラミネートベニアを追加するために必要な支台歯削除量も提案された。

これを踏まえ、製作された部分的なラミネートベニア（Fig130）を装着した状態をFig131に示す。患者が矯正歯科治療を希望しなかったため、干渉を避けるために下顎4前歯をエナメル質の範囲で咬合調整した（Fig132）。

引き続き、上顎前歯部の話題に移る。中切歯には、変色歯への対応として、二ケイ酸リチウム＋前装用陶材を用いたレイヤリングテクニックを試みる。歯頚部の形成量は0.2～0.3mmである（Fig133）。また、上顎左側側切歯のアディショナル

Chapter 2

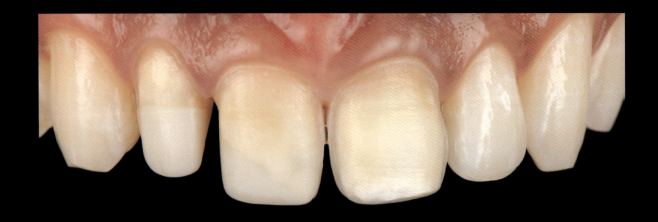

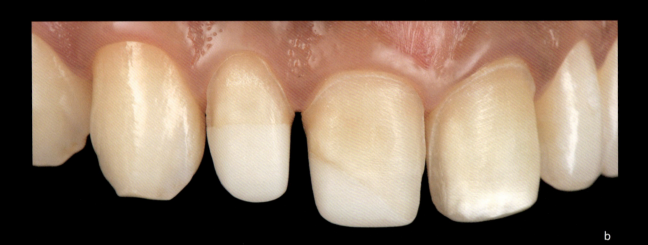

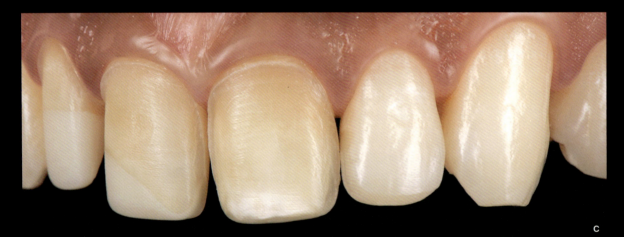

Fig135a to c　最終支台歯形成完了時。

Conventional Laminate Veneer Restorations: Medium to Long Term Follow Up Cases

Fig136a to d　ニケイ酸リチウム製フレームワーク試適時。マイクロスコープ下での確認によりマージンが支台歯に精密に適合し、境界も目視できないレベルであった。

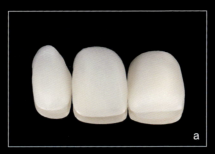
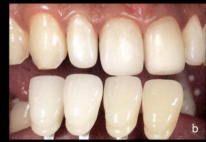
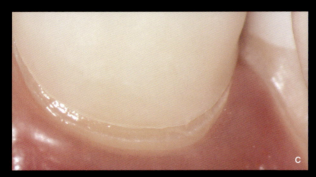
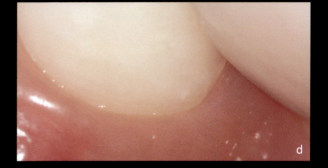

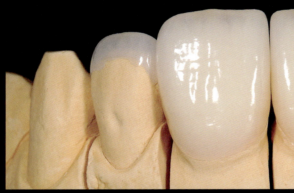
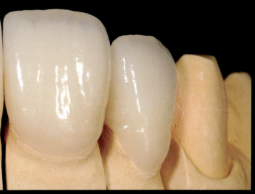

Fig137　模型上でのラミネートベニア完成時（歯科技工担当：片岡繁夫氏〔大阪セラミックトレーニングセンター〕）。

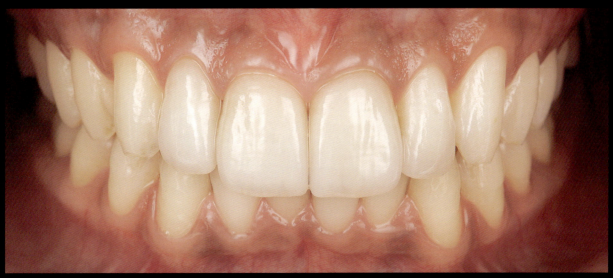

Fig138　ラミネートベニア装着時。

119

Chapter 2

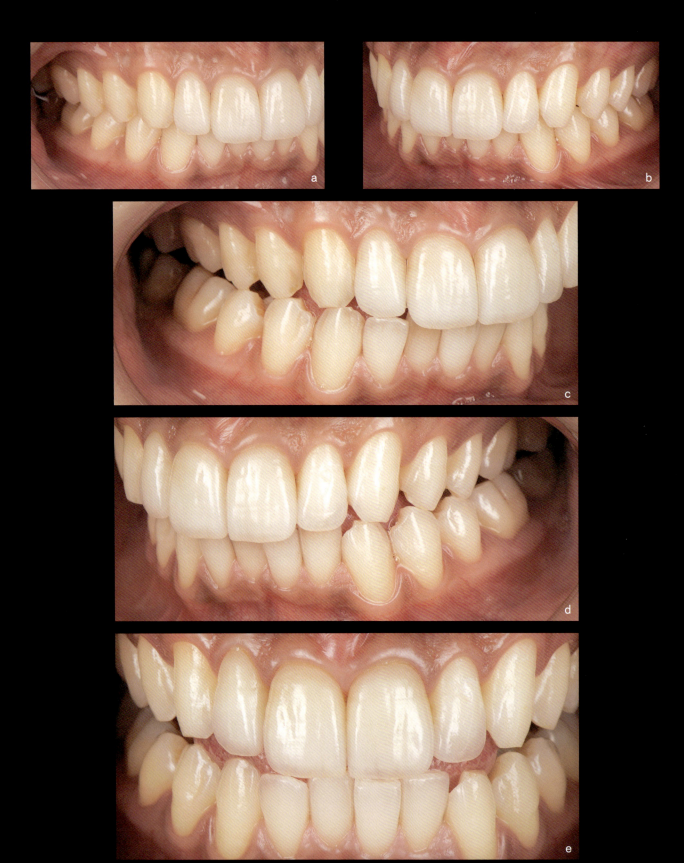

Fig139a to e　最終修復装置装着時の咬頭嵌合位(a and b)および前方・側方運動時(c to e)の状態。前方運動時にはFig132に示した咬合調整により、スムーズな運動が得られている。

Conventional Laminate Veneer Restorations: Medium to Long Term Follow Up Cases

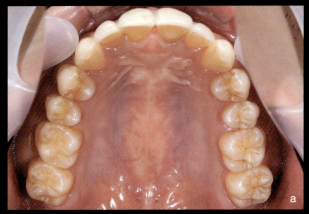
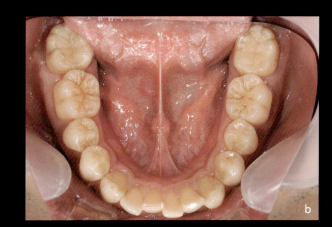

Fig140a and b　同、咬合面観。

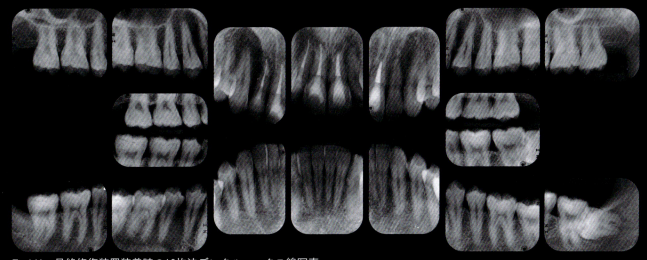

Fig141　最終修復装置装着時の16枚法デンタルエックス線写真。

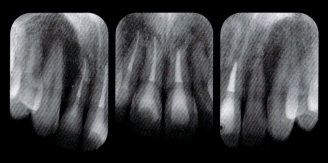

Fig142　前歯部デンタルエックス線写真のクローズアップ。精密な適合が得られていることがわかる。当然ながら確実な接着操作は不可欠である。

　ベニアのために最小限の削除量を求め、プレパレーションガイドを用いて「フェザーシャンファー」を形成した（Fig134）。最終支台歯形成完了時の状態をFig135に示す。その後、完成した二ケイ酸リチウム製フレームワークを試適した（Fig136）。マージンが支台歯に確実に適合し、境界も目視できなくなった。このフレームワークに陶材を築盛し（Fig137）、口腔内に装着された（Fig138 to 140）。デンタルエックス線写真からも、精密な適合が得られていることがわかる（Fig141 and 142）。装着後3年経過時の状態をFig143に示す。歯肉縁上マージン部を含め、とくに変化はみられない。

Chapter 2

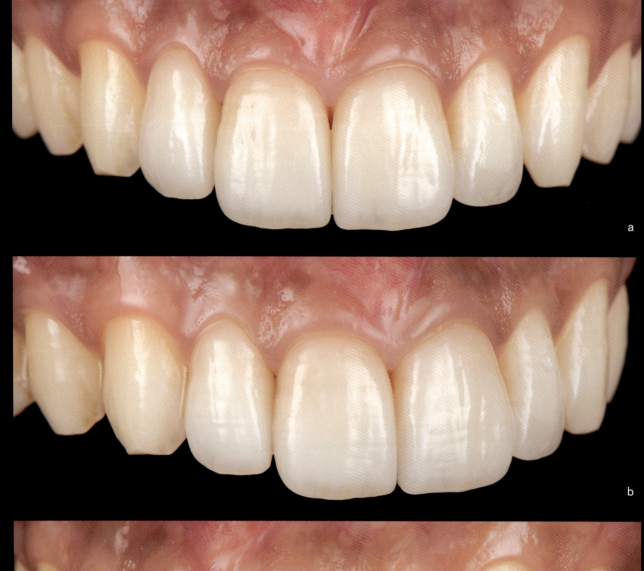

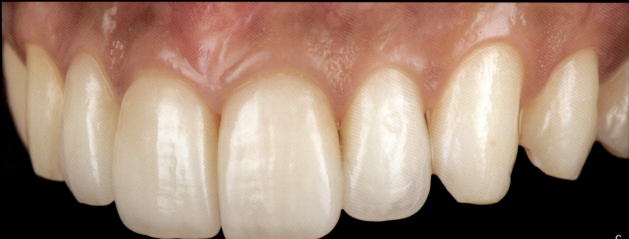

Fig143a to c　最終修復装置装着後3年経過時。歯肉縁上マージン部を含め、とくに変化はみられない。

9）Case 9：顎位の変更を行った顎関節症患者に臼歯ノンプレップラミネートベニア および前歯口蓋側ラミネートベニアを用いたフルマウスリコンストラクション症例

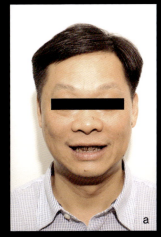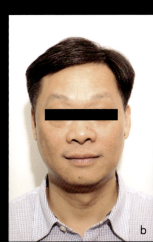

Fig144a and b　初診時顔貌写真。中国にて顎関節症および咬合不全の治療を受けてきたが、日本国内での治療を求めて当院に来院した。

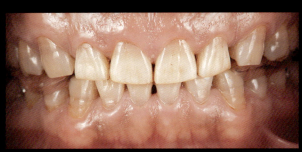

Fig145　初診時口腔内正面観。スプリントが装着されていた。

症例の概要

　中国で顎関節症の治療を受け、咬合状態が改善した患者である。その後、担当歯科医師から全歯フルクラウンによるフルマウスリコンストラクションについて提案され、筆者のもとに相談に訪れた（Fig144）。患者は食事中も含め、オクルーザルスプリントを24時間常時装着していた（Fig145 and 146）。

　スプリントを除去したところ、咬合接触は両側中切歯における2点のみであった。臼歯部の状態からもわかるとおり、咬合高径はスプリントによって確保されていた（Fig147）。開口から閉口に至る顎の動きを検査したが全歯被蓋咬合関係は安定しており、臼歯部のサポートなしでもこの位置で安定し、再現可能であることがわかった（Fig148 to 150）。また、下顎運動時の前歯の接触状態を観察することで、前歯咬合誘導路を見つけることができる。両前歯の摩耗の特徴は、切歯部の運動経路のパターンを示している。上顎咬合面観からは、臼歯部に高度な咬耗が認められた。そして前歯部では、より高度な咬耗が生じていた。下顎咬合面観でも、上顎と同じ傾向が認められた。

　本症例は、End to End Wearの咬耗と診断した（Fig151）。このようなパターンでは、pathway wearが存在しないかぎり、カスタムインサイザルガイドテーブルを使用することはほとんどない。

Chapter 2

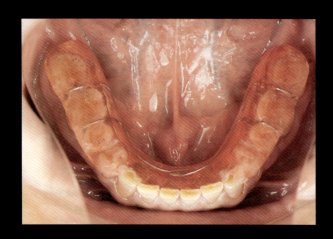

Fig146 初診時口腔内咬合面観。スプリントは食事中も含め、24時間365日装着しているとのことであった。

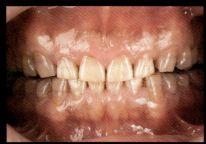
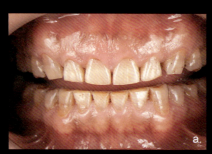

Fig147 スプリント除去後の正面観。咬合接触は2前歯のみで得られていた。長期間のスプリントの使用により、咬合高径が挙上されていることが示唆された。

Fig148a and b 開閉口運動を行わせたところ、ポステリアサポートは失われているが、顎運動の軌跡は安定しており、再現性も高かった。

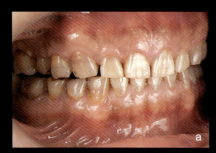
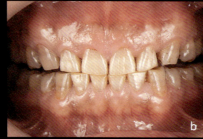
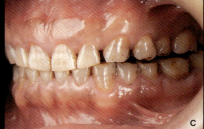

Fig149a to c スプリント除去後の正面観および左右側方面観を示す。

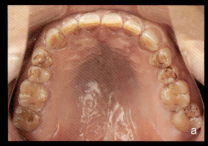
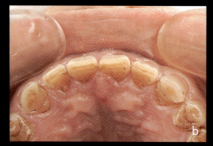
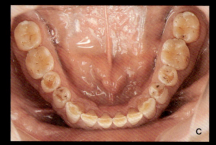

Fig150a to c スプリント除去後の咬合面観および上顎前歯部切縁観。

Conventional Laminate Veneer Restorations: Medium to Long Term Follow Up Cases

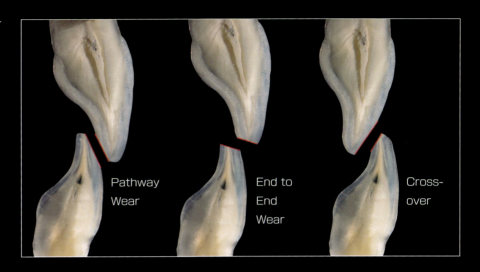

Fig151　本症例では、本図に示すEnd to End Wearが生じていた。

　以下、実際の治療を順を追って説明する。研究用模型上では、もともと咬合力が強い証拠である深い過蓋咬合がみられた。また、ブラキシズムのタイプはクレンチングであった。こうしたことから、中国における前医はスプリントを用いて顆頭の位置を前下方に位置づけて咬合高径を増加したと推測される（Fig152）。検査の結果、筆者は本症例の咬合治療は成功していると判断した。また、患者は審美的な改善はとくに希望していなかったため、できるかぎりクラウンを用いないフルマウスリコンストラクションを行うこととした。Fig147と同様、咬合器上でも両側中切歯のみで接触していることが確認された（Fig153）。また、側方面から観察したところ、臼歯部の空隙が明確であった。そこで筆者は、歯質を削除することなくこの空隙部を回復する計画とした。

　上顎のワックスアップ前後の模型をFig154に示す。臼歯部ではオクルーザルベニアのファンクショナルルームを確保した。犬歯は口蓋側と咬頭をカバーしたパラタルラミネートベニアにより、適度な犬歯ガイドが得られるようにした。上顎両側臼歯部には、下顎臼歯と接触するようにオクルーザルベニアを装着することとした。

　また、下顎のワックスアップ前後の模型をFig155に示す。犬歯部は咬頭のみを被覆した。下顎4前歯には処置を行わない予定とした。また、上下顎ワックスアップの前歯部のクローズアップおよび正面・側方面観をFig156 and 157に示す。下顎運動時の誘導経路はedge to edge positonに設定した。また、臼歯部に干渉が生じないことを確認した。下顎臼歯部は、咬頭対窩の咬合関係や偏心性咬合離開が得られるように計画した。

　完成した臼歯部オクルーザルベニアをFig158 to 161に示す。すべてほぼノンプレップのエナメル質と接着するため、材質は二ケイ酸リチウムプレスセラミックとした。カスプアングルはクラウンの裂溝に発生する応力を制御する重要な因子である。また、二ケイ酸リチウムプレスセラミックによるオクルーザルベニアの薄さに注目されたい。上下左右側ともに同じ材料を用い、マテリアルの機械的特

Chapter 2

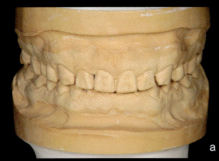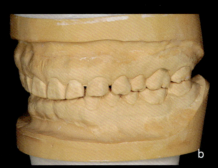

Fig152a and b　研究用模型。患者はもともと深いオーバーバイト傾向であり、咬合力が強いことが示唆された。また、クレンチングを自覚していた。中国の前医はスプリントを用いることで顆頭を前下方に移動させ、同時に咬合高径を挙上することで前歯被蓋関係を最低限回復することを意図していたのではないかと考えた。

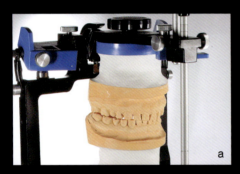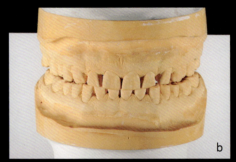

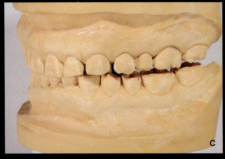

Fig153a to c　研究用模型をスプリント装着時の顎位で咬合器に装着した。口腔内と同様に、前歯部のみで接触しており、側方面観からは臼歯部に空隙があることがわかる。この空隙を、既存の歯質を削除することなく回復することが治療目標となった。

性を揃えることが良好な結果につながる。

　無切削のラミネートベニアの装着は、通法の場合よりも慎重に行う必要がある（Fig162）。

　すべてのラミネートベニアが装着された直後の状態をFig163に示す。前方運動時の状態をFig164に示すが、End to End Wearの症例であるにもかかわらず装着されたラミネートベニアは干渉していない。左右側方面観からは、犬歯誘導とわずかなディスクルージョンが得られていることがわかる（Fig165）。上下顎咬合面と、上顎前歯部の切縁部のクローズアップをFig166 and 167に示す。両側臼歯部のオクルーザルベニアは咬耗した咬合面を適切に回復した。

　Fig168に術後16枚法デンタルエックス線写真を示す。健全な歯質を最大限保存し、歯冠修復を行うという治療目的が達成されたことがわかる。

Conventional Laminate Veneer Restorations: Medium to Long Term Follow Up Cases

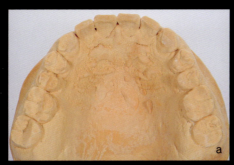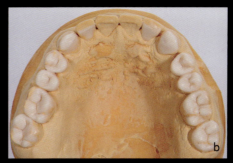

Fig154a and b　上顎のワックスアップ。ワイドなチューイングサイクルをもつ患者のオクルーザルベニアのために広めのファンクショナルルームを設け、犬歯は口蓋側と咬頭をカバーし、適度な臼歯離開が得られるようにした。

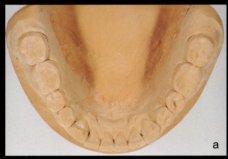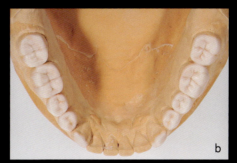

Fig155a and b　下顎のワックスアップ。犬歯部は適度な犬歯ガイドが得られる程度にカスプのみカバーした。4前歯は触らないこととした。

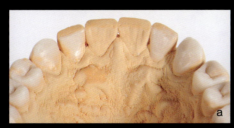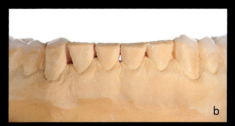

Fig156a and b　上下顎前歯部のクローズアップ。

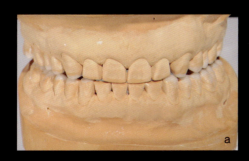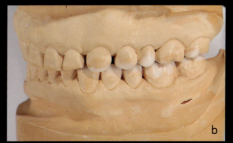

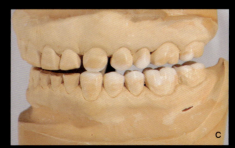

Fig157a to c　前歯部ではエッジトゥエッジのエッジポジションが得られるように、また臼歯部では咬合干渉を避けることを目標とした。

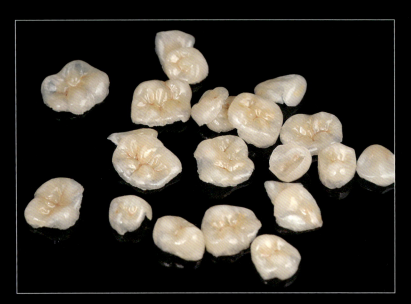

Fig158 臼歯部オクルーザルベニアの材料にはニケイ酸リチウムプレスセラミック（IPS e.max Press、Ivoclar Vivadent）を選択した。この症例では被着面がすべてエナメル質となる。

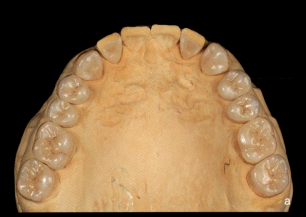
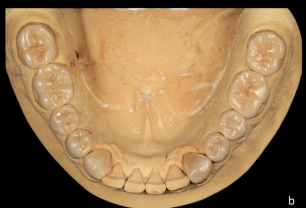

Fig159a and b 完成したラミネートベニアの咬合面観。

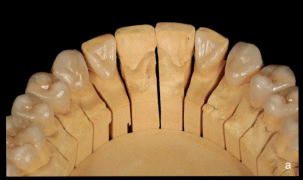
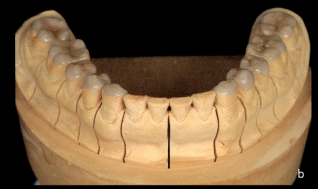

Fig160a and b 同じく、完成したラミネートベニアの上顎口蓋側面観および下顎の前方面観。カスプアングルはクラウンの裂溝に発生する応力を制御する重要な因子である。

　　　　　Fig169 and 170に術後2年経過時の状況を示す。大きな変化はみられない。患者の希望により、破損や紛失に備えた予備のナイトガードを製作した（Fig171）。顔貌写真をFig172に示すが、術前と比較してスマイルに明らかな違いが現れている。

Conventional Laminate Veneer Restorations: Medium to Long Term Follow Up Cases

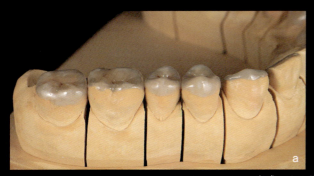
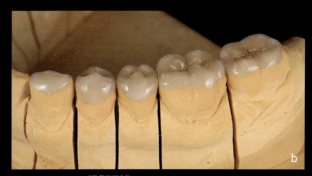

Fig161a and b 完成した下顎ラミネートベニアの頬側面観。

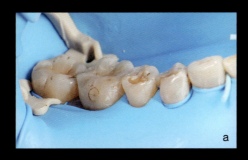
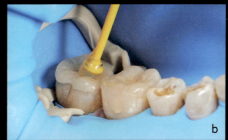
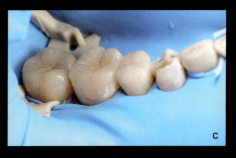

Fig162a to c 口腔内装着時。ラバーダム防湿は必須である。また、ノンプレップラミネートベニアのシーティングには慎重を期さなければならない。

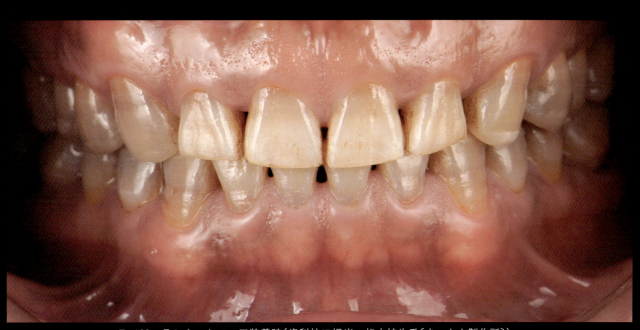

Fig163 ラミネートベニア装着時(歯科技工担当：松本神也氏〔まつもと製作所〕)。

Chapter 2

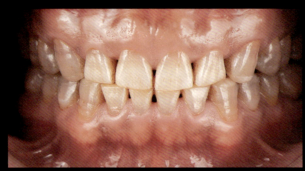

Fig164 前方運動時。臼歯部の干渉は認められない。

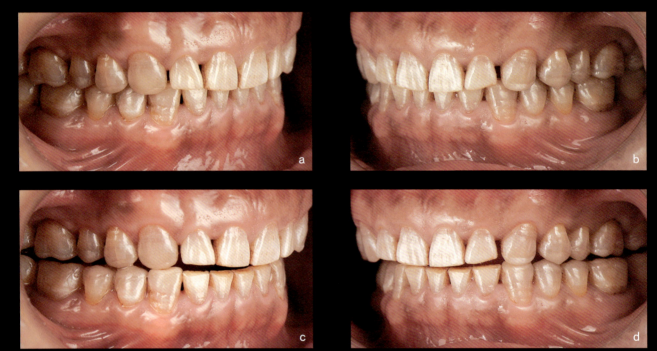

Fig165a to d 咬頭嵌合位および左右側方運動時の頬側面観。治療の目標であった、咬合干渉のないディスクルージョンが達成されている。

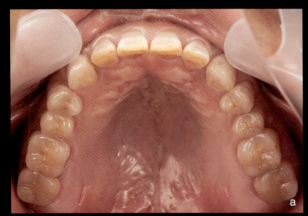
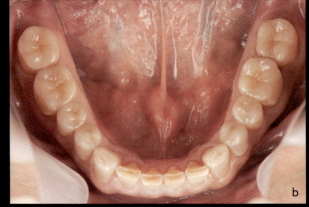

Fig166a and b 上下顎咬合面観。

Conventional Laminate Veneer Restorations: Medium to Long Term Follow Up Cases

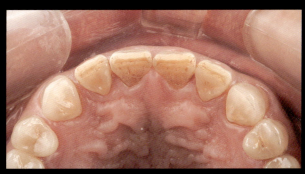

Fig167　上顎前歯部切縁観。

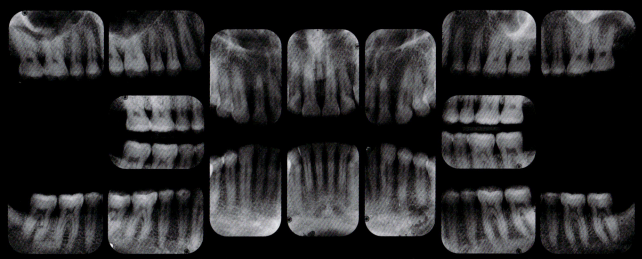

Fig168　ラミネートベニア装着後の16枚法デンタルエックス線写真。歯質を最大限に温存し、クラウンを装着せずに治療を完遂できた。

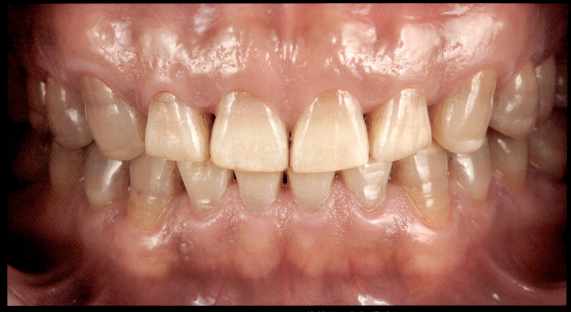

Fig169　ラミネートベニア装着後2年経過時。

Chapter 2

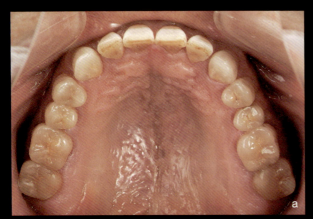
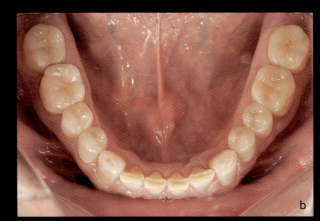

Fig170a and b　ラミネートベニア装着 2 年後の上下顎咬合面観。明らかな変化はみられない。

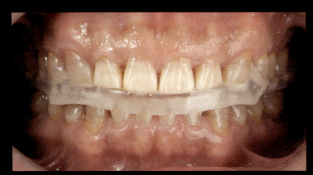

Fig171　補綴装置の破折防止とクレンチングによる顎関節への過重負担防止のためナイトガードを製作・装着した。

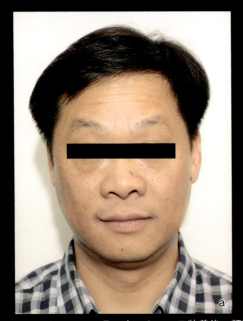
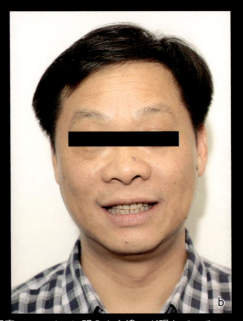

Fig172a and b　ラミネートベニア装着後の顔貌写真。スマイルに明らかな違いが現れている。

10）Case10：歯肉退縮により大きく歯肉辺縁の不調和を起こした患者に対してマイクロサージェリーによる根面被覆とラミネートベニアを併用し治療した症例

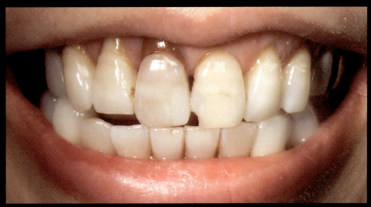

Fig173　初診時の口唇および歯肉、歯の関係。上顎右側中切歯および側切歯および犬歯の歯肉辺縁を左側と調和させることを希望された。

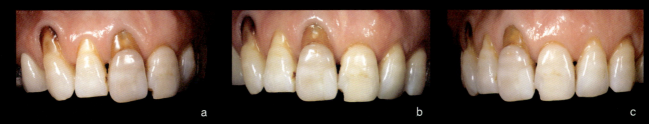

Fig174a to c　初診時口腔内写真。上顎右側犬歯から中切歯にかけての歯根の露出が顕著であった。患者は複数の歯科医院に通院したが、いずれの歯科医院でも治療は困難とされたとのことであった。

症例の概要

　患者は初診時40歳代女性。前歯部歯頚ラインの不調和を主訴に来院した（Fig173 and 174）。上顎右側中切歯、側切歯および犬歯の歯肉退縮が高度であり、すでに複数の歯科医院を受診していたが、いずれも治療不能ということで筆者のオフィスに来院された。そこで筆者は、歯周病専門医である鈴木真名氏（東京都開業）とのインターディシプリナリーアプローチで本症例に取り組むこととした。

　この高度な症例に対し、鈴木氏は2段階での処置を行った。まず、上顎右側中切歯と側切歯に結合組織移植を行った（Fig175 and 176）。その後の治癒を待ち、続けて犬歯への結合組織移植術を行った（Fig177 to 179）。

　軟組織の治癒と歯頚ラインの調和が図られた後に、筆者が6前歯のラミネートベニア修復のための支台歯形成を行った（Fig180）。失活歯である上顎右側中切歯にはウォーキングブリーチを行った。患者は、歯の形態および色調の変更、そして適切なアンテリアカップリングを希望した。

　最終的なラミネートベニア装着時の状態をFig181に示す。患者は歯周病専門医と補綴専門医の双方による高度なインターディシプリナリーアプローチの結果にたいへん満足された。

Chapter 2

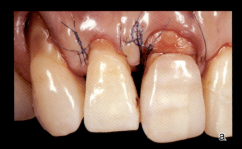 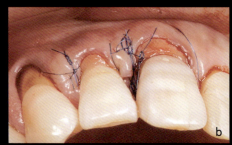

Fig175a and b 本症例に対するエンベロープテクニックによる根面被覆術は2段階に分けて行われた。本図では、最初に行われた上顎右側中切歯および側切歯に対して行われたマイクロサージェリーによる結合組織移植について示す（外科処置担当：鈴木真名氏）。

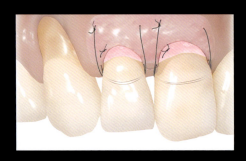

Fig176 上顎右側中切歯および側切歯に対して行われた結合組織移植術の模式図（本図は参考文献10より引用・改変）。

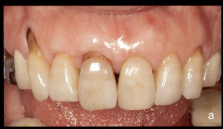 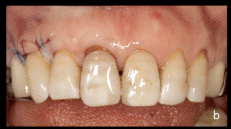

Fig177a and b 上顎右側中切歯および側切歯部の歯肉の治癒を待ち、続けて上顎右側犬歯部へのマイクロスコープ下におけるモディファイドランガーテクニックによる結合組織移植術を行った。

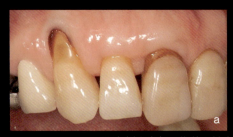 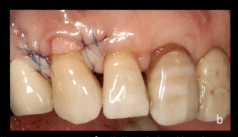

Fig178a and b 上顎右側犬歯部の術前と縫合後のクローズアップ。術後の歯肉退縮を生じさせない術式が採られている。

Conventional Laminate Veneer Restorations: Medium to Long Term Follow Up Cases

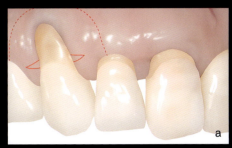
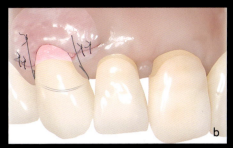

Fig179a and b　上顎右側犬歯に対して行われたモディファイドランガーテクニックを応用した（マイクロサージェリーによる）結合組織移植術の模式図（本図は参考文献10より引用・改変）。

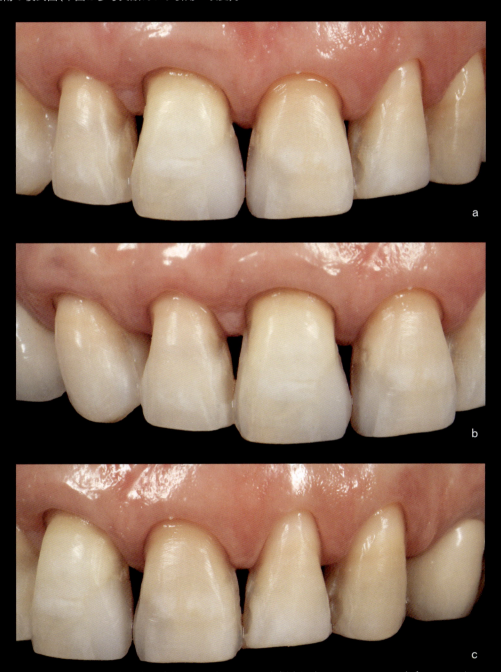

Fig180a to c　上顎前歯部の支台歯形成後。失活歯であった右側中切歯にはウォーキングブリーチを行っている。

135

Chapter 2

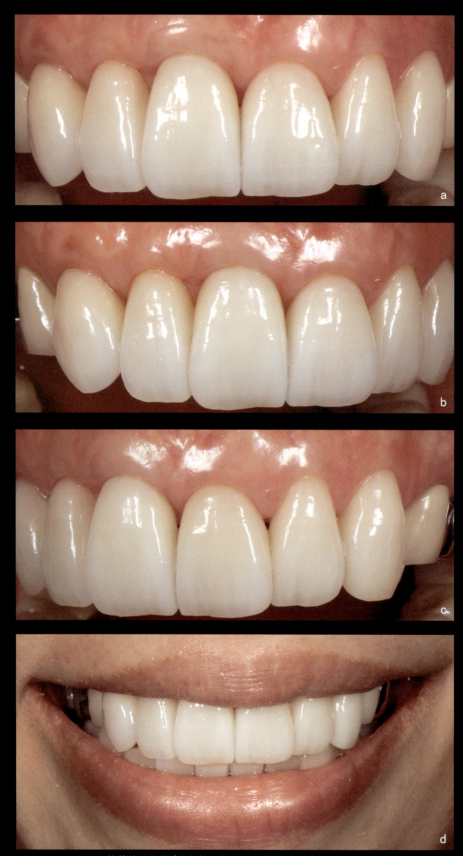

Fig181a to d　ラミネートベニア装着後の状態（歯科技工担当：片岡繁夫氏〔大阪セラミックトレーニングセンター〕）。

Before treatment

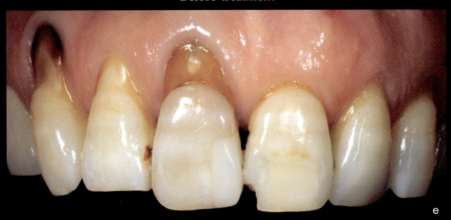

e

After treatment

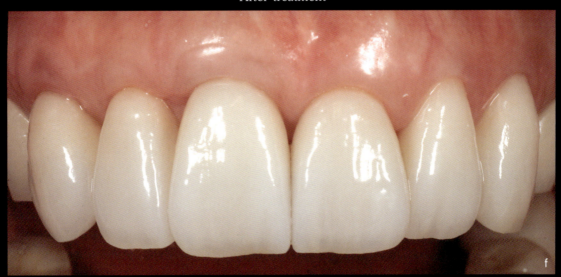

f

Fig181e and f 術前とラミネートベニア装着後の比較。

Chapter 2

11）Case11：審美的改善を希望する患者にモックアップを行いラミネートベニアにて修復した症例（ブリーチシェード症例）

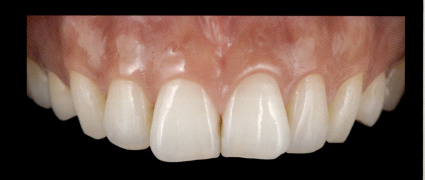
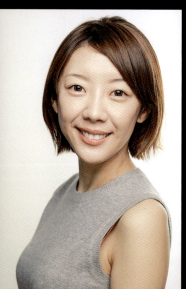

Fig182a and b　初診時口腔内および顔貌写真。 a | b

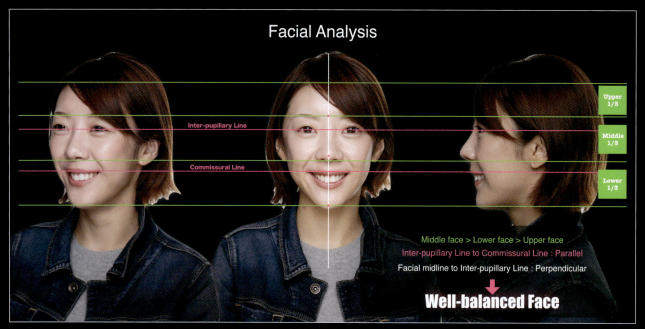

Fig183　初診時の顔貌の分析。

症例の概要

　患者は20歳代女性。他院にて数年前に上下顎第一小臼歯をすべて抜歯の上矯正歯科治療を受けたものの、①後戻りが生じて上顎両側中切歯が翼状捻転してきたこと、②インサイザルエッジがリバースカーブになっており下唇との調和が得られていないこと、③抜歯矯正で生じがちな深い口角のラビアルコリドー、などを訴え来院された（Fig182）。さらに、歯の色については「真っ白にしたい」、歯の形態についてはよりスクエアな形態を希望された。

　治療計画立案にあたっては、マクロからミクロへという道筋を踏まえ、まず顔

Conventional Laminate Veneer Restorations: Medium to Long Term Follow Up Cases

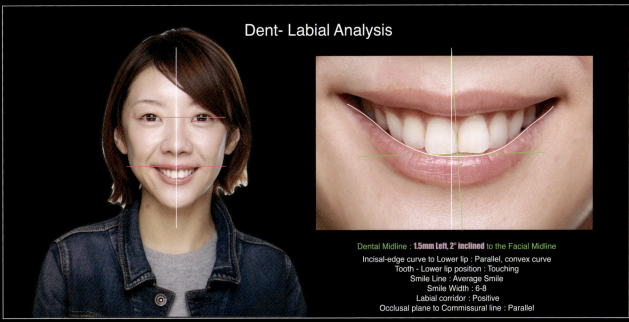

Fig184　初診時の顔貌と前歯部、およびスマイルラインとインサイザルエッジポジションの関係。

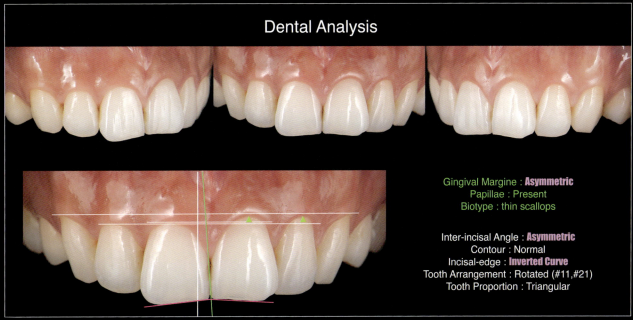

Fig185　初診時の歯列、および歯頚ラインの評価。

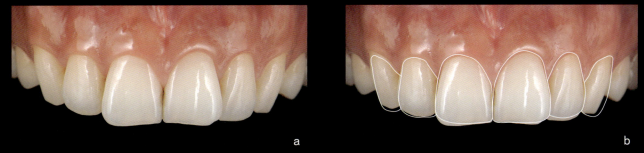

Fig186a and b　診断用ワックスアップに先立ち、目標とする形態をイメージした。

Chapter 2

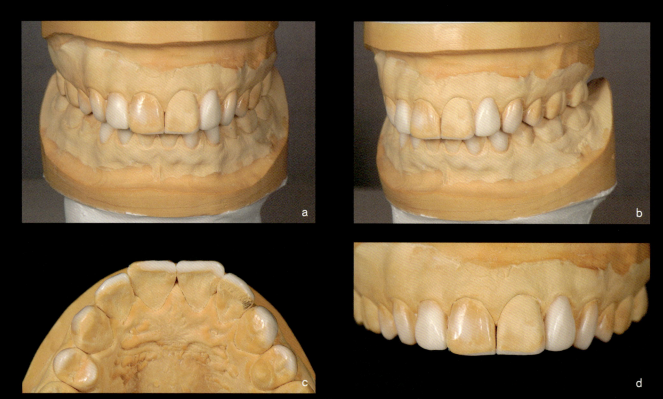

Fig187a to d　診断用ワックスアップ。

貌の評価から行う。顔貌の正中と上下顎両中切歯の正中の一致や口唇と歯列の調和、また上顔面・中顔面・下顔面のバランスなどを確認する。検査の結果、顔面のバランスは中顔面＞下顔面＞上顔面、瞳孔間線とcommissural lineは平行、そして正中線と瞳孔間線は垂直で、いずれも良好であった（Fig183）。

　引き続き、歯と口唇の関係を検査していく。顔貌の正中に対し、歯の正中は2°左側に傾斜していたが、この程度であれば患者の希望に応じて対応することとなる。また、上述したインサイザルエッジがリバースカーブになっている点は下口唇のカーブに応じて修正する必要が認められた。インサイザルエッジと下口唇のカーブは平行、上顎前歯と下口唇は適切に接触、スマイルラインは平均的、スマイルの幅は6歯から8歯、ラビアルコリドーは認められ、瞳孔間線とcommissural lineは平行である（Fig184）。

　続けて、上顎6前歯の検討に入る。これまでの顔貌でみてきた数値も反映されるが、ここではさらにジンジバルレベル、および歯間乳頭の高さなどのピンクエステティックが加わってくる（Fig185 and 186）。この症例においては、歯頸ラインは非対称、歯間乳頭は存在し、バイオタイプはシンスキャロップ、カントゥアはノーマル、上顎両中切歯インサイザルエッジはリバースカーブ、上顎両側中切歯は翼状捻転、歯の形態はトライアンギュラーであった。歯頸ラインの調整に関し、クラウンによる歯冠修復の場合は歯周外科や骨の削合を行う場合があるが、本症例のようにラミネートベニアを用いる場合にはフィニッシュラインをエナメ

Fig188 診断用ワックスアップからモックアップを製作する目的は非常にシンプルである。それは、仮の合意が得られた治療目標を実際に口腔内でテストするためにある。

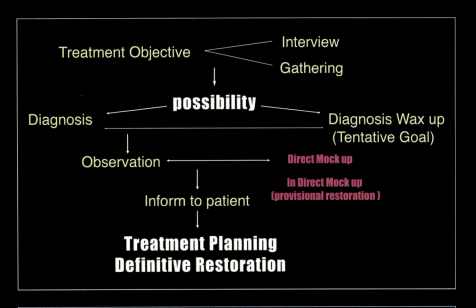

Fig189 モックアップを行うにあたり、歯冠形態を増大する場合は容易であるが、現在の歯冠を削合する場合はモックアップのために健全歯質を削合する必要がある。その際は、事前に患者に確定的修復処置の同意を得ておく必要がある。

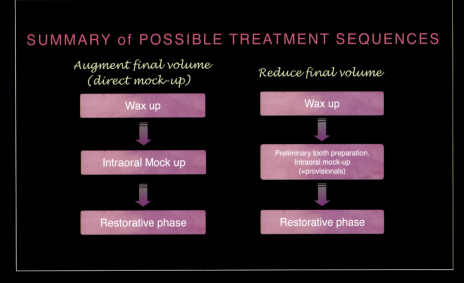

　ル質に位置づけたいということもあり、矯正的圧下を用いることになるが、本症例では再度の矯正歯科治療は拒否された。なお、こうしたインサイザルエッジがリバースカーブとなっている症例でブラキシズムがある場合、下顎前歯部との関係がEnd to End Wearとなることが多く、補綴・修復治療のみによる対応は困難となるためナイトガードの利用や、前方運動時のバランスの良い咬合接触の付与などが必要となる。

　これらを踏まえ、適切な機能や患者の希望を具現化するための診断用ワックスアップへと進む（Fig187）。クラウン・ブリッジの場合はこのワックスアップを基にプロビジョナルレストレーションを製作して患者の口腔内で確認するが、ラミネートベニアの場合にはモックアップがそれに相当する（Fig188）。モックアップには無切削で行う場合と、予備的な削合を行う場合の2通りが存在するが（Fig189）、この症例では矯正後のトライアンギュラーな歯列に対して大きく丸み

Chapter 2

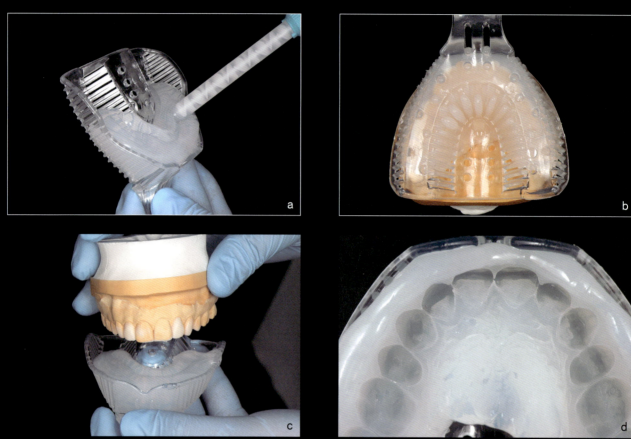

Fig190a to d　ダイレクトモックアップのための準備。透明シリコーンをトレーに注入後、ワックスアップ後の模型に圧接し、陰型を採得する。

のあるU-Shapeの歯列形態を上顎歯列に付与することで、上顎両中切歯の翼状捻転も無切削でモックアップを行うことが可能になった。上顎両側側切歯から第一小臼歯にかけて唇側のボリュームをもたせてラビアルコリドーを弱め、一方でEnd to End Wearを是正する上顎右側側切歯は予備的削合を行うこととした。

　半透明のビニールシリコーンを用いてワックスアップを印象採得し、インデックスを製作した(Fig190)。また、予備的削合用のジグを製作し使用した(Fig191)。

　また、モックアップにおける仮接着についてであるが、これは想定される使用期間を考慮し、スポットエッチングの量で調整する。その後、ボンディングを行い、上述のインデックスにフロアブルコンポジットレジンを注入して歯列に圧接する(Fig192)。硬化直後の状態をFig193に、バリを取り形態を整えた状態をFig194 and 195に示す。その上で、患者の審美的な希望と、術者側の機能的な要求を一致させていく。ディスカッションの結果、患者としてはスクエアかつ唇側に張り出した男性的な歯を望んでいることがわかり、その点を反映させた(Fig196)。

　モックアップによって最終的な形態が得られた後、支台歯形成用のシリコーンインデックス(切縁用と唇側用)を製作し(Fig197)、モックアップから直接所定の形成量にて形成した(Fig198)。支台歯形成終了時をFig199に示す。

Conventional Laminate Veneer Restorations: Medium to Long Term Follow Up Cases

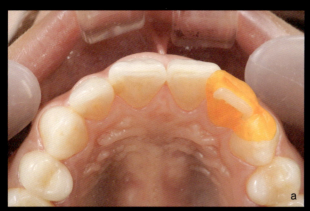
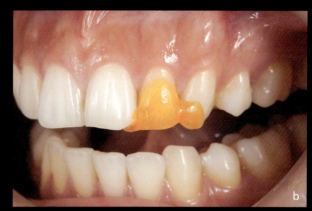

Fig191a and b　ダイレクトモックアップに先立ち、リダクションガイドを用いて必要な部分の削合を行う。

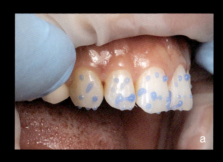
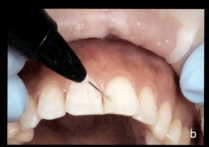
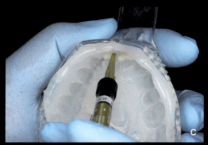
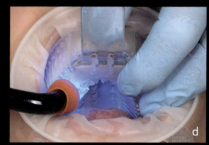

Fig192a to d　支台歯にスポットエッチングを行った後、Fig190に示した陰型にフロアブルコンポジットレジンを充填して圧接する。その後光重合を行う。

　　　　　ファイナルプロビジョナルレストレーションの状態をFig200に示す。ラミネートベニアのファイナルプロビジョナルレストレーションは、最終印象採得を行った後で製作されるため、通常、次に完成したラミネートベニアが装着されるまでの期間しか使用されない。あくまでも最終修復装置の審美的、機能的形態は、モックアップにて決定される。
　なお本症例では、ホワイトニングでは得られない明度が求められたことと安定したアンテリアガイダンス獲得のため、下顎前歯部にもラミネートベニアを適応することとした（Fig201 and 202）。
　最終的に製作されたラミネートベニアをFig203に示す。患者の希望通り、IPS e.max Press（Ivoclar Vivadent）を用いたブリーチシェードのラミネートベニアとした。口腔内装着時をFig204 and 205に、顔貌写真をFig206に示す。

Chapter 2

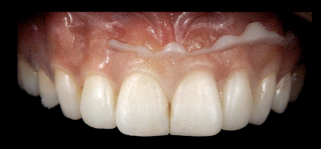

Fig193　光重合後、陰型を撤去した直後の状態。

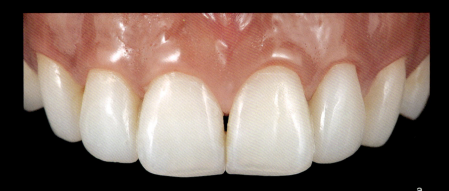

a

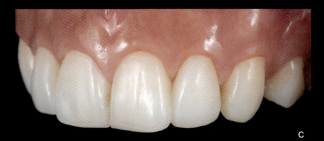

b　　　　　　　　　　　　　　　　　　　　　　　　　　　　c

Fig194a to c　余剰レジンの除去および研磨を行い、完成したダイレクトモックアップ。

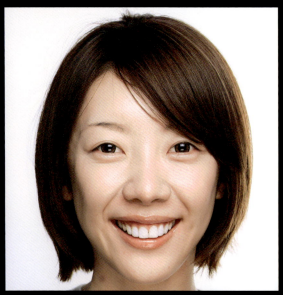

Fig195　ダイレクトモックアップ装着後の顔貌写真。

Conventional Laminate Veneer Restorations: Medium to Long Term Follow Up Cases

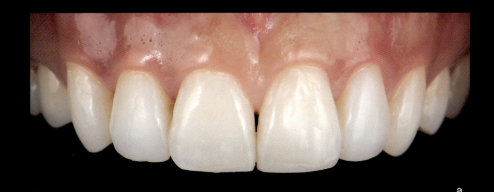

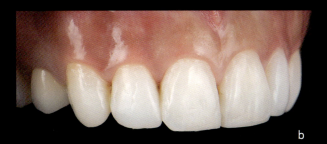
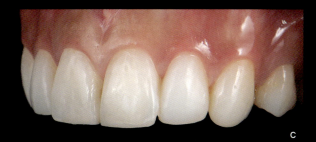

Fig196a to c　患者の希望を取り入れ、ダイレクトモックアップの形態修正を行った。

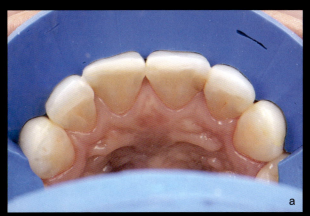
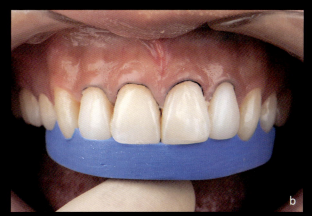

Fig197a and b　支台歯形成に先立ち、シリコーンインデックスの試適を行った。

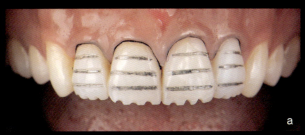
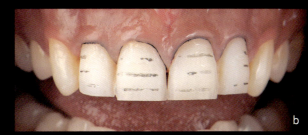

Fig198a and b　支台歯形成時の状況。

Chapter 2

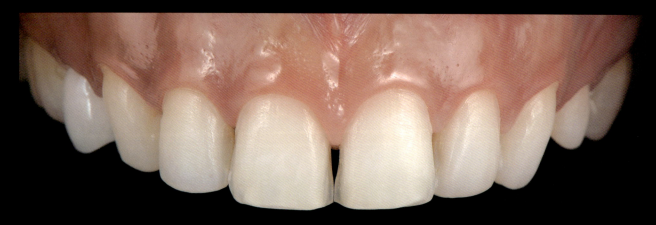

a

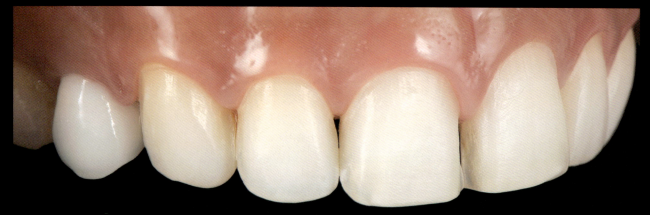

b

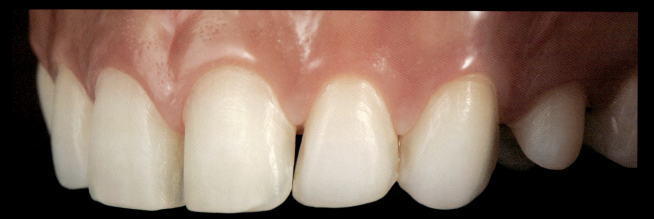

c

Fig199a to c　最終支台歯形成完了時。

Conventional Laminate Veneer Restorations: Medium to Long Term Follow Up Cases

本症例では、ホワイトニングでは得られない明度が求められたこと、および前方運動時の前歯接触関係の安定を図るため、下顎前歯部にもラミネートベニアを適応することとした。本図は支台歯形成前の状況を示す。

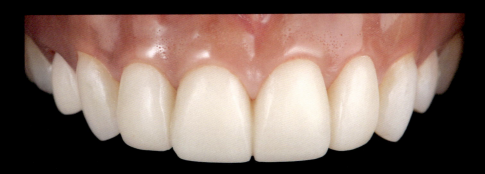

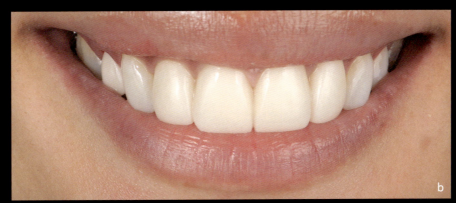

Fig200a and b　ファイナルプロビジョナルレストレーション装着時。

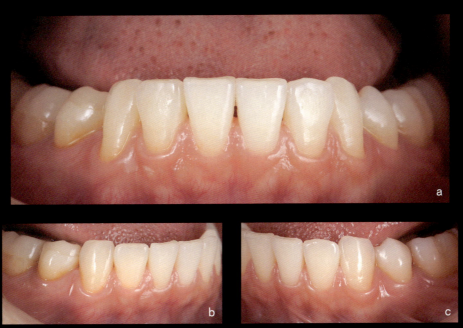

Fig201a to c　本症例では、ホワイトニングでは得られない明度が求められたこと、および前方運動時の前歯接触関係の安定を図るため、下顎前歯部にもラミネートベニアを適応することとした。本図は支台歯形成前の状況を示す。

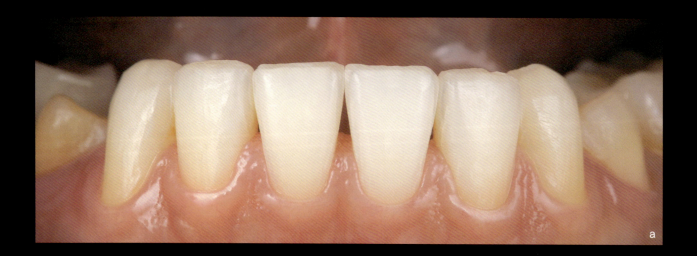
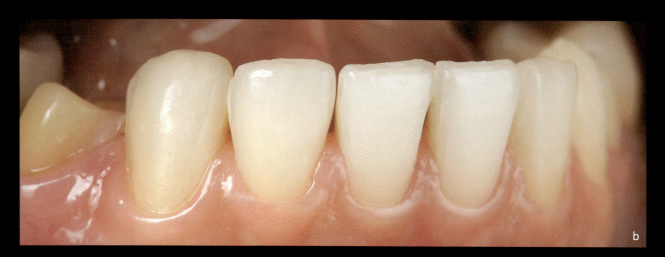
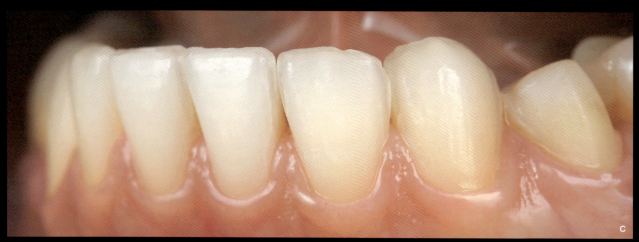

Fig202a to c　下顎前歯部の支台歯形成後。

Conventional Laminate Veneer Restorations: Medium to Long Term Follow Up Cases

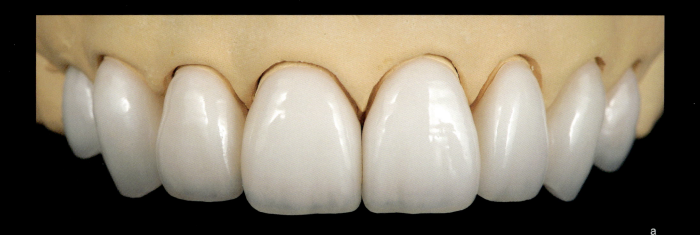

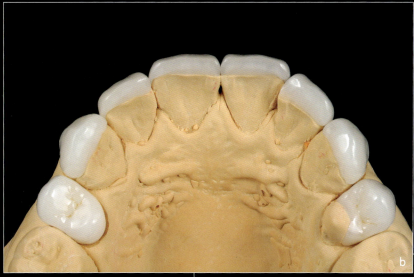

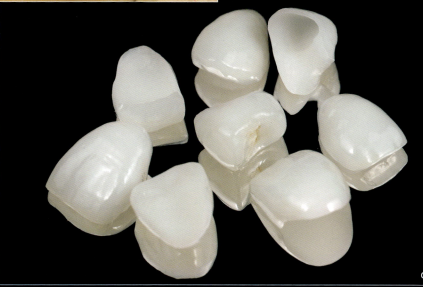

Fig203a to c　完成した上顎前歯部ラミネートベニア（歯科技工担当：片岡繁夫氏〔大阪セラミックトレーニングセンター〕）。

Chapter 2

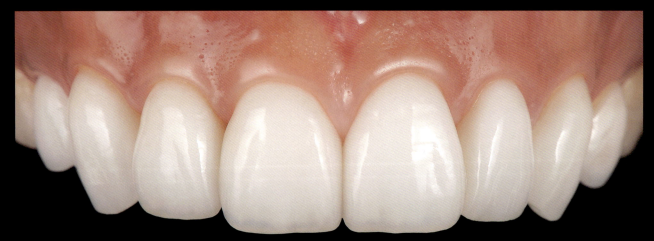

Fig204 上顎前歯部ラミネートベニア装着時。

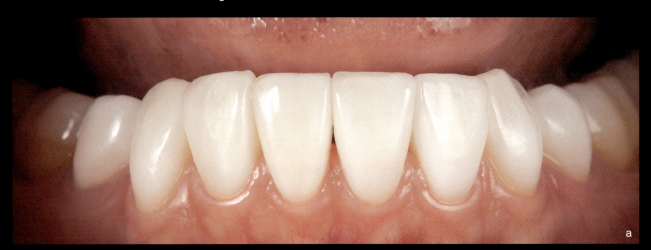

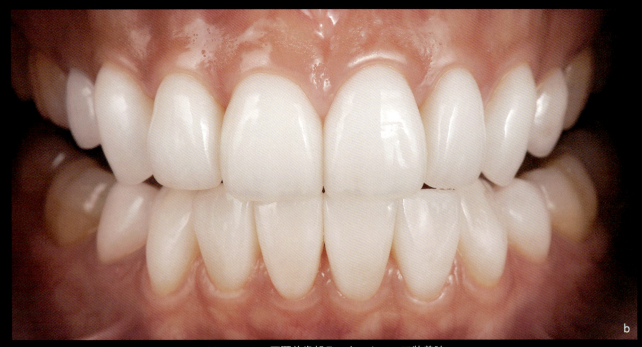

Fig205a and b 下顎前歯部ラミネートベニア装着時。

Conventional Laminate Veneer Restorations: Medium to Long Term Follow Up Cases

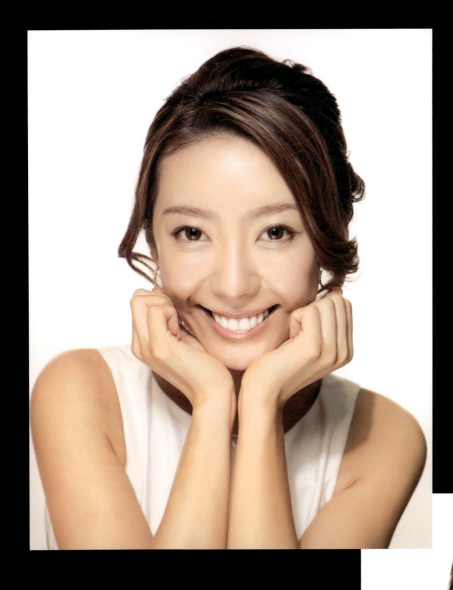

Fig206a and b　ラミネートベニア装着後の顔貌写真。

Chapter 2

❖ 本項のまとめ

　本項では、昨今のデジタルデンティストリー時代に入る以前のゴールドスタンダードであったコンベンショナルな耐火模型法によるポーセレンラミネートベニアを筆者が臨床に応用しはじめた2000年代前半からの症例、そして二ケイ酸リチウムプレスセラミックを症例に応じて導入しはじめた2000年代中〜後半からの症例を紹介させていただいた。さまざまな症例に対応するための検査・診断・治療計画に基づいた補綴・修復設計や、インターディシプリナリートリートメントに基づいて装着されたコンベンショナルなラミネートベニアは、Chapter 1にも示したような基本的なコンセプトを守ることできわめて安定した予後が得られることがご理解いただけたと思う。

　また、本項で示した症例においてはほとんどの症例にマイクロスコープを応用してきた。ラミネートベニアの基本的なコンセプトに加え、支台歯形成・印象採得・プレパラトリーステップ・試適・ラミネートベニア装着後の接着性セメントの除去など、治療の各ステップをマイクロスコープの拡大視野下にて精密に行うことにより、可及的にヒューマンエラーを防止できたことも良好な予後に寄与したものと考える。今後は、デジタルデンティストリーとマイクロスコープの組み合わせによっても、本項で示したような長期予後が得られるかを検証することが課題となってくると考える。デジタルデンティストリーをラミネートベニアに応用することについて、これまでは疑問視されることもあったが、学習していく中で内面適合の向上や、機械的に安定したモノリシック材料を使用できるなどといったベネフィットが得られることがわかってきた。その点についてはChapter 4において詳説することにしたい。

参考文献

1. Sánchez CC. Michael G. Buonocore, padre de la odontología adhesiva moderna, 63 años del desarrollo de la técnica del grabado del esmalte(1955-2018). Revista ADM 2018；75(3)：135-42.
2. Degrange M. In memoriam Alain Rochette. J Adhes Dent. 2008；10(6)：415-6.
3. Tyas MJ, Anusavice KJ, Frencken JE, Mount GJ. Minimal intervention dentistry--a review. FDI Commission Project 1-97. Int Dent J. 2000 Feb；50(1)：1-12.
4. Magne P, Douglas WH. Cumulative effects of successive restorative procedures on anterior crown flexure: intact versus veneered incisors. Quintessence Int. 2000 Jan；31(1)：5-18.
5. Alenezi A, Alsweed M, Alsidrani S, Chrcanovic BR. Long-Term Survival and Complication Rates of Porcelain Laminate Veneers in Clinical Studies: A Systematic Review. J Clin Med. 2021 Mar 5；10(5)：1074.
6. 橋本輿, 坪田有史. 漏斗状ポスト孔の支台築造に関する研究. 補綴誌 2002；46(1)：54-63.
7. Magne P, Belser U(著), 山﨑長郎(監). ボンディッド ポーセレン レストレイションズ バイオミメティック・アプローチ. 東京：クインテッセンス出版, 2002.
8. Feinman RA. Bleaching. A combination therapy. CDA J 1987 Apr；15(4)：10-3.
9. Kokich VG. Esthetics: the orthodontic-periodontic restorative connection. Semin Orthod. 1996 Mar；2(1)：21-30.
10. 鈴木真名. イラストレイテッド ペリオドンタル・マイクロサージェリー アドバンステクニック. 東京：クインテッセンス出版, 2010.

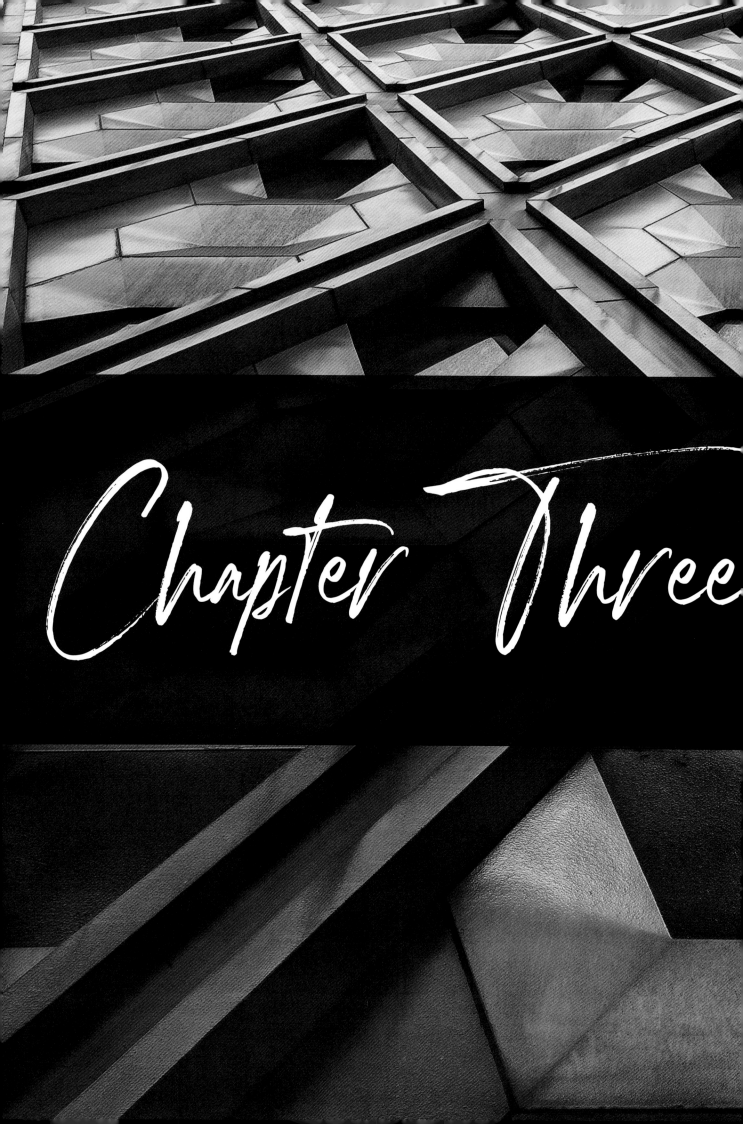

Chapter Three

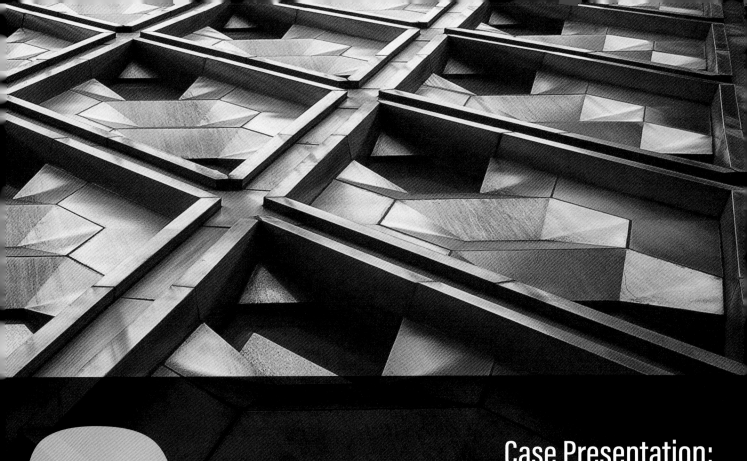

3

Case Presentation:

コンベンショナル・ラミネートベニアの集大成

中等度の酸蝕症に対する低侵襲かつ全顎的な接着修復症例

Chapter 3

Case Presentation：
コンベンショナル・ラミネートベニアの集大成
中等度の酸蝕症に対する低侵襲かつ全顎的な接着修復症例

❖ 1．はじめに

1）わが国における酸蝕症（Erosion）の現状とその対応

　現在、とくに欧米において酸蝕症（Erosion）は歯列および咬合を不可逆性の重度崩壊へと導く危機的な疾患として深刻な問題となっている[1-3]。とくに、若年者の有病率が高く、また増加傾向にあることを示す調査報告もある[4、5]。酸蝕症の原因は神経性過食症、胃酸逆流、食道裂孔ヘルニアのような内因的な酸産生疾患と同時に、酸性飲料（炭酸飲料、フルーツジュース、酢など）、酸性食品の高消費による外因性異常とバランスの悪いダイエット習慣である。さらに、さまざまな疾患や薬物によって誘発された唾液の流動および緩衝能の低下などが挙げられる[6-8]。また、起床時および睡眠時のブラキシズムなどの機能異常は近年増加傾向にあり、酸蝕症患者においては象牙質の露出やDeep-over-biteによる咬合圧の増加などが引き金となり歯を著しく咬耗（Attrition）させる[9、10]。

　しかしわが国では、初期酸蝕症患者の歯科医院への受診機会が少ないことや修復治療におけるMIの概念、および初期の段階で治療介入することの利点がまだまだ歯科医師側に浸透していないこと、そして治療費用の問題などから、重度の歯質欠損に至るケースが少なくない。この危機的な疾患を初期段階で発見し、病因を特定し、予防・治療・メインテナンスすることは、修復処置の臨床成績の点でも優位となる[11]。酸蝕症における修復治療においては多くの場合、咬合高径（Vertical Dimension of Occlusion、以下VDO）の挙上を必要とする。つまり、上顎前歯の切縁の延長からはじまり、臼歯を含む歯の解剖学的形態の回復による審美的および機能的再建が必要であり、そのためには包括的治療計画立案と、それに従った治療のシークエンスが不可欠である。また、今回提示するような酸蝕症の修復治療において、MIの概念に則った、接着技術を用いた間接法のセラミックスとコンポジットレジン（Composite Resin、以下CR）による修復は有効である。

Case Presentation：コンベンショナル・ラミネートベニアの集大成

❖ 2．酸蝕症（Erosion）と咬耗（Attrition）が与える影響

1）酸蝕症による機能的・審美的・生物学的な問題

　歯の硬組織を損なう病因は、主に咬耗（Attrition）と酸蝕（Erosion）に分けられる。咬耗した歯は平面的で滑沢、なおかつ一般的にはシャープな辺縁をともなうという特徴をもつ。また、下顎運動時の対咬関係の結果としても発現する。一方、酸蝕の特徴はカップ状で丸みを帯びた辺縁をもつ点にある。しかし前述したように、酸蝕症は象牙質の露出と、ブラキシズムや対咬関係の変化（Deep Over-bite）による機能亢進などにより、結果として咬耗もともなうケースが多くみられる。咬耗や酸蝕の結果として起こる影響は多岐にわたる。Dietsch Dは、次のような多くのことが結果や症状として起こると述べている[12]。

- Loss of enamel with progressive exposure of large dentin surface
- Loss of occlusal, facial, and lingual tooth anatomy with impact on function and esthetics
- Shortening of teeth with impact on function and esthetics（ie, change in smile line, loss of embrasure）
- Adaptive teeth displacement with impact on occlusal and esthetics
- Discoloration of exposed dentin surface
- Tooth sensitivity and pulpal complication
- Increased risk of decay
- Loss of restoration marginal adaptation and restoration fracture

　このような多くの、機能的・審美的・生物学的な問題を引き起こし、最終的には重度咬合崩壊に至る可能性のある疾患をできるだけ早い段階で予防し、治療に介入するためには歯の崩壊の程度を定量化し、治療の際の意志決定過程における臨床医と患者のための指針とすることが必要となる[11]。なぜならば、適切な治療を先延ばしにすることが必然的に患歯のさらなる酸蝕を引き起こすであろうことを、臨床医が患者にきちんと認識させることによって納得させ、治療のためのインフォームド・コンセントを得ることができるからである。

❖ 3．上顎前歯部における酸蝕症の分類と治療法：ACE分類

1）5つのパラメーターに基づくACE分類

　ACE分類（Vailati Fによる[11]、Fig 1）は、一般的にもっとも損傷を受ける上顎前歯部の臨床所見と厳密に関連づけられており、6クラスに分類される。そして、各クラスに対する歯科治療計画が示されている。これらの治療計画はMIに立脚しており、残存歯質を可能な限り保存すること（とくに隣接面部のエナメル質）に特徴があり、共感できる。また、間接法および直接法の接着性修復を前提として

Chapter 3

ACE分類

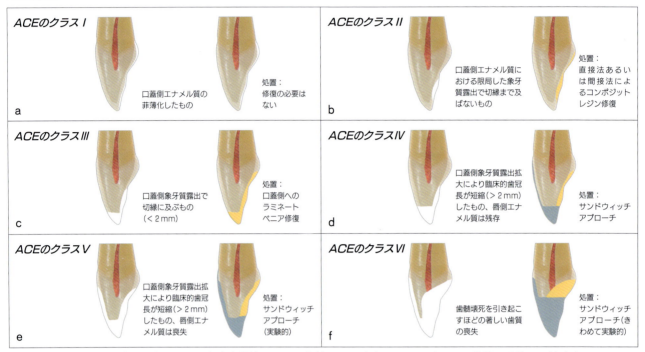

Fig 1 a to f　ACE分類[11]。最終的には重度咬合崩壊に至る可能性のある疾患をできるだけ早い段階で予防し、治療介入するためには歯の崩壊程度を定量化し、治療の際の意志決定過程における臨床医と患者の指針が必要となる。Dr. VailatiのACE分類は、一般的にもっとも損傷を受ける上顎前歯部の臨床所見と厳密に関連づけられており、患者は6クラスに分類され、そして各クラスに歯科治療計画が示されている。これらの治療計画はMIに立脚しており、残存歯質を可能な限り保存すること(とくに隣接面部のエナメル質)に特徴があり共感できる。また、間接法および直接法の接着性修復を前提としている。

いる。

　分類は、治療選択と予後診断をする5つのパラメーターを基本としている。①口蓋側咬合接触域における象牙質露出、②切縁部分の保存程度、③残存している歯冠長、④エナメル質の存在、⑤生活歯髄の状態、である。部位によって重症度の異なる患者の場合には、もっとも損傷の大きな前歯部が該当する分野を選択する。最終的には、矯正歯科治療の選択以外は、上顎前歯部を修復するのに必要なスペースを作るために、咬合時における垂直高径の増大が求められる。したがって、臼歯部における直接法あるいは間接法の修復装置がオーラルリハビリテーションに不可欠な部分として計画される。

4. 修復治療の目的と計画立案

1) 酸蝕症に対する修復治療の目的

　酸蝕症の病因論に基づくリスクファクターを減少させるさまざまな努力に引き続き、順序立てた治療計画が立案される[12]。

Case Presentation：コンベンショナル・ラミネートベニアの集大成

VDOの増加にともなう舌側面の修復方法

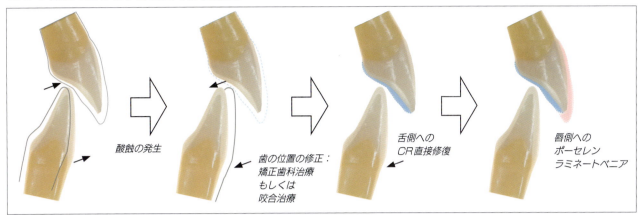

Fig 2　修復方法については、すでに減少している歯の構造を、VDOの増加により与えられた咬合面、切縁間距離の中で、可能な限り保存することに努力を払うものでなければならない（本図は参考文献15より作図）。

　酸蝕症に対する修復治療の目的は、個々の歯のアナトミーの回復、ひいては崩壊により機能不全の進行している歯列間と顎位に対して、最適に調和された咬合（顆頭中心位による偏心運動時の臼歯離開により前歯が臼歯を保護すること、対照的に中心咬合時に臼歯が前歯を守ること、機能時の咬頭干渉がないこと、など）の再構築による機能回復、および歯の見えかたなどの審美的な回復および知覚過敏などの症状の緩和である。また、修復方法については、すでに減少している歯の構造を、VDOの増加により与えられた咬合面、切縁間距離の中で、可能な限り保存することに努力を払うものでなければならない。

　模型と咬合器を用い、VDOの挙上をともなう顎位の設定は、Intraorally（インターオーラリー）に行われる。上顎中切歯からスタートし、上顎臼歯〜下顎前歯〜下顎臼歯に至る審美的・機能的修正要求を口腔内から模型上にトランスファーし、診断用ワックスアップにて治療目標を具現化する。次にアンテリアインデックスを用いて模型上から口腔内にプロビジョナルレストレーションを介してトランスファーし、テストドライブのうえで最終修復装置を製作する方法である。

2）VDOの設定法

　原則としてVDOの設定に際しては、患者側からの審美的要求と術者側の機能回復目標の両方を満たすことがもっとも重要である。また、唯一の正しいVDOというものは存在せず、VDOは高度に順応可能なもので試行錯誤しながら行き着く、とSpear Fは述べている[13]。以下に、そのための工程を示す。

①顆頭安定位で患者の模型を咬合器に装着する（この時点で再現性のあるジョイント・ポジションが求められていなければならない）。

②上顎切歯の審美的評価を行う（トゥースポジション・インサイザルエッジポジション・ジンジバルマージン）。

Chapter 3

臼歯部咬合面の喪失程度に応じた治療スキーム

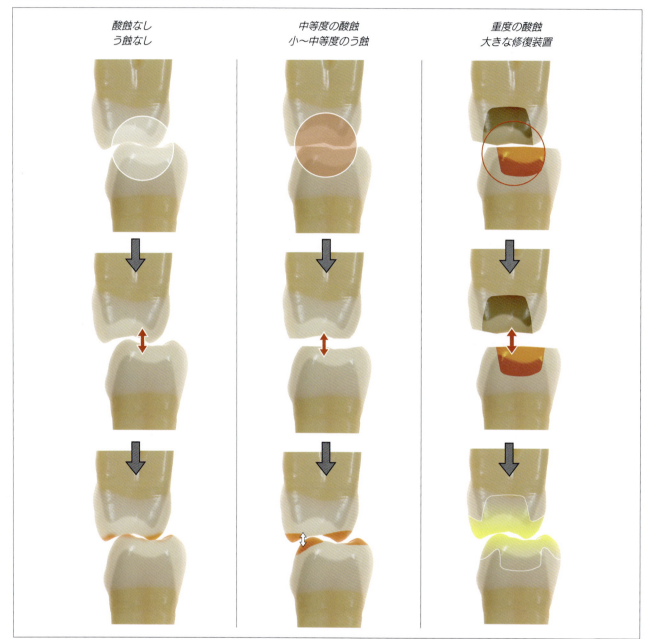

Fig 3　臼歯部咬合面の喪失程度に応じた治療スキーム（本図は参考文献16より作図）。

③ワックスを用いて、上顎の模型に理想的な上顎中切歯切縁の位置を確立する。それは安静時とスマイル時の上顎中切歯と上唇の位置を評価することで求められる。また、一般的な歯冠長の平均値や、トゥースプロポーションなども参考にする。

④同様に上顎模型の切歯口蓋側にワックスを用いて修正を行い、前歯修復装置のマテリアルスペースを確保する。この際、切歯路を急峻でなく緩やかに設定す

ることが重要である[9]。

⑤もし必要であれば、上顎臼歯部のワックスによる修正を適正な咬合平面設定と審美的ガイドラインに則って行う。

⑥下顎前歯と顔貌との審美的関係を評価する。必要であれば下顎前歯切縁の位置の変更を考慮する(例：VDOを変化させずに下顎前歯の矯正的圧下や切縁の変更により、上顎前歯修復装置のマテリアルスペースを確保する場合もある)。この時点で咬合の治療計画が始まる。上顎前歯舌面豊隆を調整し、新しく修正されたアンテリア・ガイダンスつまりオーバージェット(大きめに設定する)、オーバーバイト(浅めに設定する)、Pathways of guidance[14]を設定しVDOが決定される。

⑦咬合器を閉じて、前歯と臼歯の咬合関係を再評価し、犬歯誘導による臼歯離開が確立されるように下顎臼歯部のスペースを埋める。中心位で最大咬頭嵌合させワックスアップを終了する。

⑧同じ咬合器に装着された初期模型のVDOをワックスアップのVDOに挙上変更し、前歯部のインデックスをシリコーンおよびレジンにて製作する。このインデックスを利用して口腔内に、咬合器上で作られたプロビジョナルレストレーションをトランスファーし、テストドライブにて審美と機能の再評価を行いクロスマウントとカスタムインサイザルガイドテーブルを用いて最終修復装置の製作へと移行する。

❖ 5. Minimally Invasive Full-mouth Adhesive Rehabilitation

前述したように、修復方法については、すでに減少している歯の構造を、垂直的顎位(VDO)の増加によって与えられた咬合面・切縁間距離の中で、可能な限り保存することに努力を払うものでなければならない[15, 16](Fig 2 and 3)。従来からのオーラルリハビリテーションの概念によるガイドラインでは、構造的に損傷を受けた歯は、全部被覆冠にて処置された。しかし、歯肉レベルにマージンを設定し全部被覆冠のための支台歯形成を行うことは、酸蝕や咬耗により状態の悪くなった残存歯質をさらに大きく破壊することに他ならない。また、それにより歯内療法に至るケースも考えられ、その際、多くのケースでは全部被覆冠の維持のためのポスト＆コアの装着が必要となる。このような侵襲性の高い治療法を避け、生活歯の状態を維持するために接着による保存的な治療法が、前歯・臼歯ともに求められる。歯質におけるエナメル質と象牙質の果たす役割とその性質についての研究は進んでおり、今日では、接着技法が前歯・臼歯いずれにおいても歯冠の剛性を復活させ、同時に残存する硬組織を最大限保存するのに有効であることが明らかになっている[15, 17](Fig 4 to 6)。そのための修復法とマテリアルセレクションについて以下に述べる。

Chapter 3

エナメル質と象牙質の相互関係

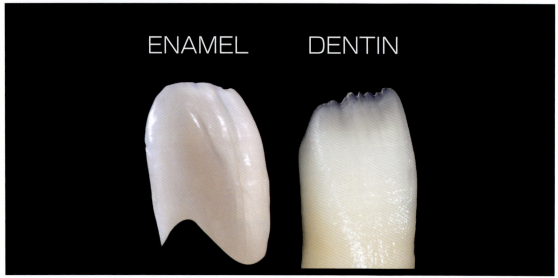

Fig 4　生涯を通して咬合力と温度の変化による負荷に耐え続ける天然歯の独特な能力は、非常に硬いエナメル質とより柔軟な象牙質の間に存在する構造的・物理的な相互関係に基づくものである。

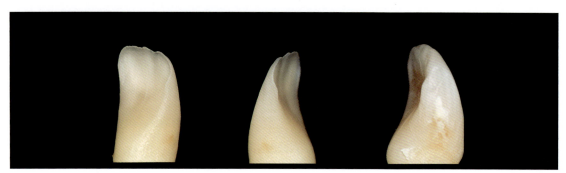

Fig 5　エナメル質は咬耗に耐えることができるが、壊れやすくひびが入りやすい。これに対して象牙質は弾力性に富み、柔軟であるが咬耗に弱く、口腔環境に直接露出した場合には加齢により劣化が生じる。天然歯はエナメル質と象牙質の絶妙なコンビネーションを通して剛性・強度・弾力の間に完全無敵の歩み寄りを示している。この関係を認識することにより、エナメル質と象牙質の間の貴重なバランスを損なわずに治療が行える。

1）前歯の修復法とマテリアルセレクション

　臼歯の辺縁隆線や斜走隆線のエナメル質に歯のたわみを防止する役割があり、インレーやアンレー形成の際に考慮する必要があることはすでに広く知られている。切歯においては隣接面部の辺縁隆線のエナメル質や唇側のエナメル質を切削除去することにより歯のたわみが増加すること、また唇側削除部にラミネートベニアを装着することにより、良好に応力に対する強度を回復できることがMagne Pらによって研究された[18]。また、ラミネートベニア装着の際の象牙質露出部にはIDS（Immediate Dentin Sealing）を行うことで良好なデンティン・ボンディングが得られることを示した[19]。

　中程度から重度の酸蝕症患者において、侵襲的なクラウン修復を避け、生活歯の状態を維持するための"Geneve Erosion Study"とよばれる調査研究がジュネー

Case Presentation：コンベンショナル・ラミネートベニアの集大成

生体力学的な応力・ひずみの分析を行った研究

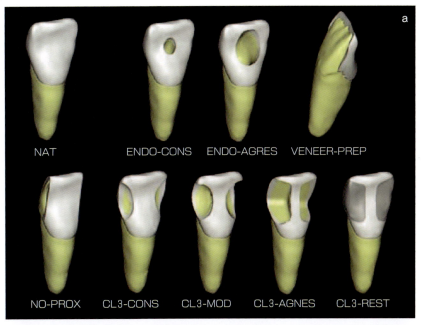

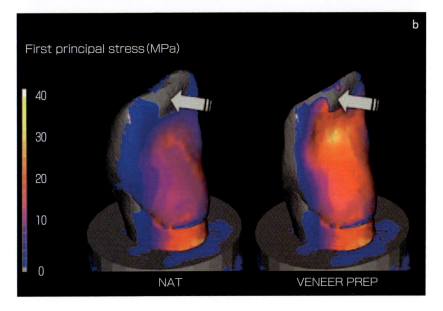

Fig 6 a and b　研究者たちがエナメル質の喪失や支台歯形成で生じる生体力学的な副作用に強い関心をもつようになってから、重要な進歩がみられた。生体力学的な応力・ひずみの分析を行った研究から、①エナメル質の喪失や支台歯形成は歯の歯冠部をより変形しやすくさせる、②歯冠部の変形に対する抵抗性を増すことにより、歯を強化できる、ということなどが明らかとなった。今日では、接着技法が前歯・臼歯いずれにおいても歯冠の剛性を復活させ、同時に残存する硬組織を最大限保存するのに有効であることがわかった（本図は参考文献17より著者の許可のもとで引用・改変）。

ブ大学歯科医学校で約6年間にわたって行われた[20]。目的は、口蓋側部分への直接および間接法によるコンポジットレジン修復処置、それに続く唇側部分へのセラミックによるラミネート修復からなる必要最小限の治療のコンセプト（サンドウィッチアプローチ）の推進である。その結果、2つの異なった修復装置の間に歯質を挟み、隣接面部を含む残存歯質が可及的に保存されるこの方法により修復された12人の酸蝕症患者の6年間の中期的フォローアップに対して70の口蓋側ラミネートベニアと64の唇側ラミネートベニアは審美的・機能的に良好な結果を残した。

2）臼歯の修復法とマテリアルセレクション

　臼歯部においても、全部被覆冠ではより多くの歯質削除を必要とするため、保存的なアプローチとして接着を用いた以下のような修復装置とマテリアルの選択が考えられる。

a. Direct Composite（直接法によるコンポジットレジン修復）

　中程度までの硬組織の喪失と崩壊が適応となる[16]。残存歯質に対してもっとも保存的で修理や再治療が容易な点や、コストの面でアドバンテージがある。一方、適切な解剖学的形態および機能の付与や、審美的なレイヤリングはテクニカルセンシティブでもある。

b. Indirect Composite（間接法によるコンポジットレジン修復）

　より重度の歯質の崩壊による、複雑でアドバンスな症例の歯冠形態や咬合機能の回復に適応できる。Dietschi Dは、ダイレクトとインダイレクトのコンポジットレジン修復を併用する場合、インダイレクトの修復装置をセメンテーションして新しいVDOを作り上げた後に、それらの解剖学的および機能的な基準を参考にして診断用ワックスアップから得られたインデックスなどによりダイレクトコンポジットレジン修復を行うことを推奨している[16]。

c. CAD/CAM Composite Overlay&Onlay（CAD/CAMによりコンポジットレジンブロックをミリングして製作されたオーバーレイおよびオンレー）

　Magne Pは、CAD/CAM（CEREC、デンツプライシロナ）によって製作したポーセレンオーバーレイ（VITA MKⅡ、VITA Zahnfabrik，白水貿易）とコンポジットレジンオーバーレイ（MZ100、Solventum）の疲労強度を比較し、コンポジットレジンオーバーレイのほうが高い疲労抵抗を示すことを明らかにし[21]、その理由としてMZ100の高い摩耗性と低い弾性係数を挙げている。以上のことから、高い咬合力やブラキシズムのような咬合異常習慣の懸念がある患者にはCERECにより製作したコンポジットレジンオーバーレイ（MZ100）は有効だとしている。

d. Monolithic Lithium Disilicate Pressed Ceramics Overlay&Onlay（ニケイ酸リチウムをプレステクニックによって成型したオーバーレイおよびオンレー）

　Fradeani Mは360～400MPaの高い曲げ強度をもつニケイ酸リチウムのモノリシックガラスセラミック（IPS e.max Press、Ivoclar Vivadent）を用い、ステイン法でキャラクタライズされたオーバーレイは適切にエナメル質に接着させることにより0.8～1.0mmの厚みでさえ、臼歯部においても十分な強度と審美性を与えることができると述べている。また、それにより可及的にエナメル質を保存する最小限の歯質削除量による支台歯形成を推奨している[22]。また、Clausen JOらは

Case Presentation：コンベンショナル・ラミネートベニアの集大成

二ケイ酸リチウムで製作されたフルカントゥアのモノリシッククラウンはレイヤリング法で製作されたジルコニアクラウンと比較して高い疲労抵抗性を示したと述べている[23]。このように、二ケイ酸リチウムのモノリシックガラスセラミックの強度的有効性については多くの報告がなされている[24, 25]。

❖6．本項で供覧する症例の概要と治療の流れ

1）初診時

患者は33歳女性。主訴は上顎の両中切歯の菲薄化と歯冠長の短縮で、「このままでは破折してしまうのではないか」と心配して来院された。また、同時に臼歯部の冷水痛および下顎左側第二大臼歯の疼痛も訴えていた。顔貌所見およびリップ・トゥ・トゥースの関係の検査より、インサイザルエッジポジションがややアンダーでスマイルラインと同調していないこと、下顎前歯がやや挺出傾向であることが審美的問題点として抽出された（Fig 7 to 14）。

2）VDOの設定

すでに述べたとおり、酸蝕症における修復治療においては、多くの場合VDOの挙上を必要とする。またVDOの修正についてその予知性が高いことを、Abduo Jら[27]の文献が示している。原則としてVDOの設定に際しては、患者側からの審美性と術者側の機能回復目標の両方を満たすことがもっとも重要である。また、唯一の正しいVDOというものは存在せず、VDOは高度に順応可能なもので試行錯誤しながら行き着く、とSpear Fは述べている。本症例のように、前歯部の咬耗が臼歯部に比較して著しい症例においては、挺出した前歯歯肉の過剰なディスプレイ（露出）を予防する意味でも矯正的圧下かクラウンレングスニングを行って正しい位置に戻してから、獲得できた修復スペースを利用することによりVDOを変えずに治療することができる。しかしながら、本症例では下顎前歯の矯正的圧下が受け入れられなかったため、VDOを挙上してマテリアルスペースを確保することとした。そのための咬合器付着とワックスアップ、およびVDOの決定についてFig15 to 22に示す。

3）前歯部に対する治療計画とその実際

その後のファーストプロビジョナルレストレーションは、ほとんど形成を行わない状況で、VDOを挙上したスペースを利用して咬合器上で製作し、口腔内でテンポラリーボンディングする（Fig23 to 26）。今回、VDOはさほど大きく挙上されていないため、ファーストプロビジョナルレストレーションは薄いものになるので、保険の意味で連結した。

上顎前歯部の修復に関しては、前述したVailati FのACE分類と治療方法を参考

Chapter 3

中等度の酸蝕症に対する低侵襲かつ全顎的な接着修復症例

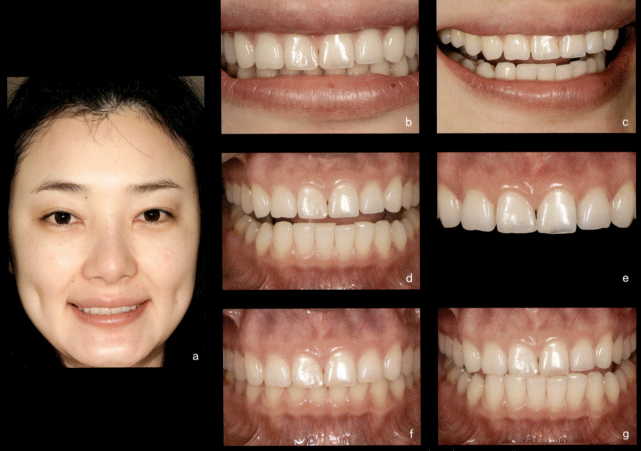

Fig 7 a to g　初診時の顔貌および前歯部唇側面観。eに示す黒バックの写真からも、1|1 と |2 の厚みが薄いことがわかる。また、6前歯にわたって切縁の咬耗がみられ、歯冠長が短くなっている。1|唇側面にはコンポジットレジンによる修復が認められるが、上顎6前歯に隣接面う蝕はみられない。顔貌所見およびリップ・トゥ・トゥースの関係の検査より、インサイザルエッジポジションがややアンダーでスマイルラインと同調していないこと、下顎前歯がやや挺出傾向であることが審美的問題点として抽出された。ジンジバルレベルにはほとんど問題ないが咬合平面がわずかに左上がりであった。1|1 の正中と顔貌の正中は一致しているが、下顎中切歯の正中は左側にシフトしており、その分左側の犬歯関係は2級傾向にある。

Case Presentation：コンベンショナル・ラミネートベニアの集大成

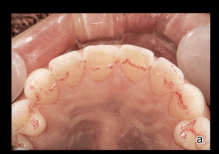
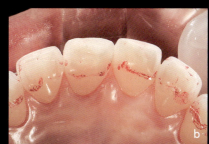
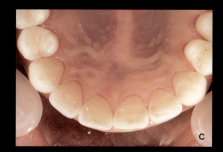
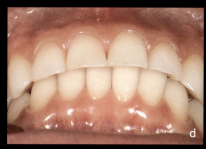

Fig 8 a to d　初診時の上顎前歯部舌面観および接触状態。下顎前歯は、上顎前歯舌面に深く嚙みこんでいる。また、酸蝕症の臨床所見であるカップ状のエナメル質の欠損と対咬関係による光沢のある咬耗面が認められた。

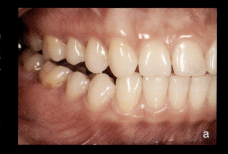
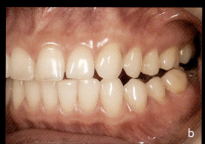

Fig 9 a and b　初診時の左右側方運動時。ジンジバルレベルにはほとんど問題ないが、咬合平面がわずかに左上がりであった。上顎中切歯の正中と顔貌の正中は一致しているが、下顎中切歯の正中は左側にシフトしており、その分左側の犬歯関係は2級傾向にある。

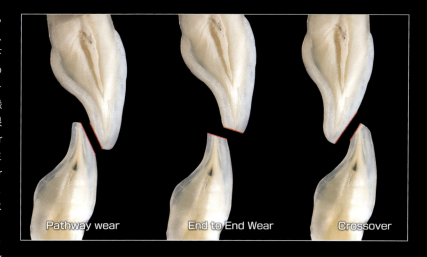

Fig 10　下顎運動時の歯の接触状況を調べることにより、患者の咬合においてガイダンスの経路を読みとることができる。また、上下顎前歯の咬耗により、その患者のもつ経路のパターンを理解できる。限界運動内の咬耗をPathway wear、限界運動ぎりぎりで上下切縁に現れる咬耗はEnd to End Wear、そして限界運動を越えて戻ってくるものをCrossoverとよぶ[17]。本症例においては、その咬耗の生じかたによりPathway to End to End to Wearと診断した。このように限界運動ぎりぎりまでの下顎運動径路をもつ患者を治療する際は干渉を最小限としオーバージェットを大きくしてオーバーバイトを小さくするべきであるとSpear Fは述べている[17]。また、Weinbergは切歯路を10°緩くすることで35％側方咬合力を低下させることができると述べている[26]（本図は参考文献17より作図）。

Chapter 3

中等度の酸蝕症に対する低侵襲かつ全顎的な接着修復症例（続き）

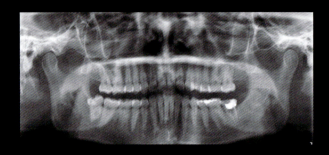

Fig11　初診時パノラマエックス線写真。下顎前歯に挺出が認められる。顎関節に異常はみられなかった。しかし、ゴニアルアングルは張っており、強い咬合力を想像させる。

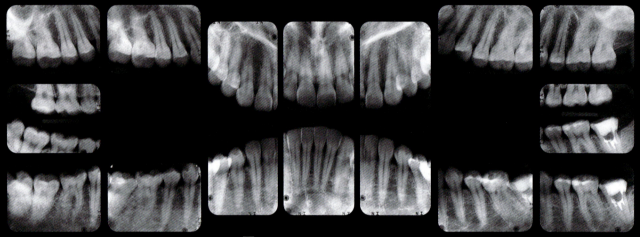

Fig12　初診時16枚法デンタルエックス線写真。7」は歯肉縁下う蝕とパーフォレーションによりホープレスと診断し、8」とともに抜歯とした。それら以外の歯は、すべて有髄歯であるが上下臼歯の隣接面にはう蝕が認められた。なお、とくに大きな歯周病的な問題点は存在しなかった。

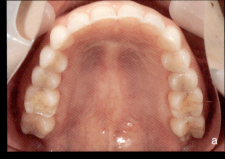
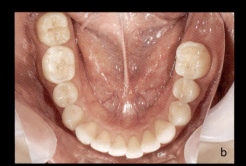

Fig13a and b　初診時の咬合面観。上下咬合面観。7」は緊急処置としてすでに抜歯されている。上下臼歯部咬合面にも修復装置の脱落や酸蝕、咬耗が広範囲に認められた。下顎前歯にやや叢生がみられるものの、大きな歯の位置異常はみられなかった。

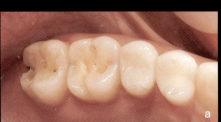
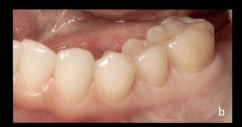

Fig14a and b　初診時の上顎右側臼歯部および下顎左側臼歯部。上顎の大臼歯部には、充填物の脱離、咬耗、チップ、隣接面の比較的大きなう蝕がみられた。同様に、下顎の臼歯咬合面にも酸蝕と咬耗が認められる。

Case Presentation：コンベンショナル・ラミネートベニアの集大成

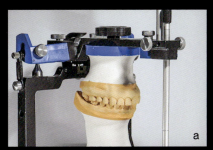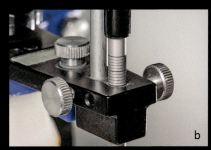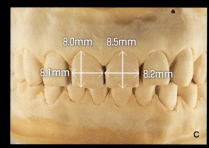

Fig15a to c　顆頭安定位で患者の模型を咬合器に装着する。この時点で再現性のあるジョイント・ポジションが求められていなければならない。術前の上顎の中切歯の長径は左側が8.5mm、右側が8.0mmで、幅径はそれぞれ8.2mmと8.1mmであった。

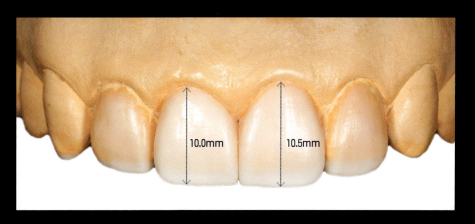

Fig16　前歯部のワックスアップと上顎切歯の審美的評価。ワックスを用いて、上顎の模型に理想的上顎中切歯切縁の位置を確立する。安静時とスマイル時の上顎中切歯と上唇の位置を評価することで求められる。また、一般的な歯冠長の平均値や、トゥースプロポーションなども参考にする。

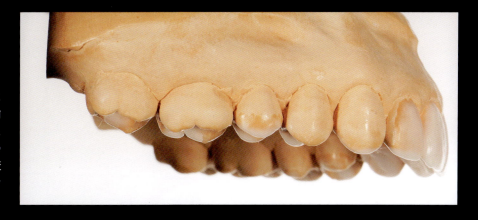

Fig17　上顎模型の切歯口蓋側にワックスを用いて修正を行い、前歯修復装置のマテリアルスペースを確保する。次に上顎臼歯部のワックスによる修正を、適正な咬合平面設定と審美的ガイドラインに則って行う。

Chapter 3

中等度の酸蝕症に対する低侵襲かつ全顎的な接着修復症例（続き）

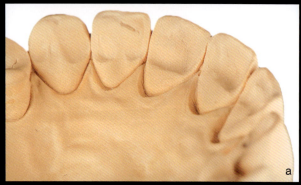
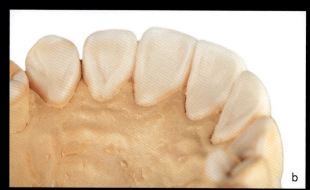

Fig18a and b　上顎前歯舌面豊隆を調整する。この際、切歯路を急峻でなく緩やかに設定することが重要である。

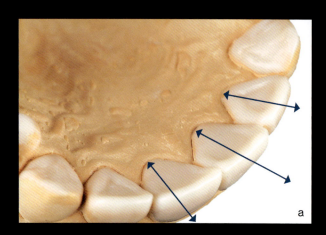
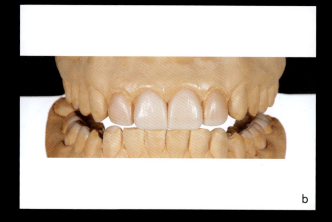
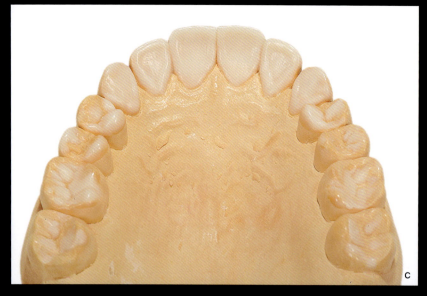

Fig19a to c　前歯部および臼歯部のワックスアップ。アンテリア・ガイダンスつまりオーバージェットは大きめに設定する（a）。オーバーバイトは浅めに設定する。前歯部のガイド角を10°減ずると、側方力は35％軽減される。下顎前方運動時のエッジ・トゥー・エッジポジションのPathways of guidanceを設定する（b）。また、垂直方向の荷重がもたらすストレスは水平方向の荷重によるものにくらべ5倍少ないという報告もある。もし必要であれば、上顎臼歯部のワックスによる修正も適正な咬合平面設定および審美的ガイドラインに則って行う（c）。ミューチュアリープロテクティッドオクルージョンを付与し、偏心運動時には臼歯部を離開させるようにする。

Case Presentation：コンベンショナル・ラミネートベニアの集大成

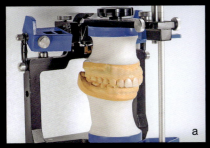 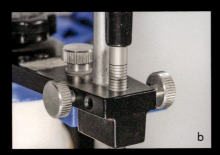 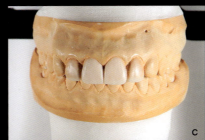

Fig20a to c 　咬合器を閉じて、VDOが決定される。

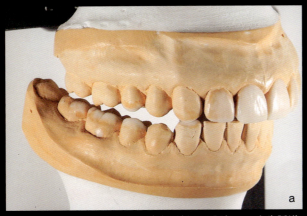 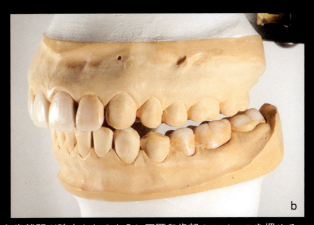

Fig21a and b 　前歯と臼歯の咬合関係を再評価し、犬歯誘導による臼歯離開が確立されるように下顎臼歯部のスペースを埋める。中心位で最大咬頭嵌合させワックスアップを終了する。

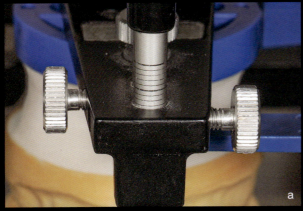 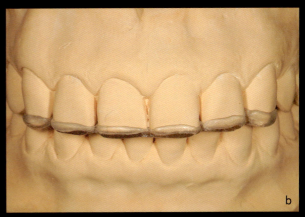

Fig22a and b 　同じ咬合器に装着された初期模型のVDOをワックスアップのVDOに挙上・変更し、前歯部のインデックスをシリコーンおよびレジンにて製作する。このインデックスを利用して、咬合器上で作られたプロビジョナルレストレーションを口腔内にトランスファーし、テストドライブにて審美と機能の再評価を行いクロスマウントとカスタムインサイザルガイドテーブルを用いて最終修復装置の製作へと移行する。

Chapter 3

中等度の酸蝕症に対する低侵襲かつ全顎的な接着修復症例（続き）

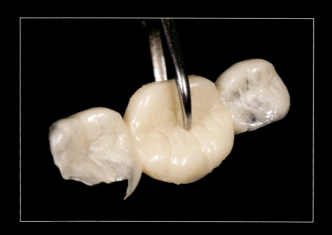

Fig23 ファーストプロビジョナルレストレーションは、ほとんど形成を行わない状況で、VDOを挙上したスペースを利用して、咬合器上でプロビジョナルレストレーションを製作し、口腔内でテンポラリーボンディングする。今回、VDOはさほど大きく挙上されていないため、ファーストプロビジョナルレストレーションは薄いものになるので、連結した。

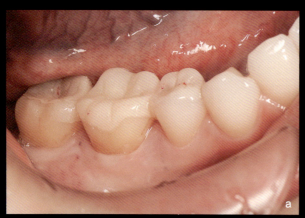
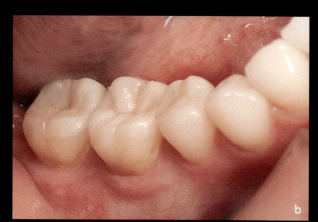

Fig24a and b　ファーストプロビジョナルレストレーション装着時(a)、およびセカンドプロビジョナルレストレーション装着時(b)の下顎右側臼歯部。VDOを挙上した当初は、逆に筋の活性が高まるため、プロビジョナルレストレーションの破折が起こりやすい。初期の段階では修理を行うことも多いが、数回のプロビジョナルレストレーションの修理を経て、患者が与えられたVDOにおける顎位を受け入れられた状況で安定するのを待って、個々の歯の最終支台歯形成とプロビジョナリゼーションが行われた。

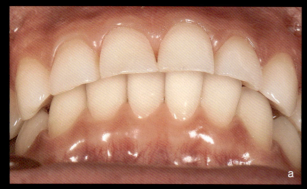
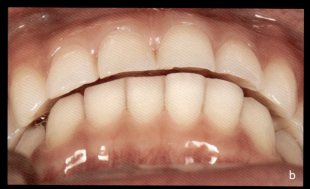

Fig25a and b　aは初診時、bは最終印象採得前の上顎口蓋側面のプロビジョナルラミネートベニアを撤去した状態。舌側のスペースから、VDOが挙上されていることがわかる（aはFig 8 dより再掲）。

Case Presentation：コンベンショナル・ラミネートベニアの集大成

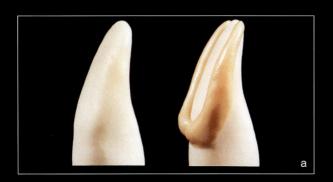

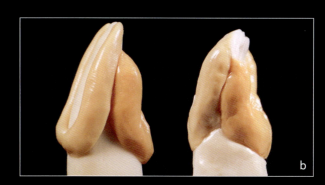

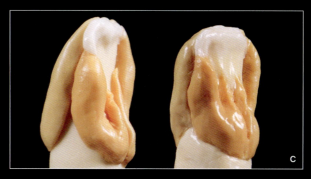

Fig26a to c　最終修復方法については、すでに減少している歯の構造を、VDOの増加により与えられた咬合面、切縁間距離の中で可能な限り保存することに努力を払うものでなければならない。本図のように歯のフレスチャーコントロールに重要な厚いエナメル質が前歯唇側や隣接面部には存在するため、可及的にこれらの保存を考える必要がある。

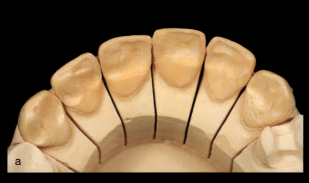

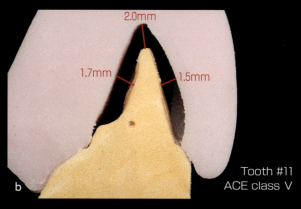

Tooth #11
ACE class V

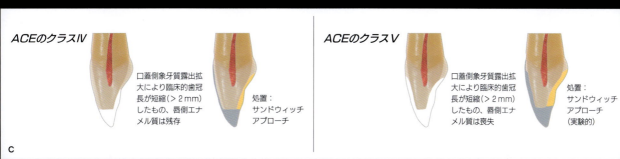

ACEのクラスIV　口蓋側象牙質露出拡大により臨床的歯冠長が短縮（＞2mm）したもの、唇側エナメル質は残存　処置：サンドウィッチアプローチ

ACEのクラスV　口蓋側象牙質露出拡大により臨床的歯冠長が短縮（＞2mm）したもの、唇側エナメル質は喪失　処置：サンドウィッチアプローチ（実験的）

Fig27a to c　そこで、本症例の上顎前歯部の修復は前述したVailati FのACE分類と治療方法を参考にして、口蓋側部分への間接法によるコンポジットレジン修復処置、それに続いて唇側部分への長石系陶材によるラミネートベニア修復からなる必要最小限の治療コンセプトにより行うこととした。2つの異なった修復装置（サンドウィッチアプローチ）の間に歯質を挟み隣接面部を含む残存歯質が可及的に保存される方法である。

中等度の酸蝕症に対する低侵襲かつ全顎的な接着修復症例（続き）

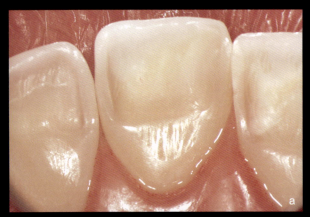
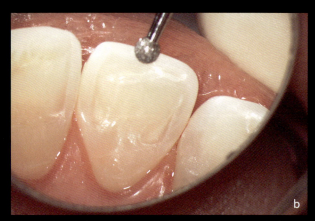

Fig28a and b　上顎前歯舌面の形成については、Fig27からもわかるとおり鋭縁を丸める程度の形成にとどめる。VDOを挙上したためスペースが十分であることと、歯質のさらなる削合を避けるためである。マイクロスコープによる拡大視野のもとですべての支台歯形成は行われた。

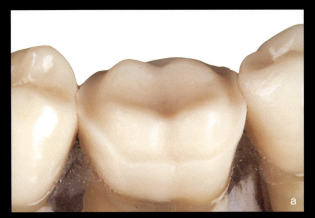
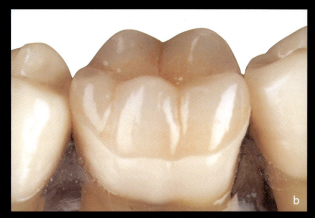

Fig29a and b　臼歯部においては、全部被覆冠ではより多くの歯質削除量を必要とするため、侵襲の高い治療方法を避け生活歯の状態を維持するために接着による保存的な治療法を選択する。本症例においては臼歯は二ケイ酸リチウムによるプレステクニックで成形したオーバーレイおよびオンレーをマテリアルセレクションした。

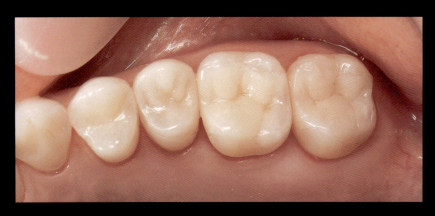

Fig30　プロビジョナルレストレーションが装着された臼歯部。

Case Presentation：コンベンショナル・ラミネートベニアの集大成

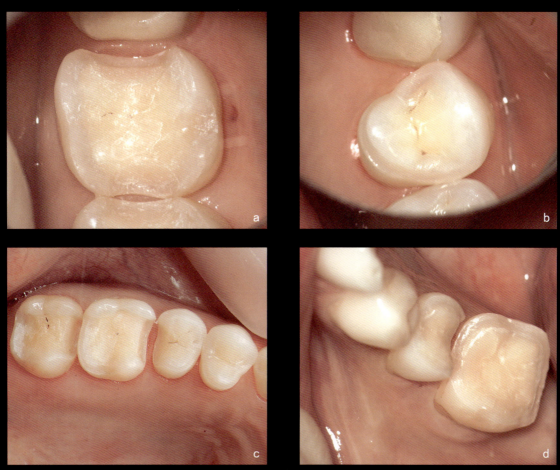

Fig31a to d　臼歯部の支台歯形成も、マイクロスコープによる拡大視野下で慎重に行う。bは|4 の形成後（オクルーザルベニア）。歯質をほとんど削除していないことがわかる。舌側にミニマムなシャンファーと、頰側にそれよりshallowなシャンファーを与えている。

Chapter 3

中等度の酸蝕症に対する低侵襲かつ全顎的な接着修復症例（続き）

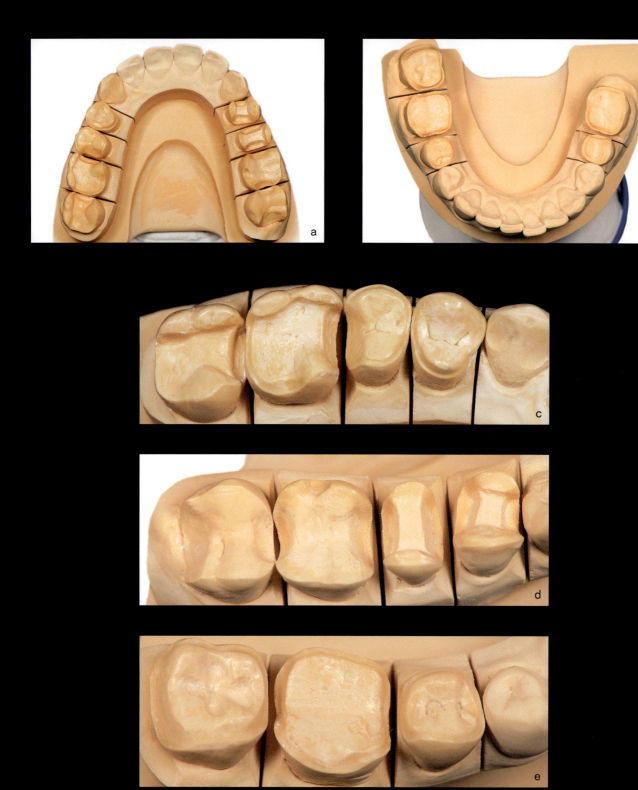

Fig32a to e　超硬石膏による最終作業用模型で支台歯形成を評価した。連続的で精密なフィニッシュラインと、歯質をできるかぎり保存するコンサバティヴな支台歯形成が行われたことがわかる。マイクロスコープを使用した拡大視野のもとで支台歯形成することと、筆者は今回の支台歯形成には超音波を利用したインストゥルメントを用いた。

Case Presentation：コンベンショナル・ラミネートベニアの集大成

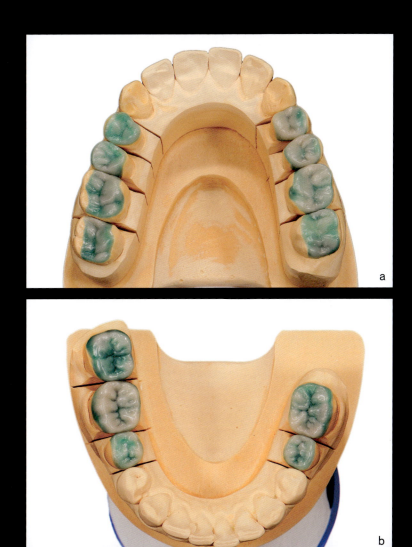

Fig33a and b　本症例の最終修復装置にはニケイ酸リチウムのIPS e.max Press（Ivoclar Vivadent）を用いた。プレステクニックのためのワックスアップを示す。

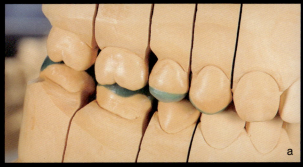 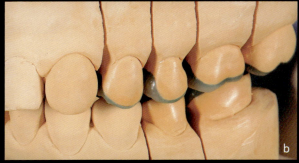

Fig34a and b　同、側方面観。本図より、修復装置の厚みが最小限であることがわかる。マテリアルの厚みは0.8〜1.2mm程度に設定している。

Chapter 3

中等度の酸蝕症に対する低侵襲かつ全顎的な接着修復症例（続き）

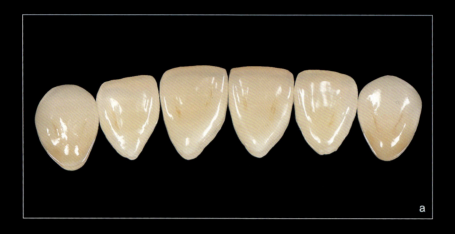

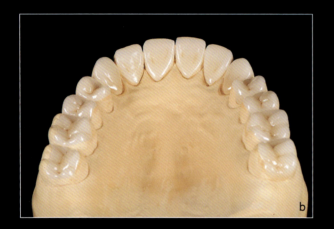

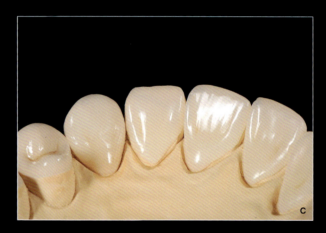

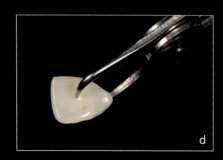

Fig35a to d　前歯口蓋側面の最終修復装置。両側犬歯部はニケイ酸リチウム、ほかは間接法によるハイブリッドレジンによるラミネートベニアである。その理由としては、かなり歯髄が近いことが予測されるため、将来歯髄に問題が生じた場合の根管治療などのリペアビリティと、修復装置間の接着が容易であることから選択された（歯科技工担当：片岡繁夫氏〔大阪セラミックトレーニングセンター〕）。

Case Presentation：コンベンショナル・ラミネートベニアの集大成

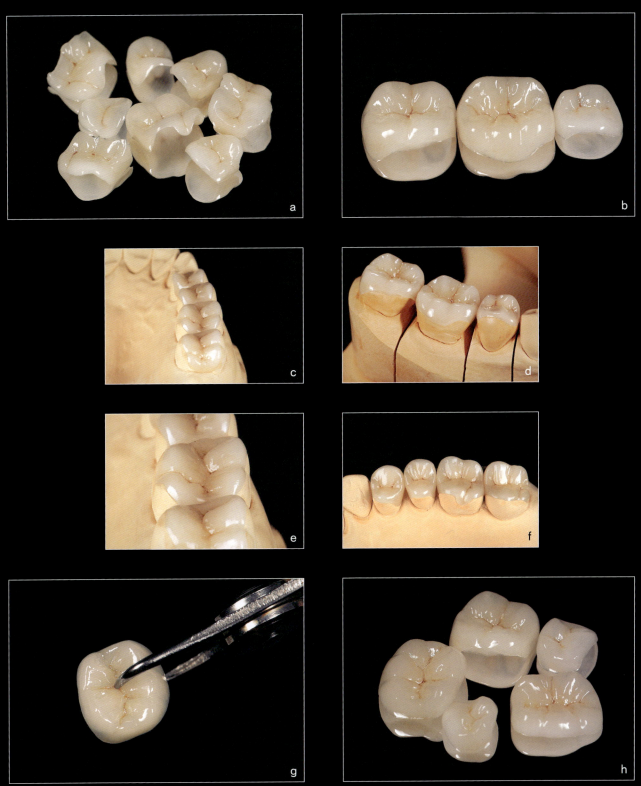

Fig36a to h　同じく、臼歯部の最終修復装置。材料はすべて二ケイ酸リチウムである。咬合はいわゆるfreedom in centricとし、咬合力が垂直方向にかかるよう意図した[28]。

Chapter 3

中等度の酸蝕症に対する低侵襲かつ全顎的な接着修復症例（続き）

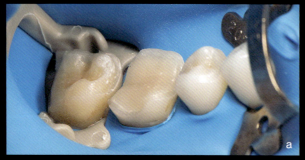
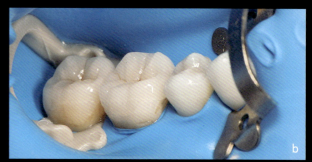

Fig37a and b　セラミックの接着においては必ずラバーダムを使用し、口腔内の湿度を遮断した状況で操作することが必須である。

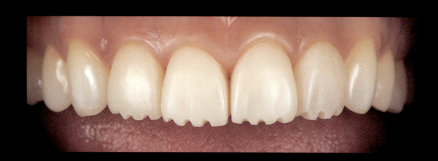

Fig38　上顎4前歯の支台歯形成。支台歯形成は、最終的なプロビジョナルレストレーションを審美・機能を再評価したモックアップに見立て、プロビジョナルレストレーションから必要な形成量のガイドグルーブを付与して行った。本図は切縁のガイドグルーブ形成後。

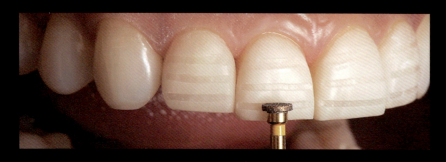

Fig39　同じく、唇面のガイドグルーブ形成。

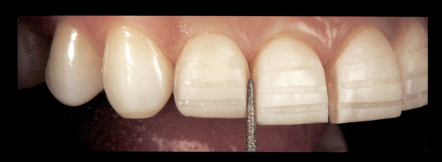

Fig40　同じく、隣接面の形成。

Case Presentation：コンベンショナル・ラミネートベニアの集大成

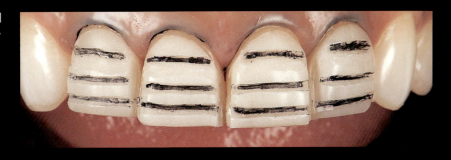

Fig41　モックアップから形成し、唇側のガイドグルーブの最深部にマーキングを行った。

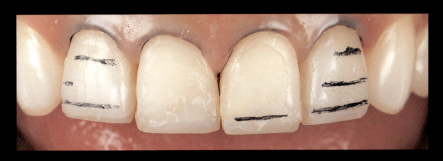

Fig42　支台歯形成を進め、モックアップを撤去した状態。とくに中切歯部において、歯質のさらなる形成はほとんど必要ないことがわかる。

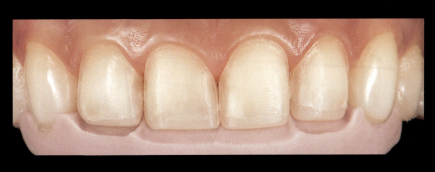

Fig43　診断用ワックスアップから製作したシリコーンインデックスを用い、最終的な支台歯形成量を確認する。

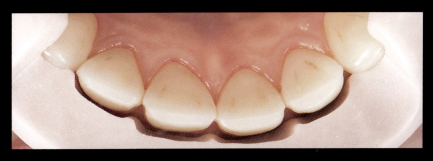

Fig44　同じく、唇面の支台歯形成量を確認。この段階で、口蓋側のラミネートベニアは装着してある。

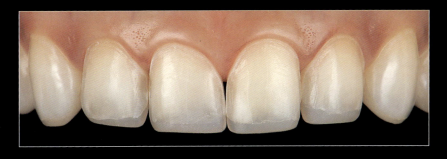

Fig45　最終的な前歯唇側ラミネートベニアの支台歯形成完了時。

Chapter 3

中等度の酸蝕症に対する低侵襲かつ全顎的な接着修復症例（続き）

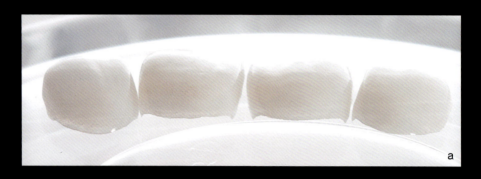

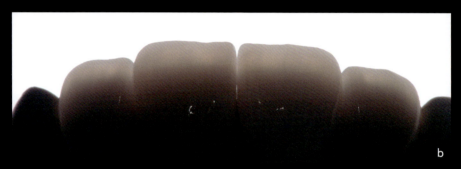

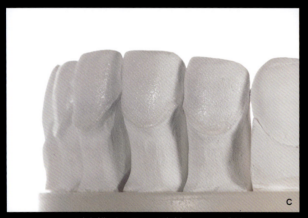
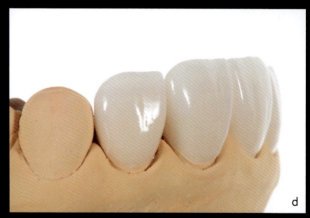

Fig46a to d　耐火模型と長石系陶材によって製作された唇面のポーセレンラミネートベニア。その光透過性がもたらす自然感と審美性は、かねてより評価されてきた。

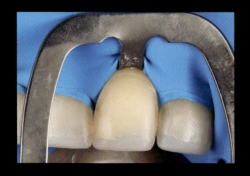

Fig47　装着時。前歯部においても臼歯部と同様、ラバーダムによる防湿下でセメンテーションを行う。

Case Presentation:コンベンショナル・ラミネートベニアの集大成

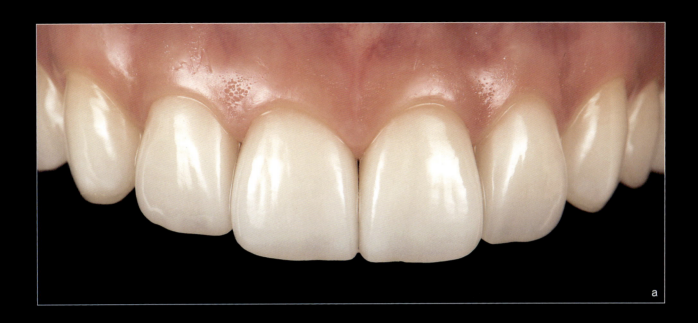

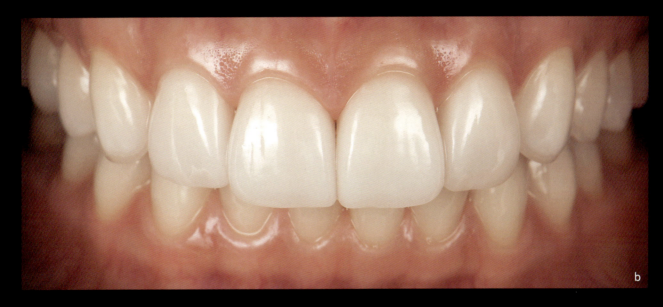

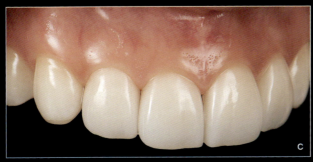

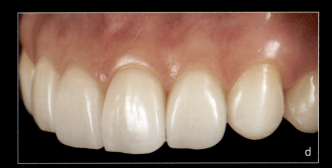

Fig48a to d　最終修復装置装着時。

Chapter 3

中等度の酸蝕症に対する低侵襲かつ全顎的な接着修復症例（続き）

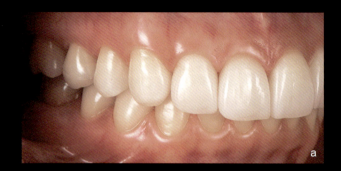
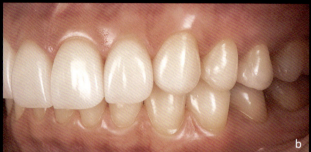
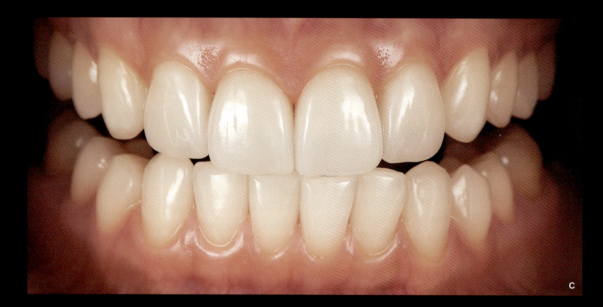
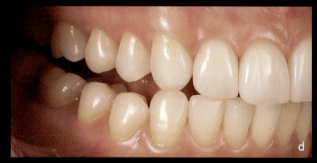
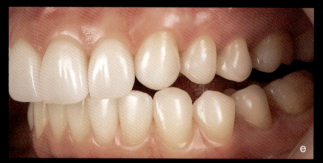

Fig49a to e　VDOの挙上と咬合平面の適正化、そしてミューチュアリープロテクティッドオクルージョンが付与された。

Case Presentation：コンベンショナル・ラミネートベニアの集大成

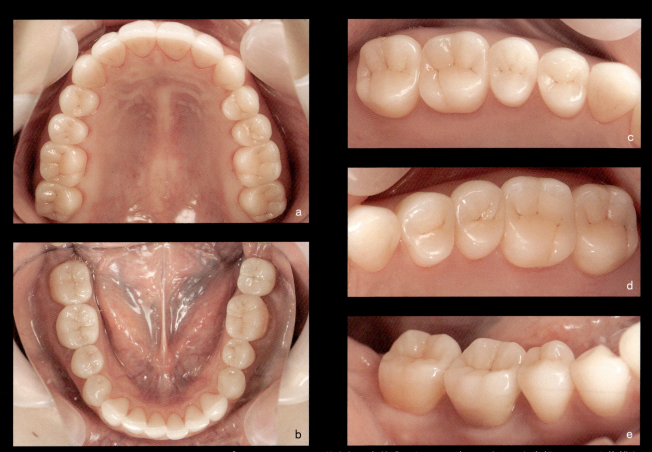

Fig50a to e　咬合面観。サンドウィッチアプローチによっても前歯部の自然感はきわめて高い。また、臼歯部においても複雑な技工作業を必要としないプレステクニックにて最大限の機能と形態が得られている。

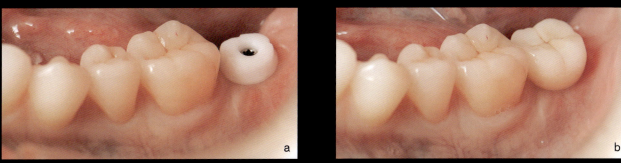

Fig51a and b　「7部のインプラントにはジルコニア製カスタムアバットメントを装着し、上部構造はニケイ酸リチウムによるモノリシッククラウンとした。

Chapter 3

中等度の酸蝕症に対する低侵襲かつ全顎的な接着修復症例（続き）

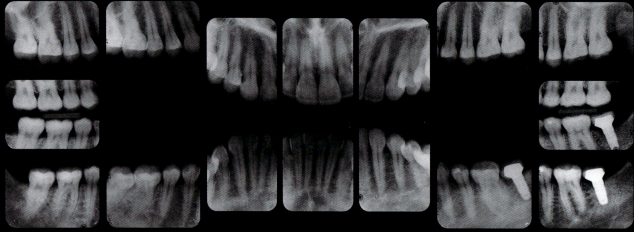

Fig52　治療終了時16枚法デンタルエックス線写真。

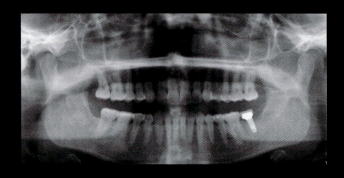

Fig53　治療終了時パノラマエックス線写真。咬合平面の適正化が図られている。

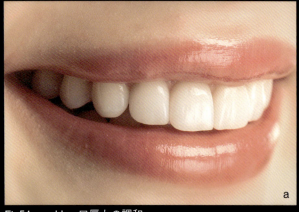
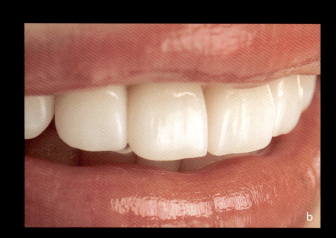

Fig54a and b　口唇との調和。

Case Presentation：コンベンショナル・ラミネートベニアの集大成

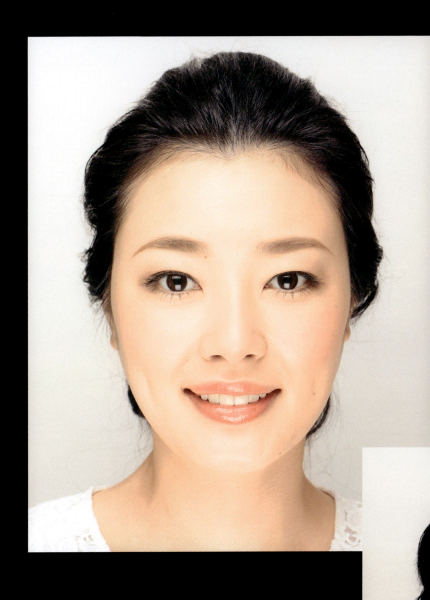

Fig55a and b　顔貌との調和。

Chapter 3

中等度の酸蝕症に対する低侵襲かつ全顎的な接着修復症例(続き)

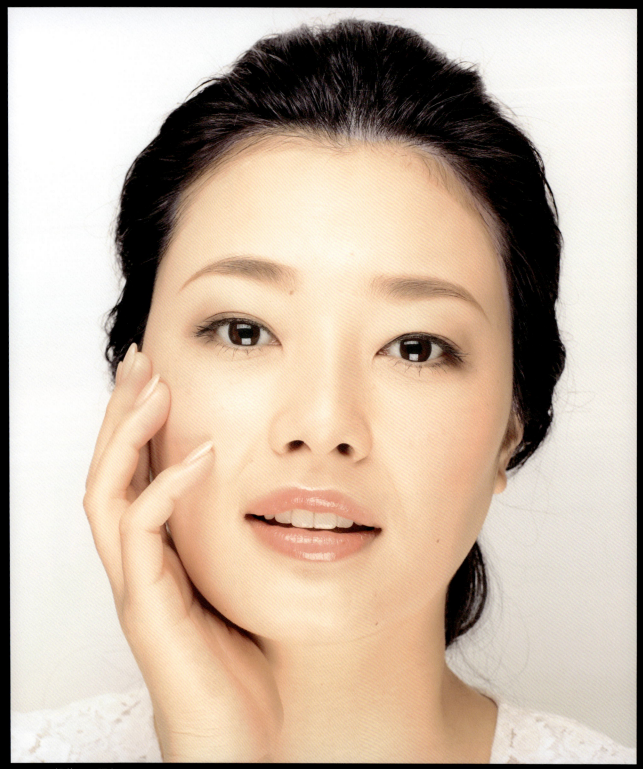

Fig55c　顔貌との調和。

Case Presentation：コンベンショナル・ラミネートベニアの集大成

にして、口蓋側部分への間接法によるコンポジットレジン修復処置、それに続いて唇側部分への長石系陶材によるラミネートベニア修復からなる必要最小限の歯質削除量による治療コンセプトにより行うこととした。2つの異なった修復装置（サンドウィッチアプローチ）の間に歯質を挟み隣接面部を含む残存歯質が可及的に保存される方法である（Fig27）。その後はMIのコンセプトに則り、マイクロスコープによる拡大視野下で可及的に歯質削除量の少ない支台歯形成を行う[29]（Fig28 to 31）。Fig32の超硬石膏による模型からは、超硬石膏による最終作業用模型で支台歯形成を評価した。連続的で精密なフィニッシュラインと、歯質をできるかぎり保存するコンサバティヴな支台歯形成が行われたことがわかる。オールセラミック時代の支台歯形成において、回転切削器具に加えて超音波などの振動系インスツルメントによるフィニッシュラインの仕上げはより高精度な支台歯形成に役立つと考える（Chapter 5参照）。それにより、歯肉縁上に長いマージンを有する間接法のセラミック部分修復においては、マージン部の経年的な変色・劣化を防ぐことができる[30]。

4）臼歯部に対する治療計画とその実際

　その後、臼歯部は二ケイ酸リチウムのIPS e.max Press（Ivoclar Vivadent）で製作するため、そのためのワックスアップを行った（Fig33 and 34）。臼歯部のテーブルトップラミネートベニアとして、きわめて薄く製作できる点は有利である。臼歯部においては、全部被覆冠ではより多くの支台歯形成量を必要とするため[23]、侵襲の高い治療法を避け生活歯の状態を維持するために接着による保存的な治療法を選択し、本症例においてはプレスセラミックで成型したモノリシックのIPS e.max Pressによるオーバーレイおよびオンレーを選択した。0.8～1.2mmの厚さでも、エナメル質に接着させることで十分な強度を発揮するとFradeani Mは述べている[22]。

5）修復装置の完成（上顎前歯口蓋側ベニアおよび臼歯オクルーザルベニア）

　完成した修復装置をFig35 and 36に示す。上顎前歯部のマテリアルセレクションは、両側中切歯と側切歯は唇側は耐火模型法による長石系のポーセレンラミネートベニア、口蓋側はハイブリッドレジンの間接法によるラミネートベニアとした。口蓋側にハイブリッドレジンを用いた理由は、適度な弾性をもつこと、歯髄がかなり近いことが予想されるため、将来的に歯内療法が必要となった場合のリペアビリティー、そして修復装置間の接着操作性が優れているなどの理由が挙げられる[11, 14]。両側の犬歯は、唇側のエナメル質にあまりダメージがみられなかったため、口蓋側と尖頭の咬耗の部分のみをカバーするパラタルラミネートベニアをモノリシックの二ケイ酸リチウムで製作した。装着は必ずラバーダムによる防湿下で行う（Fig37）。

6）前歯部の最終支台歯形成

臼歯部および舌面の修復装置を装着後、引き続き前歯部の最終支台歯形成に入った（Fig38 to 45）。ここでも拡大視野下で、かつモックアップやシリコーンインデックスを活用して必要最小限の歯質削除に努める。完成した、唇面の長石系陶材を用いた耐火模型法によるラミネートベニアをFig46に示す。装着にあたっては、臼歯部と同様に防湿が必須である（Fig47）。

7）最終修復装置装着（上顎前歯唇側ラミネートベニア）

最終修復装置装着時の状況をFig48 to 55に示す。前歯部の圧下によらず、臼歯部の修復によるVDOの挙上という治療戦略で、最大の結果が得られている。エックス線写真（Fig52 and 53）からも、咬合平面の適正化が図られていることがわかる。VDO、歯列、そしていずれもが口唇および顔貌と調和していることが見て取れる。

❖本項のまとめ

酸蝕症の患者は病識が薄く、治療に踏み切るタイミングが遅くなる場合が多い。しかし幸いにも、本症例の患者においてはインフォームドコンセントのもとで、治療を行わないことのリスク（咬合の崩壊や歯髄へのダメージなど）を理解していただき、疾患の原因を改善するための努力（胃酸の逆流に対しての胃腸科への通院や、フッ化物製剤の使用、ブラキシズムに対するマウスピースの使用）もなされた。その上で、現在でもメインテナンスを継続している。

患者は歯科に対する専門家ではないため、本項で示したような術者のスキルやテクニックを十分には理解しないし、それは当然のことである。審美修復治療を希望する患者にとっては、治療によって得られる美しい口元と、それがもたらす充実した生活がすべてなのだ。審美修復に携わる術者には、バックボーンとして豊富な知識とテクニックを秘めながら、患者にはむしろエモーショナルに、美しく回復された口元とともにある暮らしの素晴らしさを伝え、語り合い、ともに作り上げていくスキルが必要なのではないだろうか。Coachman Cが"Emotional Dentistry"というキャッチフレーズを最近多く用いている[31]が、それがうわべだけの言葉でないことを筆者も痛感する。エモーションがあってこそ、本稿で示した最新の術式が生きてくるのであるから。

参考文献

1. Baradlsey PF. The evaluation of tooth wear indices. Clin Oral Investig 2008；12 Suppl 1：S15-9.
2. Van't Spijker A, Rodriguez JM, Kreulen CM, Bronkhorst EM, Bartlett DW, Creugers NH. Prevalence of tooth wear in adults. Int J Prosthodont 2009；22(1)：35-42.
3. Lussi A, Jaeggi T. Erosion--diagnosis and risk factors. Clin Oral Investig 2008；12 Suppl 1：S5-13.
4. O'Brien M. Children's Dental Health in the United Kingdom 1993. London: HMSO, 1994.
5. El Aidi H, Bronkhorst EM, Truin GJ. A longitudinal study of tooth erosion in adolescents. J Dent Res 2008；87(8)：731-5.
6. Luusi A, Hellwig E, Zero D, Jaaeggi T. Erosive tooth wear: diagnosis, risk factors and prevention. Am J Dent 2006；19(6)：319-25.
7. Zero DT, Lussi A. Erosion-chemical and biological factors of importance to the dental practitioner. Int Dent J 2005；55(4 Suppl 1)：285-90.
8. Lussi A, Jaeggi T, Zero D. The role of diet in the aetiology of dental erosion. Caries Res 2004；38(Suppl 1)：34-44.
9. Lavigne GJ, Khoury S, Abe S, Yamaguchi T, Raphel K. Bruxism physiology and pathology: an overview for clinicians. J Oral Rehabil 2008；35(7)：476-94.
10. Bartlett DW, Blunt L, Smith BGN. Measurement of tooth wear in patients with palatal erosion. Br Dent J 1997；182(5)：179-84.
11. Vailati F, Belser UC. Classification and treatment of the anterior maxillary dentition affected by dental erosion. Int J Periodontics Restorative Dent 2010；30(6)：559-71.
12. Dietschi D, Argente A. A Comprehensive and conservative approach for the restoration of abrasion and erosion. Eur J Esthet Dent 2011；6(1)：20-33.
13. Spear F, Kinzer G(著), 市川哲雄, 後藤崇晴(訳). 咬合高径の設定へのアプローチ. (In.)Cohen C(編). インターディシプリナリー治療計画 改訂版. 東京：クインテッセンス出版, 2010：213-45.
14. Spear F. Facially generated treatment planning WF. Scottsdale: Spear education, 2005.
15. Magne P, Magne B, Belser UC. Adhesive restorations, centric relation, and the Dahl principal: Minimally invasive approaches to localized anterior tooth erosion. Eur J Esthet Dent 2007；2(3)：260-73.
16. Dietschi D, Argente A. A Comprehensive and conservative approach for the restoration of abrasion and erosion. Part II Clinical procedure and case report. Eur J Esthet Dent 2011；6(2)：142-59.
17. Magne P, Tan DT. Incisor compliance following operative procedure; a rapid 3-D finite element analysis using Micro-CT data. J Adhes Dent 2008；10(1)：49-56.
18. Magne P, Douglas WH. Porcelain veneers: Dentin bonding optimization and biomimetic recovery of the crown. Int J Prosthodont 1999；12(2)：111-21.
19. Magne P, Kim TH, Cacione D, Donovan TE. Immediate dentin sealing improves bond strength of indirect restorations. J Prosthet Dent 2005；94(6)：511-9.
20. Vailati F, Gruetter L, Belser UC. Adhesively restored anterior maxillary dentitions affected by severe erosion: up to 6-year results of a prospective clinical study. Eur J Esthet Dent 2013；8(4)：506-30.
21. Magne P, Knezevic A. Simulated fatigue resistance of composite resin versus porcelain CAD/CAM overlay restorations on endodontically treated molars. Quintessence Int 2009；40(2)：125-33.
22. Fradeani M, Barducci G, Bacherini L, Brennan M. Esthetic rehabilitation of a severely worn dentition with minimally invasive prosthetic procedure (MIPP). Int J Periodontics Restorative Dent 2012；32(2)：135-47.
23. Clausen JO, Abou Tara M, Kern M. Dynamic fatigue and fracture resistance of non-retentive all-ceramic full coverage molar restorations. Influence of ceramic material and preparation design. Dent Mater 2010；26(6)：533-8.
24. Guess PC, Zavanelli RA, Silva NR, Bonfante EA, Coelho PG, Thompson VP. Monolithic CAD/CAM lithium disilicate versus veneered Y-TZP crowns: Comparison of failure modes and reliability after fatigue. Int J Prosthodont 2010；23(5)：434-42.
25. Vailati F, Brugera A, Belser UC. Minimally invasive treatment of initial dental erosion using pressed lithium disilicate glass-ceramic restorations: A case report. QDT 2012；35：65-78.
26. Weinberg LA. Reduction of implant loading using a modified centric occlusal anatomy. Int J Prosthodont 1998；11(1)：55-69.
27. Abduo J. Safety of increasing vertical dimension: A systematic review. Quintessence Int 2012；43(5)：369-80.
28. Esquive-Upshow JF, Anusavice KJ. Ceramic design concepts based on stress distribution analysis. Compend Contin Educ Dent 2000；21(8)：649-52, 54.
29. 大河雅之. ボンデッドポーセレンレストレーションにおけるマイクロスコープの有効性. (In.)平田哲也(編集委員長). ザ・クインテッセンス別冊 マイクロデンティストリーイヤーブック2011. 東京：クインテッセンス出版, 2011.
30. Massironi D, Pascetta R, Romeo G. Precision in dental esthetics; Clinical and laboratory procedures. Chicago: Quintessence Publishing, 2007：126-41.
31. Coachman C. Emotional dentistry. The 24th International symposium on ceramics. June 6-8, 2014; Hollywood, L.A. CA.

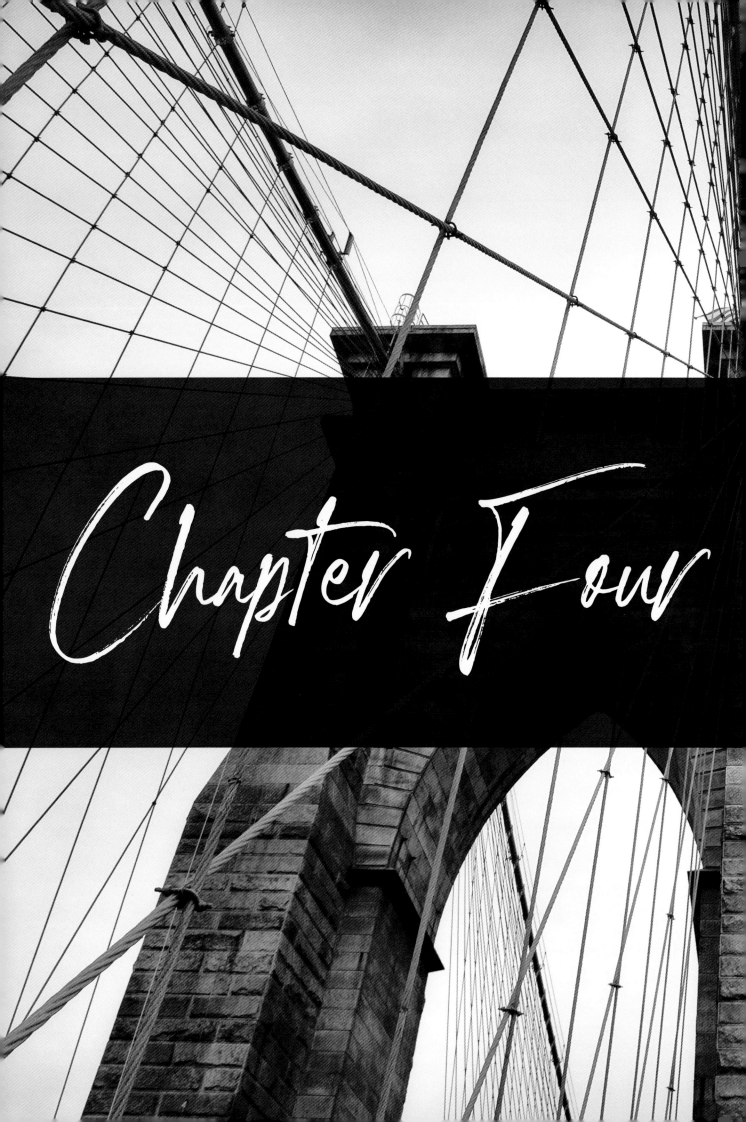

Chapter Four

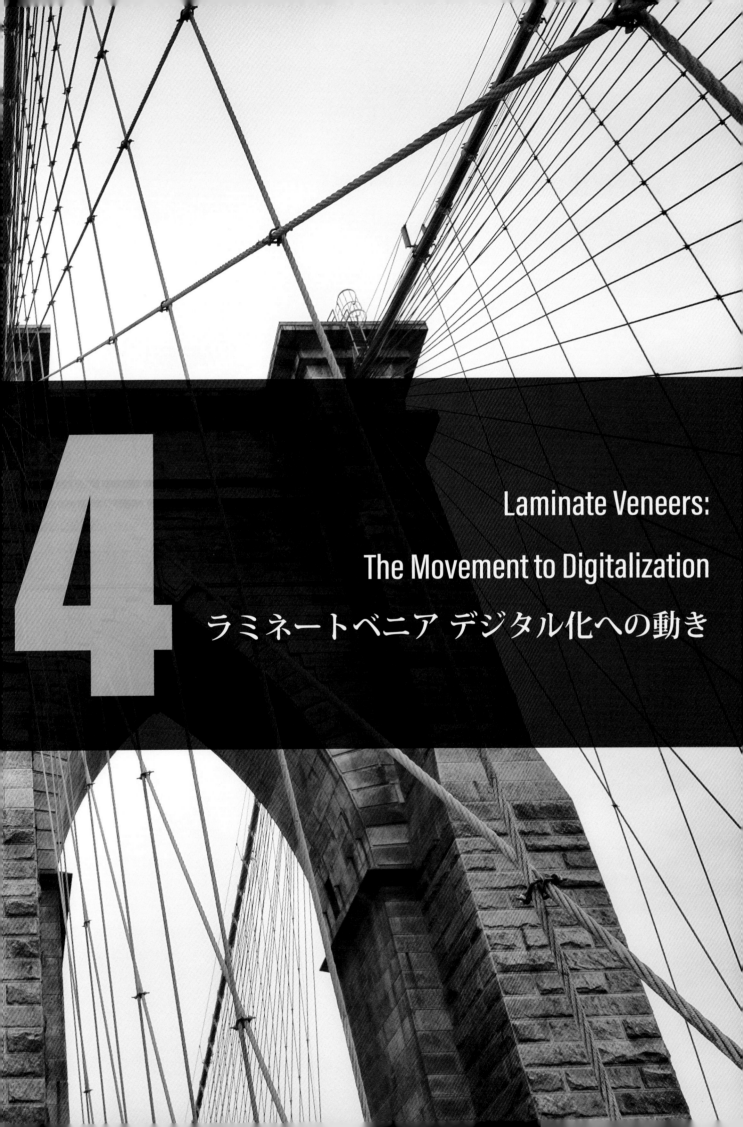

4

Laminate Veneers:
The Movement to Digitalization
ラミネートベニア デジタル化への動き

Chapter 4

Laminate Veneers:
The Movement to Digitalization
ラミネートベニア デジタル化への動き

❖ 1. はじめに

1）これからはラミネートベニアにおいてもデジタルの応用が必須

　ここまでは、コンベンショナルなラミネートベニアについて、筆者が20年あまりにわたって取り組んできた内容を示してきた。繰り返し述べているとおり、エナメル質を可及的に保存することは接着のクオリティやトゥースフレスチャーコントロールの確保に直結する。そのために筆者は、多角的に予後を考慮した支台歯形態をマイクロスコープ下で精密に付与し、たとえば歯肉縁上マージンとした症例においても高い予知性を確保してきた。褐線の発生やラミネートベニアの破折もきわめて少ない。高いスキルをもつ歯科技工士の方々の助けもあり、筆者の臨床はある意味完成されたものと思ってきた。

　しかし、歯科のどの分野にもパラダイムシフトは起こってきた。これには、病因論の変化やインプラントの普及、そしてMI概念の導入と接着の信頼性向上にともなうラミネートベニアの普及などが数えられるが、これに加えて近年ではデジタルデンティストリーの進化を抜きに歯科を語ることはできなくなってきた。ラミネートベニアとのデジタルとの親和性は低いように感じられる読者も多いと思われるが、筆者もかつてはそのひとりであった。その適合や審美性に関し、「匠の技」が入っていればいるほど質の高いラミネートベニアが提供できるものと信じてきた。

　こうした中、「これからはラミネートベニアにおいてもデジタルの応用が必須である」という、筆者の師である山﨑長郎先生（日本臨床歯科学会理事長、東京都開業）のアドバイスもあり、筆者もデジタル技術を用いたラミネートベニアの領域に足を踏み入れることとなった。以下、デジタルラミネートベニアの材料学的側面、CAD/CAMにより製作されるラミネートベニアの精度、適合および加工性、また筆者が考案したアナログ内面適合補正法（AISCM、Analog Inner Surface Correction Method）などについて詳説していきたい。

2012年までのCERECシステムの歴史

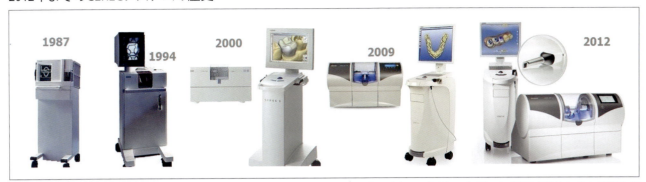

Fig 1　1987年の初代CERECから、2012年のCEREC ACに至るまでの歴史。当初はデジタルを用いた歯科医療はまだまだ適合が悪く現実的ではないと思われてきたが、絶え間ない技術革新の成果によって、この10年ほどの間に急速に私たちの日常臨床の中にも入り込んでくるようになってきた。

現在日常的に用いられているデジタル関連機器

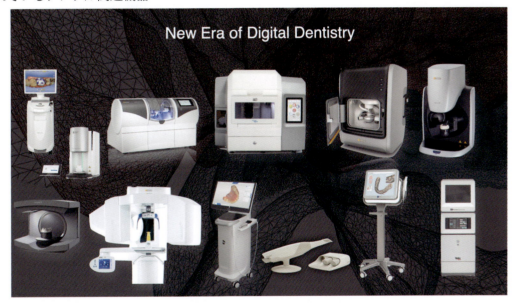

Fig 2　現在では多数のデジタル関連機器が日常的に用いられている。

❖ 2．Materials in Digital Ceramic Restorations

1）CAD/CAMラミネートベニアの予後が蓄積されつつある現在

　1980年代後半に最初のCEREC 1（Siemens、当時）がリリースされて以来、デジタル技術が歯科医療に導入されはじめた。当初はデジタルを用いた歯科医療はまだまだ適合が悪く現実的ではないと思われてきたが、絶え間ない技術革新の成果によって、この10年ほどの間に急速に私たちの日常臨床の中にも入り込んでくるようになってきた（Fig 1）。われわれが日常的に使用しているCTをはじめ、Intra Oral Scannerやミリングマシンなど、現在の歯科医療環境には数多くのデジタル機器が溢れている（Fig 2）。ラボサイドではさらにチェアサイド以上に多くのデジタル環境が整ってきており、すでにインプラント補綴や矯正歯科治療のみなら

CAD/CAMを用いたラミネートベニア修復に関しても 5 年、 9 年の中期的な生存率が報告されている

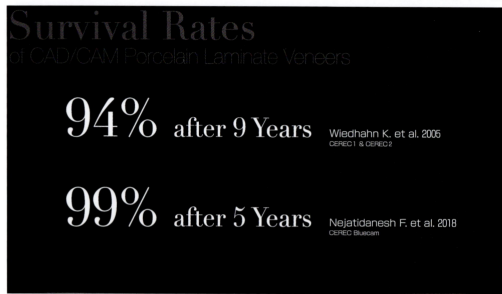

Fig 3　CAD/CAMを用いた修復治療の研究も1990年代から行われてきており、ラミネートベニア修復に関しても 5 年、 9 年の中期的な生存率が報告されている[1,2]。

ず、修復治療でさえもデジタルの知識・技術なくしてはもはや語れない時代になっているのではないだろうか。

　CAD/CAMを用いた修復治療の研究も1990年代から行われてきており、ラミネートベニア修復に関しても 5 年、 9 年の中期的な生存率が報告されている[1,2]（Fig 3 ）。これらに関しては、CEREC 1 、CEREC 2 やCEREC Bluecam（シロナデンタルシステムズ、当時）の時代のものであり、現在の機器を用いることでさらに良好な結果が期待できるのではないかと思われる。

　こうした、デジタルへの本格的な移行期ともいえる現在。そしてこれからの 5 年、10年にわたる間、われわれはデジタルを前提とした修復治療の方法について見識を深めていく必要があると考える。そこで本項では、今の時代に適したデジタルを用いたラミネートベニア修復のためのマテリアルについて掘り下げてみたいと思う。

2 ）現在使用できるマテリアルの種類

　デジタルで補綴・修復装置を製作する場合に現在使用可能なマテリアルのリストをFig 4 に示す[3]。これらを大きく分けると、セラミック系、金属系、レジン系に分かれるが、本項ではセラミック系に絞って述べる。セラミック系のマテリアルは、さらにガラスセラミック系のマテリアルとジルコニア系のマテリアルに分けることができる。

a. ガラスセラミック系マテリアル

　ここでまず、ガラスセラミック系のマテリアルについて詳しく見ていきたい（Fig 5 ）。ガラスセラミック材料はまず、基質に含まれるガラス含有量によって、

デジタルで補綴・修復装置を製作する場合に現在使用可能なマテリアル

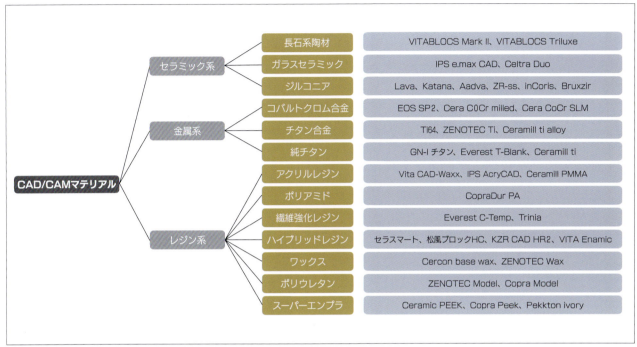

Fig 4　デジタルで補綴・修復装置を製作する場合に現在使用可能なマテリアル[3]。

歯科用ガラスセラミックスの分類

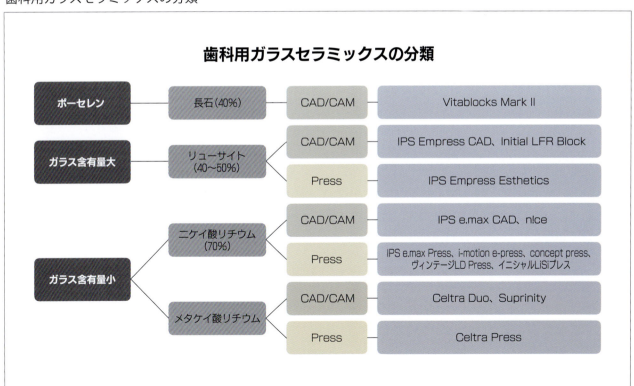

Fig 5　歯科用ガラスセラミックスの分類[3]。

Chapter 4

長石およびリューサイト系の歯科切削加工用ブロック

Vita Mark II

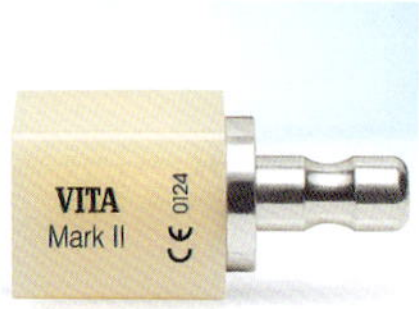

- 曲げ強度[MPa] 154
- 破壊靭性[MPa・m$^{0.5}$] .... 1.07〜1.26
- 弾性係数[GPa] 95

IPS Empress CAD

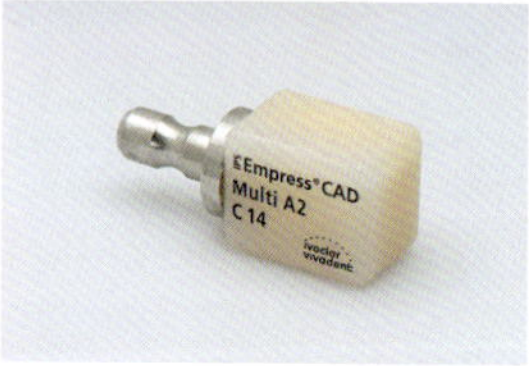

- 曲げ強度[MPa] 160
- 破壊靭性[MPa・m$^{0.5}$] 1.3
- 弾性係数[GPa] 62
- ビッカース硬度[MPa] 6,200

Fig 6　長石およびリューサイト系の歯科切削加工用ブロック。

　ガラス含有量の多い長石やリューサイト系のマテリアルと、ガラス含有量の少ない二ケイ酸リチウム、メタケイ酸リチウムの材料に分けることができる。長石やリューサイトはガラスの含有量が高いため、光透過性は非常に良好である反面、強度は低いため、用途としてはインレーやアンレー、ラミネートベニアや単冠のモノリシッククラウンに限定される。

　一方で、二ケイ酸リチウムやメタケイ酸リチウムは、主にはインレーやアンレー・単冠のクラウンなどの修復治療に用いられることが多いものの、400〜500MPaほどの高い曲げ強度を併せもつため小臼歯までのブリッジに用いることも可能である。

b. 長石系マテリアル

　長石系のマテリアルとして多く用いられているのが、VITA Mark IIブロック（VITA Zahnfabrik，白水貿易）である。このブロックの曲げ強度はメーカーの公称値では154MPaということになっている。が、一般的には約80MPaくらいの曲げ強度といわれている。デンツプライシロナ社が販売しているCEREC BLOCは、VITA Mark IIブロックのOEM製品である。このことからも、ミリング安定性のあるセラミック材料であるといえるだろう（Fig 6の左）。

c. リューサイト系マテリアル

　続いて、リューサイト系のマテリアルとして唯一市販されているのが、IPS Empress CAD（Ivoclar Vivadent）である。長石系のブロックと比較して曲げ強度が高く、なおかつ光透過性が非常に高いために審美修復治療に適したマテリアルであるといえる。これらの材料はミリング後のクリスタライゼーション（熱処理）が不要で、ミリング後に研磨を行って完成することができる。適応症例はインレー、アンレー、単冠のクラウンやラミネートベニアである（Fig 6の右）。

ニケイ酸リチウム、メタケイ酸リチウム系の歯科切削加工用ブロック

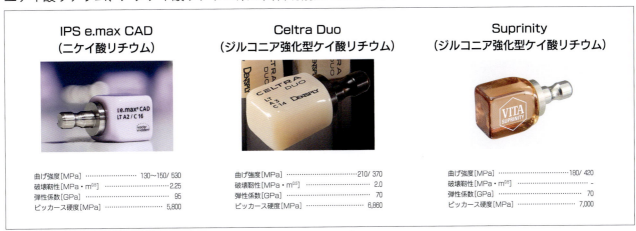

Fig 7　ニケイ酸リチウム、メタケイ酸リチウム系の歯科切削加工用ブロック。

ジルコニアの歯科切削加工用ブロック

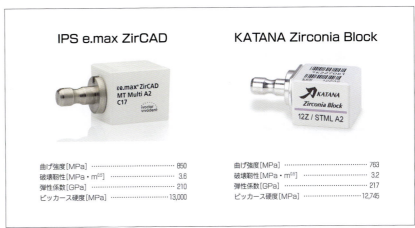

Fig 8　ジルコニア（酸化ジルコニウム）の歯科切削加工用ブロック。

d. ニケイ酸リチウム、メタケイ酸リチウム

　続いてニケイ酸リチウム、メタケイ酸リチウムであるが、Fig 7中の左がニケイ酸リチウムのIPS e.max CAD(Ivoclar Vivadent)である。クリスタライゼーションを行う前は薄紫色に着色された状態で、130〜150MPaほどの柔らかい状態でミリングを行った後にクリスタライゼーションを行う。この工程でリチウム―ケイ酸結晶がニケイ酸リチウム結晶へと成長、結晶化して530MPaほどの曲げ強度になり、同時に歯冠色に変化するマテリアルである。

　Fig 7の中央はCELTRA DUO(デンツプライシロナ)である。こちらはジルコニア強化型のケイ酸リチウムで、ガラスマトリックスの中に約10%のジルコニアが分子レベルで添加されている。ニケイ酸リチウムと比較して、リチウム―ケイ酸は結晶粒子が小さいために、高い光透過性をもちながら高い強度を有することが特徴である。CELTRA DUOはミリング後に研磨をするだけで仕上げることもでき

各種接着性レジンセメントの被着材料による(せん断接着強さ)の違い

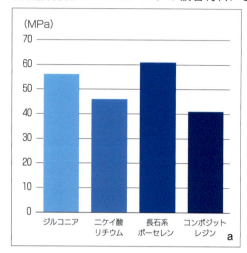
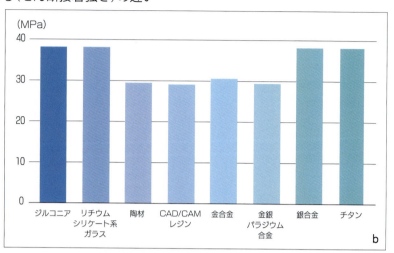
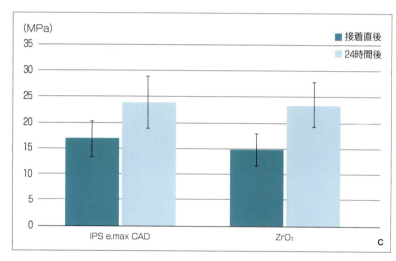

Fig 9 a to c　各種接着性レジンセメントの被着材料による接着性(せん断接着強さ)の違い。いずれもジルコニアに対して高い接着性をもつことがわかる(数値はいずれもメーカー資料による)。
a：リライエックス ユニバーサル
b：パナビアV5
c：スピードセム

て、その場合でも210MPaの曲げ強度がある。しかしグレージングを行えば370MPaまで強度が向上する。

　Fig 7の右側はSuprinity(VITA Zahnfabrik，白水貿易)である。こちらも基本的性質はCELTRA DUOと同様だが、クリスタライゼーション前は透明な飴色をしており、クリスタライゼーションを行うことで歯冠色へと変化する。これらのブロックは長石、リューサイトと比較して機械的強度が高いため、小臼歯までのブリッジに使用することが可能となっている。

e. ジルコニア

　続いて、Fig 8にジルコニアのブロックを示す。ジルコニアのディスクに関しては現在非常に多くのマテリアルが揃っているが、ジルコニアブロックに関しては、主に4〜6 molのイットリアを含有した高透光性の部分安定化型のジルコニアの積層タイプとなっている。Fig 8の左側がIPS e.max ZirCADのMT Multi

APCコンセプト

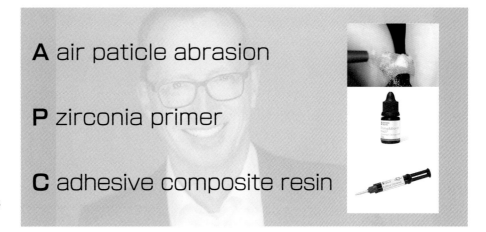

Fig10 Dr. Markus Blatzの提唱されているAPCコンセプト[4]。

(Ivoclar Vivadent)で、右側がKATANA Zirconia STML（クラレノリタケデンタル，モリタ）のブロックである。曲げ強度はそれぞれ850MPa、763MPaである。ジルコニアの特徴としては、半焼結の柔らかい状態で完成後の1.2～1.3倍の大きさで削り出し、シンタリングを行うことで体積が縮小して所定のサイズおよび強度が確保される。

　現在のジルコニアは、高強度ながらも光透過性が高く、なおかつ色調にグラデーションが付与された製品では陶材を築盛する必要もなく、前歯部においてもモノリシックにステインのみで仕上げることも十分可能である。さらに加工性も良好で、薄くミリングすることができる材料として臨床での応用範囲を広げている。メーカーのカタログの中で推奨されているジルコニアの適応症例にもラミネートベニアが含まれることが増えてきた。そして最近では、ジルコニアラミネートベニアに関する文献や書籍を目にする機会も多い。果たして、ジルコニアはポーセレンやガラスセラミックのように接着性セラミックラミネートベニア修復治療に応用可能なマテリアルなのであろうか。

　まずはその接着性について述べる。Fig 9 は、筆者が臨床において使用する頻度の高い、主要メーカーのデュアルキュア型レジンセメントのカタログより抜粋したグラフである。Fig 9 aがリライエックス ユニバーサル（3M ESPE, Solventum）、Fig 9 bがパナビアV 5（クラレノリタケデンタル，モリタ）、そしてFig 9 cがスピードセム(Ivoclar Vivadent)である。リライエックス ユニバーサルのメーカー試験では、長石系のセラミックに対して非常に高い接着力を示しているが、二ケイ酸リチウムと比較すると、ジルコニアのほうが高い接着強度を示している。パナビアV 5、スピードセムを用いた実験でも、ジルコニアの接着強度は二ケイ酸リチウムの接着強度と比較してほぼ同等の結果となっている。

　現在ではジルコニアの接着処理についてはその方法がほぼ確立されており、Dr. Markus Blatzの提唱されているAPCコンセプト[4]がジルコニアの接着に必要な前処理であるとされている（Fig10）。APCコンセプトは、接着前に被着面にエア

ジルコニアとニケイ酸リチウムの機械的特性を比較した文献

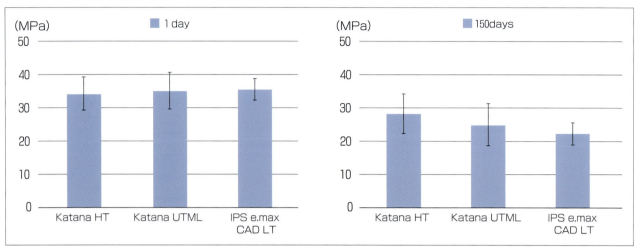

Fig11 ジルコニアとニケイ酸リチウムの機械的特性を比較した文献によれば、ジルコニアはニケイ酸リチウムと比較して有意差のない接着強度を示している[5]。

ジルコニアとニケイ酸リチウムの光透過性を比較した文献

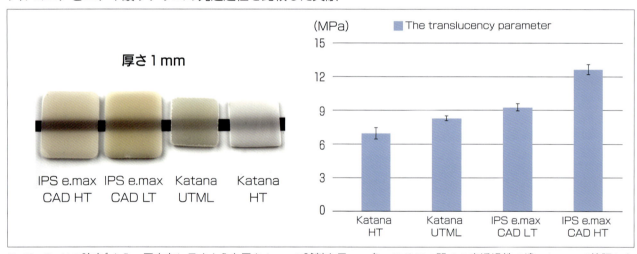

Fig12 Fig11の論文[5]より、図中左に示すような厚さ1mmの試料を用い、各マテリアル間での光透過性の違いについて検証したところ、ジルコニアの中でも光透過性の高い6YのKATANA UTMLでも、ロートランスのニケイ酸リチウムよりも明らかに低い光透過性を示す結果となった。

アブレージョンを行い、その後MDPを含むジルコニアプライマーを塗布した上で接着性レジンセメントを用いて接着を行うことで、ジルコニアにニケイ酸リチウムと同等の接着力を発揮させることができるとされている。筆者の実際のジルコニアラミネートベニアの臨床例においても、臨床的に問題ない範囲での接着が得られていることを実感している。

また、Dr. Edward McLarenらによるジルコニアとニケイ酸リチウムの機械的特性を比較した文献[5]においても（Fig11）、ジルコニアはニケイ酸リチウムと比較して有意差のない接着強度を示していることから、かつての「ジルコニアは接着

高透光性ジルコニアとニケイ酸リチウムの透光性の比較

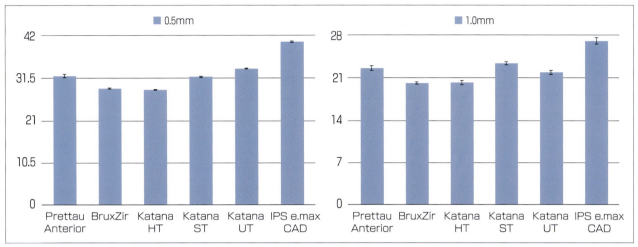

Fig13　主要メーカーの高透光性ジルコニアは、いずれもやはりIPS e.max LTと比較しても低い光透過性を示す結果となった[6]。

各種セラミック材料の曲げ強度

Fig14　機械的強度に関しては周知のとおり、ニケイ酸リチウムがおよそ400〜500MPaの強度を示すのに対してジルコニアはイットリアの含有量の違いや、単一組成か混合組成かの違いはあるものの、いずれもニケイ酸リチウムよりも高い曲げ強度を示す。

しない材料であるため合着になってしまう」との見解は現在では覆されており、現在のジルコニアは接着性修復治療に十分に応用可能なマテリアルであるといっても過言ではないだろう。

　次に、ジルコニアの光透過性についてであるが、先ほどと同じくDr. Edward McLarenの文献から示したい(Fig12)。図中左に示すような厚さ1mmの試料を用い、各マテリアル間での光透過性の違いについて検証したところ、ジルコニアの中でも光透過性の高い6YのKATANA UTMLでも、ロートランスのニケイ酸リチウムよりも明らかに低い光透過性を示す結果となった。さらにFig13に示すワシントン大学での研究[6]においても、主要メーカーの高透光性ジルコニアはいずれもやはりIPS e.max LTと比較しても低い光透過性を示す結果となった。これはそもそも、ニケイ酸リチウムとジルコニアの結晶構造の違いによるものであり、ガ

Chapter 4

ジルコニアモノリシッククラウンとジルコニアコーピングに陶材築盛したクラウン、およびニケイ酸リチウムのモノリシッククラウンの破壊強度を調べた研究

Abbreviation of the group	Crown design	Material	Veneering Material	Manufacturer
MTZ	Monolithic	High translucent Y-TZP Z-CAD® HTL	-	Metoxit AG, Thayngen, Switzerland
MTN	Monolithic	High translucent Y-TZP NexxZr® HT	-	Sagemax® Bioceramics, Inc., Federal Way, WA
VTZ	Porcelain-veneered core	High translucent Y-TZP Z-CAD® HTL	IPS e.max® Ceram	Metoxit AG, Thayngen, Switzerland
VTN	Porcelain-veneered core	High translucent Y-TZP NexxZr® HT	IPS e.max® Ceram	Sagemax® Bioceramics, Inc., Federal Way, WA
MEM	Monolithic	Lithium disilicate glass-ceramic IPS e.max® Press	-	Ivoclar Vivadent® AG, Schaan, Liechtenstein
VZN	Porcelain-veneered core	Y-TZP NexxZr® HS	IPS e.max® Ceram	Sagemax® Bioceramics, Inc., Federal Way, WA

Specimen	MTZ	MTN	VTZ	VTN	MEM	VZN
1	2932	2991*	1971	2036	1587	2215
2	2509	3321*	1274	1936	1875	2290
3	2706	2510*	1544	1768	2144	2344
4	2801	2922*	1614	1731	1889	2215
5	2581	3444*	1052	1504	1778	2161
6	2745	3285*	1209	1852	1675	2095
7	2993	3003*	1304	1969	1998	2146
8	3003	3012*	1521	1854	1981	2259
9	2993	3020*	1736	1770	1821	2133
10	2686	2875*	1574	1664	1807	2431
Mean (N)	2795[a]	3038*[a]	1480	1808[b]	1856[b]	2229
SD	±179	±264	±272	±156	±161	±104
Fracture mode Cohesive/Total(n)	0/10	0/0*	2/8	5/5	0/10	3/7

Fig15　ジルコニアのモノリシッククラウンとジルコニアフレームに陶材を築盛したクラウン、およびニケイ酸リチウムのモノリシッククラウンの破壊強度を調べた研究[7]。結果としては予想どおりであるが、ニケイ酸リチウムと比較してジルコニアのクラウンはかなり高い破壊強度を示した。ただし、陶材築盛を行ったジルコニアクラウンに関してはニケイ酸リチウムのモノリシッククラウンよりも破壊強度が低いという結果となった（本図は参考文献7を基に作図）。

ラスのマトリックスの中に結晶粒子が分散しているガラスセラミックは光透過性に優れている一方で、多結晶体であるジルコニアについては光が一つひとつの結晶界面を通過する際に屈折や散乱が発生することで光透過性が低下してしまうことが原因であると考えられる。結果、光透過性の低下により修復装置の明度が上昇してしまうことになるため、高い透明感の求められるケースにおいてジルコニ

CAD/CAMで製作したジルコニア製クラウンとニケイ酸リチウム製クラウン、そしてプレス法で製作したニケイ酸リチウム製クラウンの辺縁部〜内面の適合精度についての検証

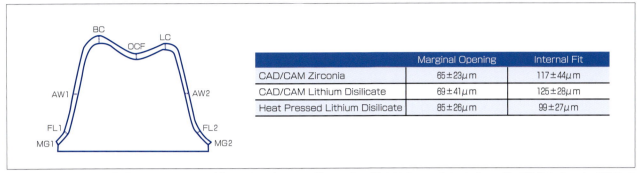

Fig16 CAD/CAMで製作したジルコニア製クラウンとニケイ酸リチウム製クラウン、そしてプレス法で製作したニケイ酸リチウム製クラウンの辺縁部〜内面の適合精度についての検証[8]。その結果はマージン部においてはジルコニアがもっとも適合性が高く、プレスセラミックがもっとも適合性が低いという結果であった。一方、内面の適合については、プレスがもっとも適合性が高く、次にジルコニア、そしてCAD/CAMのニケイ酸リチウム、という結果になった（本図は参考文献8を基に作図）。

セラミック材料に関するまとめ

	ニケイ酸リチウム	ジルコニア	長石系陶材（ポーセレン）
Adhesiveness 接着性	◎	○	◎
Transparency 光透過性	○	△	◎
The Flexural Strength 曲げ強度	○	◎	△
Fit 適合精度	○	◎	◎
The Elastic Modulus 弾性率	○	△	◎

Table 1 セラミック材料の性質に関するまとめ（筆者による）。

アを使用することは難しいかもしれない。

　続いて、機械的強度に関しては周知のとおり、二ケイ酸リチウムがおよそ400〜500MPaの強度を示すのに対してジルコニアはイットリアの含有量の違いや、単一組成か混合組成かの違いはあるものの、いずれも二ケイ酸リチウムよりも高い曲げ強度を示す（Fig14）。イットリアの含有量が増えることで光透過性は高くなるが、一方で機械的強度は低下する。もっとも光透過性の高い6Y-PSZでは、曲げ強度が二ケイ酸リチウムにかなり近づく。

　Fig15は2014年のスウェーデンのマルメ大学における研究[7]で、ジルコニアのモノリシッククラウンとジルコニアフレームに陶材を築盛したクラウン、および二ケイ酸リチウムのモノリシッククラウンの破壊強度を調べたものである。結果と

しては予想どおりであるが、二ケイ酸リチウムと比較してジルコニアのクラウンはかなり高い破壊強度を示した。

　ただし、陶材築盛を行ったジルコニアクラウンに関しては二ケイ酸リチウムのモノリシッククラウンよりも破壊強度が低いという結果となった。

　ジルコニアを補綴・修復治療に用いることで得られる利点としては、高い曲げ強度を有しているために薄い厚みの中で強度を高められることが挙げられる。それはすなわち、支台歯形成量（＝歯質削除量）の削減につながるため、MIのコンセプトに合致したマテリアルであるということができ、結果として接着性セラミック修復治療にも適した材料であるといえよう。

　次に、適合精度について述べる。Fig16は、CAD/CAMで製作したジルコニアクラウンとCAD/CAMで製作した二ケイ酸リチウムのクラウン、そしてプレス法で製作した二ケイ酸リチウムのクラウンの3種類について、辺縁部〜内面の適合精度について検証を行った2018年の実験[8]であるが、その結果はマージン部においてはジルコニアがもっとも適合性が高く、プレスセラミックがもっとも適合性が低いという結果であった。一方、内面の適合については、プレスがもっとも適合性が高く、次にジルコニア、そしてCAD/CAMの二ケイ酸リチウム、という結果になった。いずれも20〜30μmの差であり、さほど大きくはないかと思われるが、CAD/CAMで製作するジルコニアと、プレス法で製作する二ケイ酸リチウムのクラウンの適合精度にほぼ違いがないことが理解できる。

　Table 1に、ここまでの内容をまとめる。接着性と適合精度に関しては、ジルコニアは二ケイ酸リチウムとほぼ同等のパフォーマンスを発揮する。光透過性については、二ケイ酸リチウムと比較すると劣るため、この点については適切な症例の選択が必要となる。また、機械的強度については二ケイ酸リチウムよりも強度が高いため、より少ない形成で治療が可能となる可能性があり、とくに、術前に中程度以上に歯質が失われ、形成により歯のたわみが大きくなる症例、強い咬合力やブラキシズムを有する症例には適応症であると考える。この点では今後の発展性が期待できる。

　ここまでの結論として、「ジルコニアが接着性セラミック修復治療に応用可能か？」という質問に答えるならば、「症例によっては十分に適応できる場合がある」と答えたい。そして今後、さらに発展していく可能性もあると考える。しかしながら、現状ではジルコニアよりも長石系陶材やガラスセラミックのほうが適しているケースが多く存在することも事実であり、術前の臨床的状況、治療範囲や補綴・修復装置の種類、支台歯や隣在歯の色調などに合わせてセラミックの種類を選択していくことが、現段階での最善策であろう。

従来法による印象採得の精度と各種IOSの精度の比較

TEST GROUP	SYSTEM	MANUFACTURER	SOFTWARE	POSTPROCESSING
CO †	PRESIDENT 360 Heavy Body and PRESIDENT Light Body	Coltène AG	Not applicable	Poured with type IV gypsum, digitized with inEOS X5, direct export to STL Direct export to STL
TRn	TRIOS 3 Pod normal scan mode	3Shape	TRIOS 3 software, Version 1.18.2.6	Direct export to STL
TRi	TRIOS 3 Pod insane speed scan mode	3Shape	TRIOS 3 software, Version 1.18.2.6	Direct export to STL
CS	CS 3600	Carestream Dental	CS IO 3D acquisition software, Version 3.1.0	Direct export to STL
MD	Medit i500	Medit	Medit Link, Version 1.2.1	Direct export to STL
iT	iTero Element 2	Align Technology	iTero Element 2 software, Version 1.7	Direct export to STL
OC4	CEREC Omnicam	Dentsply Sirona	CEREC software, Version 4.6.1	Direct export to STL
OC5	CEREC Omnicam	Dentsply Sirona	CEREC software, Version 5.0.0	Direct export to STL
PS	Primescan	Dentsply Sirona	CEREC software, Version 5.0.0	Direct export to STL

Table 2 支台歯形成の局所精度に関する印象法の精度評価のためのSTL(Standard tessellation language)データセットを得るためのソフトウェアバージョン、メーカー、後処理プロトコルの表示を含むテストグループを示した（†：Conventional impression method(従来の印象採得法)。(本表は参考文献9より引用)

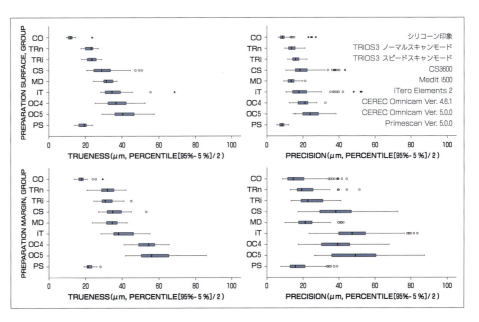

Fig17 Table 2の実験結果[9]。本研究では、TRIOS3（3Shape）やPrimescan（デンツプライシロナ）が良好な結果を残している。これらの結果より、現在のIOSの到達点としては、全顎の印象においてはまだ多少変形が認められるものの、片顎などの部分的な印象採得に関してはシリコーン印象と遜色のない印象採得が行えるようになっているとの結果が示された。

◆ 3. The Accuracy of Digital Equipments (デジタル新時代で変化したラミネートベニア治療プロトコールとスキル)

1) 臨床的にはシリコーン印象に匹敵する精度が得られるIOS

本項ではマテリアルの考察に続き、CAD/CAMを用いた修復装置の製作における、口腔内スキャナー（以下、IOS）やミリングマシンなどのデバイスの精度とデジタルに適応したラミネートベニアの支台歯形成について考察していきたい。IOSの精度についての論文が多いDr. Zimmermannらの文献[9]のひとつをTable 2とFig17に示すが、現在のIOSはシリコーン印象と比較しても、真度・精度ともに非常に近い性能をもちあわせていることが証明されている。Fig17の上段のグラ

Chapter 4

STLデータを形作るポリゴンデータ

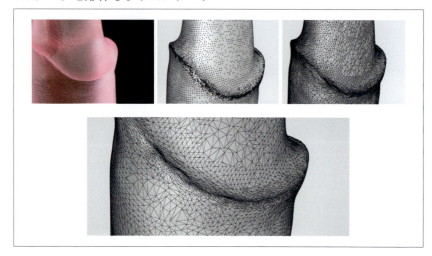

Fig18 IOSは、スキャニングの過程において対象物との距離を測定しながら非常に多数の点群を採得し、その点の繋ぎ合わせによって立体的な点群データを作成する。その点群データの点を三角形で結んでトリゴンが生成され、このトリゴンの集合体が、われわれが多く目にする立体的なポリゴンデータとなる。

山本による「エッジ延長法」

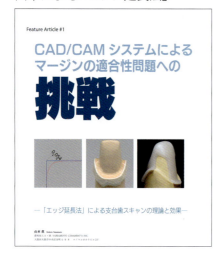

Fig19 「エッジ延長法」について述べた「QDT」2017年5月号の論文[10]。本法は、支台歯のスキャンを行う前に支台歯のフィニッシュライン周囲にワックスを盛り、マージンラインを外側に延長することで、エッジロスが発生するポイントを実際のマージンラインよりも外側に移動させることで補綴装置の浮き上がりを避け、適合性を高めるという方法である。

フが、支台歯の表面を測定した際の、左側が真度（正確性）、右側が精度（再現性）の結果である。また、下段のグラフは支台歯のフィニッシュライン部分における、左側が真度（正確性）、右側が精度（再現性）の結果となっている。それぞれのグラフのもっとも上の行にある「CO」がシリコーン印象の結果で、その下は各社のIOSでの測定結果を示している。本研究では、TRIOS（3Shape）やPrimescan（デンツプライシロナ）が良好な結果を残している。これらの結果より、現在のIOSの到達点としては、全顎の印象においてはまだ多少変形が認められるものの、片顎などの部分的な印象採得に関してはシリコーン印象と遜色のない印象採得が行えるようになっているとの結果が示された。

2）光学印象採得における構造的問題「エッジロス」とは

このように、IOSを用いて印象採得を行うこと自体は正確に行えるようになっ

藤原らが提唱したエッジロスへの対策

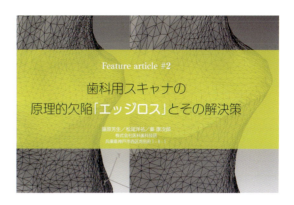

Fig20 エッジロスへの対応策として、「CADソフトによる対応」「スキャンデータの修正」「AI（人工知能）による対応」の3点を示した「QDT」2020年10月の藤原ら[11]による論文。

ているが、IOSを用いた光学印象においてわれわれが直面する問題として「エッジロス」の問題が挙げられる。

　IOSは、スキャニングの過程において対象物との距離を測定しながら非常に多数の点群を採得し、その点を繋ぎ合わせて立体的な点群データを作成する。その点群データの点を三角形で結んでトリゴンが生成され、このトリゴンの集合体が、われわれが多く目にする立体的なポリゴンデータとなる（Fig18）。しかし、この原理を用いて鋭角な、線状のフィニッシュラインを再現しようとするとどうしても抜け落ちる点が発生してしまい、この部分で鋭利なエッジが失われた、丸まった線となってしまう。これが「エッジロス」であり[10]、これに対する対策が行われない限りはエッジの丸まってしまった支台歯のデータに適合させるかたちで修復装置が製作されるため、実際に模型や口腔内に戻すと辺縁部が当たって浮き上がってしまうという問題が生じてきた。

　このエッジロスの問題に対しては、ラボサイドからいくつかの解決法が提唱されてきた。中でも、2017年には山本 眞氏（歯科技工士、M. YAMAMOTO CERAMIST'S INC.）が「エッジ延長法」によってエッジロスをラボサイドで回避する方法を紹介し、話題となった。本法は、支台歯のスキャンを行う前に支台歯のフィニッシュライン周囲にワックスを盛り、マージンラインを外側に延長し、エッジロスが発生するポイントを実際のマージンラインよりも外側に移動させることで補綴物の浮き上がりを避け、適合性を高めるという方法である。本論文（Fig19）によれば、エッジ角度が90°の場合は50μmほどのエッジロスが発生し、エッジ角度が60°では60μm、135°では23μmほどであったことが示されている。現在では、ジルコニアや二ケイ酸リチウムをモノリシックで仕上げることが多くなってきており、クラウンにおいてもエッジ角度が90°の形成を行うことは少なくなってきている。またラミネートベニアにおいては、メリーダイヤ（日向和田精密製作所）のSJCDバーの6番を使用してフィニッシュラインの形成をしたとしても、160°程度のエッジ角度になって、さらにエッジロス量は減少するものと考えられる。

Chapter 4

ラミネートベニアの支台歯形成における原則

Basic Concept of Porcelain Laminate Veneer

歯と修復装置を接着により強固に一体化させ、内部応力を分散させる

機能時に応力の均衡が得られるように支台歯形成面とラミネートベニア修復装置内面までの距離は可及的に小さく、均等な厚みを設定し、大きく面で接触していることが望ましい。

また、応力の集中を避けるため、鋭利なラインアングルを作らずできるだけ滑沢でスムースな形成を行う。

Fig21　ラミネートベニアの支台歯形成における原則について示す。

　また2020年には、藤原芳生氏(歯科技工士、医科歯科技研)らのグループからまた別なエッジロスの解消法が提案された[11](Fig20)。この論文では、「CADソフトによる対応」「スキャンデータの修正」「AI(人工知能)による対応」の3つの解決法が示されているが、2点目の「スキャンデータの修正」ではPolygonal Meister(日本ユニシス・エクセリューションズ)と称するSTLデータの修正ソフトを用いて支台歯のスキャンデータの修正を行う方法が示されている。しかし、ソフトウェアが高額であることと、一つひとつのマージンラインを手動で修正しなければならない点に改良の余地があると感じられた。また3点目のAIによる対応も、今後の開発が待たれるところである。

　また藤原論文では、既存のCADソフトウェアを用いた試みとして、本来はミリング時に修復装置のチッピングを避ける目的で行うオフセット機能(辺縁部の厚さを増す機能)を用いてマージンの適合を合わせる方法についても示していた。すなわち、そのためにあえてエッジロスの発生ポイントより内側にマージンラインを設定し、そこからオフセットによって修復装置のマージン部分を合わせにいくという手法である。本法における問題点として藤原氏は、CADソフトでのオフセットの方向、すなわちマージンを延長する角度が、水平よりもプラス方向であれば可能であるものの、マイナス方向に設定できないために、応用可能なショルダー角度が限定されるという点を挙げている。具体的にはショルダー角度が75°〜90°の形成の場合にのみ適応できる方法であるため、とくにラミネートベニアに応用する場合には困難さがあると思われる。

3)エッジロスの臨床的解決法と内面の適合性を向上させるデジタル時代の支台歯形成法について

　ラミネートベニアの支台歯形成における原則としては、機能時に応力の均衡が得られるように支台歯形成面とラミネートベニア修復装置内面までの距離は可及

Laminate Veneers: The Movement to Digitalization

模型本来のフィニッシュラインを表したスキャンデータと、エッジロスの影響で丸みを帯びたスキャンデータ

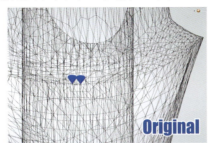
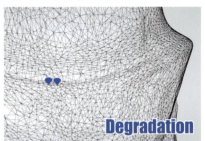

|a|b|
|c|d|

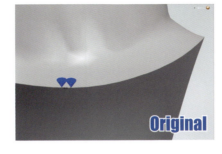
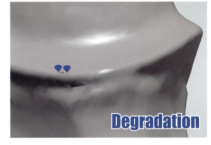

Fig22a to d　模型本来のフィニッシュラインを表したスキャンデータと、エッジロスの影響で丸みを帯びたスキャンデータ。

エッジロスの影響を避けるためのフィニッシュライン形態

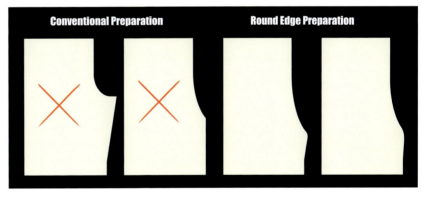

Fig23　支台歯のスキャニングにおいて、フィニッシュラインの縁端部に生じるエッジロスは、理論上はエッジを可及的になくすことで避けられると考えられる。

的に小さく、均等な厚みを設定し、大きく面で接触していることが望ましい。また、応力の集中を避けるため、鋭利なラインアングルを作らずできるだけ滑沢でスムースな形成を行う(Fig21)。Fig22に、模型本来のフィニッシュラインを表したスキャンデータと、エッジロスの影響で丸みを帯びたスキャンデータを示す。

　光学スキャナーで生じるエッジロス(被測定物の縁端部データの欠落)は、一般的にCAD/CAMで製作した修復装置に浮き上がりを生じさせ、それをラボサイドまたは、チェアサイドにて手作業で調整する必要があった。しかし、近年はCAD/CAMのハードウェアおよびソフトウェアの発展により、支台歯形成やスキャニングなどのチェアサイドのプロトコールを適切に行うことによりかなりエッジロスによるマージン部の不適合を防ぐことができるようになってきている。それでは、このエッジロスを少なくするための支台歯形成とはどういうものであろうか？　支台歯のスキャニングにおいて、フィニッシュラインの縁端部に

Chapter 4

修復装置内面のドリル加工を考慮した支台歯形態

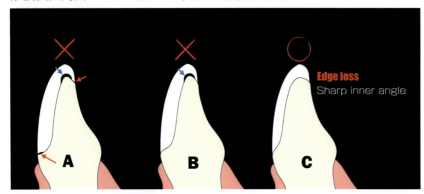

Fig24 図中のAはマージンにエッジロスが生じ、内側角も鋭角すぎる状態、同じくBは、フィニッシュラインをラウンドさせてエッジロスは避けたものの内側角は改善されていない状態、そしてCは、エッジロスを避けたフィニッシュライン形態かつ内側角をラウンドさせた状態である。

今回の実験に使用した規格模型の設定

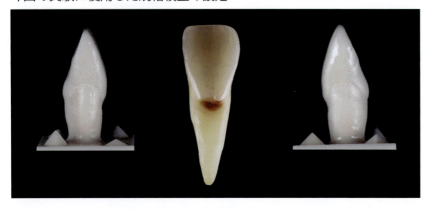

Fig25 今回の実験に使用した規格模型の設定は、抜去天然歯（図中央）を選別してそのコピーをエポキシ樹脂で得ることから始めた。

今回の実験に使用した規格模型の完成

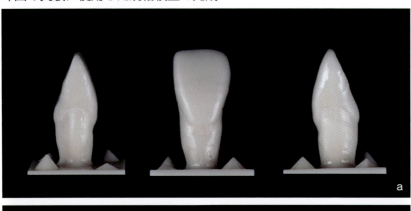

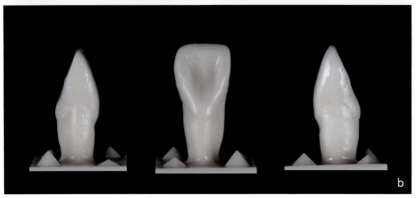

Fig26a and b 抜去天然歯のコピーをイニシャルとしたことで、本実験も臨床に非常に近い状態で行えた。

Laminate Veneers: The Movement to Digitalization

通法のショートラップデザインのラミネートベニア形成

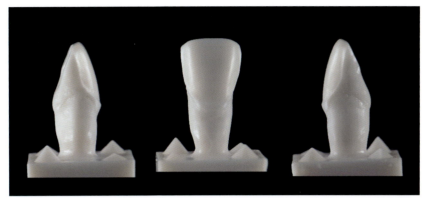

Fig27 通法のショートラップのラミネートベニア形成をRound EdgeとSharp inner angleとに留意して行った状態。

今回用いた３DプリンターとIOS

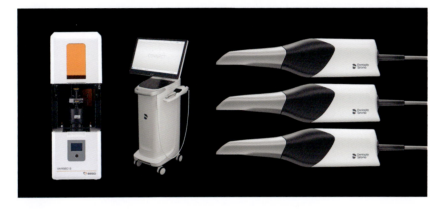

Fig28 今回の実験に用いた３DプリンターのVARSEO S（Bego，アイキャスト）と、IOSのPrimescan（デンツプライシロナ）。

３Dプリンターによって出力された支台歯模型

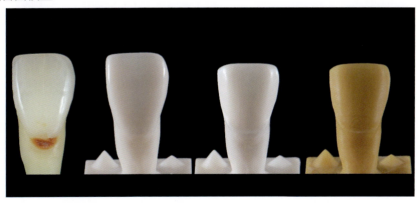

Fig29 エポキシ樹脂模型を口腔内の天然歯に見立てて支台歯形成を行ったものをスキャン後、３Dプリンターにて出力した支台歯模型。

生じるエッジロスは、理論上はエッジを可及的になくすことで避けられると考えられる（Fig23）。また、内側角部のプレパレーションはミリングマシンのドリル形を考慮しラウンド形態を取る必要がある。Fig24中のAはマージンにエッジロスが生じ、内側角も鋭角すぎる状態、同じくBは、フィニッシュラインをラウンドさせてエッジロスは避けたものの内側角は改善されていない状態、そしてCは、エッジロスを避けたフィニッシュライン形態かつ内側角をラウンドさせた状態である。今回の実験に使用した規格模型の設定は、抜去天然歯を選別してシリ

Chapter 4

VITA Mark II

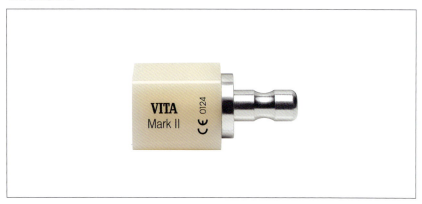

Fig30 今回は、ラミネートベニアのゴールデンスタンダードである長石系ブロックのVITA Mark II（VITA Zahnfabrik，白水貿易）を加工用材料として使用した。

3Dプリンター模型に対するラミネートベニアの適合（近遠心および歯頚部マージン部の状態）

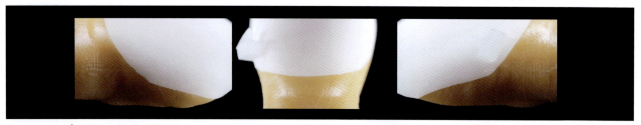

Fig31 3Dプリンター模型に対するラミネートベニアの適合（近遠心および歯頚部マージン部の状態）。

3Dプリンター模型に対するラミネートベニアの適合（近遠心および口蓋側マージン部の状態）

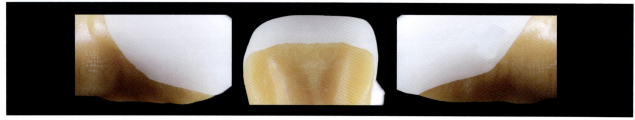

Fig32 3Dプリンター模型に対するラミネートベニアの適合（近遠心および口蓋側マージン部の状態）。

　コーン印象採得し、そのコピーをエポキシ樹脂で得ることから始めた（Fig25）。抜去天然歯のコピーをイニシャルとしたことで、本実験も臨床に非常に近い状態で行えた（Fig26）。

　通法のショートラップデザインのラミネートベニア形成をRound EdgeとSharp inner angleとに留意して行った状態をFig27に示す。エポキシ形成模型を標準偏差とし、どのようなフィニッシュライン形態がエッジロスを最小限にするために適切かを実験するための模型とした。しかし、この標準偏差を再現するためにシリコーン印象材を使用したところ、模型上のマッチングポイントを揃えることが困難になった。これは、シリコーン印象材の不正確さを示しており、日常の診療でも起こりうることである。そこで、3Dプリンターを使って標準偏差の歯型を複製し、デンツプライシロナ社のIOSであるPrimescanでスキャンする機会を得た。

エポキシ樹脂模型に対するラミネートベニアの適合（近遠心および歯頸部マージン部の状態）

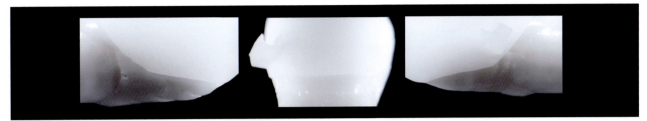

Fig33　エポキシ樹脂模型に対するラミネートベニアの適合（近遠心および歯頸部マージン部の状態）。

エポキシ樹脂模型に対するラミネートベニアの適合（近遠心および口蓋部マージン部の状態）

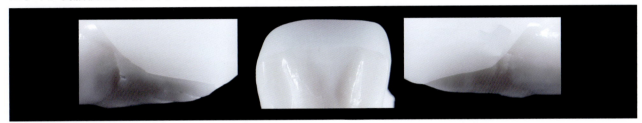

Fig34　エポキシ樹脂模型に対するラミネートベニアの適合（近遠心および口蓋部マージン部の状態）。

切縁や隅角部に生じたスペース

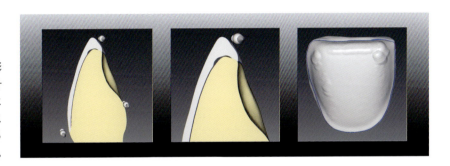

Fig35　マージン部ではエッジロスの影響を受けなかった支台歯形態をCAD設計画面で観察してみたところ、このように切縁部内面や隅角部にミリングプロセスリミテーションによる比較的厚みのあるCADスペースが生じていることがわかる。

　　今回の実験に用いた3DプリンターのVARSEO S（Bego，アイキャスト）とPrimescan（デンツプライシロナ）をFig28に示す。Primescanはシリコーン印象よりも精度は高く、真度についてもばらつきが少ないことは、Fig17で示したとおりである。
　　エポキシ樹脂模型を口腔内の天然歯に見立てて支台歯形成を行ったものをスキャン後、3Dプリンターにて出力した支台歯模型をFig29に示す。
　　今回は、ラミネートベニアのゴールデンスタンダードである長石系のブロックであるVITA MarkⅡ（VITA Zahnfabrik，白水貿易）を加工用材料として使用した（Fig30）。3Dプリンター模型に対してミリングされたラミネートベニアの適合を示す。近遠心および歯頸部マージン部の状態がFig31、近遠心および口蓋側マージン部の状態がFig32である。またエポキシ樹脂模型に対するラミネートベニアの適合について、近遠心および歯頸部マージン部の状態をFig33に、近遠心および口蓋側マージン部の状態をFig34に示す。マージン部において、1種の修復装

Chapter 4

形成面の微細調整

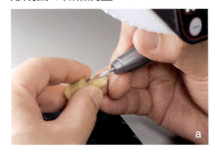
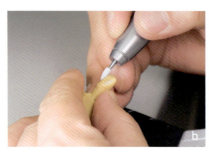

Fig36a and b　形成面を微細調節することによりCAD/CAMラミネートベニア修復装置の内面適合を向上させるためのテストを行った。

形成面の微細調整後

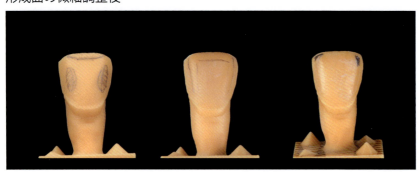

Fig37　形成面を加工機がミリングしやすい面にするため、天然歯生活歯を想定し可及的にエナメル質内に留めるよう配慮して研磨する程度の微細調整を各ステップごとにスキャニングして確認しながら行った。

　置が双方の模型に対してきわめて良好な適合を示した。この時点で、マクロ写真レベルでは双方の模型上における適合について、エッジロスによる有意差は認められなかった。これにより、筆者らが考案したCAD/CAMに適した支台歯形態・形成法の有用性がある程度示されたといえる。口腔内スキャナーの宿命といえるエッジロスの存在を意識し、それを回避する形態を術者が工夫して付与することで、デジタル時代を迎えた現在であってもマージンの適合性が術者の技術によって変化させられるということが示唆された。

　ただし接着による装着を前提とするラミネートベニア修復においては、Fig21に示したとおり、支台歯形成面とラミネートベニア修復装置内面までの距離は可及的に小さく、均等な厚みを設定し、大きく面で接触していることが望ましい。本実験において、マージン部ではエッジロスの影響を受けなかった支台歯形態を設計画面で観察してみたところ、Fig35のようにラミネートベニアの内面偶角部にスペースが生じていることが明らかとなった。そこで、形成面を微細調節することによりCAD/CAMラミネートベニア修復装置の内面適合を向上させるためのテストを行った（Fig36）。形成面を加工機がミリングしやすい面にするため、天然歯生活歯を想定し、可及的にエナメル質内に留めるよう配慮して研磨する程度の微細調整を3回ほど、各ステップごとにスキャニングをしてCADソフトウェアの設計画面を確認しながら行った（Fig37）。

　加工物の内面を確認してみると、微細に修正していくことにより3回の修正後、最終的にFig38の左から右の状態にセラミック内面と支台歯形成面間の適合

Laminate Veneers: The Movement to Digitalization

形成面の微細調整後の適合状態

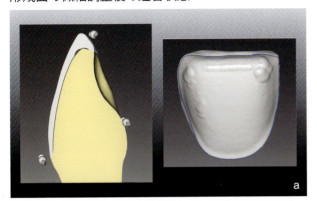
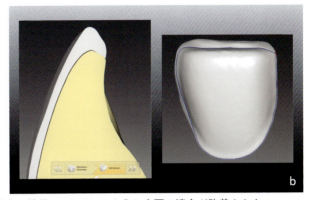

Fig38a and b　適切な支台歯形態修正およびCADソフトウェアの設定の結果、aからbのように内面の適合が改善された。

挿入方向・支台歯形態・フィニッシュラインを切縁唇側方向から確認する

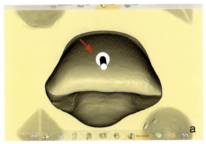
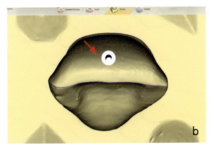
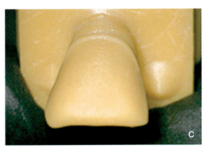

Fig39a to c　挿入エリアの方向・支台歯形態・フィニッシュラインを切縁唇側方向から確認する。
a and b：CADシステムにおいては、挿入エリア方向から見てアンダーカットがなくフィニッシュラインを全周確認できる形成が重要になる。また、なるべく平坦な形成面にすることが重要である。また、挿入軸エリア（およそミリングバーが対向から進行してくる方向）の設定をコントロール（図中矢印）し、フィニッシュラインの確認を行いながら加工物の精度を多少はコントロールできる。
c：マイクロスコープ下で挿入エリアの方向を意識し、切縁方向からデザイン画面での観察を行っているように想像しながら支台歯形成を行うことにより、いっそう効果的な支台歯形成を行える。下顎前歯部であれば直視できることが多いが、上顎の場合はミラーテクニックによる挿入軸エリアを意識した形成が重要になる。

を向上させることができた。微調整は、設計画面を確認し形成を評価しながら行っていく。まず、CADソフト上においては、切縁方向（挿入軸エリアの方向）から確認してほぼアンダーカットがなく、すべての支台歯フィニッシュラインが確認できる形成が重要になる（Fig39）。また、なるべく平坦でスムースな形成面にすることが重要である。実際の臨床では、マイクロスコープ下で挿入エリアの方向を意識し、切縁唇側方向からCADソフト上でデザイン画面での観察を行っているように想像しながら支台歯形成を行うことにより、いっそう効果的な支台歯形成を行える。下顎前歯部であればおおむね直視できるが、上顎の場合はミラーテクニックで行うこととなる。

　まずは、挿入軸エリアの設定をコントロールし、マージンの確認を行いながら、加工物の精度を多少はコントロールすることができる。しかし、この挿入軸エリ

Chapter 4

挿入軸エリアの方向の調整によるアンダーカットへの対応

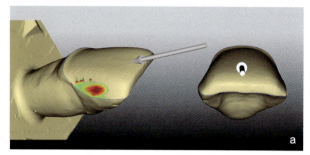
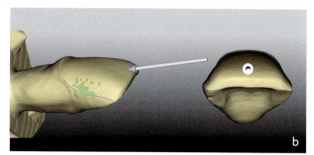

Fig40a and b　挿入軸エリアの方向を変化させることで、アンダーカット部（aの赤色部分）の補正は可能であるが、これだけでは限界がある。よって、可能であればアンダーカット部よりも切縁側の形成面をなだらかに修正する（b）。360°の形成の場合にはマージン部の厚みに対しての設定も重要になるのだが、ラミネートベニアの場合にはマージンは歯頸部および隣接部があることから、その厚みの設定はシビアになる。挿入軸エリアの方向は加工時のスプルーの方向となるため加工中の破折のリスクは高く、なおかつ厚みが薄いためセラミックスのミリングの難易度は、決して低くはない。

最初の調整：切縁付近のシャープなラインアングルを丸める

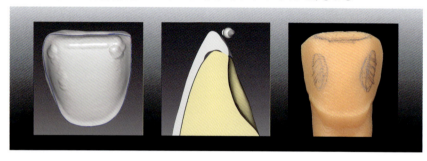

Fig41　最初の調整では、切縁付近のシャープなラインアングルを丸める処置を行った。また、先述の設計画面のアンダーカット部の上方を少し調整した。これは、切縁唇側の挿入軸エリアの方向から見て歯頸部のフィニッシュラインが容易に確認できるようにするために必要なステップである。そして、形成面をできるだけスムースとなるようにしている。

最初の調整の結果と2回めの調整部分

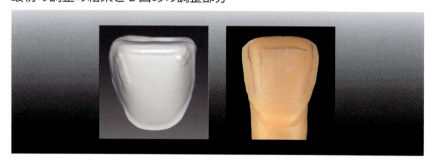

Fig42　Fig41の形態修正後の設計画面（図中左）と、これを受けてシリコーンポイントで削除した部分（図中右）。切縁内側と隅角部でのミリングプロセスリミテーションによるスペースは浅くなったものの、まだ確認できる。

アとはすなわちスプルーのつき方に連動するため、加工パスへの変換時にこの設定はキャンセルされる場合もあるので注意が必要である（Fig39a and b）。また、挿入軸エリア、すなわち加工バーの対向方向は矢印の挿入軸エリアを調節することで、アンダーカット部の補正に限界はあるもののある程度は可能である。よって、可能であればアンダーカット部の上方の形成面をなだらかに修正することを推奨する（Fig40）。現在のCAD/CAMは、形成面の修正により非常に良い内面適合を提供できるパフォーマンスをもっている。

2回目の調整の結果と3回目の調整部分

Fig43 Fig42の形態修正後の設計画面(図中左)と、これを受けてシリコーンポイントで削除した部分(図中右)。本図からわかるように、切縁部と隅角部にミリングプロセスリミテーションによるスペースが存在する。これを回避するには切縁部の形成面を可及的に平坦にすることと、隅角部を可及的にラウンドオフする工夫が必要となる。

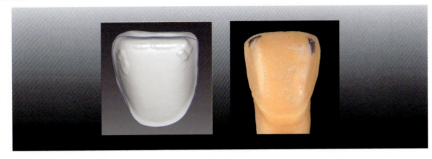

3回目の調整の結果

Fig44 Fig43の形態修正後の設計画面。切縁内部と隅角部のミリングプロセスリミテーションによるスペースはかなり少なくなり、通常であればほぼ満足が得られる形成面に仕上がっている。

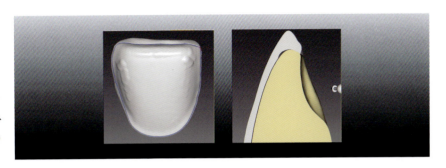

本工程を通じた余剰なスペースの縮小

Fig45 Fig41 to 44の設計画面を比較した図。スタートの状態からステップを重ねるごとに内面の状態が修正されていることが確認できる。

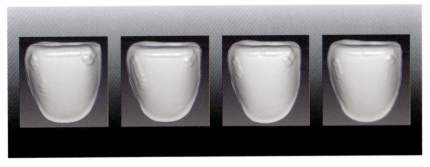

最初の調整では、切縁付近のシャープなラインアングルを丸める処置を行った(Fig41)。また、先述の設計画面のアンダーカット部の上方を少し調整した。これは、切縁唇側(挿入軸エリア)方向から見て歯頚部のフィニッシュラインが容易に確認できるようにするために必要なステップである。そして、形成面をできるだけスムースとなるようにしている。

最初の調整の結果をFig42に示す。修復装置切縁付近内部と隅角部でのミリングプロセスリミテーションによるスペースは、浅くはなったもののまだ確認できる。

そこで、同じ要領で2回目の調整を行った(Fig42の右)。結果、だいぶ小さくはなったが残存はしていた(Fig43の左)。これを回避するには、切縁部の形成面を可及的に平坦でスムースにする工夫と隅角部を可及的にラウンドオフすること

Chapter 4

挿入軸エリア方向の適切な設定によりアンダーカットが皆無に

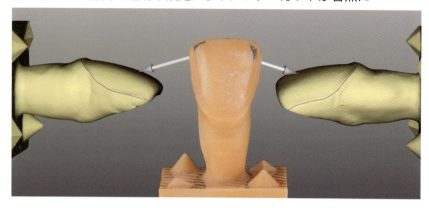

Fig46　形態修正完了後のCEREC Softwareの設計画面では、挿入軸エリア方向を適切に設定することにより、支台歯のアンダーカット部がまったくみられなくなっていた。

アナログ技工における「スペーサーテクニック」

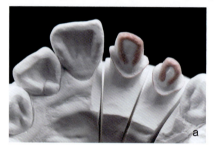
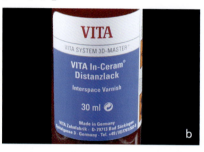

Fig47a and b　アナログ歯科技工におけるスペーサーテクニックは、支台歯の鋭角な部位やアンダーカット部にあらかじめスペーサーを塗布しておき内面の調整を最小限にする方法である。

CAD補正やディープ補正を任意に解除して内面の適合性をより向上させる

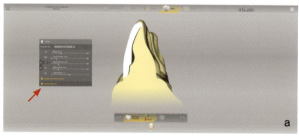
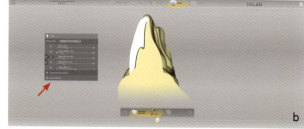

Fig48a and b　ここまで修正した時点でCAD補正やディープ補正を任意に解除することにより、内面の適合性をより向上させる。具体的には、CEREC Software上で、「Consider Instrument Geometry」と「Remove Undercuts」のチェックボックスをオフにする。

が必要となる。そして3度目の調整をFig43の右のように行った。その結果をFig44に示す。設計画面で確認したところ、切縁内面と隅角部でのミリングプロセスリミテーションの影響によるセメントスペースはかなり少なくなってきている。ステップごとの修正後の設計画面CADスペースを比較すると（Fig45）、だいぶ小さくなったことが理解できるだろう。形態修正完了後のCEREC SoftwareのCAD設計画面では、挿入軸エリア方向を適切に設定すれば支台歯のアンダーカット部がまったくみられなくなっていた（Fig46）。しかしながら、まだわずかながらミリングプロセスリミテーションの影響によるスペースは存在している。ここで、今までわれわれが実際に行ってきたアナログ技工において、歯科技工士は修

「AISCM」(アナログ内面適合補正法)

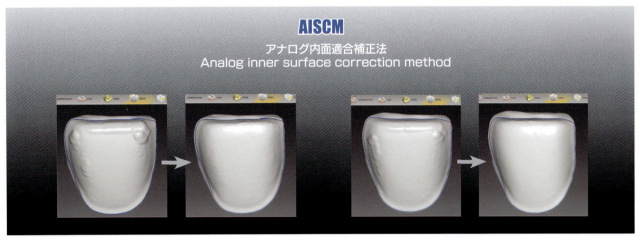

Fig49 形成面の修正なしの状態で、「Consider Instrument Geometry」と「Remove Undercuts」をオフにしただけでもおおよそ均一で平滑な内面の適合が得られていることがわかる。筆者はこれをアナログ内面適合補正法(AISCM、Analog Inner Surface Correction Method)と呼称することとした。

AISCMの効果

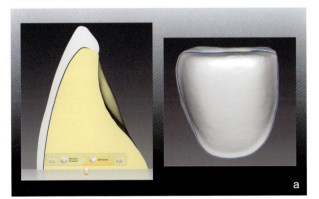
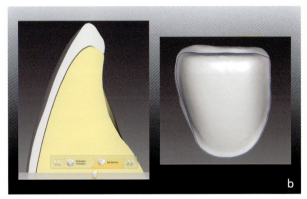

Fig50a and b 適切な支台歯形態修正を行った上でAISCMを行うことで、ラミネートベニア内面と支台歯表面の距離がより近く、均一となり、適合性も向上している。また切縁部の内面にも大きなスペースは存在しない状態が得られた。しかしながら、この「Consider Instrument Geometry」と「Remove Undercuts」のチェックボックスを安易にオフにすることにより、ミリング後に補綴物の内面を調整する必要が生じることもある。したがって支台の形成面や隅角部など可能なかぎりCAD/CAMに寄り添った形成を行った後にチェックボックスの解除を行うことがが重要だと考える。

復装置の内面が滑らかな面になるように、支台歯模型の鋭角部やアンダーカット部にワックスを付与するいわゆる「スペーサーテクニック」を用いているが、われわれが用いているCADソフトウェアも同じようなことを行っているのであろうか、ということを考えてみた(Fig47)。

そこで、ここまで修正した時点で、CAD補正やディープ補正を任意に解除することにより、内面の適合性をより向上させることができないかと思いついた。具体的には、CEREC Software上で、「Consider Instrument Geometry」と「Remove Undercuts」のチェックボックスをオフにする(Fig48)。すると形成面の修正前の

Chapter 4

調整前後のマイクロCT画像

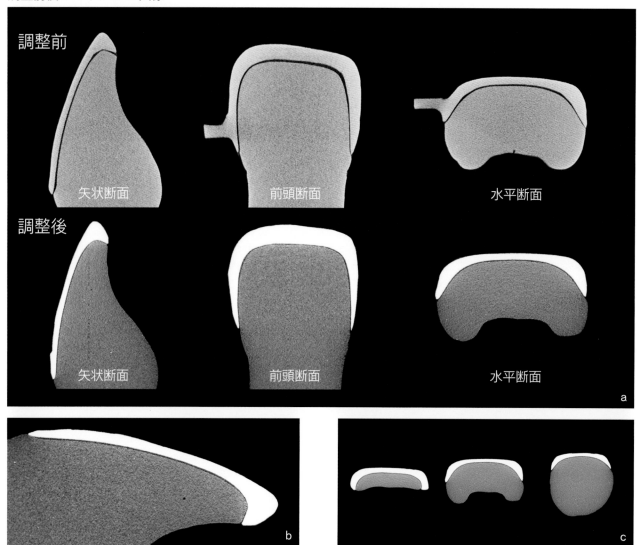

Fig51a to c　調整前後のマイクロCT画像。aの上段に調整前の適合状態を、下段に調整後を、図左から矢状断面、前頭断面、水平断面を示す。bとcはそれぞれ調整後の矢状断面の拡大図と、水平断面を切縁から根尖方向に向けて3つの位置でスキャンした図である。調整前の支台歯形態では、不均一で広すぎるセメントスペースとマージン部の不適合が観察された。しかし、ほんの少し存在した線角やアンダーカットを研磨し、曲面を修正することで、薄い一定の厚みを有するセメントスペースが獲得されていることが明らかとなった。

スキャンデータでも、おおよそ均一で平滑な内面の適合が得られていることがわかった(Fig49)。筆者はこれをアナログ内面適合補正法(AISCM、Analog Inner Surface Correction Method)と呼称することとした。そして、支台歯形態を修正した後のスキャンデータに同じ操作を行った場合は、より均一・平滑な面が得られており、両者の面性状には明らかに違いが確認できる。よって、形成面は可及的に平坦でスムースであることが重要であることがわかる。適切な支台歯形態修正を行った上でAISCMを行うことで、ラミネートベニア内面と支台歯表面の距離がより近く、均一となり、適合性も向上している(Fig50)。また切縁部の内面に

Laminate Veneers: The Movement to Digitalization

最終調整後の支台歯形態データで製作したラミネートベニアを3Dプリンティング模型に接着した状態

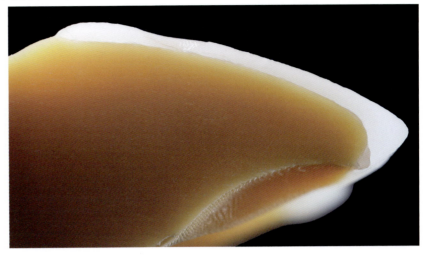

Fig52 最終調整後の支台歯形態データで製作したラミネートベニアを3Dプリンティング模型に接着した状態。切縁－唇側面のトランジショナルラインアングルのスペースは最小限となり、唇側面のスペースも小さく均一に仕上がっている。筆者らが希望した理想に近い状態のセラミックスの内面適合を得ることができた。

失われたエナメル質を再構築するBiomimetic approach

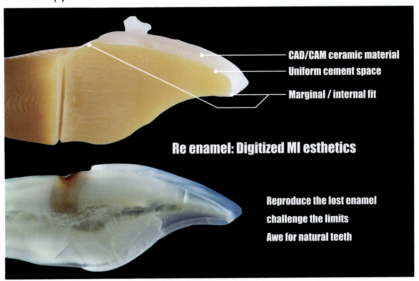

Fig53 ある意味では、ブロックポーセレンを人工エナメル質に見立てて、残存歯質に高い精度で接着させることで、失われた構造であるエナメル質を再構築するBiomimetic approachがDigital Dentistryでも高次元で達成されることを示唆した実験といえるのではないだろうか。

　も大きなスペースは存在しない状態が得られた。しかしながら、この「Consider Instrument Geometry」と「Remove Undercuts」のチェックボックスを安易にオフにすることにより、ミリング後に補綴物の内面を調整する必要が生じることもあるので注意が必要である。そのためできるだけCAD/CAMに寄り添った形成の後での解除が重要になる。
　調整前後のマイクロCT画像をFig51に示す。上段に調整前の適合状態を、下段に調整後を、図左から矢状断面、前頭断面、水平断面を示す。調整前の支台歯形態では、不均一で広すぎるセメントスペースが観察された。しかし、ほんの少し存在した線角やアンダーカットを研磨し、曲面を修正することで、薄い一定の厚みを有するセメントスペースが獲得されていることが明らかとなった。また、最

Chapter 4

隣接面のエナメル質の除去は歯冠のたわみにさほど影響しない

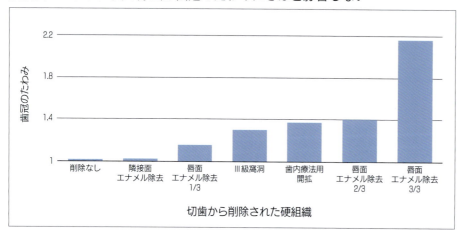

Fig54　Dr. Magneの研究[12, 13]では、隣接面のエナメル質の除去に関しては歯冠のたわみにそれほど影響はないとのことではあるが、元来エナメル質厚みが薄いモンゴロイド固有の特徴的歯冠形態をもつわれわれ日本人の歯においては、隣接面のエナメル質の削除量は最小限に留めておきたい。

隣接面間の間隙の量が口腔内スキャンに与える影響を検証した原著論文

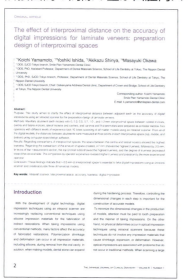
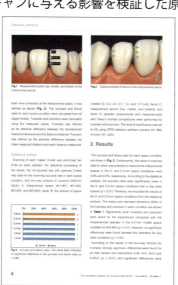
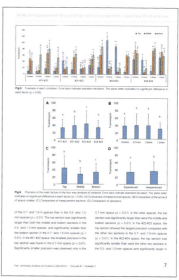

Fig55a to c　隣接面間の間隙の量が口腔内スキャンに与える影響を検証した原著論文[14]。　　a | b | c

終調整後の支台歯形態データで製作したラミネートベニアを3Dプリンティング模型に接着させ矢状断した状態をFig52に示す。切縁‐唇側面のトランジショナルラインアングルのスペースは最小限となり、唇側面のスペースも小さく均一に仕上がっている。筆者らが希望した理想に近い状態のセラミックスの内面適合を得ることができた。ある意味では、ブロックポーセレンを人工エナメル質に見立てて残存歯質に高い精度で接着させることで、失われた構造であるエナメル質を再構築するBiomimetic approachがDigital Dentistryでも高次元で達成されることを示唆した実験といえるのではないだろうか(Fig53)。

Laminate Veneers: The Movement to Digitalization

歯間の空隙が口腔内スキャナーによるスキャン結果に与える影響：検証に用いた模型のスキャン画像

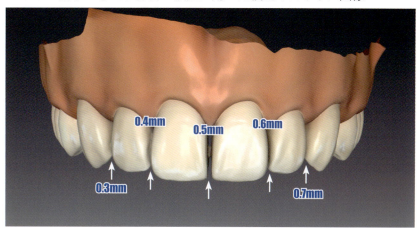

Fig56 検証に用いた模型のスキャン画像を示す。上顎前歯部の歯間部に0.3mm〜0.7mmの空隙を、ゲージを用いて正確に設定してある。

4）歯間の空隙が口腔内スキャナーによるスキャン結果に与える影響

　ここからは、現在のデジタルデバイスの到達点について実際にいくつか検証を行ったため、報告を含めて紹介させていただく。IOSでラミネートベニアの印象採得を行う際に、これまでのシリコーン印象材を用いた印象の場合と同様の支台歯形成を行うと、多くの場合隣在歯とデータが繋がってしまい、修復装置のデザインを行う際にマージンラインを引いたりする作業が煩雑になってしまう。ここにおいて、支台歯を孤立化させるためには、支台歯と隣在歯との間に一定量の間隙を設ける必要がある。しかし程度にもよるが、Dr. Magneの研究[12, 13]（Fig54）では、隣接面のエナメル質の除去に関しては歯冠のたわみにそれほど影響はないとのことではあるが、元来エナメル質厚みが薄いモンゴロイド固有の特徴的歯冠形態をもつわれわれ日本人の歯においては、隣接面も含めエナメル質の削除量は最小限に留めておきたい。

　ここにおいて、「どの程度の間隔を設ければ、隣在歯とデータの繋がりが起こらないのか」についてはメーカーサイドでも明確なデータをもっておらず、チェアサイドではそれぞれの症例ごとに毎回検証し、きちんと歯が分離しているかを確認する必要が生じている。そこで本項では、模型を用いて歯間部に一定の間隙を設けて実際に正確にスキャンが可能かどうか検証を行った実験について示す。本実験は、山本恒一先生（スマイルプランやまもと歯科クリニック）を筆頭著者とし、筆者を含めて原著論文として日本臨床歯科学会雑誌第8巻第1号に発表したものである[14]（Fig55）。

　まず、予備実験について簡潔に示したい。Fig56に、検証に用いた模型のスキャン画像を示す。上顎前歯部の歯間部に0.3mm〜0.7mmの空隙を、ゲージを用いて正確に設定してある。右側の犬歯と側切歯の間は0.3mm、側切歯と中切歯の間は0.4mmであるが、スキャン後いずれもデータが繋がってしまった。中切歯間は

Chapter 4

歯間空隙0.3mm、0.4mm、および0.5mmの場合の検証結果

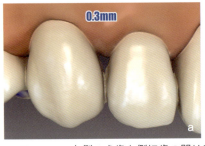
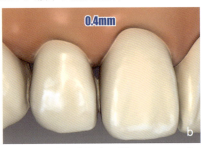
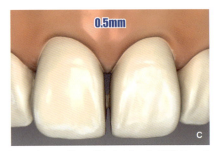

Fig57a to c　右側の犬歯と側切歯の間は0.3mm、側切歯と中切歯の間は0.4mmであるが、スキャン後いずれもデータが繋がってしまった。中切歯間は0.5mmとしたが、こちらもうまくスキャンができず、わずかにデータが繋がっている。

0.5mmの場合の拡大図

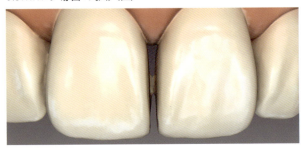

Fig58　0.5mmの両側中切歯間の拡大画像を示す。スキャン時の生データでは0.3mmも0.4mmも、そして0.5mmも完全にスキャンは行えていたが、その後画像処理を経て「.con」や「.rst」データへの変換の際に歯間が繋がってしまった。

歯間空隙0.6mm、0.7mmの場合の検証結果

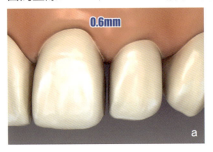
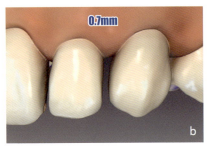

Fig59a and b　0.6mm、0.7mmの間隙を設けたところ、何度スキャンを行ってもきちんと分割されたデータを得ることができた。

別の予備実験における歯間空隙0.4mm、0.5mmの場合の検証結果

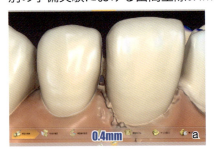
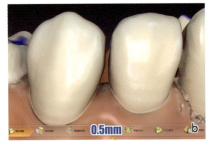

Fig60a and b　予備実験中のデータではあるが、別の模型で0.4mm、0.5mmのスキャンを行った際には0.5mmの間隙も問題なく撮影が可能であった。

0.5mmとしたが、こちらもうまくスキャンができず、わずかにデータが繋がっている（Fig57）。

　Fig58に、0.5mmの両側中切歯間の拡大画像を示す。スキャン時の生データでは0.3mmも0.4mmも、そして0.5mmも完全にスキャンは行えていたが、その後画像処理を経て「.con」や「.rst」データへの変換の際に画像が繋がってしまった。

ラミネートベニアのためのデジタル印象採得の精度に隣接面間間隙が及ぼす影響：隣接面間隙の形成デザイン

[*1] 山本恒一／[*2] 石田祥己／[*3] 新谷明一／[*4] 大河雅之

[*1] 歯科医師：日本臨床歯科学会東京支部、スマイルプランやまもと歯科クリニック
[*2] 歯科医師、歯学博士：日本歯科大学生命歯学部 歯科理工学講座 講師
[*3] 歯科医師、歯学博士：日本臨床歯科学会東京支部、日本歯科大学生命歯学部 歯科理工学講座 主任教授
[*4] 歯科医師：日本臨床歯科学会東京支部、代官山アドレス歯科

連絡先：山本恒一　k.yamamoto@smileplan-dental.com

抄録

目的：本研究は、ラミネートベニアの製作・設計において、口腔内スキャナーを用いたデジタル印象の精度に及ぼす隣接面間間隙の影響を明らかにすることを目的とした。

方法：マスターモデルとして、中切歯、中切歯と側切歯、側切歯と犬歯、犬歯と第一小臼歯の隣接面間間隙が0、0.3、0.5、0.7、1.0、1.2mmの上顎支台歯模型を製作した。経験の異なる2人のオペレーターが、口腔内スキャナーを用いてすべてのマスターモデルを10回スキャンした。すべてのデジタル模型から、コンピュータ支援設計ソフトウェアを用いて、各間隙の3点（上部、中間、下部）で支台歯間の距離を測定した。

結果：中切歯と側切歯の間のスペースがもっとも高い真正性を示した。スペース形成量の比較では、0.7mmがもっとも真正度が高く、ついで0.5mmであった。測定断面では、トップ（上部）が最も真度が高く、歯頚側に行くほど真度が低下した。オペレーターの経験による比較では、経験豊富なオペレーターほど、より高い真度・精度を示した。

結論：以上の結果から、口腔内スキャナーを用いたデジタル印象採得および正確な三次元モデルの製作には、0.5mm以上の隣接面間間隙が不可欠であることが示された。

キーワード

口腔内スキャナー、隣接面間間隙、精度、真度、デジタル印象

緒言

　デジタル技術の発展にともない、間接法による修復装置の製作において、口腔内スキャナーを用いたデジタル印象法がシリコーン印象材を用いた従来法に取って代わりつつある。従来の方法で印象採得を行う場合、製作した修復装置の精度

Chapter 4

に多くの要因が影響する。シリコーンを含むすべての印象材は、口腔内から撤去する前後に重合収縮や変形が生じる。また、模型を製作する際には、石膏の硬化膨張の影響を受ける。そのため、正確な模型を製作するためには、各工程での寸法変化をコントロールすることが重要である。

　模型製作における寸法変化を最小限に抑えるためには、支台歯形成や印象採得の方法に注意を払う必要がある。一方、口腔内スキャナーを用いた光学印象法では、収縮・膨張・変形の原因となる印象材を使用しないため、物理的な変形は生じない。しかし、光学印象法には従来の方法にはない問題が存在する。フルアーチのように広い範囲をスキャンする場合、スティッチングにおける誤差が累積し、スキャン結果に歪みをもたらすことがある[1-8]。しかし現在使用されているいくつかの口腔内スキャナーの印象精度は、臨床において十分に高いと考えられており、歯列弓の部分的な印象採得を行う場合には、従来の方法と比較して高い精度を示している[9]。しかし、一部のスキャナーでは、フルアーチのスキャンで高い精度を達成することは依然として困難である[10]。症例にもよるが、口腔内スキャナーを用いた印象採得は、歯科修復装置を正確に製作するためには許容範囲であると考えられる[11]。

　口腔内スキャナーの使用に関するもうひとつの問題は、狭い細部の印象精度である。光学印象法では、近接する物体間の空間を視覚化することは困難であるため、狭い形状の精密な精度を得るためには、ある程度の空間が必要となる。現在の治療では、侵襲の少ない外科的アプローチで治療目的を達成し、健康な組織を最小限に除去するミニマルインターベンションの考え方を採用している[12-14]。この手法にしたがい、支台歯形成も歯質の保存に重点がおかれるようになっている[15]。こうした中、前歯部のラミネートベニア修復のための支台歯形成では、隣接面で除去される歯質の量が少なくなることから、隣接面の間隙が非常に狭いため、口腔内スキャナーを使用してその間隙の三次元（3D）情報を得ることはしばしば困難である。しかし、フルデジタルワークフローを用いた修復治療の機会は増加しているため、デジタルワークフローに適応したプレパレーションデザインを確立する必要がある。

　高精度な光学印象採得のためには、まずラミネートベニアのための前歯部支台歯形成により生じる最小限の隣接歯面間隙を明らかにする必要がある。このような背景から、本研究では、ラミネートベニア修復装置を製作するための口腔内スキャナーを用いたデジタル印象の精度に及ぼす隣接面間間隙の影響を明らかにすることを目的とした。

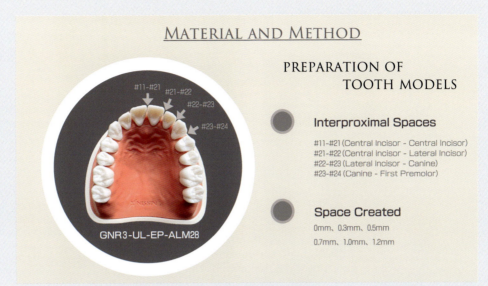

FigA　まず、0mmから1.2mmまでの6種類の隣接歯間間隙を付与した歯列模型（GNR3-UL-EP-ALM28、ニッシン、東京）を用意した。それぞれの間隙は、0、0.3、0.5、0.7、1.0、1.2mmというように、ミリメートル単位で測定した。矯正歯科治療用のストリップを使用し、4つの近心間領域に手動でスペースを付与した。部位は、中切歯間の#11～#21、中切歯と側切歯の#21～#22、側切歯と犬歯間の#22～#23、犬歯と第一小臼歯間の#23～#24とした。

材料と方法

1）マスター模型の製作（FigA）

　標準化された隣接面間間隙の量が異なるカスタムメイドの上顎フルアーチのマスターモデルを6セット製作した。エポキシ模型（GNR3-UL-HD-ALM28；Nissin Dental Products, Kyoto, Japan）上の4つの歯間領域に対して、歯間矯正用ストリップ（SDC-G5-Prolign；Swissdentacare, Bioggio, Switzerland）を使用して歯の近心面を切削し、隣接面間間隙を形成した：上顎両側中切歯（#11-#21）、上顎左側中切歯と側切歯（#21-#22）、上顎左側側切歯と犬歯（#22-#23）、上顎左側犬歯と第一小臼歯（#23-#24）である。隣接面間間隙は0、0.3、0.5、0.7、1.0、1.2mmの6種類とし、形成された隣接面間間隙の寸法をステンレス製の厚みゲージ（100MH；新潟精機、日本、新潟）を用いて確認した。

2）模型のスキャニングと隣接面間間隙の測定（FigB to D）

　口腔内スキャナー（Cerec Primescan；Dentsply Sirona, Charlotte, NC, USA）を用いて、歯科用ファントム模型に装着したマスター模型をスキャンした。スキャンは、口腔内スキャナーを頻繁に使用する23年の臨床経験をもつ熟練オペレーターと、口腔内スキャナーに対する経験がない、臨床経験3年のオペレーターの2人のオペレーターが、すべてのマスターモデルに対して10回（n=10）行った。

Chapter 4

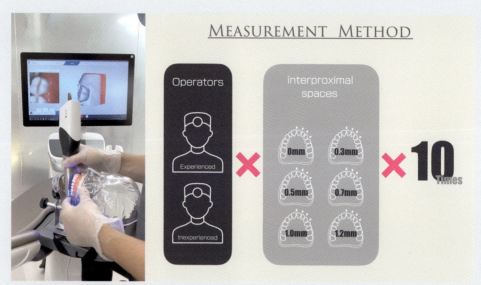

FigB 模型の測定方法について示す。スキャンに使用した口腔内スキャナーはDentsply Sirona社のPrimescanである。測定は、口腔内スキャナーを頻繁に使用する経験豊富な臨床家と、口腔内スキャナーに対する経験がない臨床家の2名で行った。2人のオペレーターは、6種類の異なる歯間距離モデルについて、それぞれ10回のスキャンを行った。

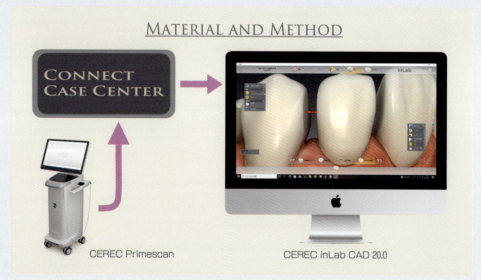

FigC 2人のオペレーターが撮影した3Dデータは、データ転送プラットフォーム(Connect Case Center；Dentsply Sirona)を通じて歯科技工所のコンピューターに送られ、CADソフトを使って撮影画像の隣接歯間距離を測定した。

各オペレーターは60回ずつスキャンを行ったため、各間隙の条件で合計120回のスキャンが行われた。スキャンしたデータは、データ転送プラットフォーム(Connect Case Center；Dentsply Sirona)を介して歯科用CAD/CAMソフトウェア(inLab SW 20.0；Dentsply Sirona)にインポートし、デジタルモデルを作成した。#11-#21、#21-#22、#22-#23、#23-#24で作成した隣接面間間隙の3つの測定点(上

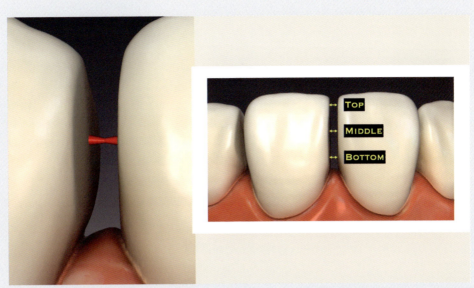

FigD 測定に使用したソフトウェアは、CEREC inLab CAD 20.0(inLab SW 20.0；Dentsply Sirona)である。各画像について、各隣接面間における3点(「上部」「中間」「下部」)で歯間距離を測定した。

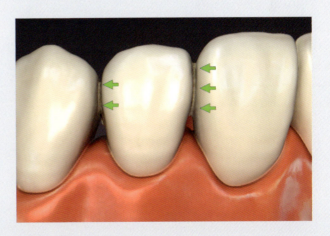

FigE 典型的な失敗例。

部、中間、下部)の距離を、同じソフトウェアを使用して1人のオペレーターが測定した。上部の測定点は切縁から1mm、中間の測定点は歯冠高の中心、下部の測定点は歯頸線から1mmとした(FigD)。すべての測定点は、ひとつの模型から3回ずつ測定し、測定値の平均値を算出した。

3)データ集計

すべてのデジタル模型について、印象の成功と失敗を観察した。隣接面間間隙を認識できず、データ上で隣接面が接触している場合を失敗と定義した(FigE)。すべてのデジタル模型から各間隙の成功率と失敗率を算出した。測定値を用いて、真度(Trueness)と精度(Precision)を算出した。Truenessは、標準化された

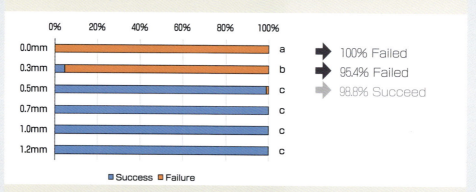

FigF　各間隙条件における成功率と失敗率を示す。その結果、0および0.3mmの条件において、近心間間隙の測定が可能であったスキャンデータの割合は、それぞれ4.6％および0.0％であった。統計解析によると、0および0.3mm間隙での成功率は、他の間隙よりも有意に低かった（$p<0.01$）。

隣接面間間隙と得られた距離の差の絶対値として定義した。精度は、平均測定距離と各測定距離の差の絶対値として定義した。

４）統計解析

　各マスター模型のスキャニングは、各オペレーターが10回ずつ行った。結果の統計処理には、各間隙の条件におけるスキャニング成功率については1対Z検定によるカイ二乗検定を用い、四元配置分散分析（ANOVA）（因子A：隣接面間間隙［#11-#21、#21-#22、#22-#23、#23-#24］、因子B：形成された間隙量［0、0.3、0.5、0.7、1.0、1.2mm］、因子C：測定区間［上部、中、下部］、因子D：操作者［経験者、未経験者］）、Tukeyの多重比較を行い、真度、精度について検討した。有意水準は、SPSS統計ソフト（バージョン24；IBM, Armonk, NY, USA）を用いて5％に設定した。

結果

　各間隙条件における成功率と失敗率をFigFに示す。その結果、0および0.3mmの条件において、近心間間隙の測定が可能であったスキャンデータの割合は、それぞれ4.6％および0.0％であった。統計解析によると、0および0.3mm間隙での成功率は、他の間隙よりも有意に低かった（$p<0.01$）。したがって、0および0.3mm間隙の結果は統計解析から除外した。各条件における真度と精度の平均値と標準偏差（SD）をTableAに示す。#23-#24間の0.5mmの中間的な間隙条件では、経験者は

Table A 各条件における真度および精度の平均値および標準偏差(SD)。

Interproximal space	Space created	Measurement section	Trueness (μm)				Precision (μm)			
			Experienced Mean (SD)		Inexperienced Mean (SD)		Experienced Mean (SD)		Inexperienced Mean (SD)	
#11-#21	0.5mm	Top	10	(8.2)	9	(8.8)	41.6	(10.3)	32.6	(12.9)
		Middle	39	(9.9)	59	(16)	9.6	(5.5)	26.1	(14.6)
		Bottom	44.4	(20.7)	39	(21.3)	19.9	(10.7)	17.6	(12.0)
	0.7mm	Top	11	(9.9)	7	(6.7)	11.3	(9.2)	7	(5.7)
		Middle	15	(10.8)	8	(10.3)	15	(11.6)	9.1	(10.0)
		Bottom	59	(21.8)	64	(16.5)	60.3	(21.8)	65.3	(16.5)
	1.0mm	Top	11	(8.8)	25	(11.8)	15	(11.0)	9	(7.1)
		Middle	64	(9.7)	69	(12.9)	40	(9.7)	45	(12.9)
		Bottom	79	(12)	80	(27.9)	55	(12.0)	60.8	(16.2)
	1.2mm	Top	11	(7.4)	9	(5.7)	48.6	(7.4)	46.6	(5.7)
		Middle	15	(5.3)	24	(7.0)	22.6	(5.3)	13.6	(7.0)
		Bottom	48	(4.2)	56	(20.7)	10.4	(4.2)	25.9	(14.9)
#21-#22	0.5mm	Top	49	(16.6)	37	(10.6)	82.6	(16.6)	70.6	(10.6)
		Middle	12	(9.2)	21	(19.1)	27.6	(14.3)	31.2	(14.5)
		Bottom	17	(13.4)	28	(22.0)	19.9	(14.0)	19.4	(10.0)
	0.7mm	Top	13	(9.5)	17	(10.6)	14.3	(9.5)	18.3	(10.6)
		Middle	52	(9.2)	56	(7.0)	53.3	(9.2)	57.3	(7.0)
		Bottom	59	(20.2)	69	(9.9)	60.3	(20.2)	70.3	(9.9)
	1.0mm	Top	17	(11.6)	18	(9.2)	41	(11.6)	42	(9.2)
		Middle	17	(9.5)	23	(6.7)	9.4	(6.8)	5.8	(3.0)
		Bottom	19	(12.0)	24	(8.4)	10.6	(6.8)	9.2	(9.2)
	1.2mm	Top	23	(8.2)	35	(5.3)	60.6	(8.2)	72.6	(5.3)
		Middle	44	(10.7)	52	(6.3)	9.9	(7.2)	14.4	(6.3)
		Bottom	60	(4.7)	61	(16.0)	22.4	(4.7)	24.9	(13.2)
#22-#23	0.5mm	Top	23	(18.9)	23	(13.4)	37.9	(28.8)	46.6	(24.1)
		Middle	64	(14.3)	59	(22.3)	30.4	(14.3)	28.1	(18.4)
		Bottom	87	(9.5)	88.8	(16.4)	53.4	(9.5)	55.2	(16.4)
	0.7mm	Top	106	(17.8)	110	(13.3)	104.7	(17.8)	108.7	(13.3)
		Middle	21	(9.9)	14	(7.0)	19.7	(9.9)	12.9	(6.4)
		Bottom	26	(8.4)	22	(13.2)	24.7	(8.4)	21.2	(12.4)
	1.0mm	Top	89	(8.8)	89	(5.7)	113	(8.8)	113	(5.7)
		Middle	9	(5.7)	7	(4.8)	21	(10.6)	21	(8.2)
		Bottom	21	(5.7)	16	(5.2)	5.4	(3.1)	8	(5.2)
	1.2mm	Top	10	(6.7)	6	(7.0)	27.6	(6.7)	31.6	(7.0)
		Middle	63	(4.8)	58	(4.2)	25.4	(4.8)	20.4	(4.2)
		Bottom	64	(5.2)	50	(8.2)	26.4	(5.2)	12.4	(8.2)
#23-#24	0.5mm	Top	40	(10.5)	56	(10.7)	9.8	(7.0)	22.4	(10.7)
		Middle	65	(7.1)	90	(16.3)	31.4	(7.1)	56.4	(16.3)
		Bottom	63	(9.5)	73	(9.5)	29.4	(9.5)	39.4	(9.5)
	0.7mm	Top	41	(8.8)	52	(9.2)	39.7	(8.8)	50.7	(9.2)
		Middle	7	(9.5)	7	(6.7)	7.8	(9.0)	8.3	(6.7)
		Bottom	24	(28.4)	16	(7.0)	23.2	(27.9)	14.7	(7.0)
	1.0mm	Top	6	(7.0)	18	(7.9)	18	(7.0)	8.4	(4.9)
		Middle	73	(8.2)	79	(5.7)	49	(8.2)	55	(5.7)
		Bottom	79	(5.7)	87	(11.6)	55	(5.7)	63	(11.6)
	1.2mm	Top	50	(4.7)	58	(6.3)	12.4	(4.7)	20.4	(6.3)
		Middle	63	(8.2)	82	(6.3)	25.4	(8.2)	44.4	(6.3)
		Bottom	54	(5.2)	64	(5.2)	16.4	(5.2)	26.4	(5.2)

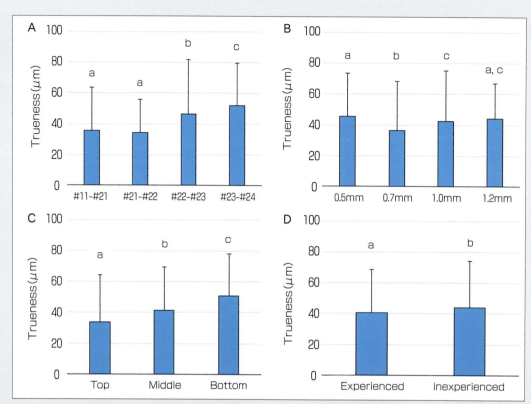

FigG 四元配置分散分析における主因子の真偽。エラーバーは標準偏差を示す。同じ文字は各因子に有意差がないことを示す（$p<0.05$）。（A）隣接面間スペースの比較。（B）形成されたスペース量の比較。（C）測定断面の比較。（D）オペレーターの比較。

未経験者にくらべて有意に低い真度および精度が認められた（$p<0.01$）。しかし、その他の条件では、オペレーター間に有意差は認められなかった（$p>0.05$）。

真度に関する四元配置分散分析の結果によると、すべての主因子と交互作用A×B、A×C、B×C、A×B×Cで強い有意差が認められ（$p<0.01$）、交互作用A×B×D、B×C×D、A×B×C×Dで有意差が認められた（$p<0.05$）。FigGは、主因子の平均値とSDを多重比較の結果とともに示したものである。因子Aでは、#11-#21と#21-#22が他の2つの間隙より有意に小さかった（$p<0.01$）。因子Bでは、0.7mmの間隙が他と比べてもっとも小さい真度を示した（$p<0.01$）。因子Cでは、3つの測定点の上部＜中＜下部（$p<0.01$）の順で有意差が大きく、因子Dでは、経験者の方が未経験者よりも真度が小さい（$p<0.01$）。ANOVAによって非常に有意な差を示した、真度における交互作用A×B×CのグラフをFigHに示す。#11-#21の空間では、上部では空間条件による有意差はみられなかった（$p>0.05$）。下部と比較すると、上部はすべての間隙条件で有意に小さかった（$p<0.05$）。#21-#22の間隙では、0.7mmと1.2mmの間隙において、上部が中間部と下部の両方にくらべて有意に小さかった（$p<0.05$）。#22-#23の間隙では、0.7mmと1.0mm

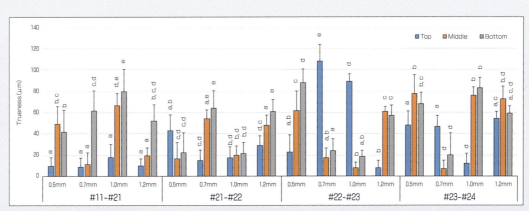

FigH 各条件における真度。エラーバーは標準偏差を示す。同じ文字は各要因に有意差がないことを示す（$p<0.05$）。

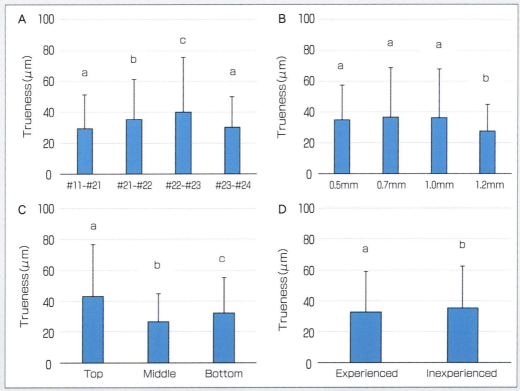

FigI 四元配置分散分析における主要因子の精度。エラーバーは標準偏差を示す。同じ文字は各因子に有意差がないことを示す（$p<0.05$）。(A)隣接面間間隙の比較。(B)形成された間隙量の比較。(C)測定断面の比較。(D)オペレーターの比較。

の間隙において、上部の断面が他の2つの断面よりも有意に大きな真円度を示した（$p<0.01$）。#23-#24の間隙では、0.5mmと1.0mmの間隙では、上部は他の2つの部分よりも有意に小さかったが、0.7mmの間隙では他の部分よりも有意に大きかった（$p<0.05$）。

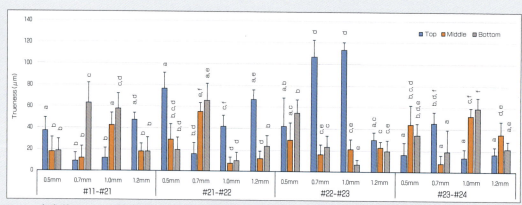

FigJ　各条件における精度。エラーバーは標準偏差を示す。同じ文字は各要因に有意差がないことを示す（$p < 0.05$）。

　精度に関する四元配置分散分析では、C×BとB×Dを除くすべての主因子とその交互作用において、非常に有意な差が示された（$p < 0.01$）。主因子の平均値とSD、および多重比較の結果をFigIに示す。因子Aでは、#11-#21間および#23-#24間は、#21-#22間および#22-#23間よりも有意に小さかった（$p < 0.01$）。因子Bでは、1.2mmの間隙が他の条件より有意に小さく（$p < 0.01$）、因子Cでは、有意差は中間＜下部＜上部とランク付けされた（$p < 0.01$）。因子Dでは、経験者は未経験者より有意に精度が低かった（$p < 0.01$）。精度の交互作用A×B×CのグラフをFigJに示すが、ANOVAでは"trueness"の結果と同様に非常に有意な差を示した。#11-#21の間隙では、0.7-mmの間隙と1.0-mmの間隙の上部の精度が、0.5-mmの間隙と1.0-mmの間隙よりも有意に低かった（$p < 0.01$）。0.5-と1.2-mmの間隙では、上部は中間と下部の両方よりも有意に大きく、0.7-と1.0-mm間隙では下部よりも有意に小さかった（$p < 0.01$）。#21-#22の間隙では、0.7mmの間隙で上部の精度がもっとも小さかった（$p < 0.01$）。0.7mmの間隙でのみ、有意に小さい精度が観察された（$p < 0.01$）。他の間隙では、上部が中間と下部よりも有意に大きかった（$p < 0.01$）。#22-#23の間隙では、0.7mmと1.0mmの間隙で、他の2つの部分にくらべ、上部の精度がもっとも高かった（$p < 0.01$）。#23-#24の間隙では、0.5-と1.0-mmの間隙では、上部は他の2つの部分よりも有意に小さく、0.7-mmの間隙では有意に大きかった。

考察

　口腔内スキャンの精度にオペレーターの経験が影響することは、これまでに報告されている[16-18]。Resendeら[16]は、操作者の経験が真の精度と精度の両方に影響することを明らかにし、操作者の経験が多いほど真の精度が高くなると結論づけた。Limら[19]は、臨床実験が臨床現場における患者のスキャニング精度に影響を与えることを報告している。本研究では、2人の異なるオペレーターの間で真偽

度に有意差が認められたが、これは以前の報告と同様である。スキャニング距離[20]やスキャニングストラテジー[6、21]などのいくつかの因子が、真度や精度などのスキャニング精度に影響を及ぼすことが報告されている。適切なスキャニングストラテジーにしたがい、スキャニング中にスキャナーと歯の距離を適切に保つことで、スキャニング精度が向上する可能性がある。また、スキャニングの速度と滑らかさも精度に影響する可能性がある。

本研究では、#11-#21間と#21-#22間を除き、部位間で真度における統計的な差が認められた。歯の種類がフルアーチスキャンの精度に及ぼす影響については、臼歯のスキャニングは前歯のスキャニングよりも精度が低いことが報告されている[22]。一方、部分歯列のスキャンにおける精度は、前歯のスキャンのほうが後歯にくらべて高いことが報告されている[9]。したがって、歯列弓の湾曲は、スキャン中に得られる3Dデータが歪むため、スキャン精度に影響すると考えられる。これは、歯列弓の湾曲をスキャンする際に適切な距離を保つことが困難であることに起因する。さらに、フルアーチでスキャンする際にはスキャナーを回転させる必要があり、これもスキャン精度に影響する可能性がある。以前の報告では、解剖学的形状やカントゥアの違いから、歯の種類がスキャン精度に影響することが示唆されている[23]。したがって、本研究で認められた部位間の有意差は、これらの要因によって生じた可能性がある。

また、部位間でも有意な真偽差が認められた。これは、本研究で使用した口腔内スキャナーの走査機構の特徴に起因している可能性がある。このスキャナーは、動的深度走査用の光学的高周波コントラスト分析と高解像度センサーを用いた短波長光に基づく光学的測定原理で模型の形状を得る。この戦略により、深い被写界深度でのスキャンが可能となり、深く狭い形状を得ることができる。しかし、幅の広い部分や浅い部分と比較して、幅の深い部分や狭い部分は、光を検出・照射することが難しいため、スキャン時に得られる形状情報だけでは、高精度の3Dモデルを作成することができない場合がある。広く浅い形状はスキャン時に光を受けやすいため、さまざまなビューから繰り返し表面情報を取得し、精度の高いデジタルモデルを作成することができる。そのため、部位によって咬合間隙の解剖学的形状やカントゥアが異なるため、精度が異なる可能性がある。

測定区間によって大きな違いがみられたのは、前述のスキャン機構の特性によるものと考えられる。上部にくらべ、下部では光を検出することが困難であるため、下部で構築された3Dデータの精度は上部にくらべて悪かった。

付与された歯間間隙の量では、0.7mmがもっとも真度が高い結果となった。口腔内スキャンにおける隣接歯の影響については、いくつかの先行研究がある。隣接歯の存在はスキャン精度に悪影響を及ぼすと考えられている[24-26]。Sonら[10]は、近心間距離が増加するにつれて、真度は有意に増加し、最大正偏差は減少すると

Conclusion

0.7 mm の隣接面間間隙の場合にもっとも高い精度と真正性が得られた。

0.5 mm 以上の隣接面間間隙が、正確な3Dデジタルモデル作成のために必要である。

FigK　今回の in vitro 研究の制限の中で、口腔内スキャナーを用いて、各部位で6種類の距離を想定して、隣接面間隙についてデジタル印象採得を行い、その精度と真偽を評価した。その結果、0.7mmの隣接面間間隙がもっとも高い精度と真正性を示し、正確な3Dデジタルモデルを作成するためには0.5mm以上の咬合間スペースが必要であることが示唆された。

報告している。しかし、われわれの結果は先行研究の結果と一致しなかった。

　臨床では、隣接面間が狭い状態でスキャンすると、間隙を認識できずに歯間部のスキャンデータが失われてしまうことがある。本研究では、0mmと0.3mmの間隙で同様の傾向が観察された。分離した近心間表面は、スキャニング中のプレビューステップで画像化することができた。しかし、データの軽量化や再構成などの処理を行うと、表面は塗りつぶされた空間として統合され、隣接面間間隙のデータは失われた。この処理では、ソフトウェアが不必要に計算したポリゴンデータを自動的に削除し、データサイズを小さくすることができる。隣接面間間隙が狭い状況でのスキャンの場合、得られたポリゴンデータの点が近すぎるため、再構成時にソフトウェアが不要な点と誤判定してしまい、画像がつながってしまうことがあった。その結果、隣接面間の間隙がデータ上で埋まってしまい、測定できなかった。

　本研究で0.7mmの間隙がもっとも高い真正度を示した理由は、スキャンの繰り返し回数によると考えられる。小スペースの場合、データを得るために繰り返しスキャンを行ったが、上述のように十分な量を得ることができなかった。一方、広い空隙の場合は、1回の撮影で十分な情報を取得することができたが、正確なモデルを再構築するためには、スキャンの繰り返し回数が十分でない可能性がある。したがって、スキャンの繰り返し回数と空間量との間で、精度の高いスキャンを行うための最適なバランス条件が0.7mmであったと考えられる。0.5mm、0.7mm、1.0mm、1.2mmのすべての条件で得られたスキャン誤差は35〜45μmであり、臨床における印象精度としては許容範囲であった。

臨床的観点からは、この*in vitro*研究の限界は、スキャンが唾液のある口腔内ではなく、エポキシ模型上で行われたことである。また、口腔内スキャナーを1台しか使用しなかった。より高品質で正確な光学印象のためには、今後さらなる臨床研究が必要である。

結論

この*in vitro*研究の制限の範囲内で、口腔内スキャナーを使用して、各部位で6つの異なる距離を想定した隣接面間間隙のデジタル印象採得を行い、その精度と真正性を評価した。その結果、0.7mmの隣接面間間隙がもっとも高い精度と真正性を示し、正確な3Dデジタルモデルを作成するには0.5mm以上の咬合間スペースが必要であることが示唆された。これらの限界にもかかわらず、われわれの結果は、咬合間スペースのスキャニングの可能性を示す証拠となった(FigK)。

参考文献

1. Vecsei B, Joós-Kovács G, Borbély J, Hermann P. Comparison of the accuracy of direct and indirect three-dimensional digitizing processes for CAD/CAM systems – An *in vitro* study. J Prosthodont Res 2017；61：177-84.
2. Su TS, Sun J. Comparison of repeatability between intraoral digital scanner and extraoral digital scanner: An *in-vitro* study. J Prosthodont Res 2015；59：236-42.
3. Lee JJ, Jeong ID, Park JY, Jeon JH, Kim JH, Kim WC. Accuracy of single-abutment digital cast obtained using intraoral and cast scanners. J Prosthet Dent 2017；117：253-9.
4. Ender A, Attin T, Mehl A. *In vivo* precision of conventional and digital methods of obtaining complete-arch dental impressions. J Prosthet Dent 2016；115：313-20.
5. Ender A, Zimmermann M, Attin T, Mehl A. *In vivo* precision of conventional and digital methods for obtaining quadrant dental impressions. Clin Oral Investig 2016；20：1495-504.
6. Ender A, Mehl A. Influence of scanning strategies on the accuracy of digital intraoral scanning systems. Int J Comput Dent 2013；16：11-21.
7. Patzelt SB, Emmanouilidi A, Stampf S, Strub JR, Att W. Accuracy of full-arch scans using intraoral scanners. Clin Oral Investig 2014；18：1687-94.
8. Ender A, Mehl A. *In-vitro* evaluation of the accuracy of conventional and digital methods of obtaining full-arch dental impressions. Quintessence Int 2015；46：9-17.
9. Ender A, Zimmermann M, Mehl A. Accuracy of complete- and partial-arch impressions of actual intraoral scanning systems *in vitro*. Int J Comput Dent 2019；22(1)：11-9.
10. Son SA, Kim JH, Seo DG, Park JK. Influence of different inlay configurations and distance from the adjacent tooth on the accuracy of an intraoral scan. J Prosthet Dent. 2021 Mar 9；S0022-3913(21)00034-2. doi: 10.1016/j.prosdent.2020.12.044. Online ahead of print.
11. Zimmermann M, Ender A, Mehl A. Local accuracy of actual intraoral scanning systems for single-tooth preparations *in vitro*. J Am Dent Assoc 2020；151(2)：127-35.
12. Blunck U, Fischer S, Hajtó J, Frei S, Frankenberger R. Ceramic laminate veneers: effect of preparation design and ceramic thickness on fracture resistance and marginal quality *in vitro*. Clin Oral Investig 2020；24(8)：2745-54.
13. Liebermann A, Erdelt K, Brix O, Edelhoff D. Clinical Performance of Anterior Full Veneer Restorations Made of Lithium Disilicate with a Mean Observation Time of 8 Years. Int J Prosthodont 2020；33(1)：14-21.
14. Imburgia M, Cortellini D, Valenti M. Minimally invasive vertical preparation design for ceramic veneers: a multicenter retrospective follow-up clinical study of 265 lithium disilicate veneers. Int J Esthet Dent 2019；14(3)：286-98.
15. Valenti M, Schmitz JH, Cortellini D, Valenti A, Canale A. A diagnostically and digitally driven tooth preparation protocol by using a patient monitoring tool with an intraoral scanner. J Prosthet Dent 2021 May 24：S0022-3913(21)00227-4. doi: 10.1016/j.prosdent.2021.04.017. Online ahead of print.
16. Resende CCD, Barbosa TAQ, Moura GF, Tavares LDN, Rizzante FAP, George FM, Neves FDD, Mendonça G. Influence of operator experience, scanner type, and scan size on 3D scans. J Prosthet Dent 2021；125(2)：294-9.
17. Pesce P, Bagnasco F, Pancini N, Colombo M, Canullo L, Pera F, Bressan E, Annunziata M, Menini M. Trueness of Intraoral Scanners in Implant-Supported Rehabilitations: An *In Vitro* Analysis on the Effect of Operators' Experience and Implant Number. J Clin Med 2021 16；10(24)：5917.
18. Revell G, Simon B, Mennito A, Evans ZP, Renne W, Ludlow M, Vág J. Evaluation of complete-arch implant scanning with 5 different intraoral scanners in terms of trueness and operator experience. J Prosthet Dent 2021；5：S0022-3913(21)00052-4. doi: 10.1016/j.prosdent.2021.01.013. Online ahead of print.
19. Lim JH, Park JM, Kim M, Heo SJ, Myung JY. Comparison of digital intraoral scanner reproducibility and image trueness considering repetitive experience. J Prosthet Dent 2018；119(2)：225-32.
20. Kim MK, Kim JM, Lee YM, Lim YJ, Lee SP. The effect of scanning distance on the accuracy of intra-oral scanners used in dentistry. Clin Anat 2019；32(3)：430-8.
21. Passos L, Meiga S, Brigagão V, Street A. Impact of different scanning strategies on the accuracy of two current intraoral scanning systems in complete-arch impressions: an *in vitro* study. Int J Comput Dent 2019；22(4)：307-19.
22. Son K, Lee KB. Effect of Tooth Types on the Accuracy of Dental 3D Scanners: An *In Vitro* Study. Materials (Basel). 2020 Apr 9；13(7)：1744. doi: 10.3390/ma13071744.
23. Kim MK, Son K, Yu BY, Lee KB. Effect of the volumetric dimensions of a complete arch on the accuracy of scanners. J Adv Prosthodont 2020；12(6)：361-8.
24. Kim JH, Son SA, Lee H, Yoo YJ, Hong SJ, Park JK. Influence of adjacent teeth on the accuracy of intraoral scanning systems for class II inlay preparation. J Esthet Restor Dent 2021 Oct 5. doi: 10.1111/jerd.12824. Online ahead of print.
25. Ammoun R, Suprono MS, Goodacre CJ, Oyoyo U, Carrico CK, Kattadiyil MT. Influence of Tooth Preparation Design and Scan Angulations on the Accuracy of Two Intraoral Digital Scanners: An *in vitro* Study Based on 3-Dimensional Comparisons. J Prosthodont 2020；29(3)：201-6.
26. Jivanescu A, Rotar P, Hategan S, Pricop C, Rus R, Goguta L. Clinical Factors Influence the Trueness of Intra-oral Scanning. Eur J Prosthodont Restor Dent 2019；27(1)：51-5.

Chapter 4

切削テスト用試料のためのCADデザイン（STLデータ）

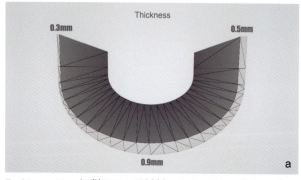
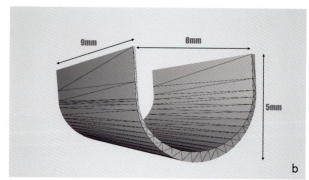

Fig61a and b　切削テスト用試料のためのCADデザイン（STLデータ）。

CAMソフト上にデザインデータをインポート

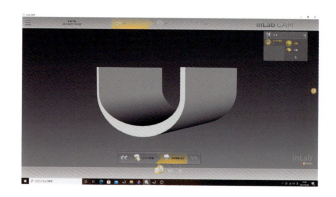

Fig62　Fig61のSTLデータをCADソフト（inLab CAM software、デンツプライシロナ）にインポートした状態。

一方、0.6mm、0.7mmの間隙を設けたところ、何度スキャンを行ってもきちんと分割したデータを得ることができた（Fig59）。さらに予備実験中のデータではあるが、別の模型で0.4mm、0.5mmのスキャンを行った際には0.5mmの間隙も問題なく撮影が可能であった（Fig60）。

　以上より、データが連結されずに正確にスキャンが行える閾値はおよそ0.5mm前後であろうということが明らかとなった。もちろん、使用するスキャナーやCADソフトウェアの違いによってこの数値は変わりうるが、Primescanでの現時点での結果として参考にしていただきたい。また、227～239ページに、先述の日本臨床歯科学会雑誌第8巻第1号に掲載の原著論文の和訳を掲載する。

5）各種マテリアルの種類と厚みがミリング結果に与える影響

　引き続き、ミリングマシンの性能についても検証していきたい。MIに則った修復治療を行う場合、できる限り歯質削除量は削減すべきであるが、そこに反比例するかたちでミリング時の難易度は高くなる。そこでFig61に示すような、ラミネートベニアに模したSTLデータを作成し、片側が0.3mm、その反対側が0.5mmの薄い板状の試料をさまざまなマテリアルでミリングし、観察する実験を

Laminate Veneers: The Movement to Digitalization

デザインデータに対するマージン設定とサポートの設定

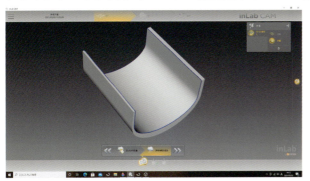
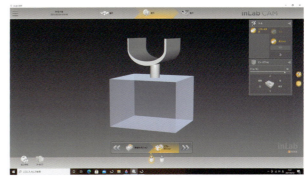

Fig63a and b　Fig62のデザインデータに対してマージンとサポートを設定した。　　　　　　　　a|b

今回検証した材料の一覧

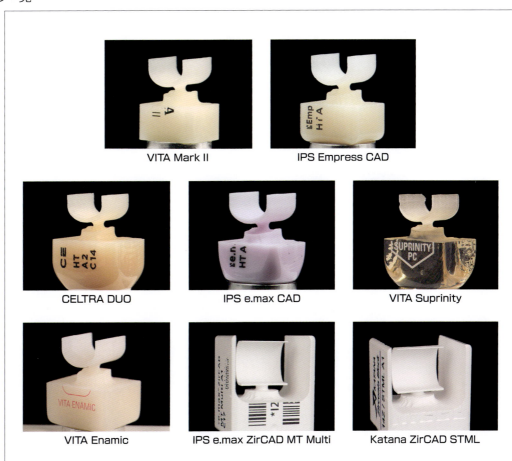

Fig64　今回は、長石、リューサイト、ニケイ酸リチウム、メタケイ酸リチウム、ハイブリッドセラミックス、ジルコニアの6種類の8つのブロックについて検証を行った。

行った。側面の0.3mm、0.5mmの板状の部分は、各社のブロックサイズに収まるサイズとしており、高さが5mm、幅が9mmに設定されている。

　CAMソフト上にこのモデルのデータをインポートした状態をFig62に示す。修復装置としてマージン設定を行い、サポートを設定した(Fig63)。なお、今回使

Chapter 4

VITA Mark IIブロックを0.5mm厚で切削した結果

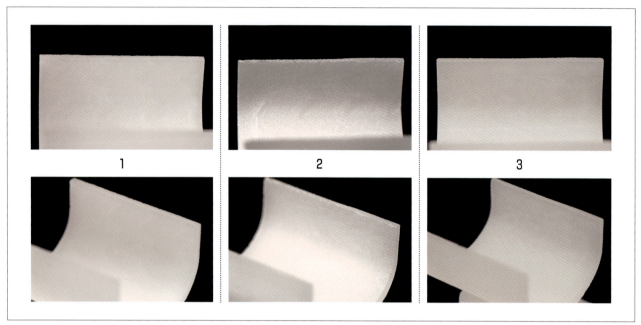

Fig65　VITA Mark IIブロックを0.5mm厚で切削した結果。

VITA Mark IIブロックを0.3mm厚で切削した結果

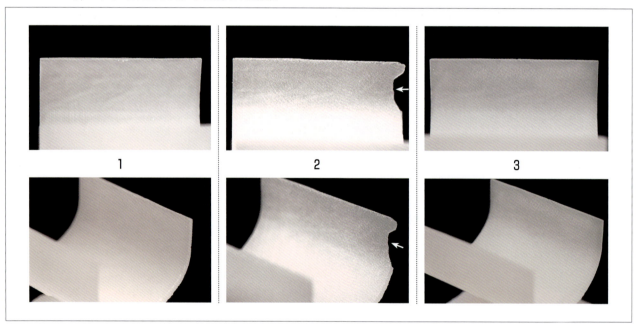

Fig66　VITA Mark IIブロックを0.3mm厚で切削した結果。

用したミリングマシンは、CEREC inLab MC X5（デンツプライシロナ）である。その上で今回は、長石、リューサイト、二ケイ酸リチウム、メタケイ酸リチウム、ハイブリッドセラミックス、ジルコニアの6種類の8つのブロックについて検証を行った（**Fig64**）。

IPS Empress CADブロックを0.5mm厚で切削した結果

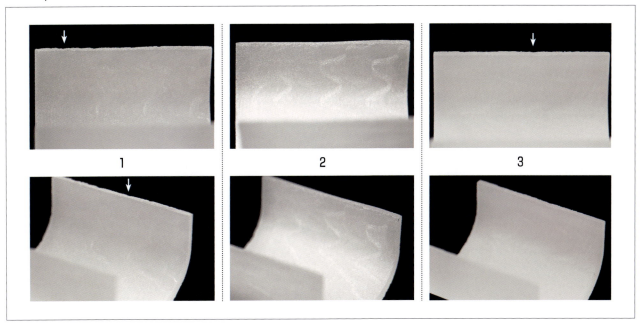

Fig67　IPS Empress CADブロックを0.5mm厚で切削した結果。

IPS Empress CADブロックを0.3mm厚で切削した結果

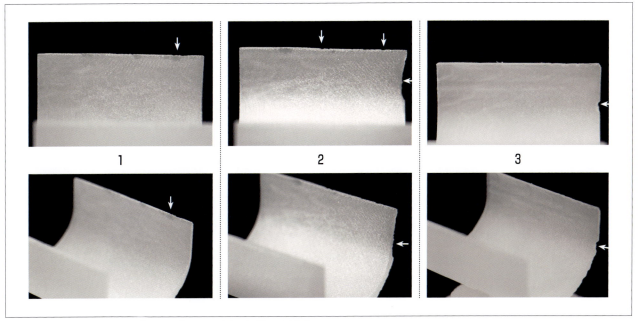

Fig68　IPS Empress CADブロックを0.3mm厚で切削した結果。

a. 長石系ブロック

　まず長石系ブロックであるVITA Mark IIについて示す。設定に関してはジルコニアのブロック以外は共通で、「インレー」のモードで詳細レベルは「非常に高い」、加工モードは「ソフトモード」でミリングしている。1種の材料ごとに3つのブ

Chapter 4

VITA Mark IIブロックとIPS Empress CADブロックを0.3mm厚で切削した際の比較

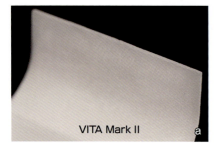
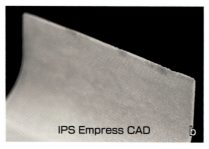

Fig69a and b　物性の近いVITA Mark IIとIPS Empress CADの2者を比較してみると、0.3mmの辺縁に関してはVITA Mark IIのほうが加工性が良好と思われた。

VITA Mark IIブロックとIPS Empress CADブロックを0.5mm厚で切削した際の比較

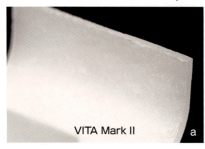
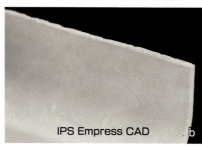

Fig70a and b　0.5mmの辺縁でも、辺縁部のチップがIPS Empress CADのほうに多く認められた。

ロックを用意してミリングした。Fig65はVITA Mark IIブロックでの0.5mmの辺縁であるが、曲げ強度のあまり高くない長石系のブロックであっても思っていた以上にきれいにミリングを行うことができた。続いてVITA Mark IIブロックでの0.3mmの辺縁をFig66に示すが、2番目の試料では側面が大きく欠けてしまった。しかし、1番目と3番目の試料ではエッジが確認できる程度に正確にミリングされた。VITA Mark IIブロックはあまり硬くなく、弾性があるために切削時に応力があまりかかりにくいことが良い結果につながったのではないかと思う。

b. リューサイト系ブロック

次にリューサイト系のブロックであるIPS Empress CAD Blockについて示す。Fig67に0.5mmの辺縁を示すが、エッジ部に細かなチッピングが起こっていることがわかる。試料の内面にもミリング痕が多く認められる。また0.3mmの辺縁では、さらに多くのチッピングを認めた（Fig68）。物性の近いVITA Mark IIとIPS Empress CADの2者を比較してみると、0.3mmの辺縁に関してはVITA Mark IIの方が加工性が良好と思われた（Fig69）。0.5mmの辺縁でも、辺縁部のチップがIPS Empress CADのほうに多く認められた（Fig70）。

c. ニケイ酸リチウム、メタケイ酸リチウムブロック

続いてニケイ酸リチウム、メタケイ酸リチウムについて示す。まずCELTRA DUO（デンツプライシロナ）では、0.5mmに関してはとくに問題なくミリングできているものの、辺縁部の強度はあまり高くないようで、全体的にエッジの部分で

CELTRA DUOブロックを0.5mm厚で切削した結果

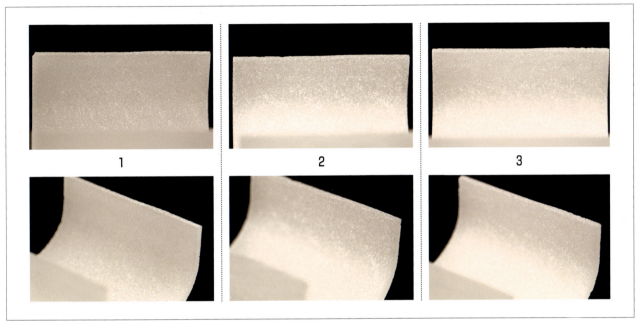

Fig71　CELTRA DUOブロックを0.5mm厚で切削した結果。

CELTRA DUOブロックを0.3mm厚で切削した結果

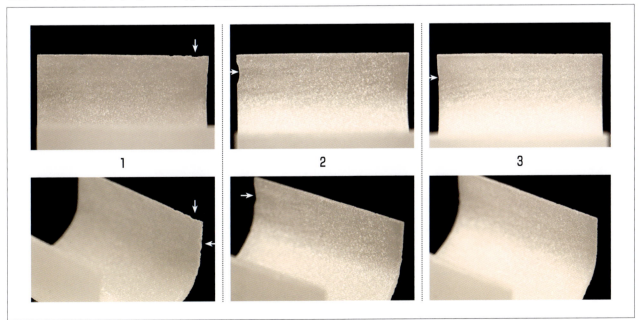

Fig72　CELTRA DUOブロックを0.3mm厚で切削した結果。

Chapter 4

IPS e.max CADブロックを0.5mm厚で切削した結果

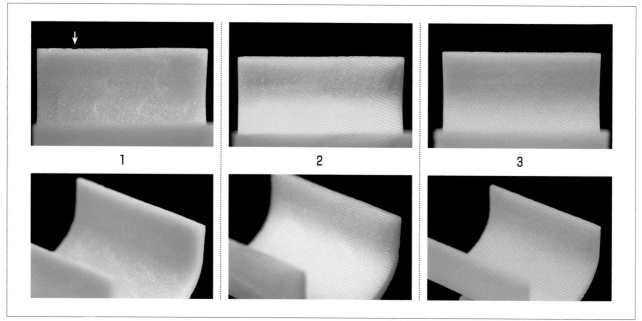

Fig73　IPS e.max CADブロックを0.5mm厚で切削した結果。

IPS e.max CADブロックを0.3mm厚で切削した結果

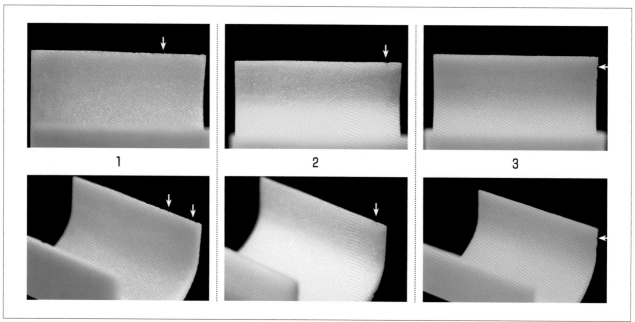

Fig74　IPS e.max CADブロックを0.3mm厚で切削した結果。

Laminate Veneers: The Movement to Digitalization

VITA Suprinityブロックを0.5mm厚で切削した結果

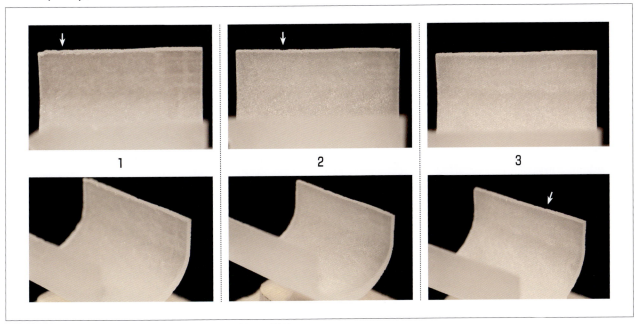

Fig75　VITA Suprinityブロックを0.5mm厚で切削した結果。

VITA Suprinityブロックを0.3mm厚で切削した結果

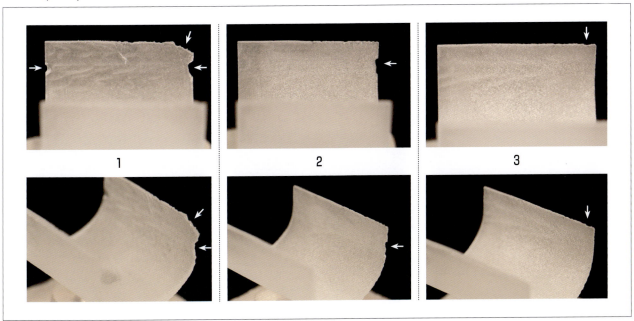

Fig76　VITA Suprinityブロックを0.3mm厚で切削した結果。

Chapter 4

二ケイ酸リチウム、メタケイ酸リチウムのグループの3種を0.3mm厚で切削した際の比較

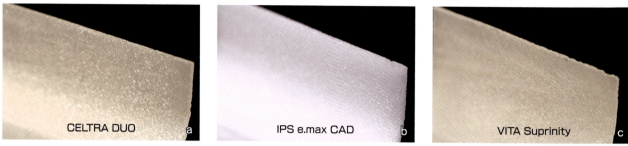

Fig77a to c 　二ケイ酸リチウム、メタケイ酸リチウムのグループの3種を0.3mm厚で切削した際の比較。

二ケイ酸リチウム、メタケイ酸リチウムのグループの3種を0.5mm厚で切削した際の比較

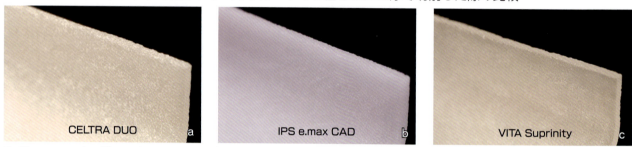

Fig78a to c 　二ケイ酸リチウム、メタケイ酸リチウムのグループの3種を0.5mm厚で切削した際の比較。

は細かなチッピングが認められ、角が出にくい印象である(Fig71)。また0.3mmの辺縁では数ヵ所に中程度のチッピングが認められた(Fig72)。

　二ケイ酸リチウムのIPS e.max CADでは、0.5mmの辺縁では1番目の試料でわずかにチッピングが認められたが、全体として0.5mmは良好に加工できている(Fig73)。一方で0.3mmでは、やはり角の部分が少しチップしてしまう(Fig74)が、CELTRAより加工は行いやすい印象であった。

　メタケイ酸リチウムガラスセラミックのVITA Suprinity(VITA Zahnfabrik, 白水貿易)の0.5mmでは、大きなチッピングはみられなかったものの、細部でのチッピングはガラスセラミックのグループの中でも多いほうであった(Fig75)。続いて0.3mmでは、大きなチッピングが認められた(Fig76)。

　ここで二ケイ酸リチウム、メタケイ酸リチウムのグループの3種を比較してみると、0.3mmの辺縁ではエッジの部分にチッピングが多く認められた(Fig77)。同じく0.5mmの辺縁でも多くのチッピングが認められた(Fig78)。このガラスセラミックのグループの材料は、曲げ強度は高く硬いものの、脆いという印象であった。

d. ポリマー系ブロック

　続いて、ポリマー系のVITA Enamic(VITA Zahnfabrik, 白水貿易)について示す。VITA Enamicはハイブリッドセラミックスというカテゴリに分類されるが、長石

Laminate Veneers: The Movement to Digitalization

VITA Enamicブロックを0.5mm厚で切削した結果

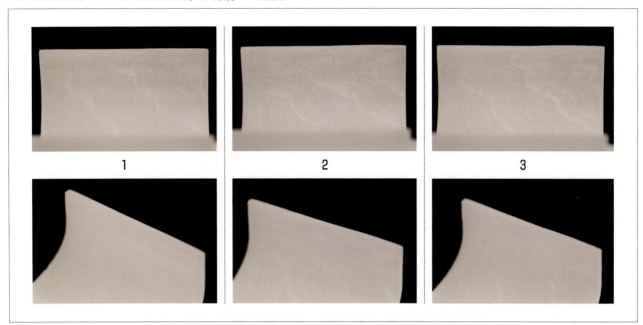

Fig79　VITA Enamicブロックを0.5mm厚で切削した結果。

VITA Enamicブロックを0.3mm厚で切削した結果

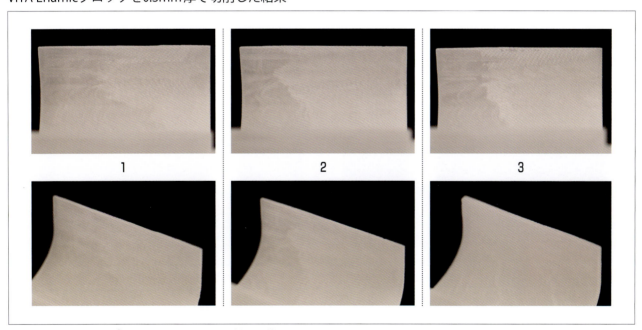

Fig80　VITA Enamicブロックを0.3mm厚で切削した結果。

Chapter 4

Katana Zirconiaブロックを0.3mm厚と0.5mm厚で切削した結果

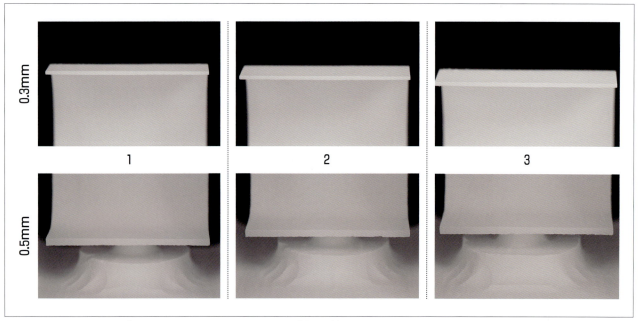

Fig81　Katana Zirconiaブロックを0.3mm厚と0.5mm厚で切削した結果。

Katana Zirconiaブロックを0.3mm厚と0.5mm厚で切削した結果（拡大図）

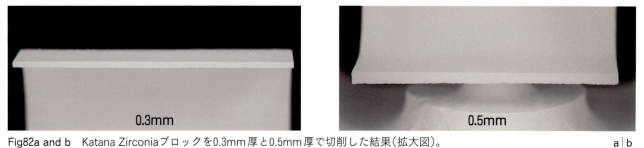

Fig82a and b　Katana Zirconiaブロックを0.3mm厚と0.5mm厚で切削した結果（拡大図）。　　　　　　　　　　　　a｜b

Katana Zirconiaブロックを0.3mm厚と0.5mm厚で切削した結果（拡大図、シンタリング後）

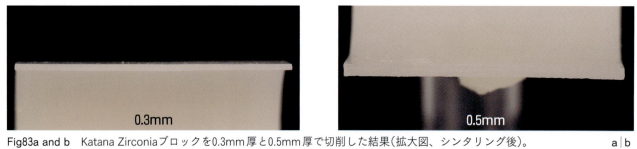

Fig83a and b　Katana Zirconiaブロックを0.3mm厚と0.5mm厚で切削した結果（拡大図、シンタリング後）。　　　　a｜b

　　　　　　　　　　　　　　　　　　　　系であるVITA Mark Ⅱのブロックを多孔性にしたものにレジンを含浸させたブ
　　　　　　　　　　　　　　　　　　　　ロックであるとされている。その製法から、リューサイトと同等の曲げ強度と高
　　　　　　　　　　　　　　　　　　　　い弾性を兼ね備えた非常に加工性が良いマテリアルとなっている。まず、0.5mm
　　　　　　　　　　　　　　　　　　　　の試料は、上端のエッジの部分までしっかりと再現されていることがわかる

IPS e.max ZirCAD MT Multiブロックを0.3mm厚と0.5mm厚で切削した結果

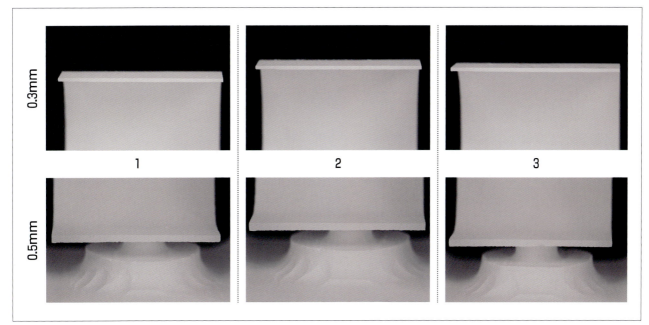

Fig84　IPS e.max ZirCAD MT Multiブロックを0.3mm厚と0.5mm厚で切削した結果。

IPS e.max ZirCAD MT Multiブロックを0.3mm厚と0.5mm厚で切削した結果（拡大図）

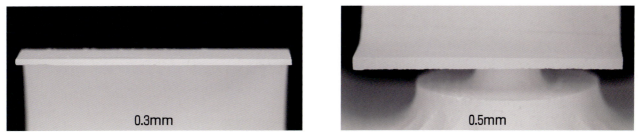

Fig85a and b　IPS e.max ZirCAD MT Multiブロックを0.3mm厚と0.5mm厚で切削した結果（拡大図）。　　a｜b

IPS e.max ZirCAD MT Multiブロックを0.3mm厚と0.5mm厚で切削した結果（拡大図、シンタリング後）

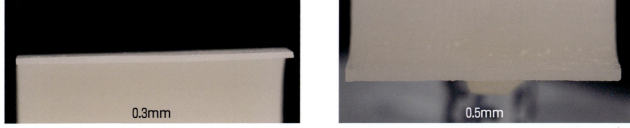

Fig86a and b　IPS e.max ZirCAD MT Multiブロックを0.3mm厚と0.5mm厚で切削した結果（拡大図、シンタリング後）。　　a｜b

（Fig79）。やはり、ポリマー系のマテリアルは非常に加工性が良好である。同じく0.3mmの場合も、エッジ部分までしっかりとチッピングなく削ることができている（Fig80）。

Chapter 4

切削加工用ブロックの材質がミリング結果に与える影響のまとめ

- ミリングの細部再現性においてはジルコニア系、ポリマー系が高い再現性を示した。
- ジルコニアのシンタリングにおける体積変化（収縮）を加味した実際のサイズより大きいサイズでミリングを行うことは細部再現性において効果的である。
- ブロックの物性においては、靭性や弾性を備えた材料の方が単純に曲げ強度の高い材料よりは再現性が高いのではないかと考えられる。
- 現在のミリングマシンの性能としては0.3mmのミリングも十分可能であるが、チッピングなどミリング時のエラーを予防する目的で最低0.2mmのオフセットを行うことが推奨される。

Fig87　切削加工用ブロックの材質がミリング結果に与える影響のまとめ。

e. ジルコニアブロック

　次に、ジルコニアのブロックについて示す。ジルコニアに関しては、CEREC inLab MC X5の場合ディスク型の材料から切削する前提となるため、ブロック型のジルコニア材料を加工するためにCEREC MC XL（デンツプライシロナ）でミリングを行った。

　まずはKatana Zirconia Block STML（クラレノリタケデンタル）での結果について示す。シンタリング前のジルコニアの物性についてメーカー各社は公表していないが、半焼結のジルコニアはとても柔らかく、ミリング中にチップしてしまうのではないかと不安があったが、Fig81に示すような結果が得られた。図中、上段が0.3mmで下段が0.5mmである。エッジ部には細かいチッピングが認められるが、全体的は非常にきれいに削れていた。さらに縁端の拡大図を示す（Fig82）。加工性の高さという点では、これまでの検証の中でジルコニアがもっとも良好ではないかと思われる。0.3mm、0.5mmのいずれのエッジも非常にシャープに削れていた。Fig83に、これらのシンタリング後の状態を示す。シンタリングによる体積の収縮が生じているが、シャープさはそのまま維持されていた。

　続いて、IPS e.max ZirCAD Block MT Multi（Ivoclar Vivadent）での結果について示す。こちらのブロックもKatana Zirconiaと同様に非常に精度高くミリングできている（Fig84）。ジルコニアに関しては実際のサイズの1.2〜1.3倍のサイズでミリングされるため、細部まで正確にミリングがしやすいというメリットがあると思われる。辺縁部の拡大図をFig85に示す。エッジ部のチッピングについては、ごくわずかにKatana Zirconiaよりチッピングが少ないようにも思われるが、両者は非常に似通った実験結果となった。Fig86も、エッジの角の部分までシャープに再現されていた。Fig87に、本項のまとめを示す。

❖ 本項のまとめ

　ここまで、デジタルラミネートベニアの臨床応用の可能性について、想定されるさまざまな角度から検討してきた。デジタルならではの内面適合性向上については、読者諸氏にも十分納得いただける内容になったことと思う。

　しかしながら、これらデジタル機器やソフトウェアを扱う歯科医師・歯科技工士双方が基本的な歯冠形態やアナログの技工操作について熟知していなければ、ここに示したような結果を得ることはできなかった。いいかえれば、歯科医師と歯科技工士の間でのビジョンの共有とコミュニケーションが必須となる。幸いにも筆者は、山本尚吾氏というデジタルにもアナログにも明るい歯科技工士とパートナーシップを組んで行うことができた。不幸にも2024年2月に氏は他界されたが、筆者と山本氏はこの発展途上なフィールドにおいて、お互いに疑問をぶつけ合いながら、ともに実験を繰り返して前進してくることができた。ラミネートベニアはデジタルには適さないという先入観を打破し、アナログよりもむしろ内面適合が向上する点や、機械的特性にすぐれた各種ブロック材料を使用できることを明らかにできたことは非常に幸いであるし、今後のラミネートベニアを考える上でも示唆に富んだ内容になったかと思う。

参考文献

1. Wiedhahn K, Kerschbaum T, Fasbinder DF. Clinical long-term results with 617 Cerec veneers: a nine-year report. Int J Comput Dent. 2005 Jul；8(3)：233-46.
2. Nejatidanesh F, Savabi G, Amjadi M, Abbasi M, Savabi O. Five year clinical outcomes and survival of chairside CAD/CAM ceramic laminate veneers - a retrospective study. J Prosthodont Res. 2018 Oct；62(4)：462-7.
3. 伴清治(編著). CAD/CAMマテリアル完全ガイドブック 臨床に役立つ材料選択と接着操作. 東京：医歯薬出版, 2017.
4. Blatz MB, Alvarez M, Sawyer K, Brindis M. How to Bond Zirconia: The APC Concept. Compend Contin Educ Dent. 2016 Oct；37(9)：611-7；quiz 618.
5. Kwon SJ, Lawson NC, McLaren EE, Nejat AH, Burgess JO. Comparison of the mechanical properties of translucent zirconia and lithium disilicate. J Prosthet Dent. 2018 Jul；120(1)：132-7.
6. Harada K, Raigrodski AJ, Chung KH, Flinn BD, Dogan S, Mancl LA. A comparative evaluation of the translucency of zirconias and lithium disilicate for monolithic restorations. J Prosthet Dent. 2016 Aug；116(2)：257-63.
7. Johansson C, Kmet G, Rivera J, Larsson C, Vult Von Steyern P. Fracture strength of monolithic all-ceramic crowns made of high translucent yttrium oxide-stabilized zirconium dioxide compared to porcelain-veneered crowns and lithium disilicate crowns. Acta Odontol Scand. 2014 Feb；72(2)：145-53.
8. Riccitiello F, Amato M, Leone R, Spagnuolo G, Sorrentino R. In vitro Evaluation of the Marginal Fit and Internal Adaptation of Zirconia and Lithium Disilicate Single Crowns: Micro-CT Comparison Between Different Manufacturing Procedures. Open Dent J. 2018 Feb 22；12：160-72.
9. Zimmermann M, Ender A, Mehl A. Local accuracy of actual intraoral scanning systems for single-tooth preparations in vitro. J Am Dent Assoc. 2020 Feb；151(2)：127-35.
10. 山本眞. CAD/CAMシステムによるマージンの適合性問題への挑戦. QDT 2017；42(5)：28-63.
11. 藤原芳生, 松尾洋祐, 秦康次郎. 歯科用スキャナの原理的欠陥「エッジロス」とその解決策. QDT 2020；45(10)：62-79.
12. Magne P, Douglas WH. Cumulative effects of successive restorative procedures on anterior crown flexure: intact versus veneered incisors. Quintessence Int. 2000 Jan；31(1)：5-18.
13. Magne P, Versluis A, Douglas WH. Rationalization of incisor shape: experimental-numerical analysis. J Prosthet Dent. 1999 Mar；81(3)：345-55.
14. Yamamoto K, Ishida Y, Shinya A, Okawa M. The effect of interproximal distance on the accuracy of digital impressions for laminate veneers: preparation design of interproximal spaces. Japanese Journal of Clinical Dentistry 2022；8(1)：48-56.

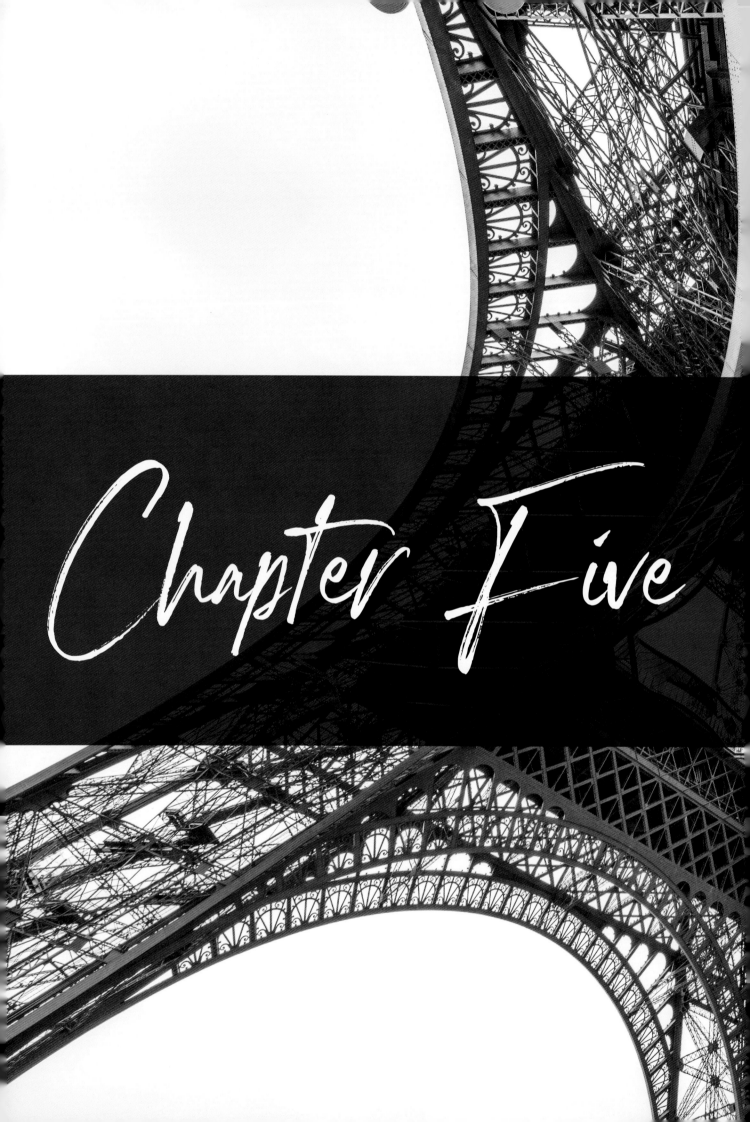

5

The Classifications of Anterior Laminate Veneer Tooth Preparation and Clinical Cases of Digitalized Veneers

前歯部ラミネートベニア形成デザインの分類とクラシフィケーションにあわせたデジタルラミネートベニア症例紹介

Digital Micro Veneer

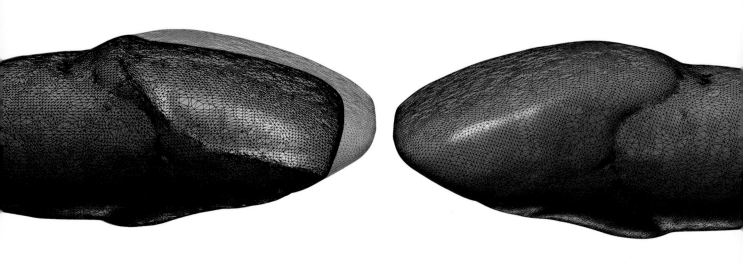

山本尚吾氏(歯科技工士、Re-Enamel)による、支台歯形成前後の上顎中切歯唇側ショートラップベニアのSTLデータ。山本氏が生前、筆者に与えてくださった献身的な努力と友情に敬意を表し、前歯部ベニアデザインのクラシフィケーションについて述べる本Chapterの冒頭に本図を掲げる。

The Classifications of Anterior Laminate Veneer Tooth Preparation and Clinical Cases of Digitalized Veneers

前歯部ラミネートベニア形成デザインの分類とクラシフィケーションにあわせたデジタルラミネートベニア症例紹介

❖ 1. はじめに：前歯部ラミネートベニア形成デザインを分類するための基礎知識

1）7種類のプレパレーションデザインとその適応症

　ここから、現在考えうるラミネートベニア修復治療のプレパレーションデザインについて検討していきたいと思う。まずは前歯部について考察していきたい。

　次ページのFig 1の左から、Class Ⅰとしてアディショナル（ノンプレップ）ベニア（ほぼ無形成、ただし着脱方向へのアンダーカット部の削合、およびエナメル小柱構造〔Aprismatic Enamel〕を露出させるためのエナメル質のスクラブ、そして接着歯面の平坦化などの最小限な歯質の削合は必要となる）、Class Ⅱとしてショートラップのラミネートベニア、Class Ⅲとしてミディアムラップデザインの通常のラミネートベニア、Class Ⅳとして270°のロングラップデザインのラミネートベニア（隣接面を含んだ支台歯形成デザイン）、Class Ⅴとして360°のフルラップデザインのラミネートベニア（アンダーカットがない状態でエナメル質を極力温存しながら全周の支台歯形成を行い、維持力ではなく接着力によって歯と一体化し機能する点でクラウン修復と異なる）、Class Ⅵとしてパラタルラミネートベニア、そしてClass Ⅶとしてサンドウィッチデザインのラミネートベニアをそれぞれ示す。Fig 2はDr. Edelhoff Dのラミネートベニアに関する文献[1]であるが、ここで用いるMedium WrapやLong Wrapなどの呼称はこちらの文献で紹介されたものによった。

　Dr. Edelhoffは、コンタクト部分を含まない隣接面と唇側面を被覆するラミネートベニアをShort Wrap、コンタクトポイントおよびコンタクトエリア内に隣接面マージンラインを設定するデザインをMedium Wrap、コンタクトポイントも抜いて隣接面を舌側まで延長したものをLong Wrapとして紹介されている（Fig 3）。筆者はこれに付け加えて、アディショナルベニア、フルラップラミネートベニア、パラタルラミネートベニアそしてサンドウィッチベニアを追加して前歯部ラミネートベニアデザインの分類とした。

　それぞれの支台歯形成デザインの適応症について、Table 1に示す。各材料メー

Chapter 5

ラミネートベニア形成の7つのプレパレーションデザイン

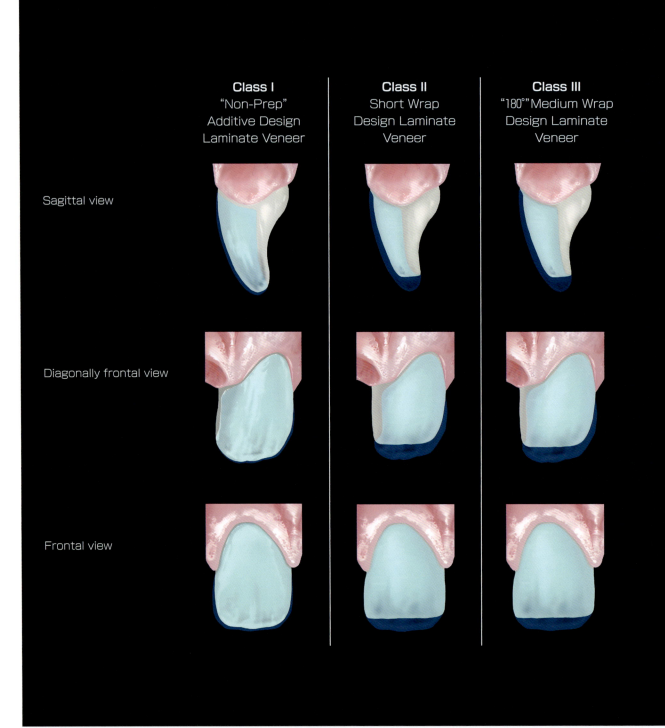

Fig 1 図中、Class I はアディショナルラミネートベニア（ほぼ無形成のラミネートベニア）、Class II はショートラップのラミネートベニア、Class III はミディアムラップデザインの通常のラミネートベニア、Class IV は270°のロングラップデザインのラミネートベニア（隣接面を含んだ支台歯形成デザイン）、Class V は360°のフルラップデザインのラミネートベニア（アンダーカットがない状態でエナメル質を極力温存しながら全周の支台歯形成を行い、維持力ではなく接着力によって歯と一体化し機能する点でクラウン修復と異なる）、Class VI はパラタルラミネートベニア、そして Class VII がサンドウィッチデザインのラミネートベニアを示す。これらのラミネートベニアデザインを駆使することにより、従来のクラウン修復に対して審美的にも機能的にも代わりうる補綴修復装置となる。

The Classifications of Anterior Laminate Veneer Tooth Preparation and Clinical Cases of Digitalized Veneers

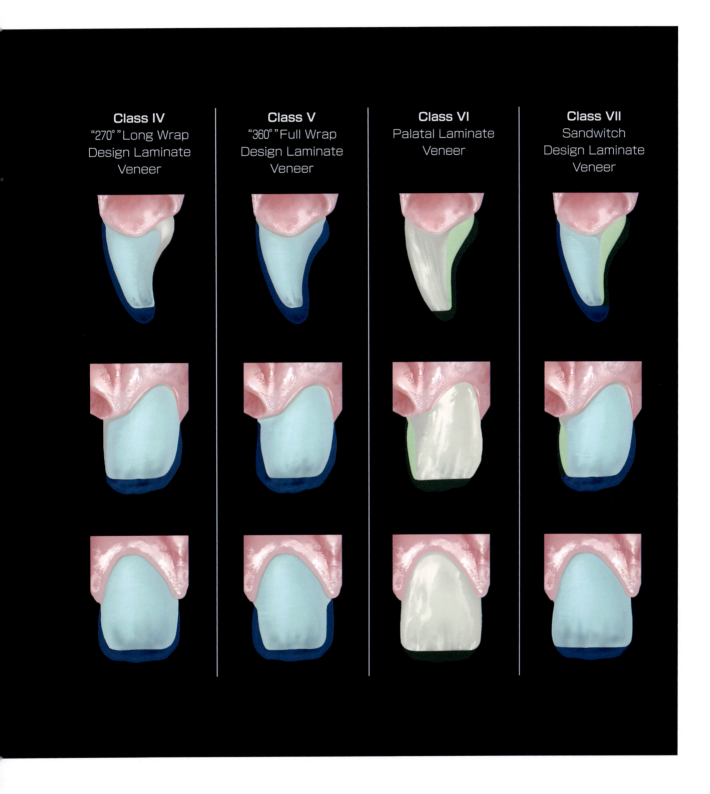

Chapter 5

Dr. Edelhoff Dらのラミネートベニアに関する文献における、ラミネートベニアの支台歯形成に関する定義

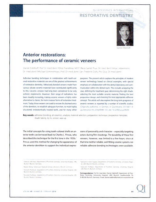
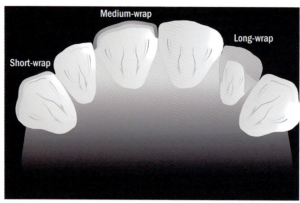

Fig 2　ラミネートベニアの支台歯形成に関する定義(本図は参考文献1より作図)。

Short Wrap、Medium Wrap、Long Wrapそれぞれの支台歯形成

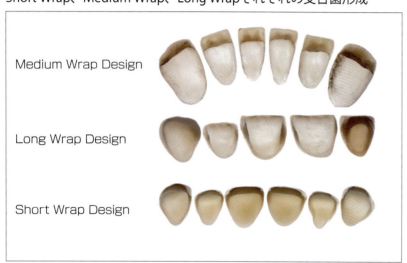

Fig 3　Dr. Edelhoffは、隣接面にかからない唇面の見える部分のみのラミネートベニアをShort Wrap、コンタクトポイントを残して隣接面にマージンラインを隠す形のデザインをMedium Wrap、コンタクトポイントも抜いて隣接面を舌側まで延長したものをLong Wrapとして紹介されている[1]。

各種ラミネートベニアの適応症・マテリアル・製作方法

Type	Non-Prep Veneer	180°Veneer	270°Veneer	360°Veneer	Sandwitch Veneer
適応症	正中離開 空隙歯列 歯冠形態の変更	歯冠形態の変更 色調の変更 その他	空隙歯列 矮小歯 大きな隣接面う蝕 歯冠幅径の調整 破折歯 ブラックトライアングルの閉鎖	酸蝕歯 咬合接触の付与 咬耗歯 歯間離開 破折歯	酸蝕歯 咬合接触の付与 咬耗歯
マテリアル	長石系陶材 リューサイト ポリマー	長石系陶材 リューサイト ニケイ酸リチウム	ニケイ酸リチウム ジルコニア	ニケイ酸リチウム ジルコニア	長石系陶材 リューサイト ニケイ酸リチウム ポリマー系
製作方法	Digital 耐火模型法	Digital Press法 耐火模型法	Digital Press法 耐火模型法	Digital Press法	Press法 Digital 耐火模型法

Table 1　各種ラミネートベニアの適応症・マテリアル・製作方法について示す(大河)。

IPS e.max CADで推奨されるマテリアルの厚みとマージン形態

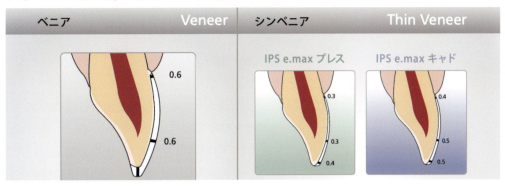

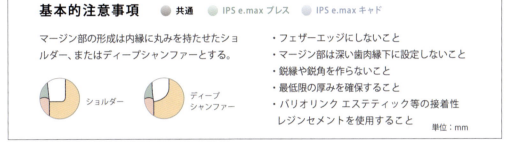

Fig 4　IPS e.max CADで推奨されるマテリアルの厚みとマージン形態（IPS e.max CAD〔Ivoclar Vivadent〕のカタログより引用）。

カタナジルコニアブロックで推奨されるマテリアルの厚みとマージン形態

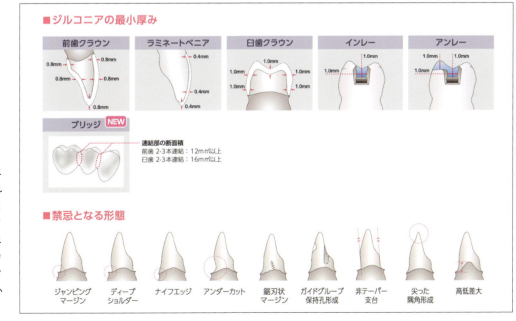

Fig 5　カタナジルコニアブロックで推奨されるマテリアルの厚みとマージン形態（本図はノリタケカタナジルコニアブロックのテクニカルガイド〔クラレノリタケデンタル，モリタ〕から引用）。

カーのカタログには、メーカーが推奨するデザインが掲載されているが、多くのメーカーがマージン部が比較的厚いデザインを推奨している。**Fig 4**はIvoclar Vivadent社のIPS e.max CADのカタログからの引用だが、本材料に関してはマージン部分の厚みが0.4〜0.6mmのラウンドエンドショルダーまたはディープシャンファーを推奨している。また**Fig 5**にはクラレノリタケデンタル社のカタナジルコニアブロックのテクニカルガイドから引用した図を示すが、こちらでも薄いナイフエッジのデザインは禁忌とされている。これらの、メーカーの推奨する形成デザインは主に「修復装置が割れない」ことを前提に考えられたものであり、これらが接着性セラミック修復治療のコンセプトに合致したものであるとは考えにくいのが正直なところである。

2）文献にみる各種フィニッシュライン形態とその傾向

　ここで、接着性セラミック修復治療の支台歯形成デザイン全般について、どのような形成がふさわしいのかということについて考えてみたいと思う。Dr. Chiche Gの提唱された審美修復治療において考慮すべきリスクファクターの中で、プレパレーションデザインに関与するのが、**Fig 6**の中の1つ目のトゥースフレスチャーコントロール（歯のたわみのコントロール）である。また、同じ図の中の4番目に示されているRequired Thickness of Restoration（修復装置に要求される厚み）も銘記されるべきである。そしてプレパレーションデザインを考える上でもうひとつ気になる事項がフィニッシュラインの形態である。そこで本書では、審美修復治療のリスクファクターとしてDr. Chiche Gが提案した5つの項目にフィニッシュラインのデザインを加えて、これら3つのポイントに絞って支台歯形成のデザインのありかたについて考察していきたいと思う。

　セラミック修復治療において一般的に多く用いられるフィニッシュラインの形態は、シャンファーやショルダーである。削除量によってディープシャンファーやスライトシャンファーなど、多少名称が変わることがあるが、シャンファーもショルダーも辺縁部に一定のマテリアルの厚みを取るための形成デザインである。

　こうした中、筆者が現在最適であると考えているラミネートベニアのフィニッシュライン形態は、フェザーエッジである。2013年にイタリアのDr. Loi Iが発表された「BOPT[2]」のバーティカルプレパレーションは、シャンファーやショルダーのように水平的なフィニッシュラインを付与しないコンセプトの支台歯形成法（筆者らはこれをエッジレスプレパレーションとよぶ。山﨑のMTAP[3]など）であるが、エナメル質と歯のメカニカルプロパティの保存、またエッジロス回避の点で、バーティカルプレパレーションはデジタルを用いた修復治療に適したフィニッシュライン形態ではないかと考えている（詳細は後述する）。それでは先ほどのトゥースフレスチャーコントロール、Required Thickness of Restorationとフィニッシュラインの形態の点から最適な形成デザインについて検証していきたいと思う。

審美修復におけるリスクファクター

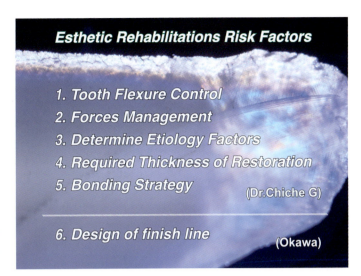

Fig 6　Dr. Chiche Gの提唱された、審美修復治療において考慮すべきリスクファクター（図中1〜5）。本書ではこれに「6」のDesign of finish line（フィニッシュラインの形態）を加えて支台歯形態のありかたを解説していく（本図はDr. Chiche Gの2014年の講演〔The 24th International Symposium on Ceramics, San Diego, USA〕より改変）。

ラミネートベニアの各種フィニッシュライン形態

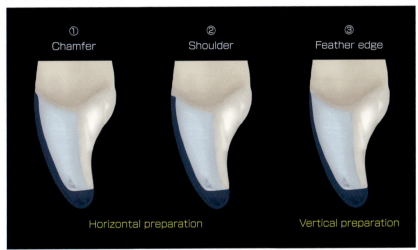

Fig 7　ラミネートベニアの各種フィニッシュライン形態。

　まずはDesign of Finish Line、フィニッシュラインの形態についてみていきたい（Fig 7）。Fig 8に示す文献[4]は薄いナイフエッジと厚いラージシャンファーの2つのフィニッシュライン形態の二ケイ酸リチウム製クラウンをエポキシ模型に接着し、その破壊強度と破壊様相をSEMにて評価した文献である。実験の結果としては破壊強度とワイブル係数、どちらも2つのプレパレーションデザインの間には有意差がみられなかった。このことから、セラミッククラウンによる補綴治療においては、エナメル質に対して侵襲性のあるフィニッシュラインの形成は必

Chapter 5

2種のフィニッシュライン形態における破壊強度と破壊様相を評価した文献

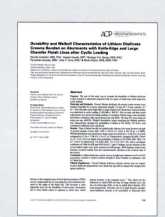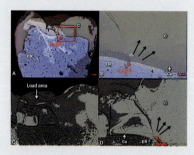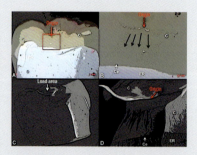

Groups	Mean(SD)	m	CI(95%)	σ0	0.05	0.01	CC	CI(95%)
KE	1655(353)	5.48	3.5-8.6	1784.9	1038.1	771	0.966	1582.6-2013.1
LC	1618(263)	7.68	5.2-11.3	1712.1	1163.4	941.1	0.924	1569.2-1867.9

a

Conclusions
Pressed lithium disilicate ceramic crowns bonded onto teeth with a KE finish line resulted in nonsignificant fracture strength and Weibull moduli compared to those bonded on teeth with a LC finish line after long-term cyclic loading.
Accordingly, such ceramic crowns may not necessitate invasive finish line preparations to ensure their adhesion on enamel.

b

Fig 8 a and b 薄いナイフエッジと厚いラージシャンファーの2つのフィニッシュライン形態のニケイ酸リチウム製クラウンをエポキシ模型に接着し、その破壊強度と破壊様相をSEMにて評価した文献。実験の結果としては破壊強度とワイブル係数、どちらも2つのプレパレーションデザインの間には有意差がみられなかった(本図は参考文献4より引用・作図)。

要ではないかもしれないということが本実験での結論であった。
　では、次に上述のような模型での実験と同じような薄いフェザーエッジ形成デザインのクラウンを、実際に患者の臼歯部に装着した臨床実験ではどのような結果になるであろうか。これについて示した文献[5]をFig 9に示す。ここではイタリアの歯科医師らが、335名の患者に対して627本のプレスのニケイ酸リチウムの単冠モノリシッククラウンを装着して、その後最長12年間のフォローアップを行った、多施設共同の後ろ向き調査研究の結果が示されている。結果は、薄いフェザーエッジのクラウンを臼歯部に用いた場合でも、約98%のサバイバルレートを

プレスのニケイ酸リチウムの単冠モノリシッククラウンを装着して、その後最長12年間のフォローアップを行った後ろ向き多施設共同研究の文献

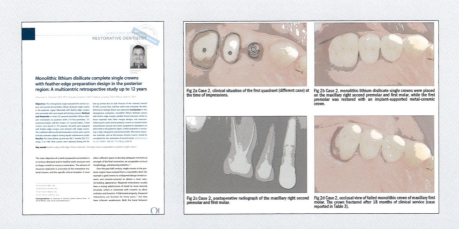

Table 3　Mean follow-up times, range, and standard deviation (SD)

	1st premolar	2nd premolar	1st molar	2nd molar	3rd molar	All crowns
Number of teeth (n)	110	151	240	121	5	627
Range (mo)	6-127	6-144	6-144	6-144	8-87	6-144
Mean (mo)	46.84	50.71	49.31	45.45	42.60	48.17
SD (mo)	26.45	28.75	27.71	27.28	28.37	27.72

Table 4　Failure type and complications (biologic and technical), cumulative survival rates (CSR), and success rates (SR) for each group (second and third molar data were pooled)

Parameter		1st premolar	2nd premolar	1st molar	2nd + 3rd molars	All crowns
Failure (n)	Non-repairable chipping	0	0	1	1	2
	Material fracture	0	0	1	6	7
	Caries of the abutment	0	0	0	0	0
	Endodontic failure	0	0	1	0	1
	Tooth fracture	1	0	1	1	3
	Total	1	0	4	8	13
CSR (survival rate, %)		99.09	100.00	98.33	93.65	97.93
Complication (n)	Hypersensitivity	0	1	0	3	4
	Loss of retention	0	0	0	1	1

Fig 9　プレスのニケイ酸リチウムの単冠モノリシッククラウンを装着して、その後最長12年間のフォローアップを行った文献。結果は、薄いフェザーエッジのクラウンを臼歯部に用いた場合でも、約98％のサバイバルレートを記録した。これは薄い形成デザインを用いることでエナメル質が温存され、接着に対して有利な条件となっていること、そしてマテリアルの厚さが薄い場合でもエナメル質と強固に接着することで一体化し、高いメカニカルプロパティーを発揮することが示されていると考えられる（本図は参考文献5より引用・作図）。

Chapter 5

二ケイ酸リチウム製のモノリシッククラウンの軸面の厚さを変えて、アクリリックレジンの人工歯に接着し破壊強度を調べた文献

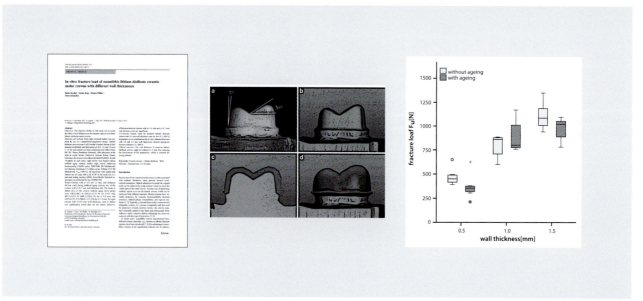

Fig10　二ケイ酸リチウム製のモノリシッククラウンの軸面の厚さを変えて、アクリリックレジンの人工歯に接着し破壊強度を調べた文献（本図は参考文献6より引用・作図）。この実験の結論としては、二ケイ酸リチウムのモノリシッククラウンの場合は0.5mmの軸面の厚さでは薄過ぎることになり、1.0mm以上の形成量を確保することが必要であるとのことであった。

記録した。これは薄い形成デザインを用いることでエナメル質が温存され、接着に対して有利な条件となっていること、そしてマテリアルの厚さが薄い場合でもエナメル質と強固に接着することで一体化し、高いメカニカルプロパティーを発揮することが示されていると考えられる。本文献以外にも同様の結果を示す研究データがあり、フィニッシュラインの形態に関してはあくまで辺縁部のマテリアルの厚さを確保することが目的であり、形態・薄さそのものにはあまり関連性がないのではないかと推測される。

3）文献にみるセラミック修復装置に求められる厚さ

　それでは次に、修復装置に求められる厚さについて見ていきたいと思う。Fig10に示す文献[6]では、二ケイ酸リチウム製のモノリシッククラウンの軸面の厚さを変えて、アクリリックレジンの人工歯に接着し、それぞれの破壊強度を調べた実験の結果が示されている。0.5mmの軸面厚さのクラウンが370Nの負荷で崩壊したのに対して、1.0mm、1.5mmの厚さのクラウンはそれぞれ890Nと980Nと、有意差がみられなかった。この実験の結論としては、二ケイ酸リチウムのモノリシッククラウンの場合は0.5mmの軸面の厚さでは薄過ぎることになり、1.0mm以上の形成量を確保することが必要であるとのことであった。しかしながら、本実

ジルコニアクラウンの軸面厚さについて検証を行った文献

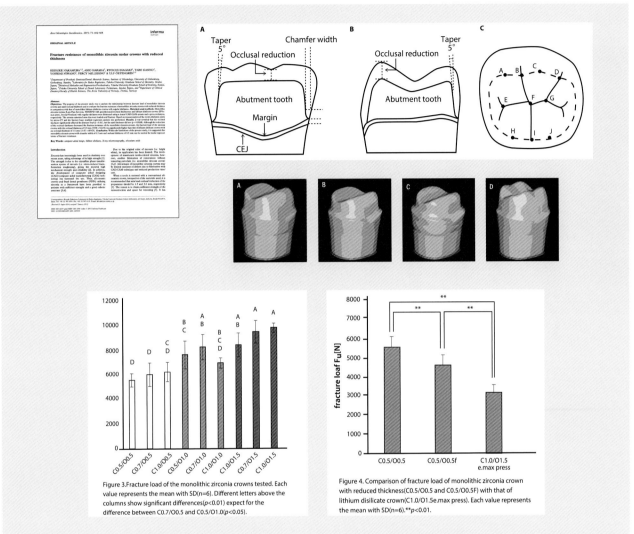

Fig11　ジルコニアクラウンの軸面厚さについて検証を行った文献(本図は参考文献7より引用・作図)。この実験ではマージン部の厚さが0.5mm、0.7mm、1.0mmの3種類の異なる厚さのモノリシックのジルコニアクラウンについて、咬合面の厚さを0.5mm、1.0mm、1.5mmと変えた合計9種類の形成デザインのジルコニアクラウンに対して破壊強度を調べた実験について示されている。結果としては、クラウンの破壊強度についてはマージン部の厚さよりも、咬合面の厚さが増すことによって破壊強度が高くなることが証明されたことと、軸面の厚さが1.0mmで咬合面の厚さが1.5mmの二ケイ酸リチウムのクラウンと比較して、軸面の厚さが0.5mm、咬合面の厚さが0.5mmのジルコニアクラウンのほうがかなり強度が高いということが明らかとされた。

験はあくまで支台歯がアクリルの人工歯の場合の結果であるため、口腔内でエナメル質に接着する場合の結果はまた少し変わってくることになるかと思われる。しかしながら、マテリアルの必要最小厚みが存在するということが示されている点で、興味深い実験であると考える。

　続いて、ジルコニアクラウンの軸面厚さについて検証を行った、イエテボリ大学のDr. Nakamura Kによる2015年の文献[7]をFig11に示す。この実験ではマージ

日本人における中切歯のエナメル質の厚さ

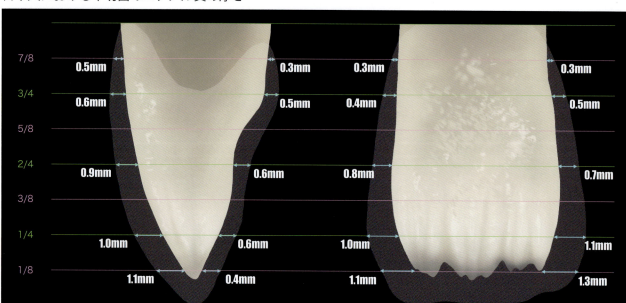

Fig12　日本人における中切歯のエナメル質の厚さ（本図は参考文献8より作図）。

ン部の厚さが0.5mm、0.7mm、1.0mmの3種類の異なるモノリシックのジルコニアクラウンについて、咬合面の厚さを0.5mm、1.0mm、1.5mmと変えた合計9種類の形成デザインのジルコニアクラウンに対して破壊強度を調べた実験について示されている。結果としては、クラウンの破壊強度についてはマージン部の厚さよりも、咬合面の厚さが増すことによって破壊強度が高くなることが証明されたことと、軸面の厚さが1.0mmで咬合面の厚さが1.5mmの二ケイ酸リチウムのクラウンと比較して、軸面の厚さが0.5mm、咬合面の厚さが0.5mmのジルコニアクラウンのほうがかなり強度が高いということが明らかとされた。また、この文献では、臼歯部のジルコニアモノリシッククラウンについては軸面は0.5mmのスライトシャンファーで、咬合面も0.5mmのリダクション量で臨床的な強度には問題ない、と結論づけられている。これらより、マテリアルごとに必要となる最小厚さは違っており、修復治療に使用するマテリアルによって支台歯形成量をコントロールする必要があるということが示唆されているのではないかと思われる。

　一方で、日本人における中切歯のエナメル質の厚さはコーカソイドにおけるものより薄く、歯頚部においては0.5mm、歯冠中央部で0.9mm、切縁付近で1.1mmとされている[8]（Fig12）。Dr. Magne Pの文献[9]にもみられたとおり、唇面のエナ

メル質の除去は歯冠のたわみを倍増させることになるため、この1mm前後のエナメル質を保存するということは非常に重要となる。

4）形成デザインがトゥースフレスチャーコントロールに及ぼす影響

　それではここで、形成デザインがトゥースフレスチャーコントロールにどのような影響を及ぼすのかということについて見ていきたいと思う。Fig13に示す文献[10]はベルリン医科大学のDr. Blunck Uらによる、ラミネートベニア修復の形成デザインとセラミックの厚さが破壊耐性に与える影響について調べた文献である。形成デザインがノンプレップのものと、接着面を100％エナメル質上にしたMinimally Invasive、接着面の50％がエナメル質で50％が象牙質としたSemi Invasive、そして接着面を100％象牙質上にしたInvasive、Ⅲ級のコンポジットレジン充填の上にラミネートベニアを接着したクラスⅢのもの、の合計5パターンの形成デザインに対して、それぞれ修復装置の厚さを0.2〜0.5mmとしたThin Veneerと0.5〜1.2mmの厚さのThick Veneerの2種類の厚さのラミネートベニアを製作・装着し、その後舌側の切縁部に繰り返し荷重を行って、マージンの連続性に問題がないか、またチッピングやクラック、破折が起こっていないかどうかをSEMにて観察して、破折リスクについて評価を行った実験である。その結果は、厚いラミネートベニアを用いるほうが薄いラミネートベニアを用いる場合と比較して破折のリスクは低くなるということ、歯質削除量が増えるにつれてより破折のリスクは高くなること、であった。歯質削除量が増えることで象牙質が露出して接着に対して不利な環境となることと、同時に歯冠のたわみが増大することで破折のリスクが高くなることが影響していると考えられる。マージンの連続性に関しては、5％〜12％のマージン部にイレギュラーが認められ、グループ間における差はみられなかった。また、80本中38本の歯において、クラック、チッピング、部分破折、完全破折が認められた。注目したいのは、Thin Veneerに関しては形成量が増えるにつれてマージン部でのエラーも増加していくという点である。ノンプレップの場合は問題はなかったが、歯質削除量が増えて歯冠のたわみが増大するにつれて、ポーセレンで製作された薄いラミネートベニアでは失われた歯冠の強度を回復するには不十分であったことから、トゥースフレスチャーによる影響が大きいことが示唆されている。厚いラミネートベニアをエナメル質に接着したものと比較すると、薄いラミネートベニアを象牙質に接着した場合は破折のリスクが高まるということであった。

　当然のことながら、接着性修復であるラミネートベニアはエナメル質と強固に接着することでその機能を発揮する。そしてラミネートベニアの厚さに関しては、本実験では長石系の陶材が使用されていたが、使用するマテリアルによって必要となる修復装置の厚さが変わってくると思われる。

　次に、二次元の有限要素法を用いて、形成デザインの違いによる、ラミネートベニア修復歯の応力分布の違いについて調べた2001年の実験[11]について示す（Fig14）。

Chapter 5

ラミネートベニア修復の形成デザインとセラミックの厚さが破壊耐性に与える影響

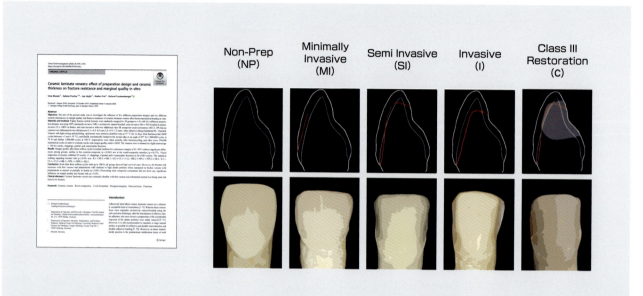

	Non-prep		Minimally invasive		Semi-invasive		Invasive		Class III restoration	
	Thin	Thick	Thin	Thick	Thin	Thick	Thin	Thick	Thin	Thick
Chipping	1 T4	1 T13	2 T4 1 T6 1 T13	1 T5	2 T4	1 T13	2 T4 1 T8	2 T5 1 T6	2 T4 1 T13	1 T4 1 T5 1 T13
Cracks	1 T12 1 T13		1 T12 1 T14	1 T5	1 T5 1 T6 2 T10				1 T4	1 T13
Partial fracture			1 T13				1 T4 1 T7 1 T11			
Total Fracture					1 T11		1 T5 1 T11	1 T5		
Sum	3	2	6	2	7	1	8	4	4	4

Table 4 Distribution of alterations in and at the ceramic veneers (chipping, cracks, partial/total fractures)

T 1 = after insertion; T 2 = after WS (21 days in 37 °C), T 3 = after TC (2000 cycles 5-55 °C), T 4 = after 250,000 cycles mechanical loading (ML) (50 N), T 5 to T 11 = after á 250,000 cycles ML (50 N), T12 to T15 = after á 250,000 cycles ML (100 N)

The statistical ranking regarding fracture risk ($p \leq 0.05$) was:

IL 1 = SIL 1 = MIL 1 = IL 2 = CL 1 = CL 2,
MIL 2 = NPL 1 = NPL 2 = SIL 2,
IL 2 = CL 1 = CL 2 = MIL 2 = NPL 1 = NPL 2 = SIL 2.

Fig13 ラミネートベニア修復の形成デザインとセラミックの厚さが破壊耐性に与える影響について調べた文献(本図は参考文献10より引用・作図)。その結果は、厚いラミネートベニアを用いるほうが薄いラミネートベニアを用いる場合と比較して破折のリスクは低くなるということ、歯質削除量が増えるにつれてより破折のリスクは高くなること、であった。

図中、マージン形態はAとBがシャンファー、CとDがナイフエッジ、EとFがショルダー形成となっている。それぞれの形成デザインに対して切縁部をオーバーラップしたものがA、C、E、またWindow形態としたものが、B、D、Fとなっている。その上で、ポーセレンのラミネートベニアをコンポジットレジンによってしっかりと歯に接着した設定で、機能圧を想定した口蓋側45°からの負荷と、外傷を想定した唇面からの負荷をかけて、圧縮応力と引張り応力について検証している。

　結果としては、唇側と口蓋側のどちらから圧をかけた場合でも、ラミネートベニアにかかる引張り応力に関しては、シャンファーやショルダー形態のラミネートベニアとくらべて、ナイフエッジのラミネートベニアが明らかにストレスが少ないことがわかった。マテリアルの厚さに関しては、ナイフエッジがもっとも薄いにもかかわらず、もっとも引張り応力がかかりにくかったということに関しては、3種類の形成デザインの違いを考えると、支台歯形成によって失われたエナメル質の量、すなわち残存しているTooth Structureに違いがあるのではないかと思われる。このことからも、先に挙げたトゥースフレスチャーコントロール、Required Thickness of Restoration、Design of Finish Lineの中でもっともLongevityに影響を与える要素はトゥースフレスチャーコントロールではないかと推測した。

　そのような論証を基に、まずはTooth Structureを最大限温存するためのプレパレーションデザイン、エナメル質を可及的に保存することで得られる良好な接着環境、エッジロスを回避するためのエッジレスプレパレーションなどの点から、フィニッシュラインの形態についてはフェザーエッジが有利ではないかと考えている(Fig15)。支台歯形成量の厚みに関しては、使用するマテリアル、機能時における歯のバイオメカニクス、同一支台歯でも機能面や軸面などのポジションや形態、色調などによって変わってくるが、各マテリアルの最小厚みをクリアしていればおおむね形成量は少なければ少ないほど良いと考えている。修復するマテリアルに必要最小限と思われる厚さを与えるために、必要最小限の歯質削除を行うということがラミネートベニアのプレパレーションデザインを考える上でもっとも大切なことであると考えている。

　2019年に、イタリアのパレルモ大学のDr. Imburgia Mらが二ケイ酸リチウムにて製作した265本のナイフエッジのラミネートベニアのClinical Researchを発表している[12]。本文献では、すべてのラミネートベニアがCAD/CAMではなくプレス法にて製作・装着され、約4年半のフォローアップが行われている。結果、ナイフエッジのバーティカルプレパレーションのラミネートベニアの生存率は54ヵ月で99.63%とのことであった。可能なかぎりTooth Structureを壊さずに歯質を温存するという意味でのバーティカルプレパレーションをラミネートベニア修復治療に応用するという点で、期待できる結果ではないかと思う。

Chapter 5

形成デザインの違いによるラミネートベニア修復歯の応力分布の違い

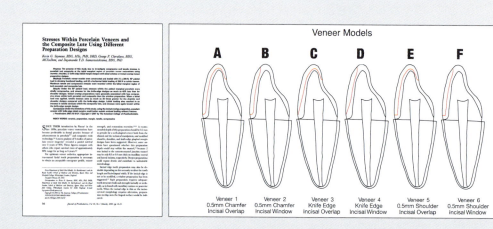

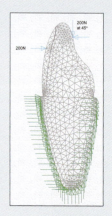
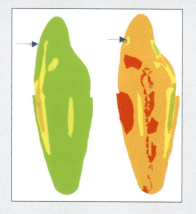
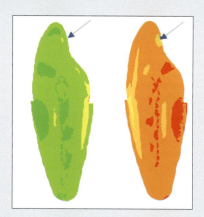

Fig14　形成デザインの違いによる、ラミネートベニア修復歯の応力分布の違いについて調べた文献（本図は参考文献11より引用・作図）。図中、マージン形態はAとBがシャンファー、CとDがナイフエッジ、EとFがショルダー形成となっている。それぞれの形成デザインに対して切縁部をオーバーラップしたものがA、C、E、またWindow形態としたものが、B、D、Fとなっている。その上で、ポーセレンラミネートベニアをコンポジットレジンによってしっかりと歯牙に接着した設定で、機能圧を想定した口蓋側45°からの負荷と、外傷を想定した唇面からの負荷をかけて、圧縮応力と引張り応力について検証している。結果としては、唇側と口蓋側のどちらから圧をかけた場合でも、ラミネートベニアにかかる引張り応力に関しては、シャンファーやショルダー形態のラミネートベニアとくらべて、ナイフエッジのラミネートベニアが明らかにストレスが少ないことがわかった。

フィニッシュラインの形態はフェザーエッジが有利と考えられる

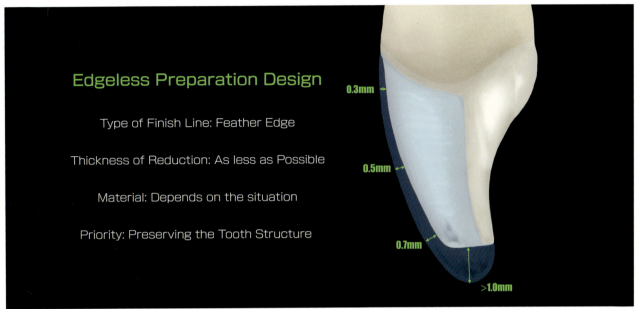

Fig15 筆者が理想的と考える前歯部ラミネートベニア（ミディアムラップ）の支台歯形成デザイン。まずはTooth Structureを最大限温存するためのプレパレーションデザイン、エナメル質を可及的に保存することで得られる良好な接着環境、エッジロスを回避するためのエッジレスプレパレーションなどの点から、フィニッシュラインの形態についてはフェザーエッジが有利ではないかと考えている。支台歯形成量の厚みに関しては、使用するマテリアル、機能時における歯のバイオメカニクス、支台歯のポジションや形態、色調などによって変わってくるが、各マテリアルの最小厚みをクリアしていればおおむね形成量は少なければ少ないほど良いと考えている。修復するマテリアルに必要最小限と思われる厚さを与えるために、必要最小限の歯質削除を行うということがラミネートベニアのプレパレーションデザインを考える上でもっとも大切なことであると考えている。

❖2．フェザーエッジ形成（バーティカルプレパレーション）とデジタル技術の親和性

1）Loi Iによる「BOPT」

　前項までに、フェザーエッジ形成（バーティカルプレパレーション）がラミネートベニア修復治療に適したものであることを示してきた。そこで本項では、この支台歯形成デザインとデジタル技術の親和性について述べていきたい。

　光学印象採得を行うにあたり、鋭角が鋭角として再現されない「エッジロス」という現象が避けられないことはChapter 4で詳説した。そこにおいて、線角を丸めるといった工夫によってエッジロスを避けることは当然であるが、究極的には「エッジそのものを作らないこと」、すなわちフェザーエッジでフィッシュラインを仕上げることが最大の対策になるといえる。

　その考えに至る端緒となったのが、Loi I[2]が2013年に発表したBOPT（Biologically Oriented Preparation Technique）である（**Fig16**）。本法は、従来のように「歯肉縁下の特定の深さに水平的なフィニッシュラインを設定する」ものではなく、ナイフエッジのような移行的な形態を歯肉縁下に付与して印象を行い、ラボサイドで

Chapter 5

Dr. LoiIとBOPTテクニック

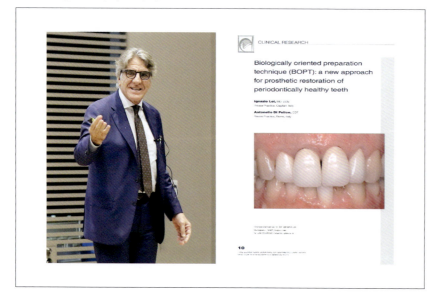

Fig16 2018年に来日された際のDr. Ignazio Loi(イタリア開業)と、BOPTについて述べた論文「Biologically oriented preparation technique(BOPT): a new approach for prosthesic restoration of periodontically healty teeth」[2]。

BOPTテクニックによる支台歯形成のイメージ

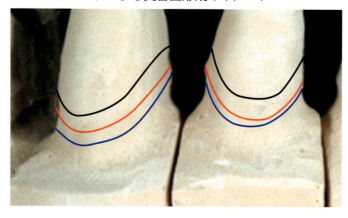

Fig17 BOPTテクニックによる支台歯形成のイメージ。もっとも深い位置で印象が採られている部分をブルーのラインで印記し、歯肉縁のラインを黒で印記して、その上で歯科技工士が設定したフィニッシュラインが赤色のラインで示されている(本図は参考文献2を基に作図)。

適切な位置にフィニッシュラインを設定する、という「バーティカルプレパレーション」という手法の一種である。その例をFig17に示す。本図では、もっとも深い位置で印象が採られている部分をブルーのラインで印記し、歯肉縁のラインを黒で印記して、その上で歯科技工士が設定したフィニッシュラインが赤色のラインで示されている。この、黒のラインとブルーのラインの間の領域は「フィニッシングエリア」とよばれる。また、BOPTの目的は歯を筒状に形成し、解剖的豊隆をなくすことで歯肉の形態を術者が誘導していくことにあるとされる。

しかしながら、LoiによるBOPTにおいてはどの程度の歯肉縁下深さにまでフィニッシングエリアを設定するのか、さらにはBOPTを特徴づける手技のひとつであるジンジタージュ(回転切削器具を用いた内縁上皮表面の切削)に関してもどの程度まで行うべきか規定されておらず、それぞれの術者に委ねられているという現状がある。

Dr. Scutellà Fらによる論文

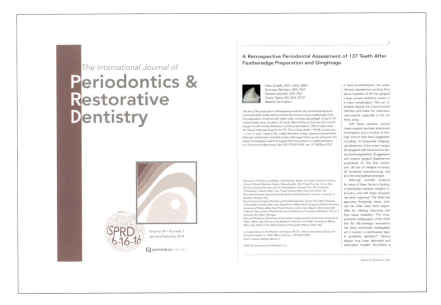

Fig18　Dr. Scutellà F（イタリア開業）らによる論文「A Retrospective Periodontal Assessment of 137 Teeth After Featheredge Preparation and Gingittage」[13]。

Dr. Scutellà Fらが提唱するフェザーエッジプレパレーションの深度

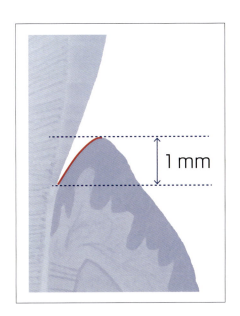

Fig19　Dr. Scutellà Fは、フェザーエッジプレパレーションを遊離歯肉の辺縁から深さ1mmの範囲にとどめるべきであるとしている。

2）Scutellà Fらによる「Controlled Sulcular Dis-epithelization」

　こうした中、Scutellà Fらは2017年の論文（Fig18）[13]の中で「Controlled Sulcular Dis-epithelization」の考え方を示し、バーティカルプレパレーションのガイドラインとして提唱している。本論文では、ジンジタージュを「内縁上皮の歯肉溝内におけるわずかな剥皮（peeling）」と定義づけ、その位置は遊離歯肉辺縁を基準とすること、そして深さは遊離歯肉辺縁から1mm以内にすべきであるとしている（Fig19）。その上で本論文では、このコンセプトで治療を行った合計137歯を平均追跡期間18.2カ月（範囲：6～60カ月）観察し、その結果BOP（Bleeding on Probing）が18％の症例にみられ、平均プラークインデックスは11％となり、プ

Chapter 5

Case 1：筆者によるフェザーエッジ形成の例①（IPS e.max press使用）

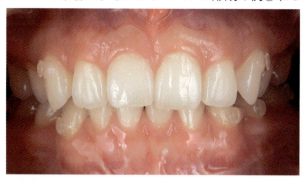

Fig20　術前の状態。本症例は抜歯矯正後に矯正医から紹介を受けた患者である。歯列弓を少し拡大したいという患者の希望があり、上顎にのみラミネートベニアを装着する治療計画とした。唇頬側方向にボリュームをもたせた形態とするため、支台歯形成量はできるかぎり少なくする必要があった。

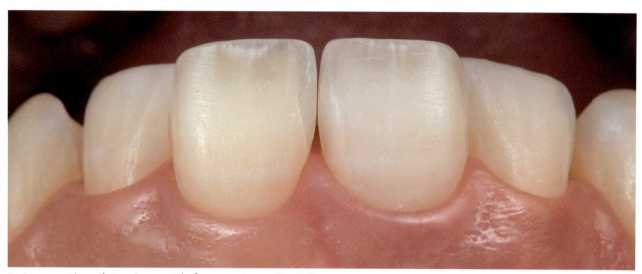

Fig21　エッジレス（フェザーエッジ）プレパレーション後の状態。

ロービングデプスは99.4％の症例で3mm以下となったことを示している。また、わずかなマージンの露出が7症例（5.1％）にみられたことも示しているが、臨床的に実用可能な術式であろうとしている。

　基本的に筆者はラミネートベニアのフィッシュラインは歯肉縁に設定することが多い。しかし以上のことから、筆者もラミネートベニアの支台歯形成においてバーティカルプレパレーションを肯定するものである。今後、歯肉退縮のリスクがある症例や歯肉が菲薄な症例などにおいて、このScutellà Fらの研究は非常に参考になると考えている。

　その上で、筆者が行ったフェザーエッジ形成によるラミネートベニア症例をFig20 to 23およびFig24 to 47に示す。エナメル質を可及的に保存することで得られる良好な接着環境と、トゥースフレスチャーコントロールに重要なエナメル質を確保するために、フェザーエッジ形成が有利であることが理解できるかと思う。支台歯削除量については、使用するマテリアル、支台歯のポジションや形態・色調などによって変わってくるが、形成量は少なければ少ないほど良いと考えられる。ただし、修復装置を製作するためには一定のマテリアルの厚さは必要であ

The Classifications of Anterior Laminate Veneer Tooth Preparation and Clinical Cases of Digitalized Veneers

Fig22a and b　エッジレス（フェザーエッジ）プレパレーションを行った後、アナログで印象採得を行い石膏模型を製作した。フェザーエッジプレパレーションを臨床で応用する場合には、フィニッシュラインの設定やダイ模型のトリミングなど、歯科技工士と慎重にコミュニケーションを図る必要がある。

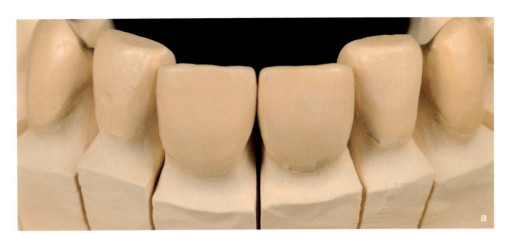

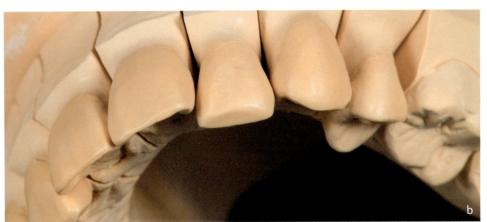

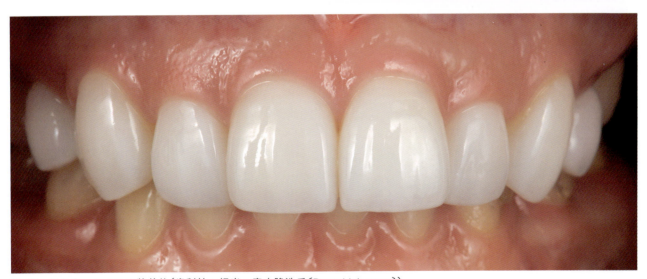

Fig23　ラミネートベニア装着後（歯科技工担当：青木隆浩氏〔Dental lab gram〕）。

るため、そのために必要最小限のリダクションを行うということがラミネートベニアのプレパレーションデザインを考える上でもっとも大切なことであると考えられる。

　以後、本Chapterでは、前歯部ラミネートベニアの支台歯形成についてFig 1

Chapter 5

Case 2：筆者によるフェザーエッジ形成の例②（IPS e.max CAD使用）

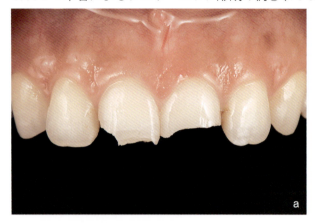
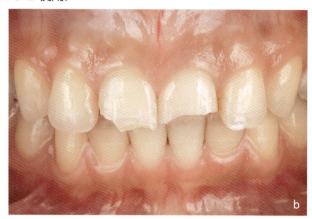

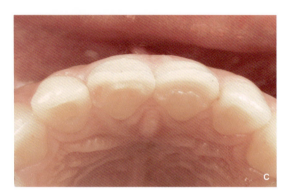
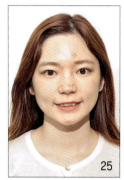

Fig24a to c　初診時の正面観および上顎咬合面観。患者は28歳女性。「転んで上の前歯が折れたので治してほしい」との主訴で来院された。全身的および歯科的な既往歴に特記事項はない。本症例は、上顎両側中切歯の破折に対してデジタルを用い、かつバーティカルプレパレーションでアプローチしたものである。
Fig25　初診時の顔貌写真。

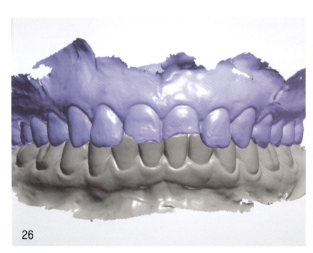
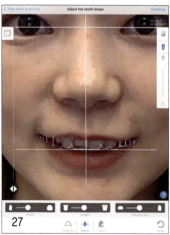

Fig26　初診時の状態をIntra Oral Scannerを用いてスキャン。
Fig27　AR技術を活用したコンサルテーションアプリである「イボスマイル」(Ivoclar Vivadent)を用いて、患者にどのような歯がよいかを選択してもらう。スマイルデザインのひとつとして患者とのコミュニケーションツールに有効である。

　で示したクラシフィケーションにしたがって症例を紹介していくが、いずれもCAD/CAMをはじめとしたデジタル技術が用いられている。こうした中、Chapter 2や3に示したようなコンベンショナルな症例に比肩する、あるいはそれ以上の審美性が得られていることにご注目いただきたい。また、審美性にとどまらず、より高い内面適合や機械的特性にすぐれたモノリシック材料の使用などにもデジタルの恩恵は及んでいる。

The Classifications of Anterior Laminate Veneer Tooth Preparation and Clinical Cases of Digitalized Veneers

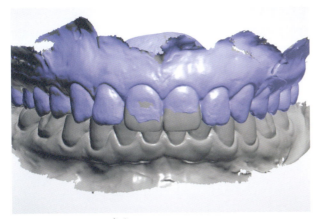

Fig28 モックアップデータ。

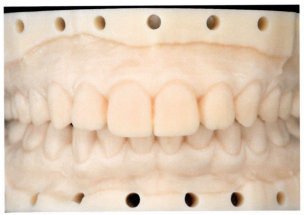

Fig29 モックアップデータを３Ｄ模型にトランスファーした状態。

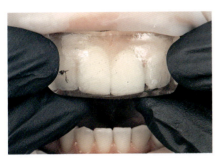

Fig30 ３Ｄプリントモデルから製作されたモックアップガイド。

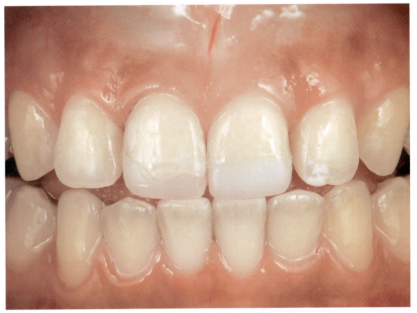

Fig31 モックアップ時。この状態で一度患者に使用してもらい、審美的・機能的に問題なければ支台歯形成に移行する。

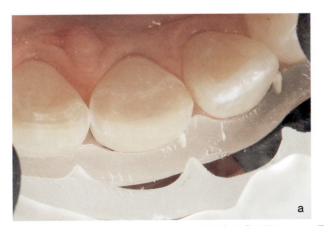
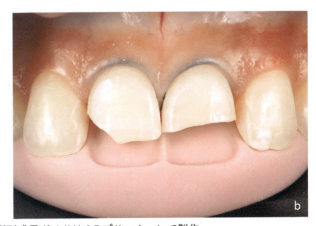

Fig32a and b 形成用ガイドを用いて支台歯形成を行う。aの唇側形成用ガイドは３Ｄプリンターにて製作。

Chapter 5

Case 2 : 筆者によるフェザーエッジ形成の例②（IPS e.max CAD使用、続き）

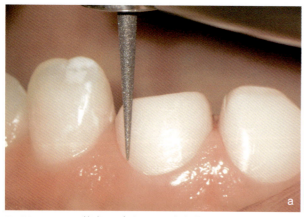
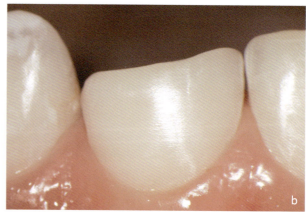

Fig33a and b 筆者はデジタルの臨床応用の拡大とMIコンセプトの普及にともない、支台歯形成のプロトコールを変化させる時がきていると考える。適切なマテリアルの厚みと支台歯形成量は、歯のバイオメカニクスや接着のクオリティにも大きく影響される。すなわち、①光学印象に適した形成デザイン、②必要最小限となるマテリアルスペースの確実な獲得が重要となる。本症例においては、唇側はエナメル質の保存と、デジタルデータの縁端部のエッジロスを回避するため、エッジレスプレパレーションを行った。

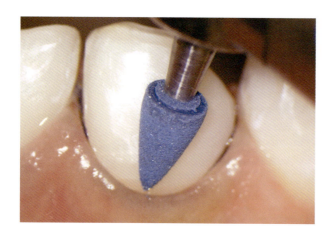

Fig34 唇側マージン部形成時に多少ついたエッジはシリコーンポイントなどでラウンドオフし、歯肉縁エリアの任意の位置に補綴装置の縁端部マージンを歯科技工士と相談のうえ設定する。

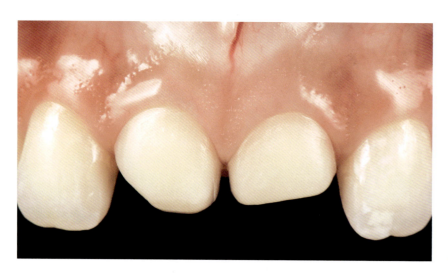

Fig35 支台歯形成後の状態。

The Classifications of Anterior Laminate Veneer Tooth Preparation and Clinical Cases of Digitalized Veneers

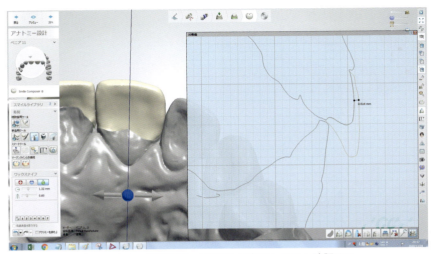

Fig36　ソフトウェア上での設計画面。形成量が適切かどうか確認する。

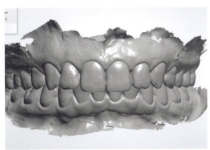

Fig37　最終補綴装置のためのデジタルワックスアップデータ。

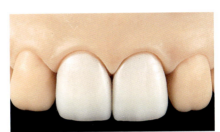

Fig38　模型上のプロビジョナルレストレーション。細かいテクスチャーは歯科技工士の手によって調整されている。

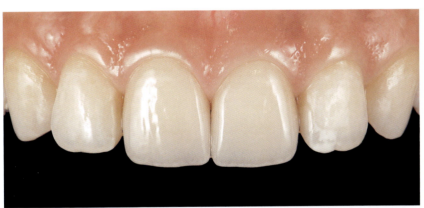

Fig39　プロビジョナルレストレーション装着時。

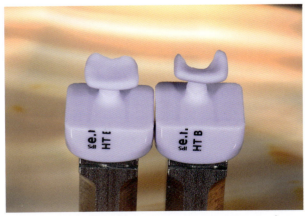

Fig40　加工機（プログラミルPM7、Ivoclar Vivadent）にてミリングされたIPS e.max CAD（Ivoclar Vivadent）。

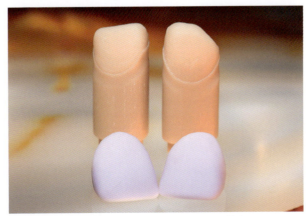

Fig41　マージン部の仕上げやテクスチャー付与、ステイニングの際に用いる3Dプリントのダイ模型。

Chapter 5

Case 2：筆者によるフェザーエッジ形成の例②（IPS e.max CAD使用、続き）

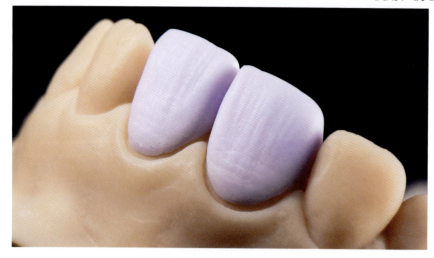

Fig42　実際は唇側フィニッシュラインにエッジをつけていないので、ダイ模型のマージン設定部は歯肉縁付近を目標にダイ模型をトリミングして行っている。

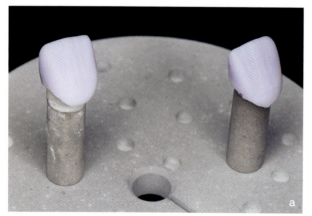
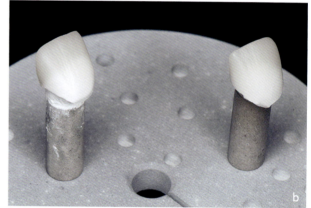

Fig43a and b　IPS e.max CADに対してマージン部の調整とテクスチャー付与後に、クリスタライゼーションを行う。

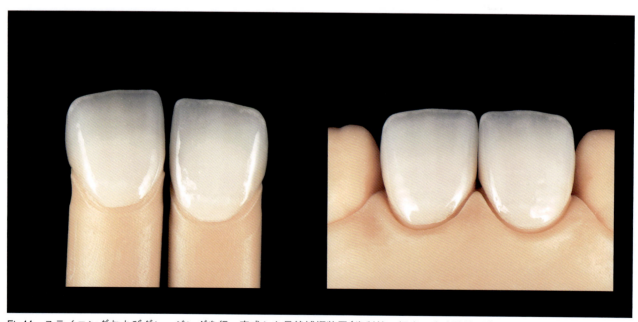

Fig44　ステイニングおよびグレージングを行い完成した最終補綴装置（歯科技工担当：青木隆浩氏〔Dental lab gram〕）。

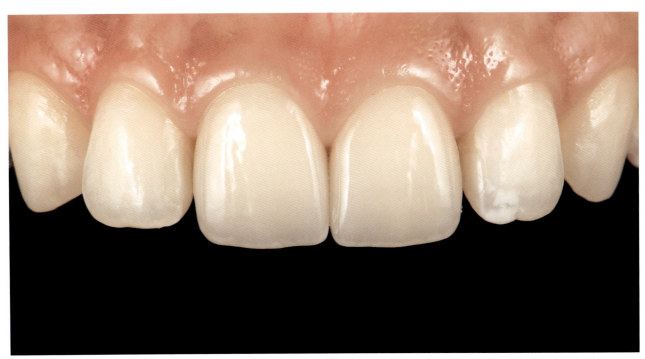

Fig45 最終補綴装置装着時の上顎正面観。

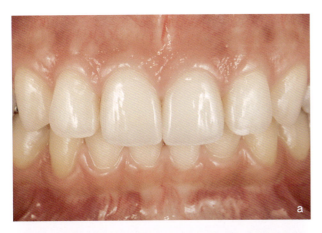

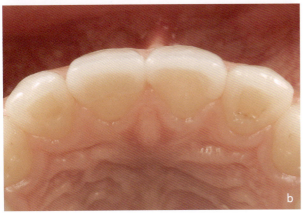

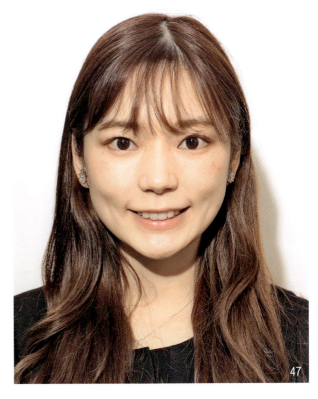

Fig46a and b 最終補綴装置装着時の正面観および上顎切縁観。
Fig47 最終補綴装置装着時の顔貌写真。

Chapter 5

❖ 3. フェザーエッジ形成(バーティカルプレパレーション)をはじめとするラミネートベニア支台歯形成に適応したバーキットおよびエアスケーラー用ダイヤ電着チップの開発

Dr. Okawa Laminate Veneer Basic Kit

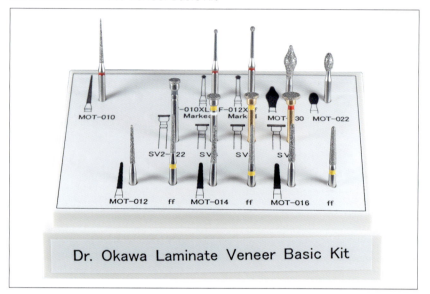

Fig48 Dr. Okawa Laminate Veneer Basic Kit(日向和田精密製作所,フォレスト・ワン)。

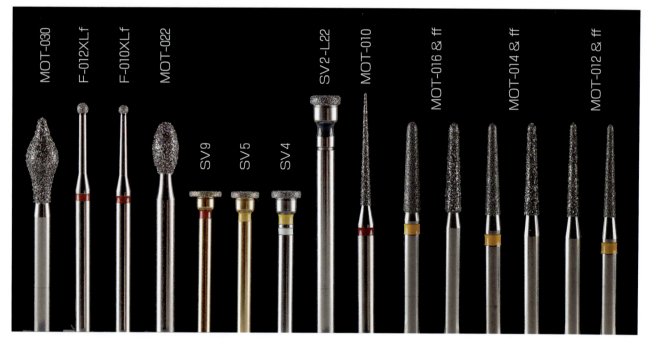

Fig49 Dr. Okawa Laminate Veneer Basic Kitに含まれる15本のバー。

1) 筆者が開発した支台歯形成用バーキットについて

すでに述べてきたようなデジタルデンティストリーの普及、そしてMIコンセプトやバーティカルプレパレーションといった概念の導入により、前歯および臼歯のラミネートベニアの支台歯形成において既製のダイヤモンドバーでは対応し

Dr. Okawa Laminate Veneer Full Kit（1）

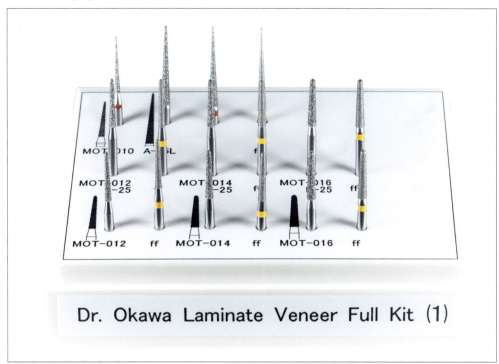

Fig50　Dr. Okawa Laminate Veneer Full Kit（1）（日向和田精密製作所，フォレスト・ワン）。

　きれない局面が増えてきている。これを受け、本項では筆者が開発したバーキット「Dr. Okawa Laminate Veneer Basic Kit」(Fig48 and 49)、「Dr. Okawa Laminate Veneer Full Kit（1）」(Fig50)および「Dr. Okawa Laminate Veneer Full Kit（2）」(Fig51)について紹介したい。製造元は日向和田精密製作所、販売はフォレスト・ワン社である。

　まず「Basic Kit」の特徴について述べるが、本キットではベーシックということで、エッジレスプレパレーションというよりもわずかにシャンファーを付与する形態のバーを6本揃えている（MOT-012と同ff、MOT-014と同ff、MOT-016と同ff）。さらに、ロングラップラミネートベニアなど最低限必要な隣接面形成に適応させた形態のMOT-010も含むのが特徴である。なお、このMOT-010はデジタルを用いる症例にも適用する場合が多い。Chapter 4において、光学印象採得時における隣接面の間隙は0.5〜0.7mm必要であることを示したが、このバーはこうした隣接面のカットに用いることができる。とくに270°のロングラップラミネートベニアの形成を行う場合、通常のフルクラウンの形成に慣れている術者では隣接面を抱え込むような形成になってしまいアンダーカットを生じやすいが、このMOT-010をプローブ代わりに用い、切縁側から見て台形になるようなイメージで形成することでアンダーカットを防ぐことができる。これは日頃から筆者が考えてきたことであり、実際に適したバーが入手できなかったため、開発したという経緯がある。他に類をみない用途・形態のバーになっていると考える。

Chapter 5

Dr. Okawa Laminate Veneer Full Kit（2）

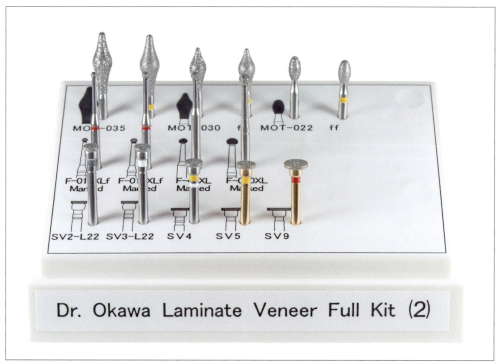

Fig51　Dr. Okawa Laminate Veneer Full Kit（2）（日向和田精密製作所，フォレスト・ワン）。

　また、本書では繰り返しMIコンセプトについて示しているが、同じ歯種であっても機能的な力を受けている機能咬頭や機能面、あるいは上顎中切歯口蓋側中央部や干渉するような非機能咬頭、テンサイルフォース（引張り応力）が集中する部位などでは、各種セラミックを用いるラミネートベニアの厚みがどうしても必要となってくる。このような場合、咬合面に近い、立ち上がりの部分などではMOT-016を用い、少し厚みのあるシャンファーを付与するといった工夫も必要となってくる。また、プレスセラミックスを用いるにせよミリング法によるCAM加工を用いるにせよ、マージン部の加工精度を求める場合にはある程度のミニマルシャンファーが必要になることもあり、その場合にはMOT-012とMOT-014などが応用しやすいバーとなってくる。

　F-010XLfとF-012XLfの2本のラウンドバーは、臼歯部咬合面用のデプスカット用ラウンドバーである。特徴としては、先端の球体部分の付け根の部分のシャンクにレーザーで刻印が付与してある点が挙げられる。010はφ1.0mm、012はφ1.2mmであるが、この刻印の位置が隠れるところまでデプスカットを行うことで確実な形成量が得られるよう工夫されている。

　MOT-022やMOT-030は咬合面形態付与用のバーである。臼歯咬合面の形成時、とくにMOT-030は先端が細くなっているため、グルーブに沿って咬頭と窩のアクセントを残しながら形成することができる。また、SV2-L22、SV4、SV5、SV9は前歯部用のデプスカッターである。

The Classifications of Anterior Laminate Veneer Tooth Preparation and Clinical Cases of Digitalized Veneers

支台歯形成に活用しているエアスケーラー用ダイヤ電着チップ

名称	V1	V2	V3	V4	V5
形状	円錐	φ1.2、テーパー	φ1.4、テーパー	φ1.6、テーパー	半円遠心用
ダイヤ部	全周	全周	全周	全周	片面
呼び	ファイン	ファイン	ファイン	ファイン	ファイン
名称	V6	V7	V8	V9	V10
形状	半円近心用	幅広平面遠心用	幅広平面近心用	幅狭平面遠心用	幅狭平面近心用
ダイヤ部	片面	片面	片面	片面	片面
呼び	ファイン	標準	標準	ファイン	ファイン

Table 2　支台歯形成用ダイヤモンドコーティングチップ・ルーティー ダイヤ電着チップ（ミクロン，ヨシダ）の仕様。

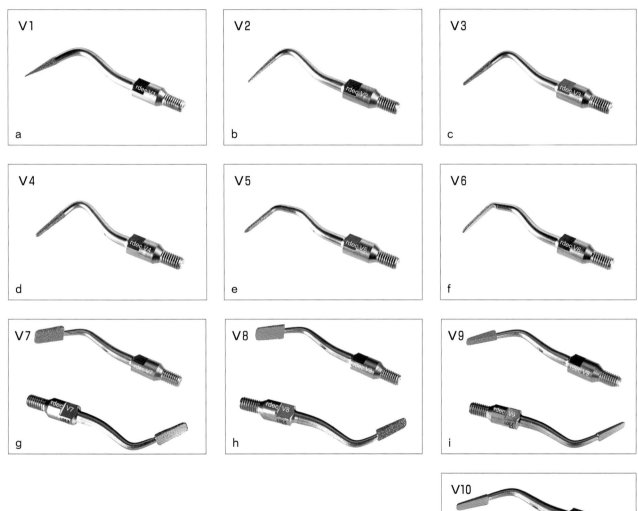

Fig52a to j　支台歯形成用ダイヤモンドコーティングチップ・ルーティー ダイヤ電着チップの形態。

Chapter 5

支台歯形成に活用しているエアスケーラー用ダイヤ電着チップ（続き）

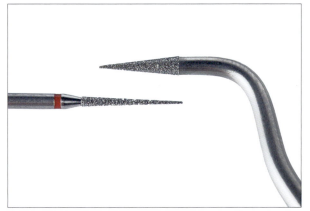

Fig53　MOT-010（図中左）と、V1（図中右）の比較。

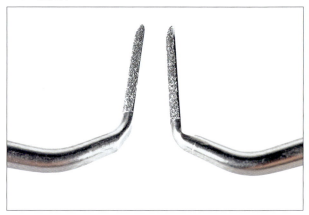

Fig54　V5とV6は、ダイヤモンドが片面にしか付与されていない隣接面用のチップ（ハーフバー）となっている。

　また、Full Kitでは、より多くの用途に向けたバーを取り揃えている。「Full Kit（1）」にはバーティカルプレパレーション用のバーを多く含めた。また「Full Kit（2）」には、「Basic Kit」にあるMOT-030と相似形のバーが含まれており、咬合面形成においてより多くの症例への対応が容易となる。また、ロングシャンクのラウンドバー（F-015、F-020）もあり、咬合面に深めのデプスカットが必要な場合やエンドクラウンの形成などにも応用できる。

2）エアスケーラー用ダイヤ電着チップについて

　筆者は支台歯形成においてビッティングやサッキングを起こすタービンは現在ほとんど使用せず、軸ブレの少ない5倍速のコントラアングルマイクロモーターを用いている。しかし周知のとおり、マイクロスコープを用いた形成時、とくに臼歯部においてはフィニッシュラインを目視することが困難な場面も多々あり、エアスケーラーにチップを装着して仕上げ用に用いてきた。とくに歯肉縁下にフィニッシュラインが位置する場合、振動系チップは歯肉を傷つけないため、これは重要な工程となる。もちろん前歯部においても、フィニッシュラインのエッジのスムースニングやエッジの除去が重要であり、ルーティンとしてエアスケーラー用チップをマイクロスコープによる拡大視野下で用いていることはいうまでもない。

　しかし、これまでは筆者が用いているダイヤモンドバーと同じ形態のものが入手できず、既製の製品を工夫しながら用いてきた。そこで上述のダイヤモンドバーの開発を機に、筆者が望む形態の「エアスケーラーチップルーティー　ダイヤ電着チップ」も製作させていただける運びとなった。製造元はエアスケーラーの「ルーティー」も製作しているミクロン社、販売はヨシダ社である（Table 2）。

上述のMOT-010に対応するチップは、製作したとしても細すぎて折れやすいため、円錐部が若干太くなるがFig52aに示すV1となる（Fig53）。以下、MOT-012がV2（Fig52b）、MOT-014がV3（Fig52c）、MOT-016がV4（Fig52d）と相似形となっており、それぞれ対応する。
　そしてV5とV6（Fig52e and f）に関しては、ダイヤモンドが片面にしか付与されていない隣接面用のチップ（ハーフバー）であり、V5は半円形の遠心用、V6も半円形で、こちらは近心用である（Fig54）。またV7とV8（Fig52g and h）は、臼歯のオクルーザルベニア形成時に隣接面の部分に用いるチップである。V7が遠心用、V8が近心用となっている。臼歯隣接面部のガイドグルーブを付与しやすく、またラウンドバーで形成後に残ったジャンピングマージン（Jマージン）を平滑にすることもできる。V9とV10（Fig52i and j）は、もともとインレーが装着されていたような症例や、Chapter 6に示す臼歯部クラシフィケーションのClass V（Inter-proximal Included Veneer）の際にボックス形成をラウンド化し仕上げるなどといった用途に用いる。V9が遠心用、V10が近心用である。これら10種類のチップを活用することで、非常に緻密な形成が要求されるラミネートベニアの支台歯形成をより確実なものにすることができる。

4．前歯部ラミネートベニア形成の分類およびデジタルラミネートベニア症例紹介（Digital Laminate Veneer Case Presentation）

　本項では、Fig 1に示したClassificationについて、一つひとつ症例を交えて解説していきたい。

1）Class I :"Non-Prep" Additive Design Laminate Veneer

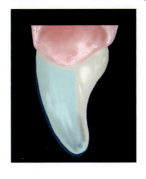
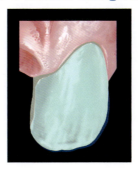
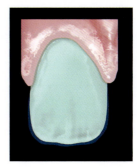

a．症例の概要

　患者は40歳代男性。正中離開の改善を主訴に来院した（Fig55）。初診時の口唇と歯の関係についてFig56に示す。明らかな正中離開が認められ、歯頚部の楔状

Chapter 5

"Non-Prep" Additive Design Laminate Veneer：初診時

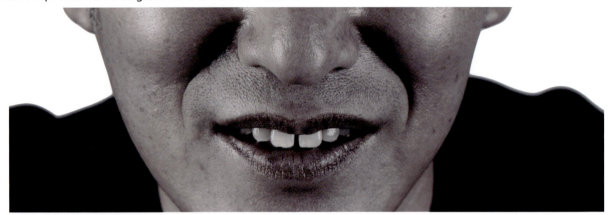

Fig55　患者は40歳代男性。正中離開の改善を主訴に来院した。

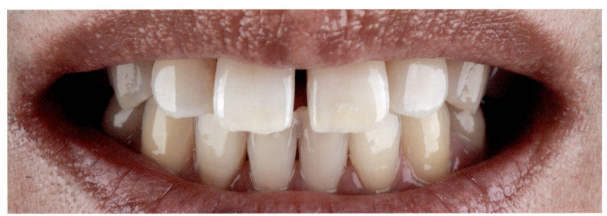

Fig56　初診時の口唇と歯の関係。

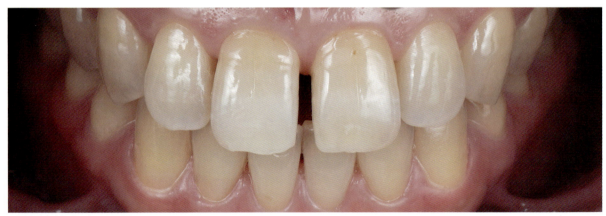

Fig57　歯頸部の楔状欠損と矮小歯も観察された。

　欠損と矮小歯も観察された（Fig57）。
　その後、PrimeScan（デンツプライシロナ）によるデジタル印象採得を行った（Fig58）。スキャン時の口腔内正面観をFig59の上に、スキャンされたポリゴンメッシュと重ね合わせた状態をFig59の左下に、STLデータのみの状態をFig59の

The Classifications of Anterior Laminate Veneer Tooth Preparation and Clinical Cases of Digitalized Veneers

"Non-Prep" Additive Design Laminate Veneer：デジタル印象採得

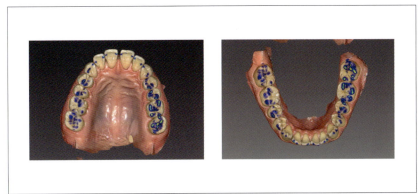

Fig58　PrimeScan（デンツプライシロナ）によるデジタル印象採得を行った。

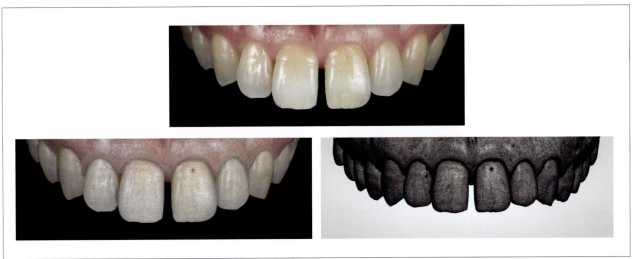

Fig59　スキャン時の口腔内正面観を図中上に、スキャンされたポリゴンメッシュと重ね合わせた状態を図中の左下に、STLデータのみの状態を図中の右下に示す。

"Non-Prep" Additive Design Laminate Veneer：CEREC Software上でのSmile Design

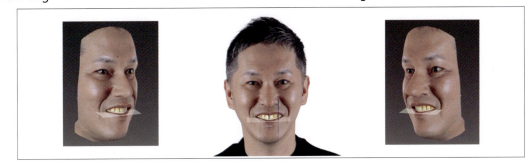

Fig60　CEREC Software（デンツプライシロナ）上でのSmile Design。

右下に示す。
　引き続き、CEREC Software（デンツプライシロナ）上でのSmile DesignをFig60に示す。デジタルデータを基にVARSEO S（BEGO，アイキャスト）にてプリントしたスタディモデルをFig61に示す。

Chapter 5

"Non-Prep" Additive Design Laminate Veneer：3Dプリンターにてプリントしたスタディモデル

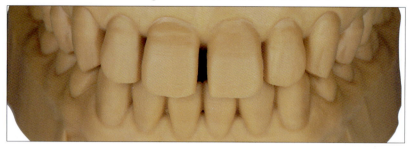

Fig61　デジタルデータを基にVARSEO S（BEGO，アイキャスト）にてプリントしたスタディモデル。

"Non-Prep" Additive Design Laminate Veneer：無形成のラミネートベニアとして設計開始

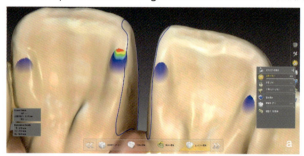 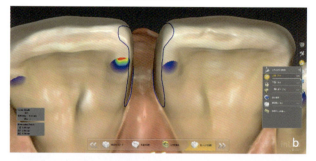

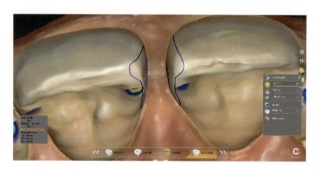 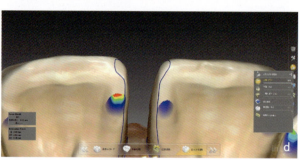

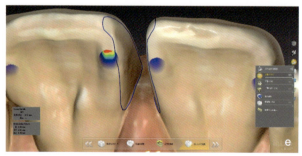 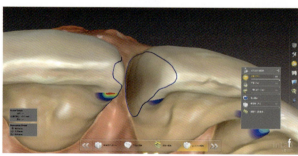

Fig62a to f　まず、無形成のラミネートベニアを試みるために設計を行った。画面上では可能と見える設計もいざ加工となると難しいケースもある。今回の設計もレジンブロックでは可能であるのだが、セラミックでの加工は非常に難しい。加工限界を理解しておくことの重要性がある。

b. 治療計画

本症例ではMIアプローチに向けた象徴的な試みとして、無形成のラミネートベニアを試みるために設計を行った（Fig62）。その後松風ブロックHC（松風）を用いて試作した隣接面の無形成ラミネートベニアを（Fig63）に示すが、正中離開の

"Non-Prep" Additive Design Laminate Veneer：試作したコンポジットレジンブロックによる隣接面の無形成ラミネートベニア

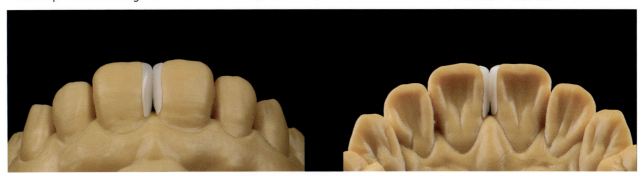

Fig63 試作したコンポジットレジンブロック（松風ブロックHC、松風）による隣接面の無形成ラミネートベニア。正中離開の閉鎖という目的は果たされるものの審美性には不満が残る結果となった。

"Non-Prep" Additive Design Laminate Veneer：歯科技工士による理想的な形態を目指したワックスアップ

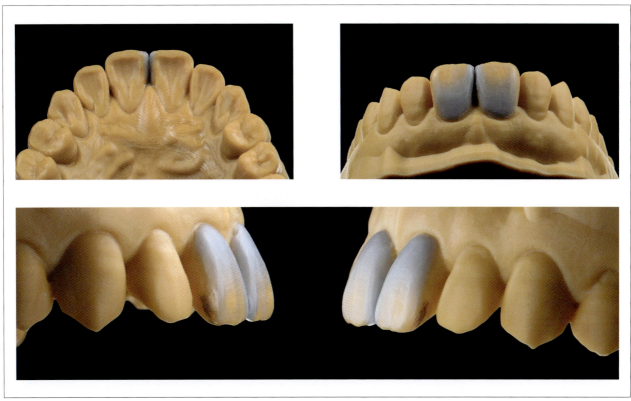

Fig64 歯科技工士による、３Dプリンティング模型へのワックスアップ。また、左右中切歯の遠心隅角をわずかに削合して全体のバランスを得るシミュレーションも行った。もちろん加工できる厚みに物理的な限界があるため、このワックスアップ時に厚みの配慮も行い、最終的な目標を考察した。

閉鎖という目的は果たされるものの、審美性には不満が残る結果となった。舌側面からみても、両側中切歯の形態は理想的とはいえないことがわかる。
　一方で、歯科技工士による理想的な形態を目指したワックスアップも並行して行われた（Fig64）。山本尚吾氏（歯科技工士、Re-Enamel）が３Dプリンティング模

Chapter 5

"Non-Prep" Additive Design Laminate Veneer：今回試作したミニマルラミネートベニアの各タイプ

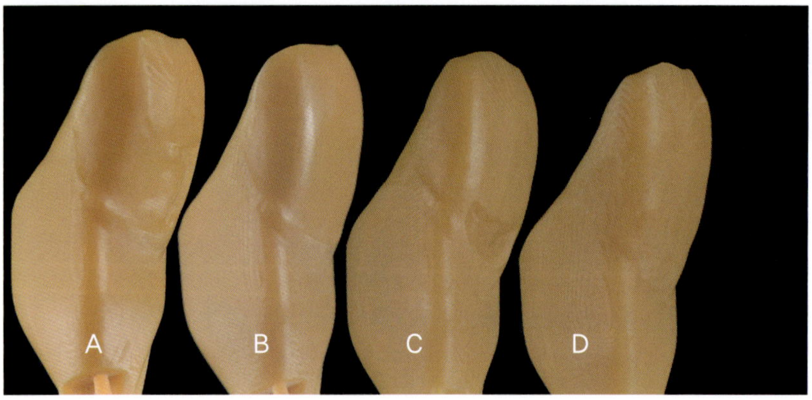

Fig65　今回試作したミニマルラミネートベニアの各タイプ。3Dプリンターにより複数の支台歯個歯模型を製作し、さまざまなラミネートベニアを想定したデザインを考察し、加工の限界を検証した。

型上へのワックスアップを担当した。また、左右中切歯の遠心隅角をわずかに削合して全体のバランスを得るシミュレーションも試みられた。もちろん、加工できる厚みに物理的な限界があるため、このワックスアップ時に厚みの配慮も行い、最終的な目標を考察した。

c. ミニマルラミネートベニアの試作

　Fig62に示したもののほかに、今回試作したミニマルラミネートベニアの各タイプをFig65に示す。3Dプリンターにより複数の支台歯個歯模型を製作し、さまざまなラミネートベニアを想定したデザインを考察し、加工の限界を検証した。まず、Fig66に近心隣接面から歯頸部の被覆部分までが一体となったL字タイプを示す（これを**デザインA**とする）。**デザインA**で、松風ブロックHCを加工した状態をFig67に示す。

　次に**デザインB**について示す。切縁と遠心以外をわずかに形成したタイプである（Fig68）。唇側切縁付近は非常に薄く、加工は難しいと思われたが、うまく加工できた。**デザインA**と同様に加工後の状態をFig69に示す。

　デザインCは、近心隣接面と歯頸部アブレージョンエリアをそれぞれ形成して個別にラミネートベニアを設計し、2ピースとして接着するタイプとした（Fig70）。このタイプは、歯頸部のピースがCEREC Softwareで修復装置として認識されず、設計自体を行うことができなかった。

　最後に、**デザインD**を示す（Fig71）。**デザインD**のみ無形成（研磨のみ）で、歯の近心隣接面と歯頸部に、形態としては連続しながらも歯頸部側の隣接面で2分割されたタイプとした。これまでと同様に、加工後の状態をFig72に示す。2つのピースの接合部が不明瞭であるため、加工は非常に困難となる。また、加工ができたとしても、その擦り合わせなど不可能な要素が多くなる（Fig73）。ここで**デザインD**（ほぼ無形成、研磨とアンダーカット部の除去のみ）の上に、**デザインA**のL字形態で設計しミリング・適合させた状態をFig74に示す。ラミネートベニ

"Non-Prep" Additive Design Laminate Veneer：今回のミニマルラミネートベニアの試作結果

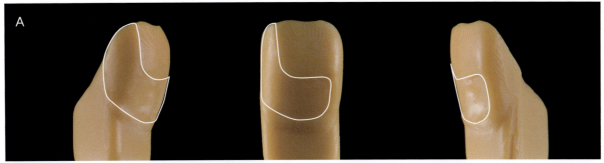

Fig66　デザインA：近心隣接面から歯頸部の被覆部分までが一体となったL字タイプ。支台歯形成は行っている。

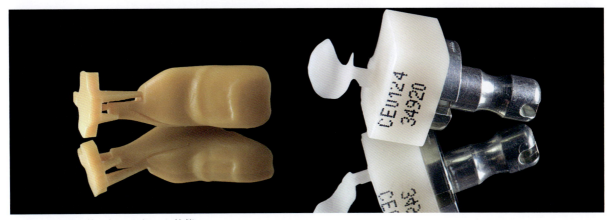

Fig67　Fig66を基に加工を行った状態。

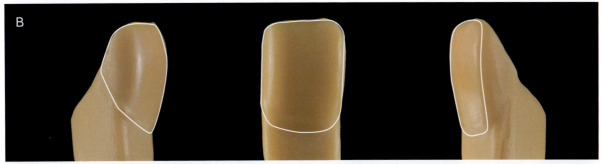

Fig68　デザインB：切縁と遠心以外をわずかに形成したタイプを示す。唇側切縁部は非常に薄く、加工は難しいと思われた。

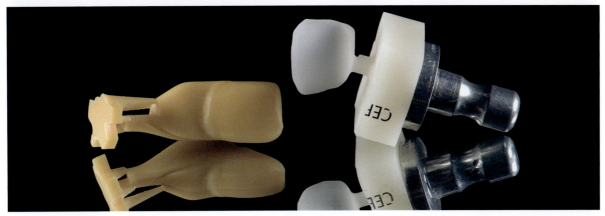

Fig69　Fig68を基に加工を行った状態。

Chapter 5

"Non-Prep" Additive Design Laminate Veneer：今回のミニマルラミネートベニアの試作結果（続き）

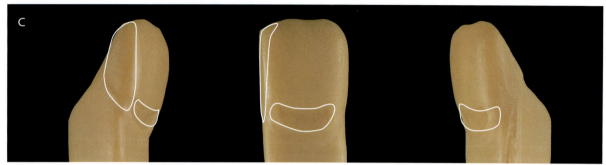

Fig70　デザインC：近心隣接面と歯頸部をそれぞれ形成して個別にラミネートベニアを設計し、2ピースとして接着するタイプを示す。このタイプは、歯頸部のピースがCEREC Softwareで修復装置として認識されず、設計自体を行うことができなかった。

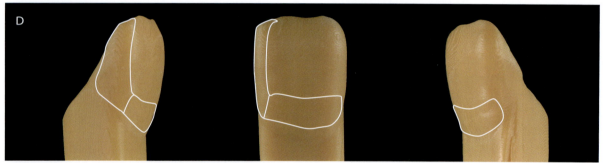

Fig71　デザインD：無形成（研磨のみ）の歯の近心隣接面と歯頸部に、形態としては連続しながらも歯頸部側の隣接面で2分割されたタイプを示す。

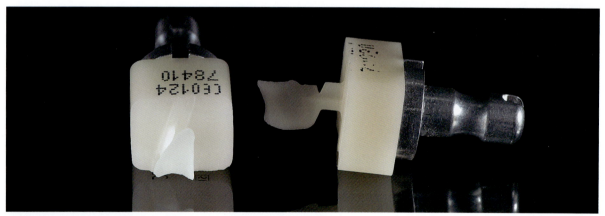

Fig72　Fig71を基に加工を行った状態。

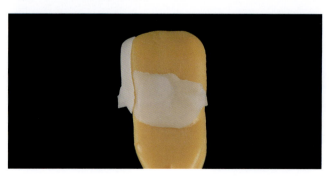

Fig73　Fig72を3Dプリンター模型に試適した状態。2つのピースの接合部が不明瞭であるため、加工は非常に困難である。また加工ができたとしても、その擦り合わせなど不可能な要素が多い。

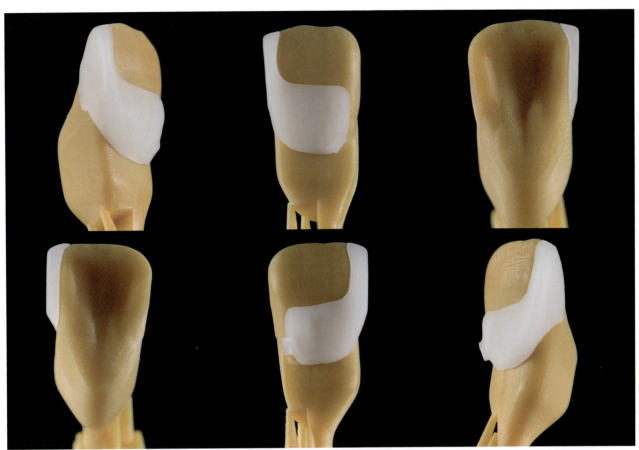

Fig74 Fig71の支台歯形態D（無形成、研磨のみ）の上に、デザインA（Fig66）の形態で設計しミリング・適合させた状態（デザインD'）。

"Non-Prep" Additive Design Laminate Veneer：初診時のSmile Designの状態

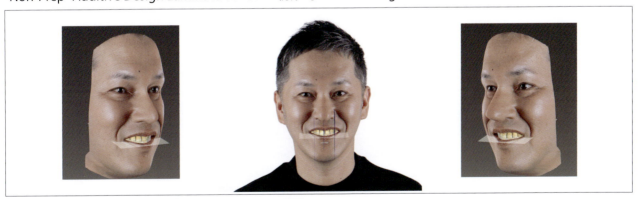

Fig75 初診時のCEREC Software上でのSmile Designの状態。

アAのデザインに、支台歯はもっともMIコンセプトに即したデザインを採用してデザインD'とし、CAD/CAMによるラミネートベニアの製作を進めることとした。

d. 治療内容
a) ダイレクトモックアップ
　初診時のSmile Designの状態をFig75に示す。その後、審美性の評価を術者・

Chapter 5

"Non-Prep" Additive Design Laminate Veneer：ダイレクトモックアップの完成〜デジタル印象採得

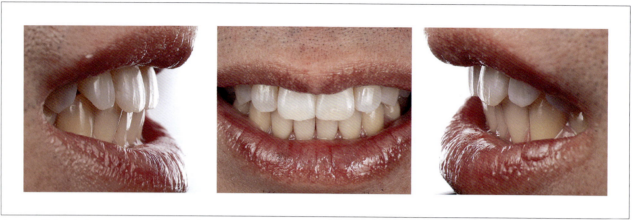

Fig76　ダイレクトモックアップの完成時。

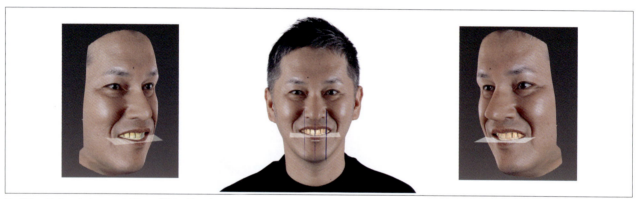

Fig77　ダイレクトモックアップ後に行ったCEREC Software上でのSmile Design。

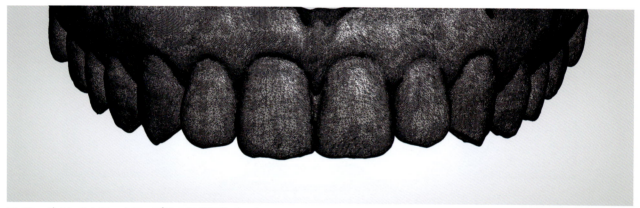

Fig78　ダイレクトモックアップ後の光学印象データ。

　患者がともに行うためにダイレクトモックアップを行った（Fig76）。また、ダイレクトモックアップ後にCEREC Software上でのSmile Designを行った（Fig77）。ダイレクトモックアップ後にもデジタル印象採得を行っている（Fig78）。これらのデータを基に、支台歯のデータと口腔内でのモックアップの外形を重ね合わせた（Fig79）。

The Classifications of Anterior Laminate Veneer Tooth Preparation and Clinical Cases of Digitalized Veneers

"Non-Prep" Additive Design Laminate Veneer：支台歯のデータと口腔内でのモックアップの外形の重ね合わせ

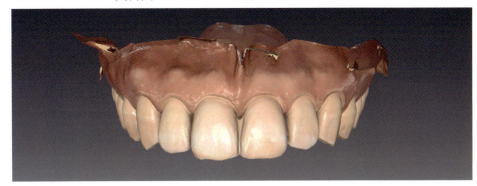

Fig79　支台歯のデータと口腔内でのモックアップの外形を重ね合わせた状態。

"Non-Prep" Additive Design Laminate Veneer：３Ｄプリンター模型での支台歯形態の確認

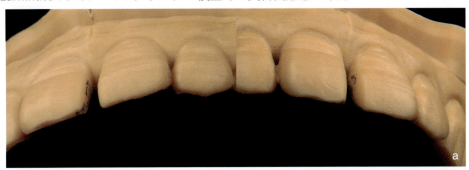

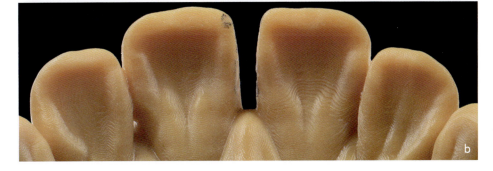

Fig80a and b　アンダーカットを残さないように、３Ｄプリンター模型上で支台歯形態のシミュレーションを行った。

"Non-Prep" Additive Design Laminate Veneer：最小限の支台歯形成

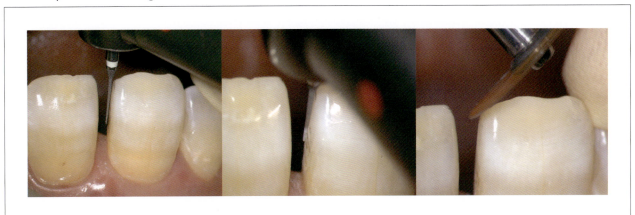

Fig81　MIコンセプトに則り、最小限の支台歯形成を行う。

Chapter 5

"Non-Prep" Additive Design Laminate Veneer：支台歯形成後

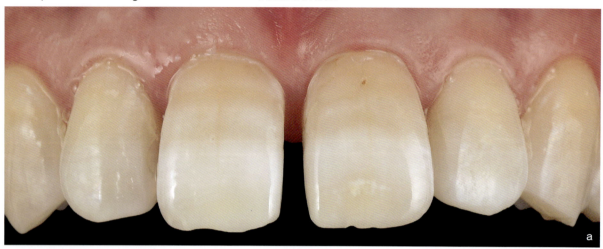

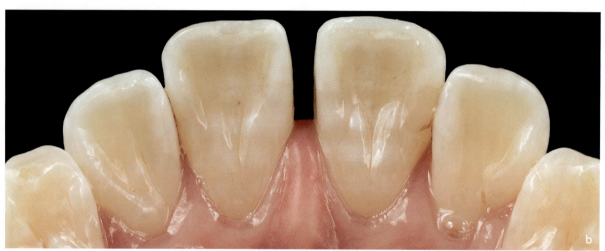

Fig82a and b　支台歯形成完了時。

b）支台歯形成

　その後、アンダーカットを残さないように、3Dプリンティング模型上で支台歯形態のシミュレーションを行った（Fig80）。その上で、実際にMIコンセプトに則り、最小限の支台歯形成（アンダーカットの除去、Aprismatic Enamelを露出させるための表層エナメルのスクラブ）を行った（Fig81 and 82）。

　最終的なラミネートベニアの設計についてFig83に示す。本来であればダイレクトモックアップの形態をそのままラミネートベニアの設計に移行させて採用したいところであるが、本ケースのようにラミネートベニアが非常に薄く、さらに形状が複雑な場合には、デジタル上で形態の修正などを行う必要があるため、対応が非常に難しい。

"Non-Prep" Additive Design Laminate Veneer：最終的なラミネートベニアの設計

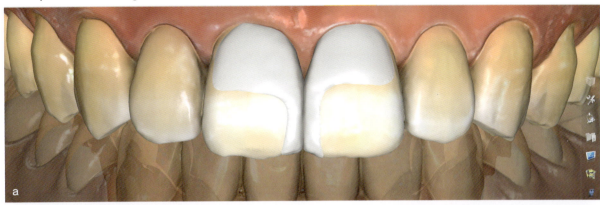

Fig83a and b　最終的なラミネートベニアの設計を行った。

"Non-Prep" Additive Design Laminate Veneer：プロビジョナルレストレーションの製作

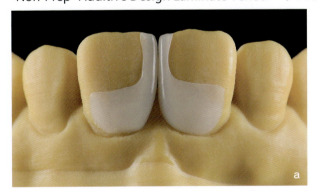 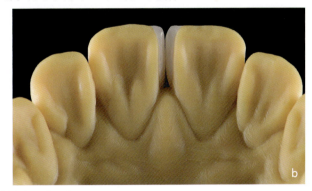

Fig84a and b　松風ブロックHCにより製作したプロビジョナルレストレーション。

c）プロビジョナルレストレーションの製作と装着

　　プロビジョナルレストレーションを、先述のポリマーブロックである松風ブロックHCを用いて製作した（Fig84）。プロビジョナルレストレーションの口腔内装着時をFig85に示す。ここでの確認事項は、①加工限界の確認、②最終形態修正の確認、および③色調の確認（最終マテリアルの色調決定）、である。Chapter 4での実験でも示したように、ポリマーブロックの加工性は安定してい

Chapter 5

"Non-Prep" Additive Design Laminate Veneer：プロビジョナルレストレーションの装着

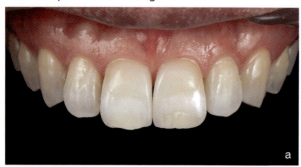
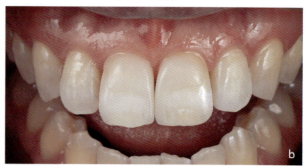

Fig85a and b　松風ブロックHCによるプロビジョナルレストレーション装着時。ここでの確認事項は、①加工限界の確認、②最終形態修正の確認、および③色調の確認（最終マテリアルの色調決定）、である。

"Non-Prep" Additive Design Laminate Veneer：最終修復装置の製作

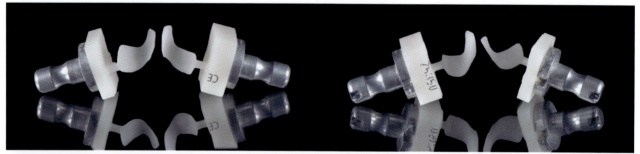

Fig86　長石系陶材ブロックであるVITABLOCS Mark IIを用い、最終修復装置としてのラミネートベニアをミリングした。

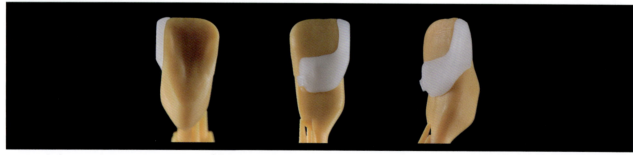

Fig87　完成したラミネートベニアの3Dプリンターモデルへの試適。

る。また、プロビジョナルレストレーションということで歯面上での辺縁の仕上げ研磨は行わなかったが、ポーセレンより容易であることは想像できた。

d）最終修復装置の製作と装着

　最終修復装置はVITABLOCS Mark II（VITA Zahnfabrik，白水貿易）を用いて製作した（Fig86 and 87）。口腔内に装着し、辺縁部を含めた仕上げ研磨を行った後の唇側面観をFig88に示す。同じく口蓋側面観をFig89に示すが、主訴はすべて解決されている。また口蓋側においても、解剖学的形態が付与されていることに注目されたい。

"Non-Prep" Additive Design Laminate Veneer：最終修復装置の装着

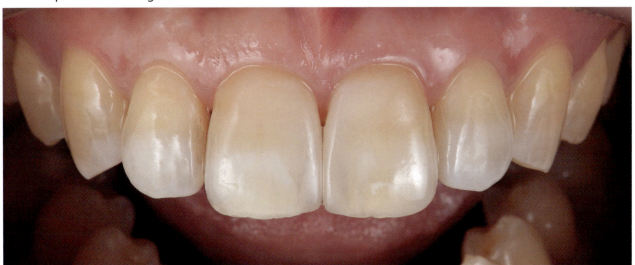

Fig88　ラミネートベニアの口腔内装着時。

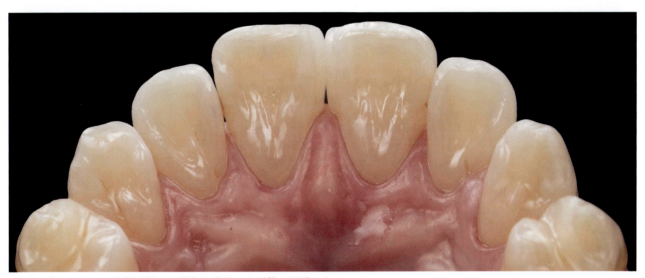

Fig89　本ケースの口蓋側面観。天然歯と連動した形態が再現できている。

　口唇および顔貌との調和についてFig90に示す。近年発展著しいコンポジットレジンによるダイレクトボンディング法も良い選択だと思われるが、この接着された長石系セラミックベニアは非常に緻密であり、接合する天然歯との物質的な調和においては中長期的予後が期待できるであろう。

　冒頭で述べたように、デジタルデンティストリー VS ミニマルインターベンション＋マイクロスコープの組み合わせは、一般的には相性が悪く、実現が難しいと言われている。しかし筆者にとっては、自身の修復技術を再定義するために、実験を経て、その結果を患者に対して実践することは、試す価値のある行為であった。今回のデジタルチャレンジの目的は、エッジロスを避けること、修復装置内面の適合性を高めること、CAMデバイスのミリング限界を知ることにあった。

Chapter 5

"Non-Prep" Additive Design Laminate Veneer：口唇・顔貌との調和

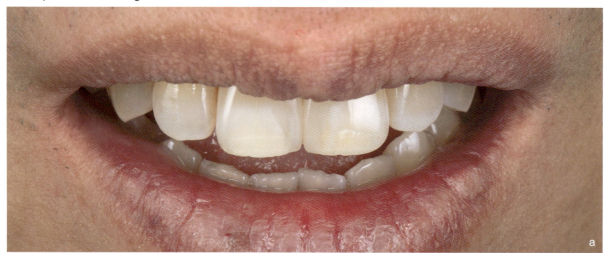

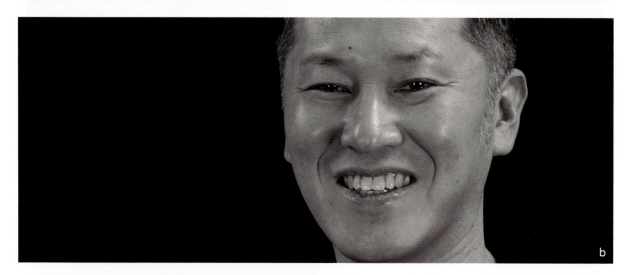

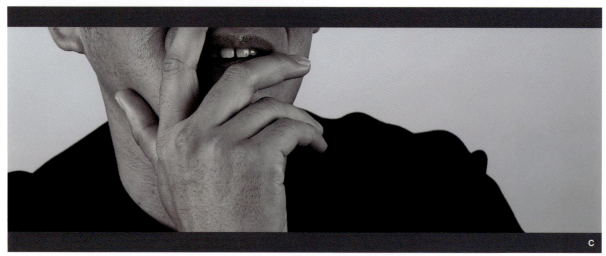

Fig90a to c　口唇および顔貌との調和（歯科技工担当：山本尚吾氏〔Re-Enamel〕）。

The Classifications of Anterior Laminate Veneer Tooth Preparation and Clinical Cases of Digitalized Veneers

Short Wrap Design Laminate Veneer：術前

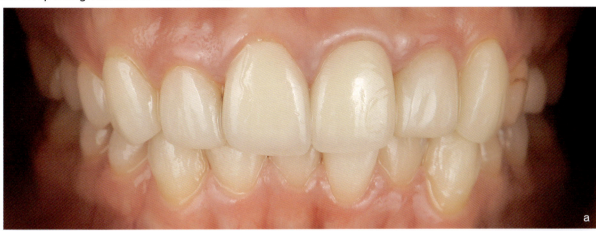

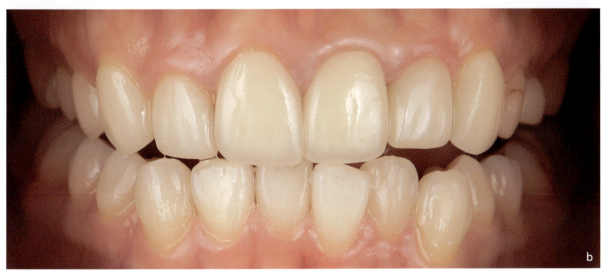

Fig91a and b 術前の状況。上顎両側中切歯のクラウンの再治療、上顎両側側切歯および犬歯部の歯頸ラインの不調和、および下顎の叢生および審美性改善が主訴であった。

2）Class II：Short Wrap Design Laminate Veneer

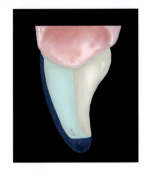 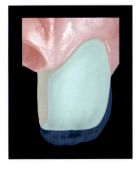 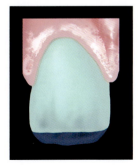

a. 症例の概要

患者は30歳代女性。前歯部の全般的な審美性改善を希望し来院された。1|1にはすでにクラウンが装着されていた。上顎の歯冠長延長術と上下顎のアライナー

Chapter 5

Short Wrap Design Laminate Veneer：術前（続き）

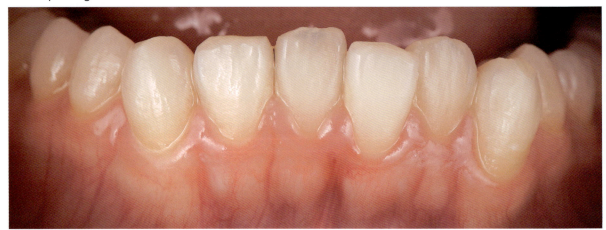

Fig91c　術前の下顎の叢生の状態。

Short Wrap Design Laminate Veneer：下顎矯正歯科治療後

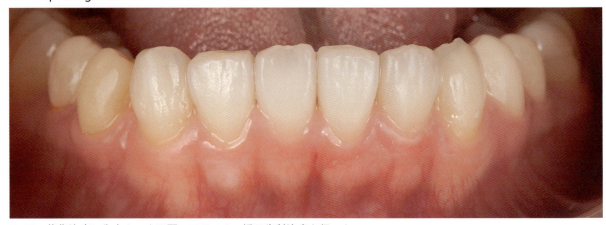

Fig92　修復治療に先立ち、上下顎のアライナー矯正歯科治療を行った。

Short Wrap Design Laminate Veneer：クローズドコンタクトアーチラミネートベニア治療にデジタルを応用した際の隣接面形成ソリューション

GUIDELINES TO SCAN THE INTER-PROXIMAL AREA FOR LAMINATE VENEER RESTORATIONS

1. Free setting of the Inter-Proximal Margin Located at Any Positions.

2. Set the Inter-Proximal Margin at Labial side and do not invade the Contact Area.

ラミネートベニア修復のための隣接面領域のスキャンのガイドライン
1. 隣接面マージンを任意の位置に自由設定する。
2. 隣接面マージンを隣接面コンタクトエリアより唇側に設定する。

Okawa M. 2018

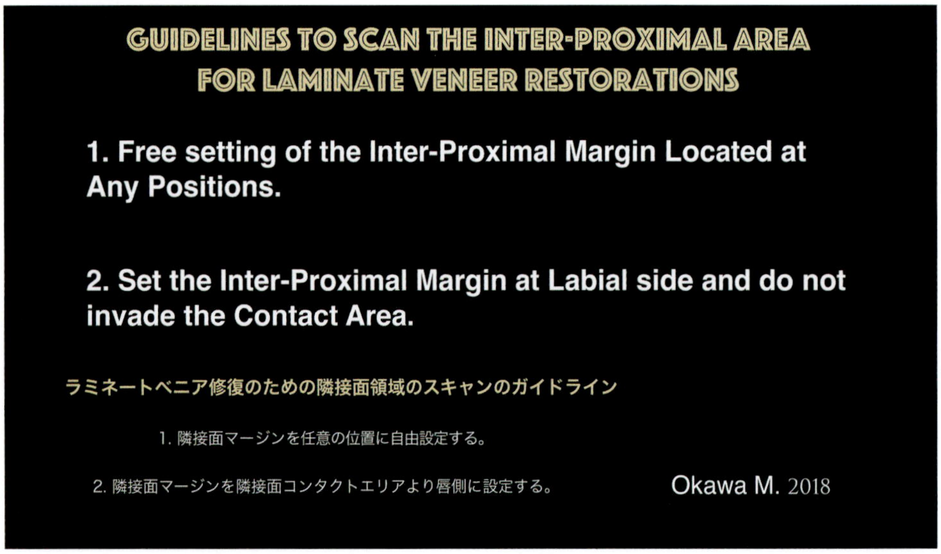

Fig93　クローズドコンタクトアーチラミネートベニア治療にデジタルを応用した際の隣接面形成ソリューション。

The Classifications of Anterior Laminate Veneer Tooth Preparation and Clinical Cases of Digitalized Veneers

Short Wrap Design Laminate Veneer：下顎支台歯形成

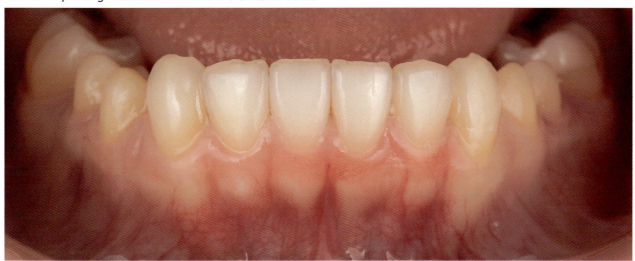

Fig94　下顎6前歯に対し、Short wrapの支台歯形成を行った状態。

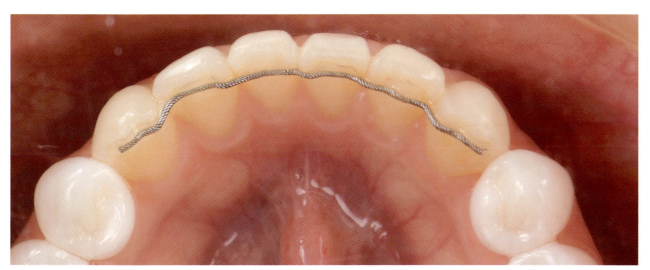

Fig95　Short wrapの形態をとることで、矯正歯科治療後のボンデッドリテンションワイヤーもその都度撤去することなく治療を進められることが治療上の大きなアドバンテージとなる。

矯正歯科治療を行い、1|1をジルコニアクラウン、6～2|および|2～6、そして5～5をジルコニアラミネートベニアおよびベニアレイで仕上げた症例である。術前と、下顎前歯部の矯正歯科治療の前後の状況をFig91 and 92に示す。

b. 治療内容

a）支台歯形成

　本症例では、ショートラップの中でもエッジを付与せずに支台歯形成を行った（Fig93 and 94）。隣接面、歯頚部いずれにもエッジがみられないことがわかる（Fig95 and 96）。下顎前歯の支台歯形成においては、形成量を確保したほうがラ

Chapter 5

Short Wrap Design Laminate Veneer：下顎のデジタルワックスアップ

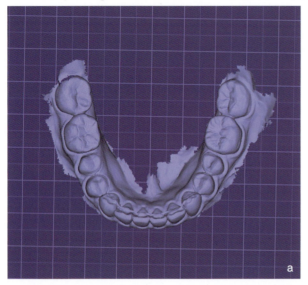
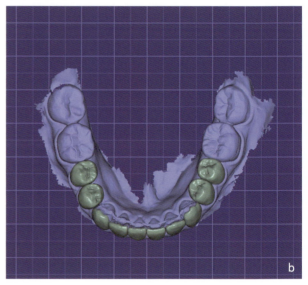
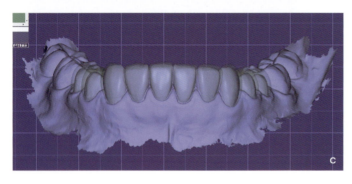

Fig96a to c　CADソフトウェア上における上顎の支台歯とデジタルワックスアップを示す。

ミネートベニアの強度が確保できると考えられがちだが、それは誤りであり、エナメル質内での接着を重視するべきである。また切縁部に関しては、上顎前歯部のようにマメロンなどの複雑な再現は求められないため、とくに日本人の薄いエナメル質においてはよりコンサバティブな形成を行いたい。Fig96aに本症例の支台歯形成後のデータを示すが、着脱方向に対してアンダーカット部を除去する程度のわずかな支台歯形成が行われていることがわかる。その後、CAD上で印象データを確認し、デジタルワックスアップが行われた。下顎は $\overline{3|3}$ のラミネートベニア、$\overline{5\,4|}$ と $\overline{|4\,5}$ のベニアレイとなった（Fig96b and c）。

b）最終修復装置の製作と装着

　下顎のラミネートベニア装着時をFig97 and 98に示す。患者は「歯を可能なかぎり白くしたい」という主訴をもっていた。通常、ラミネートベニア修復治療においてはあくまでもポーセレンやガラスセラミックが第一選択ではあるが、ここではいわゆる混合積層タイプの、あまり透光性の高くないジルコニアをあえて選択した。昨今ではブリーチシェードを希望する患者も多く、従来はガラスセラ

Short Wrap Design Laminate Veneer：下顎ラミネートベニア装着時

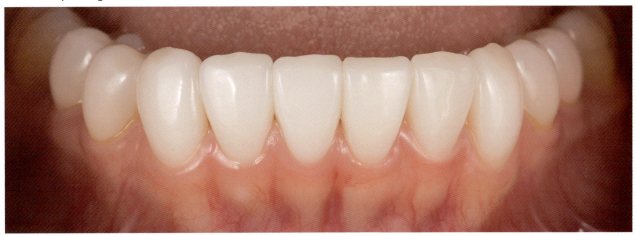

Fig97　下顎ラミネートベニア装着時。

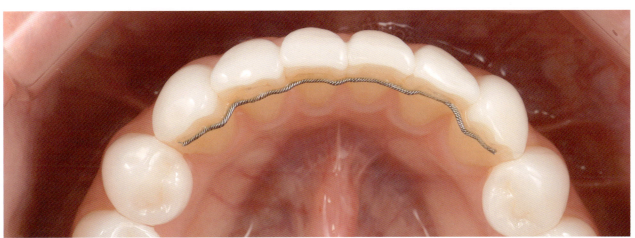

Fig98　最終修復装置であるジルコニアラミネートベニア接着操作においても、ボンデッドワイヤーを撤去することなく治療を進めることができた。

ミックを用いた天然歯との調和を追求してきた筆者も、症例によっては少ない削除量で明るいシェードが得られるジルコニアを選択する機会が増えてきた。このような、とても白い歯を希望される患者においては、昨今普及が進んでいる混合積層型のジルコニアディスクの適度な不透明性と、グラデーションは利便性が高い。

　上顎前歯部に関しては、アライナーを用いてある程度の排列と歯頸レベルの調整を図ったが、3 2|部では歯の矯正的圧下のみでは対応しきれなかったため、3Dプリンターで製作されたサージカルガイドを用いて外科的に、エナメル質内に歯肉側フィニッシュラインを設定できる範囲内で歯冠長延長術を行った（Fig99）。その後歯肉の回復を待ち、支台歯形成を行った際の状況をFig100に示す。1|1はクラウンの再治療であり、3 2|部と|2 3部にショートラップの形成を行った。1|にはもともと捻転があったため、遠心部のフィニッシュラインを

Chapter 5

Short Wrap Design Laminate Veneer：上顎両側側切歯および犬歯部の形態修整

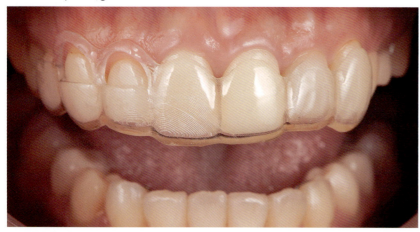

Fig99　アライナー矯正歯科治療によって圧下しきれなかった上顎両側側切歯および犬歯部の歯頸ラインの不調和を是正するため、サージカルガイドを用いて右側側切歯および犬歯歯頸部の形態修整を行った。

Short Wrap Design Laminate Veneer：上顎支台歯形成

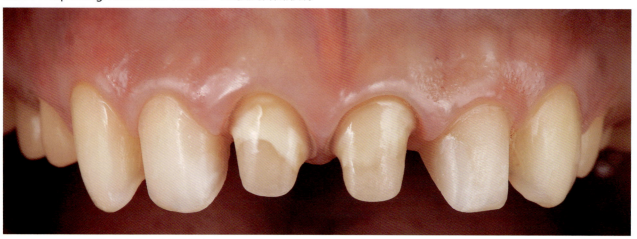

Fig100　上顎両側側切歯および上顎両側犬歯にラミネートベニア、6〜4、4〜6にベニアレイの形成を行い、上顎両側中切歯には既存のクラウンの再治療ということで再形成を行った。

Short Wrap Design Laminate Veneer：上顎のデジタルワックスアップと顔貌との調和

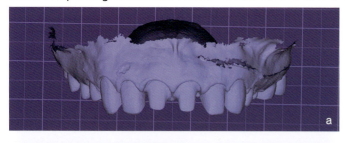

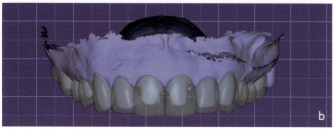

Fig101a and b　CADソフトウェア上における上顎の支台歯とデジタルワックスアップを示す。

The Classifications of Anterior Laminate Veneer Tooth Preparation and Clinical Cases of Digitalized Veneers

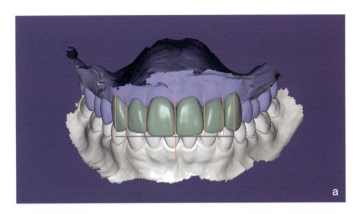

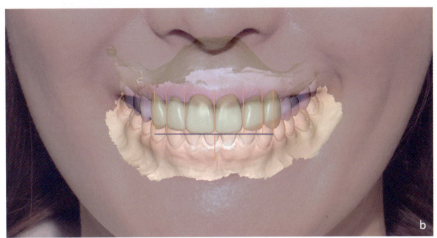

Fig102a and b　CADソフトウェア上における上顎前歯部デジタルワックスアップと、フェイシャルスキャナー（DOFフェイススキャナー FREEDOM F、フォレスト・ワン）のデータとの重ね合わせによる顔貌との調和の確認。

Short Wrap Design Laminate Veneer：最終修復装置の装着

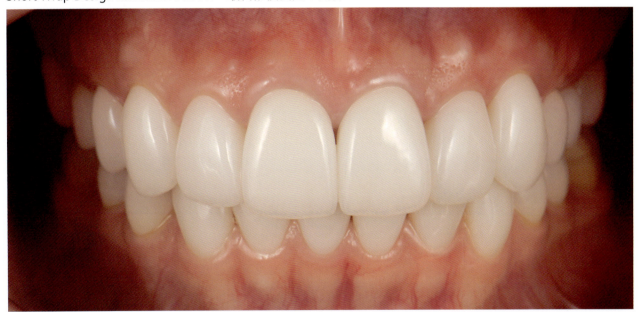

Fig103a　上下顎ともに最終修復装置が装着された状態（歯科技工担当：丸山大輔氏〔DM Dental Labo〕）。

Chapter 5

Short Wrap Design Laminate Veneer：最終修復装置装着 2 年後

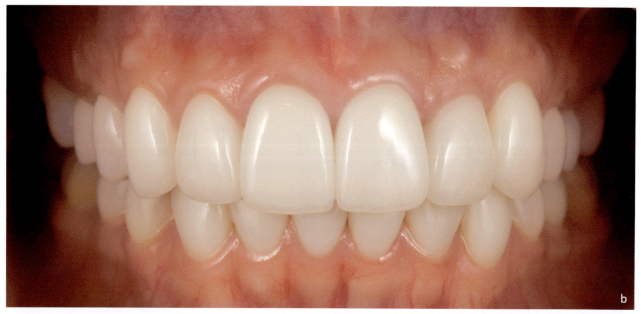

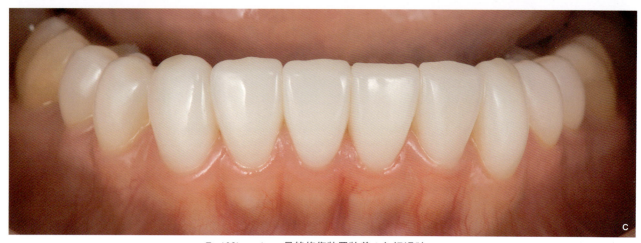

Fig103b and c　最終修復装置装着 2 年経過時。

深めに設定し、プロビジョナルレストレーションのサブジンジバルカントゥアを調整することにより1|1の歯肉辺縁形態を対称的相似形とさせた。また、ラミネートベニアの部分に関しては、いずれも補綴前処置としてアライナー矯正歯科治療によりトゥースポジションの改善を行ったため、すべてエナメル質内での支台歯形成が可能となった。Fig101aにスキャン後の状態を、Fig101b and 102aにワックスアップおよび上顎歯列模型との重ね合わせを、そしてFig102bにフェイシャルスキャナー（DOFフェイススキャナー FREEDOM F、フォレスト・ワン）のデータとの重ね合わせによる顔貌との関係を示す。

最終修復装置装着後および 2 年経過時の状況をFig103に示す。

Long Wrap Design Laminate Veneer：術前

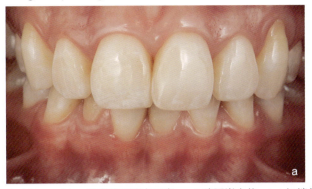
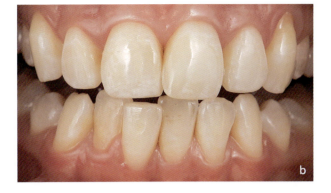

Fig104a and b　初診時口腔内写真。a：咬頭嵌合位、b：切端位。

3）Class III："180°" Medium Wrap Design Laminate Veneer

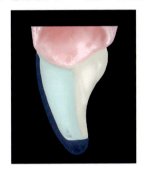
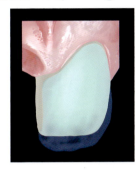
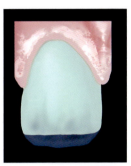

　Class IIIは、一般的にイメージされやすい180°のミディアムラップデザインのラミネートベニアである。唇側寄り、あるいは口蓋側寄りの場合もあるが、隣接面を一定量含む形態である。これについては、「Opening Graph」（本書13〜37ページ）を参照されたい。

4）Class IV："270°" Long Wrap Design Laminate Veneer

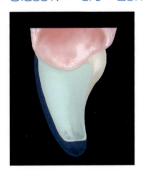
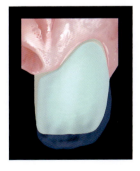
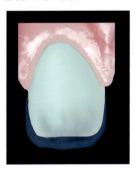

a. 症例の概要

　患者は26歳の女性。モデルを職業とし、全般的な審美性の回復を希望して来院した。初診時、すでに母国にて上下顎両側第一小臼歯を抜歯した上での矯正歯科治療が行われていたが、上顎中切歯正中の右側傾斜、上顎左側中切歯の唇側転位、

Chapter 5

Long Wrap Design Laminate Veneer：術前（続き）

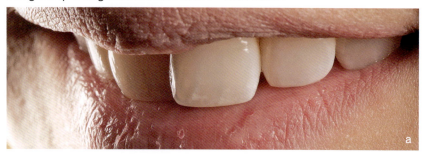

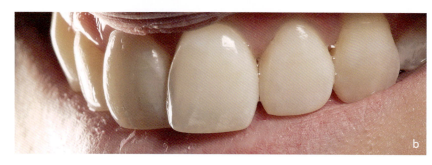

Fig105a and b　初診時の前歯部と口唇との関係。a：平常時、b：スマイル時。

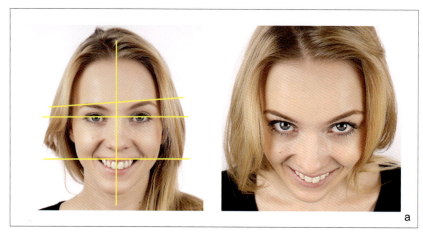

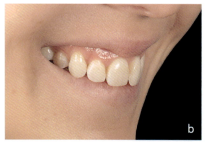

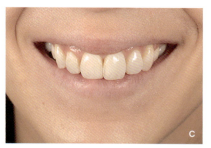

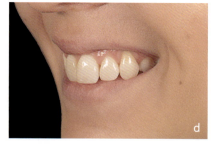

Fig106a to d　初診時の顔貌と歯列の関係。

　捻転や過大にみえる上顎両側中切歯の幅径、歯頚ラインの不整、下顎4前歯の叢生と歯軸の左側傾斜など、さまざまな問題を抱えていた（Fig104 to 106）。スマイルデザイン用ソフトウェア（3Shape Smile Design、3Shape）を用いて予備的に行ったスマイルデザインの状況をFig107に示す。

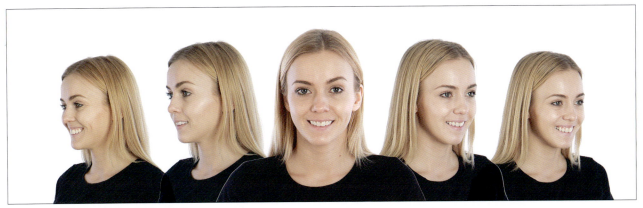

Fig106e　初診時の顔貌と歯列の関係。

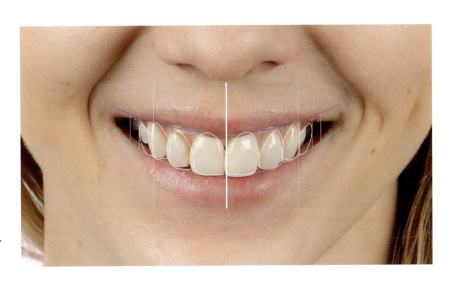

Fig107　初診時に行った予備的なスマイルデザイン。

b. 診断および治療計画

　　術前矯正歯科治療およびスマイルデザインにあたりブラケット矯正歯科治療を勧めたところ、当初は受け入れられなかったが、夏休みで2ヵ月間帰国する間にアライナー矯正(Invisalign、Align Technology，インビザライン・ジャパン)を行うよう提案したところ承諾された。Invisalignのプロトコルに従い、矯正歯科治療を行った経過をFig108 to 111に示す。本症例ではInvisalignのプロトコルの中でももっとも短い治療期間となる7ステップ法を採用し、移動量が不足した部分を修復治療で補うこととした。

　　引き続き、歯科用顔弓の一種であるDitramax[14](Ditramax、DITRAMAX社〔フランス〕)を用いた患者の瞳孔線に平行な切端平面と顔貌正中線、カンペル平面の模型への記録を行った(Fig112 and 113)。Ditramaxは一般的なフェイスボウとは異なり、チェアサイドからラボサイドに対して患者の顔貌情報を伝達する専用の装置である。得られた顔貌の情報を付属の鉛筆芯によって模型上に印記し(Fig113)、そのラインを歯科技工士の製作上の指針とする(特定の咬合器には依存しない)のが基本的な使用法であるが、今回は印記時に模型表面を軽く削るようにし、その

Chapter 5

Long Wrap Design Laminate Veneer：アライナー矯正歯科治療

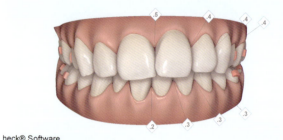

Fig108 矯正シミュレーションソフトウェア（ClinCheck Software、アラインテクノロジー）によるシミュレーション。

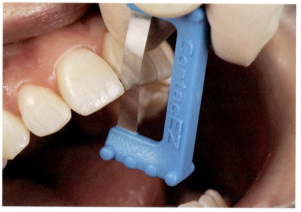

Fig109 Invisalignのプロトコールに従い，歯科研削用ストリップで隣接面をディスキングした。

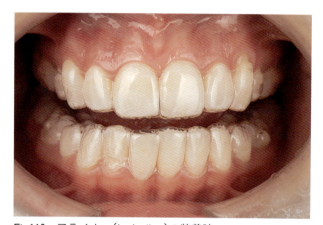

Fig110 アライナー（Invisalign）の装着時。

Long Wrap Design Laminate Veneer：アライナー矯正歯科治療後

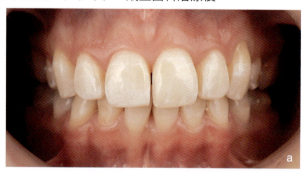
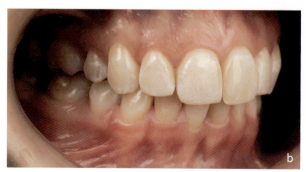
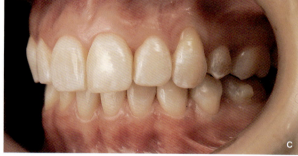

Fig111a to c アライナーによる矯正歯科治療の完了時の口腔内写真。

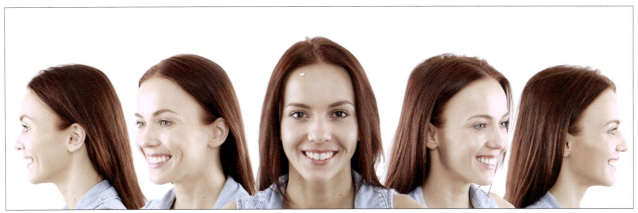

Fig111d　アライナーによる矯正歯科治療完了時の顔貌写真。

Long Wrap Design Laminate Veneer：Ditramaxによる患者の顔貌情報の印記

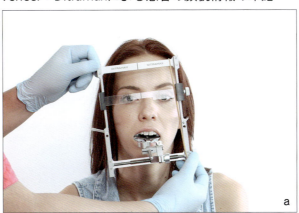

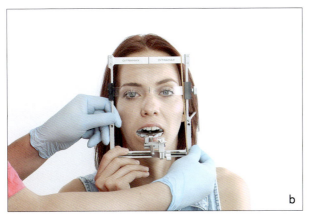
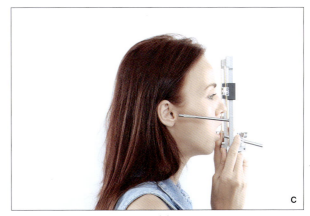

Fig112a to c　Ditramaxによる患者の瞳孔線に平行な切縁平面と顔貌正中線(a, b)、カンペル平面(c)の記録。

後の模型のスキャン時に読み込むことができるようにした(Fig114)。これにより、Ditramaxをアナログのみならずデジタルの領域でも活用することができる。デジタルであっても正中線の傾斜などのエラーが生じる場合があるが、本法を併用することで、ソフトウェア上の模型セッティングの際に正中線と水平線を明確に位置付けることが可能となる。

Chapter 5

Long Wrap Design Laminate Veneer：Ditramaxによる患者の顔貌情報の印記（続き）

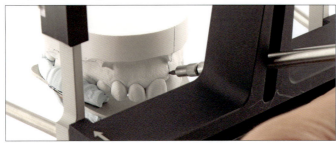

Fig113　Ditramaxによる模型への基準線の印記。

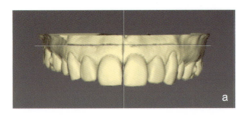
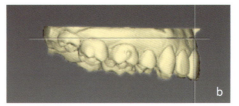
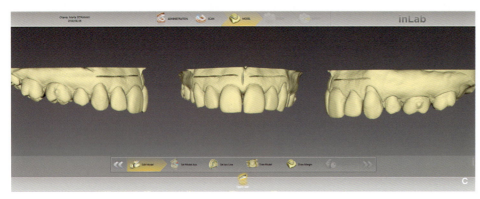

Fig114a to c　Ditramaxによる印記を強く行い、模型上に圧痕を残した。これにより、Ditramaxをデジタルデータ上でも活用することができる。

　その後、修復治療のための確定的なスマイルデザインに移った（Fig115 to 118）。デジタルを応用して審美的、機能的に患者にマッチングする歯冠形態を設計する場合、すべてをデジタルにより行う方法と、石膏模型上でワックスアップを行ってそれをデジタルデータと合成して設計する方法（Wスキャニング法）とがある。今回の症例ではWスキャニング法を選択した。その理由については後述する。

　ここではアナログとデジタルの合成方法が重要なステップになる。修復前処置としての矯正歯科治療後、スマイルデザインを用いてシミュレーションを行った後、実際の診断用ワックスアップを行っている。それをスキャンし、ここではCADソフトウェア（CEREC Software、デンツプライシロナ）の、スマイルデザイン機能を用いて顔貌との審美的調和を確認・再評価している。患者の顔貌写真に診断用ワックスアップスキャンデータをスーパーインポーズしたものをFig118に示す。ここまでの検討の結果、修復範囲は上顎4前歯ラミネートベニアおよび上顎両側第二小臼歯のベニアレイとなった。

Long Wrap Design Laminate Veneer：アライナー矯正歯科治療後のスマイルデザイン

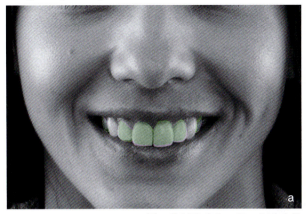
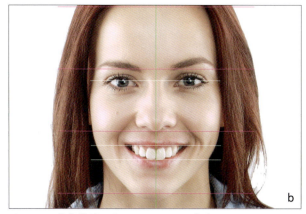

Fig115a and b　矯正歯科治療後に行った確定的ラミネートベニア修復治療のためのスマイルデザイン。

Long Wrap Design Laminate Veneer：モックアップ製作のための診断用ワックスアップ

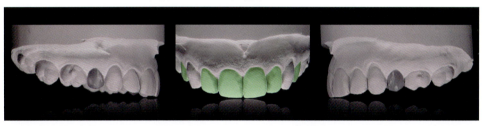

Fig116　石膏模型上での診断用ワックスアップ。

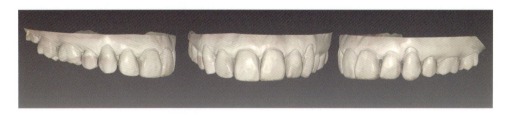

Fig117　診断用ワックスアップをスキャンしてデジタルデータとした状態。

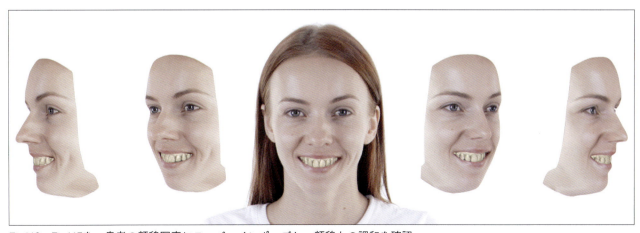

Fig118　Fig117を、患者の顔貌写真にスーパーインポーズし、顔貌との調和を確認。

Chapter 5

Long Wrap Design Laminate Veneer：ラミネートベニア修復における意思決定の過程とモックアップにおける2つの臨床状況

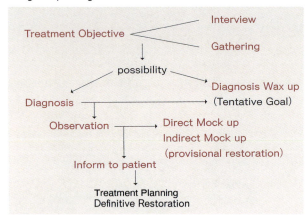
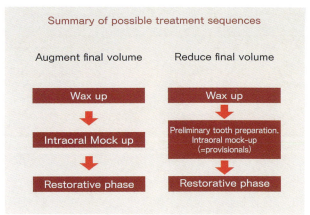

Fig119　ラミネートベニア修復における意思決定の過程。

Fig120　モックアップにおける2つの臨床状況（Augment final volume〔ボリュームの付加〕とReduce final volume〔ボリュームの削減〕）。

Long Wrap Design Laminate Veneer：予備的な歯質削合のために製作された削合用インデックス

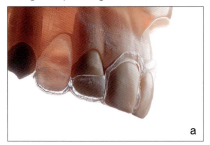
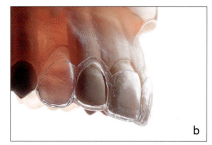
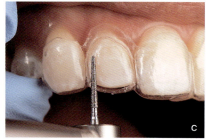

Fig121a to c　予備的な歯質削合のために製作された削合用インデックス。中切歯用(a)と側切歯用(b)。その後歯質の予備的削合を行った(c)。

Long Wrap Design Laminate Veneer：ダイレクトモックアップの製作

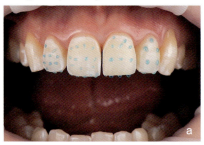
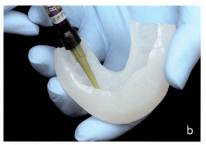
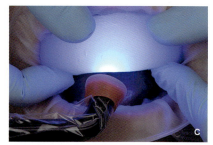

Fig122a to c　ワックスアップを印象採得しクリアタイプのマトリックスを製作し、スポットエッチング(a)とボンディング材の塗布を行った上でマトリックス中に修復用光重合型フロアブルコンポジットレジンを注入・圧接してダイレクトモックアップを製作した(b, c)。

c. 治療内容
a) モックアッププロトタイプ(Mock-up Prototype)

　ラミネートベニア修復における意思決定の過程、およびモックアップにおける2つの臨床状況（Augment final volume〔ボリュームの付加のみが必要な臨床状

Long Wrap Design Laminate Veneer：ダイレクトモックアップの装着

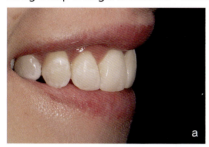
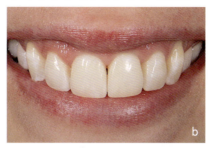
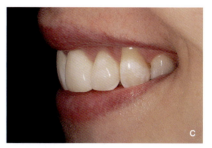

Fig123a to c　5̲、2̲ 1̲ | 2̲ 3̲、|5̲にダイレクトモックアップが装着された状態の口元と口腔内写真。

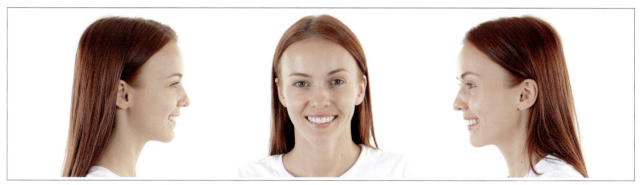

Fig124　ダイレクトモックアップが装着された状態の顔貌写真。

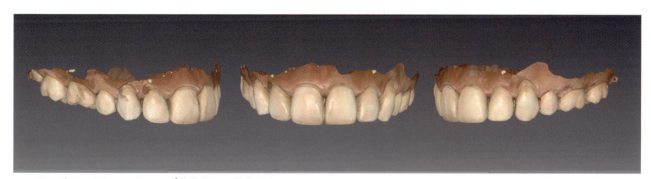

Fig125　ダイレクトモックアップ装着後の口腔内スキャン。

況〕とReduce final volume〔ボリュームの予備的削合が必要な臨床状況〕）についてFig119 and 120に示す[15]。本症例では、目標とする歯冠デザイン（診断用ワックスアップ）に対して、術前にReduceすなわちボリュームの予備的削合が求められたため、歯質削合用インデックスを製作した上で予備的な歯質削合を行った（Fig121）。複模型用親水性ビニールシリコーン印象材にてワックスアップの印象を採得してクリアタイプのマトリックスを製作し、歯面にスポットエッチングとボンディング剤の塗布を行った上でマトリックス中に修復用光重合型フロアブルコンポジットレジンを注入・圧接してダイレクトモックアップを製作した（Fig122）。

Chapter 5

Long Wrap Design Laminate Veneer：ワックスアップの修正

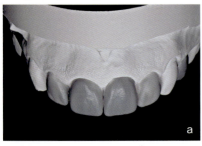 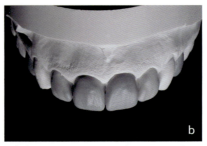 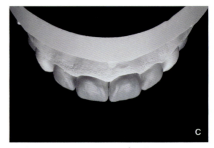

Fig126a to c　モックアップ用ワックスアップデータとモックアップ完成後のデータを比較してワックスアップの修正を行い、最終的なラミネートベニア製作の参考とした。

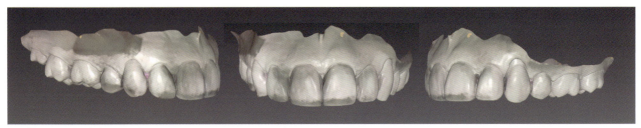

Fig127　修正されたワックスアップをスキャンしたデータ。

Long Wrap Design Laminate Veneer：支台歯形成の修正前

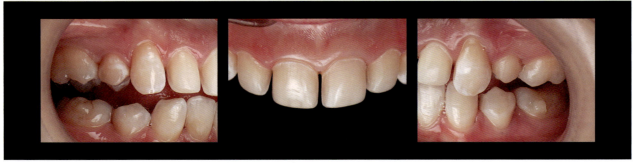

Fig128　修正前の予備的な支台歯形成。

　本法は、McLaren Eが提唱する"Bonded Functional Esthetic Prototype[16](BFEP)"の一環である。ダイレクトモックアップ後の口腔内写真と顔貌写真をFig123 and 124に示す。

　ダイレクトモックアップ後、審美的・機能的にマイナーな形態修正を施し、患者からの形態についての了解も得られたところで口腔内スキャナー(CEREC AC Omnicam、デンツプライシロナ)にて口腔内スキャンを行った(Fig125)。このデータを用い、先述のワックスアップの段階でのスマイルデザインと比較検討した。そして再度、ワックスアップの調整と添加を行い最終的なラミネートベニア製作のための最終ワックスアップを製作した(Fig126)。最終ワックスアップをスキャンし(Fig127)、3Dプリンターによって模型を製作し支台歯形成のためのインデックスを製作した。

Long Wrap Design Laminate Veneer：支台歯の形態修正

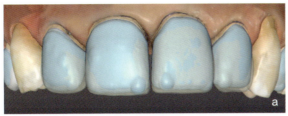
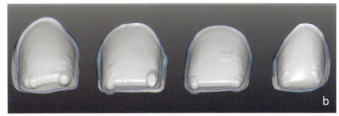

Fig129a and b　Fig128の支台歯形態を基にCERECシステム上でラミネートベニアの設計を行ったところ、ミリングマシンの制約から支台歯の追加削除が必要なことがわかった（図中の切縁にみられる球状の部分）。

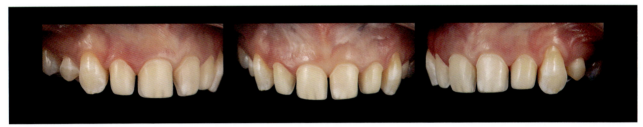

Fig130　修正後の支台歯形態。

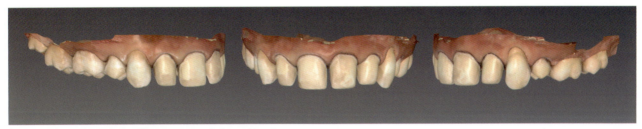

Fig131　修正後の支台歯形態をIOSにてデジタル化した。

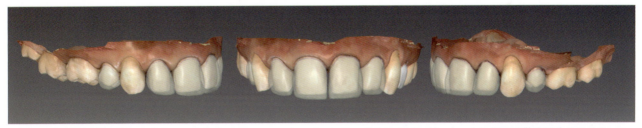

Fig132　支台歯形態の修正により、マテリアルスペース、オーバーミリングそしてアンダーカットに関する警告は生じなくなった。

b）支台歯形成

　Chapter 4の207〜223ページに示したとおり、CAD/CAMを用いたラミネートベニアの製作においてはその設計・加工工程を考慮した支台歯形成が求められる。まず、筆者が従来の通法にしたがって支台歯形成を行った状態（修正前の状態）をFig128に示す。なお本症例の場合、上顎左右側第二小臼歯に関してはボリュームの付加のみが必要な臨床状況であったため、咬合面のレジン充填の除去と頬側咬頭内斜面のみ形成し、隣接面部はショートラップデザイン、また歯頚側にはフィニッシュラインのエッジは付与せず、修復装置マージンは任意の位置に

Chapter 5

Long Wrap Design Laminate Veneer：ミリング用のツールパスの確認

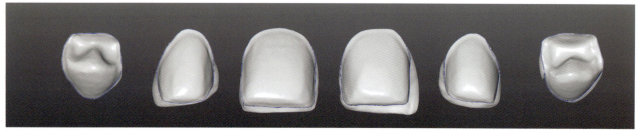

Fig133　ミリング用のツールパスの確認。支台歯のすべての問題は解消された。

Long Wrap Design Laminate Veneer：プロビジョナルレストレーションの製作

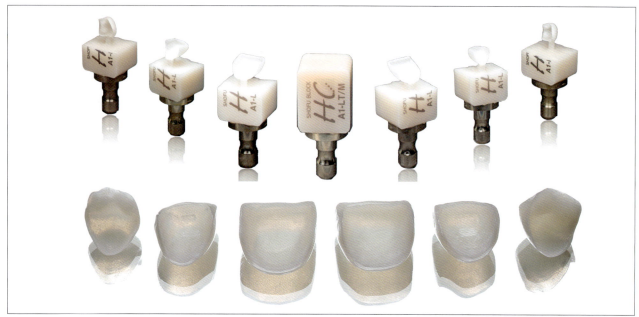

Fig134　プロビジョナルレストレーションを松風ブロックHCのA1-LT/Mにて製作した。

設定できるように形成した。ただし頬側面について、エナメル小柱が露出する構造層（Aprismatic Enamel）は表層のスクラブを行うことで獲得する。そしてエッチングによって十分な接着性が得られるようにした[17-19]。ダイヤモンドバーで表面を一層粗造化している。

　支台歯形成後、IOSでデジタル印象採得を行った。スキャン結果には問題がないが、ラミネートベニア設計画面を確認したところ、ラミネートベニアの製作のためにはマテリアルのスペースが不足する部分、アンダーカット部、オーバーミリングとなる部分があり、支台歯の再調整が必要となることが明らかとなった（Fig129）。そのため、再度の形態修正を行った（Fig130）。その後、デジタル印象採得を全顎的に行い（Fig131）、あわせて歯冠測色器（VITA Easyshade、VITA Zahnfabrik，白水貿易）を用いた歯冠測色も行った。

　修正後のワックスアップデータと支台歯との重ね合わせデータをFig132に示

Long Wrap Design Laminate Veneer：プロビジョナルレストレーション装着時

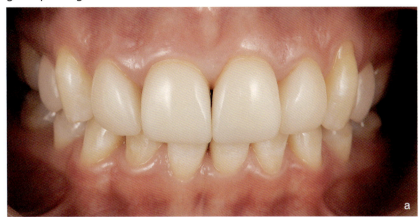

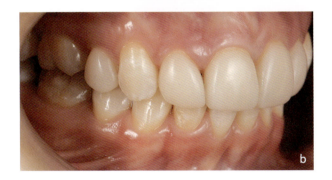

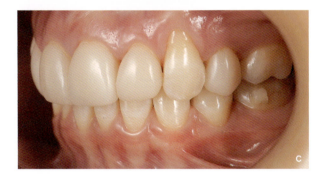

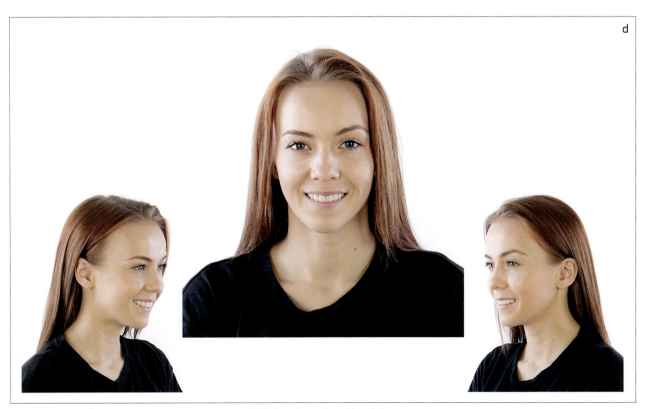

Fig135a to d　プロビジョナルレストレーション装着時。適合と加工性は良好である。

Long Wrap Design Laminate Veneer：３Ｄプリンティング模型とその精度

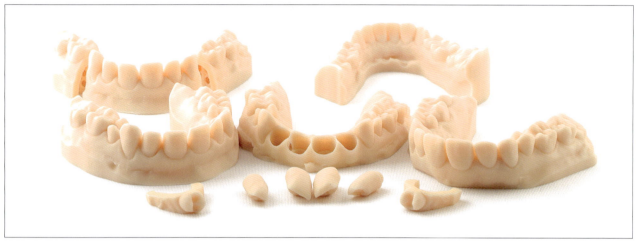

Fig136　完成した３Ｄプリンティング模型。

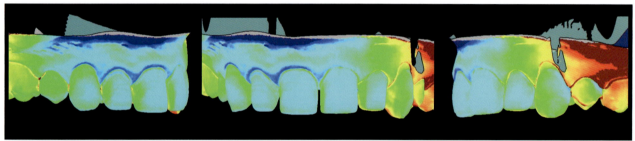

Fig137　スキャンデータと３Ｄプリンター模型の精度。最大値150μｍにて両者のデジタルデータを重ね合わせ、支台歯の精度を確認した。臼歯部では３Ｄプリンター模型の変形が認められるものの、前歯支台歯では高い精度が得られていた。

す。ミリングパスの表示においても、問題なく切削加工が可能であることが示された（Fig133）。

　引き続き、プロビジョナルレストレーションを製作した。マテリアルにはコンポジットレジンブロック（松風ブロックHC、松風）のA１-LT/Mを使用した。コンポジットレジンブロックは加工性がガラス系セラミック材料と比較して良好であり、マージン部についても薄くシャープに削り出すことが可能である。適合についても非常に良好であった（Fig134 and 135）。仮着はプロビジョナルレストレーション内面にプライマー（松風HCプライマー、松風）と仮着用レジンセメント（tempolink clear、DETAX，茂久田商会）を使用した。並行して３Ｄプリンター模型を製作した（Fig136 and 137）。

c）補綴装置の設計

　最終補綴装置は、グラデーションが付与された長石系セラミックブロック（VITABLOCS TriLuxe forte、VITA Zahnfabrik，白水貿易）でミリングし、表層にごく薄く陶材（リキッドセラミック）を築盛・焼成するマイクロレイヤリング法で

Long Wrap Design Laminate Veneer：各種材料によるミリングテスト

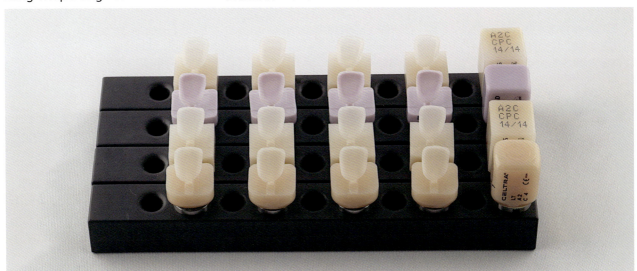

Fig138　比較のために、同じデザインで多種のブロックをミリングした。

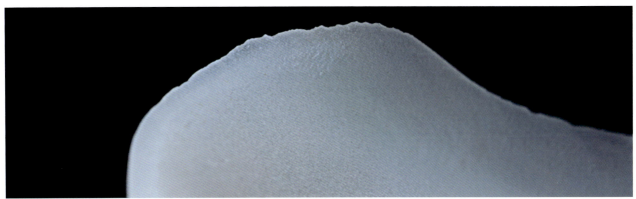

Fig139　CEREC MC XL（デンツプライシロナ）を用い、VITABLOCS TriLuxe forte（VITA Zahnfabrik, 白水貿易）をミリングしたものの拡大図。マージンにチッピングはみられず、満足できる結果となった。

製作することとした。ガラス系セラミックブロックでは、このようにマージン部などの厚みが薄くなる（0.3mm程度）修復装置においては、加工時のチッピングを避けるため、あらかじめマージン部の厚みを多少厚めにオフセット補正する。また、加工モードはエクストラファインモード（加工機はCEREC MC XL Premium、デンツプライシロナ）とし、チッピングを防いだ。加工した後に３Dプリント模型、または石膏模型のダイなどを製作し、薄くシャープに調整するなどの工夫が必要になる。セラミックブロックの中では、いまだに長石系ブロックの加工性に一日の長があるといえる。そのため本症例では各種材料によるミリングテストを行い、その結果を踏まえてVITABLOCS Triluxe forteを用いることとした（Fig138 and 139）。最終的なマージンの調整は３Dプリント模型上で行った。隣接部マージンのフィニッシュラインは、アンダーカットを避けるためエッジは付与せず、ソフトウェア上で各歯ごとにスペーサー量の調整を行い、任意の位置

Chapter 5

Long Wrap Design Laminate Veneer：従来法とセミデジタル、フルデジタルにおける工程の比較

Conventional Workflow
① 印象採得
② 石膏模型製作
③ フェイスボウ・トランスファーと咬合器マウント（ファンクショナルマウント。エステティックマウントおよびDITRAMAX使用）
④ 診断用ワックスアップ（アナログ）
⑤ モックアップの準備（モックアップガイド。診断用ワックスアップから製作）
⑥ モックアップの準備（予備的削合用ガイド。石膏模型上で製作）（症例による）
⑦ モックアップ（ダイレクト・インダイレクト）
⑧ モックアップを機能的・審美的調整後印象採得
⑨ フェイスボウ・トランスファーと咬合器マウントを行い最終補綴装置製作のためのワックスアップを完成させる
⑩ 支台歯形成（モックアップから直接形成。⑨のワックスアップ模型より切縁用と唇側用の形成量確認のためのシリコーンインデックスとプロビジョナルレストレーション製作のためのシリコーンインデックスを用意する）
⑪ シェードテイキング
⑫ プロビジョナルレストレーション製作（チェアサイドにてシリコーンインデックスにアクリリックレジンを流し込んで直接に支台歯へ圧接して製作）
⑬ 最終シリコーン印象採得
⑭ 最終修復装置製作作業用石膏模型製作。必要に応じて耐火模型の製作
⑮ フェイスボウ・トランスファーと咬合器マウント（クロスマウントにて支台歯模型のマウントを行い、プロビジョナル模型にてカスタムインサイザルガイドテーブルを製作）
⑯ 補綴装置の製作（耐火模型法およびプレス法。プレスの場合必要に応じてステイニングおよびレイヤリング）
⑰ 試適と修正
⑱ 最終補綴装置の接着

Semi Digital Workflow
（ダブルスキャン法，本症例）
① 印象採得
② 石膏模型製作
③ DITRAMAXによる審美的正中基準線とカンペル平面の石膏模型への記入
④ 石膏模型スキャン（ラボスキャナー）
⑤ DITRAMAXによる基準線を応用しデジタルソフトウェアへ模型データをセッティング
⑥ デジタルによるスマイルデザイン
⑦ 診断用ワックスアップ（アナログ）
⑧ 診断用ワックスアップスキャン（ラボスキャナー）
⑨ スマイルデザインソフトウェアを応用したワックスアップデザインと顔貌との調和の確認
⑩ モックアップの準備（モックアップガイド。ワックスアップ模型から製作）
⑪ モックアップの準備（予備的削合用ガイド。今回は初診時3Dプリント模型を応用してプレスで製作）（症例による）
⑫ モックアップ（ダイレクト）
⑬ モックアップを機能的・審美的調整後IOSにて印象採得
⑭ スマイルデザインソフトウェアを応用し、ワックスアップデータとモックアップデータを比較検討
⑮ アナログワックスアップの添加と修整を行いスキャン（ラボスキャナー）しソフトウェアに取り込み最終修復装置のワックスアップデータとする
⑯ 支台歯形成（モックアップから直接形成。⑬のデータより3Dプリント模型を製作し切縁用と唇側用の形成量確認のためのシリコーンインデックスを用意する）
⑰ デジタル測色器によるシェードテイキングによりブロックのカラーを選択する（デジタルカメラも使用）
⑱ IOSによる支台歯印象採得
⑲ 3Dプリント模型製作（分割タイプ。ソリッドタイプ）
⑳ Wスキャンによるミリングデータ製作
㉑ PMMAを加工したCAD/CAMによるプロビジョナルレストレーション製作（本症例ではレジンブロックを使用）
㉒ ポーセレンブロックを加工し最終修復装置をプロデュースしマイクロレイヤリング
㉓ 試適と修正
㉔ 最終補綴装置の接着

Full Digital Workflow
① IOSによる印象採得
② フェイシャルスキャン
③ デジタルフェイスボウ・トランスファー（ナチュラルヘッドポジション）
④ デジタルワックスアップデザイン
⑤ モックアップの準備（3Dプリントモデル、ミリングモデルによるモックアップガイド。予備的削合用ガイドの製作）
⑥ モックアップ（ダイレクト）
⑦ モックアップを機能的・審美的調整後IOSにて印象採得
⑧ モックアップデータをもとに最終補綴装置のデザインデータ製作
⑨ 支台歯形成（モックアップから直接形成。⑧のデータより3Dプリント模型かミリング模型を製作し切縁用と唇側用の形成量確認のためのシリコーンインデックスを用意する）
⑩ デジタル測色器、IOSの測色機能、デジタルカメラなどを使用したシェードテイキング
⑪ IOSによる支台歯印象採得
⑫ 3Dプリント模型（分割タイプ、ソリッドタイプ）もしくはミリング模型の製作
⑬ 最終修復装置のデジタルデザインデータよりPMMAを加工したCAD/CAMによるプロビジョナルレストレーションのプロダクション
⑭ 最終修復装置のデジタルデザインデータよりガラスセラミックブロック、ポーセレンブロック、ジルコニアディスクもしくはポリマー系ブロックによる最終補綴装置のプロダクション（必要に応じてステイニング・レイヤリング）
⑮ 試適と修正
⑯ 最終補綴装置の接着

Fig140　今回のラミネートベニアによる審美補綴のワークフローを従来法とフルデジタル法とで比較してみると、印象のステップと模型製作のステップに大きな違いが確認できる。

に設定した。以下に製作ステップの詳細を述べる。

d）製作術式の選択：デジタルのみか？　アナログとの共存か？

　本症例ではDitramaxシステムにより顔貌の正中とカンペル平面とを記録し、その情報をCERECシステムにてスキャンすることでこれらの情報をデジタルにトランスファーする方法を選択した。従来は、CADソフトウェア上でのバーチャルな模型では正中の設定などはアバウトなものであったが、Ditramaxの応用により的確な歯冠軸および左右のポジション、さらにはエステティックプロポーションを設定でき、最終補綴装置製作に至るまでのCAD上での設計のストレスは軽減することができた。ただし、複数のデータを合成する場合にはデータ量が増加し、使用するコンピュータのスペックによっては難しくなる。

　コンピュータでは関連付けされていないデータを合成することはきわめて難しい。よって、各社がオリジナルの合成法を開発してその利便性を提供することも始まっている。本症例のように非常に難易度が高い審美補綴治療の場合、アナログとデジタルの合成法が重要なステップになる。患者固有の顔貌にマッチングする歯冠形態を設計する場合、すべてをデジタルにより行う方法と、アナログモデル上でワックスアップを行ってそれをデジタルデータと合成して設計する方法（Wスキャニング法）とがあるのだが、今回の症例ではWスキャニング法によって患者の「歯を小さく、きれいな排列にしたい」という希望にマッチングした形態を考察し製作した。当然、細かなワックスアップもデジタルで可能ではあるのだが、本症例では可能なかぎりミニマルな修復治療を計画したため、完成したデータが加工機（CAM）側で精密に加工できるのか否かが重要になる。今回選択したセラミックブロックを精度良く、チッピングなどのエラーなく加工するためには最終的な完成形の歯冠形態や厚みをアナログのワックスアップにより加工可能な厚みに修正してデジタルデータを製作し、加工後に補綴装置を修正する方法を選択するために、アナログ法をジョイントしたことで高い加工精度を担保することができた。

　いずれにせよ、前準備と綿密な治療計画は必須であり、すべてのワークフローをデジタル化することは難しく、今後も歯科治療の基礎が重要であることに変わりはない。デジタルは万能のブラックボックスではなく、それらの技術をアナログと上手に共有させることが、現在のデジタル技術を生かすコツと言える。

e）デジタル化への対応

　デジタル印象にともなう技工ステップは従来のワークフローから大きく変化してくると考えられる。すべてをデジタルのみで補綴装置を製作するとなると、データの転送など従来の歯科技工には存在しなかった手順がチェアサイド‐ラボサイドのコミュニケーションにとって必要になってくる。今回のラミネートベニアによる審美補綴治療のワークフローを従来法とデジタル法とで対比してみる

Chapter 5

Long Wrap Design Laminate Veneer：グラデーションブロックにおけるネスティングの要点

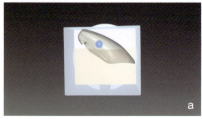
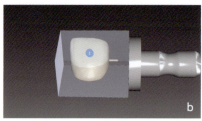

Fig141a and b　プロビジョナルレストレーションを製作した松風ブロックHCに対する、デンティンとエナメルのグラデーションの設計画像。ミニマルな補綴の場合はとくにブロックの色調が重要となる。最低でもデンティンとエナメルの2色（a and b）、可能であれば歯頸部色からデンティン、エナメル、トランスルーセントのグラデーションがブロック内で再現された材料の選択が、マテリアル選択においても重要な選択基準になる。

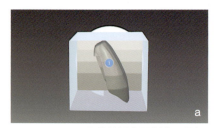
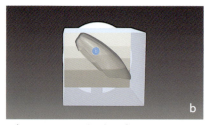
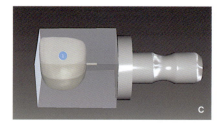

Fig142a to c　最終補綴装置製作で選択したブロックは、4色グラデーションのTriLuxe forteである。設計時には可能なかぎり天然歯のエナメルとデンティンとの立体的な構造を模倣できるよう、画面上でブロック内の適切な位置にラミネートベニアを位置づけた（水平的なグラデーションではなく、より天然歯のデンティンとエナメルを意識したデザインが好ましい）。

Long Wrap Design Laminate Veneer：良い等寸加工のためのステップ1・2

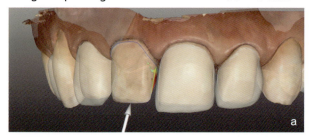
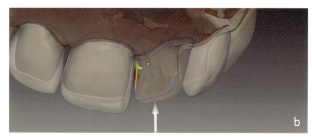

Fig143a and b　良い等寸加工のためのステップ1：加工軸の調整により可能な限りアンダーカット部を削除する。

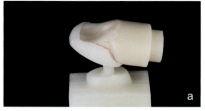
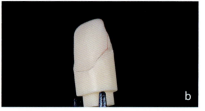
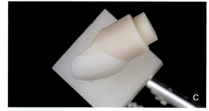

Fig144a to c　良い等寸加工のためのステップ2：可能な限りアンダーカット部を削除した後にトライアル加工を行う。加工が困難な部位をマイクロスコープ下でマージンの検討を行う。

と、印象のステップと模型製作のステップに大きな違いが確認できる（Fig140）。今回は製作までの情報伝達と3Dプリント模型製作のためのデジタルデータはSirona Connect（現：DS Core）により転送を行った。また、画像など、細かなコミュニケーションのためのデータ転送はフリーのデータ転送サービス

（WeTransfer、WeTransfer社）により行った。

　デジタルデータによる印象の転送では、温度やさまざまな移動中のストレスによって生じるシリコーン印象材の変形を意識しなくても良いことと、時間の節約などについては大きな利点が感じられた。しかしながら、直接対話による指示や意思の疎通が行われない場合や、主治医の思惑を完全に理解できていない場合には後戻りによる再製作などが生じてしまい、時間を節約したはずにもかかわらず多くの時間を必要とする場合も生じる。口腔内スキャナーの普及にともない、今後3Dプリント模型の使用は増えてくると思われるのだが、その精度については全貌が明らかとなっていない。また、従来の石膏模型からの完全な移行はもう少し時間が必要だと思われるが、その大きな理由としては、コストの問題が挙げられる。さらには3Dプリント模型の精度とその中長期的な変形などいくつかの問題も想定される。今回は口蓋部を完全に開けた設計で製作したのだが、今後は、口蓋部を利用して歯列の左右を連結・強化するような模型の製作を考えている。

　3Dプリント模型を製作する場合には歯科技工所内、歯科医院内にシステムを導入する方法と、アウトソーシングにより製作する方法とがあるのだが、プリンターの精度、管理、そして導入費用などを考慮すれば、現状ではアウトソーシングが理想的だと考えている。なぜならば、高精度な3Dプリンターはいまだに高価であり、模型の仕上がりはその価格で大きく変わるためである。また材料の管理や製作中の温度管理、湿度管理など多くの不確定要素が存在し、このステップでの失敗は最終的な精度に大きく影響を及ぼすからである。

　今回、デジタルデータはSirona Connectにより転送を行った。この他のシステムを応用する場合には各社ごとの転送法が存在するが、このメーカーごとの垣根は口腔内スキャナーの応用が始まった当初よりもずいぶん低くなってきている。しかしながら、デジタルの分野ではデータの利用権やロイヤリティーにかかるコストがつきものであり、垣根が低くなったとはいえ各社がどのような未来を描こうとしているのかは知る由もない。今後の新しいニュースなどに注目したい。

f）マテリアルの選択

　基本的に、使用するマテリアルの選択は各症例によって変わると考えている[20-24]。今回のように薄いラミネートベニアによる修復治療の場合、プレス法のほうが有利なことは否めない。しかし、ミリング法を選択した場合には、使用できるマテリアルがプレス法と比較して多く、症例に最適なものが選択可能となる。使用するマテリアルは加工性、発色性、研磨性、修正に使用可能な陶材の有無、修正中の物性および色調の変化、永続性や接着処理の行いやすさ、など多くの課題をクリアする必要がある。さらには最低でもデンティンとエナメルの2色がCADブロック内でグラデーションしていることも必要条件となる（**Fig141 and 142**）。当然ではあるのだが、マルチカラーブロックを加工する場合には、モノカラーブロックの加工時よりも加工条件としてのハードルは上がる。今回選択した長石系

Chapter 5

Long Wrap Design Laminate Veneer：３Dプリンティング模型上での適合調整

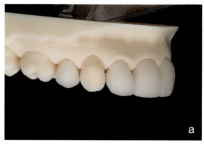
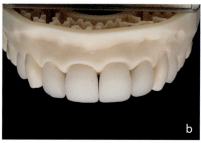
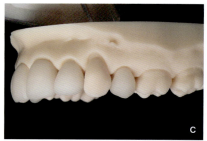

Fig145a to c　ミリング後、スプルーカットが済んだ前歯部と小臼歯部のオーバーレイラミネートベニアを３Ｄプリンティングモデルに適合させ、カーバイドバー（EMESCO HP 1169）でマージン部を調整した状態。全体において納得できる適合が得られている。

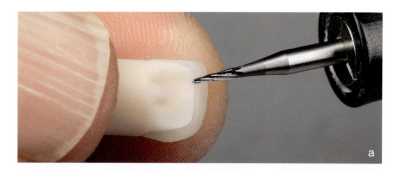

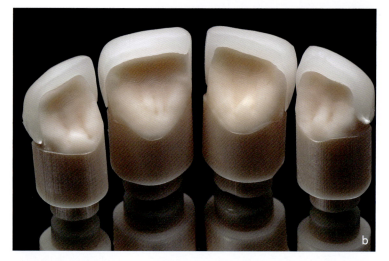
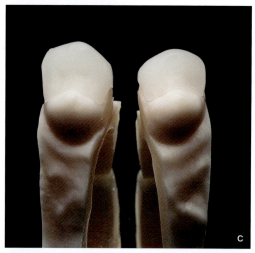

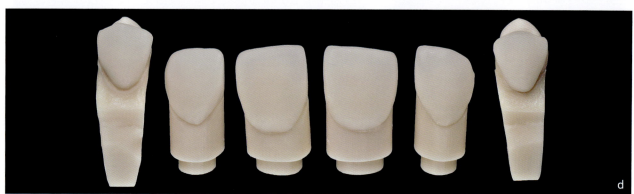

Fig146a to d　３Ｄプリンティング模型上で最終的なマージン調整を行った。

Long Wrap Design Laminate Veneer：良い等寸加工のためのステップ3

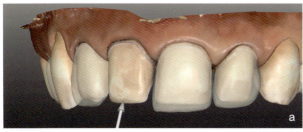
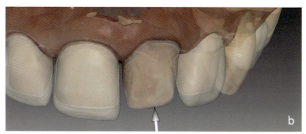

Fig147a and b 良い等寸加工のためのステップ3：プリンター模型に加工したラミネートベニアを合わせて加工の難易度が高い部位を考察し、歯科技工士とのディスカッションの上でマージン位置を補正しアンダーカット部をなくす。この方法はあくまでも、現状のデジタル法でのマージンの良好な適合と内面適合とを両立させるためのステップである。筆者も、アナログ法による補綴装置製作により得られる適合精度の高さは理解している。こうした中、今回デジタルにこだわった理由としては、ブロックの利点としてのマテリアルとしての安定性が挙げられ、調整時にチップしにくいことが利点である。ミリング終了後の調整にはハードカーバイドバーおよびシンターダイヤモンドバーを用いる（Fig145 and 146参照）。

陶材にはプレスという選択肢がないことも選択理由ではあるのだが、今年でCAD/CAMマテリアルとして応用が始まった1990年から34年間（応用時では28年）の臨床実績も選択の大きな要素となった。一方、高い透明性が必要になるケースや唇面のみのケースなどでは、マテリアル選択が異なってくる。各症例にもっとも適した材料の選択は治療計画の立案時から変化することも考えられるため、歯科医師および歯科技工士はさまざまなマテリアルの特性や使用するシステムとの相性および接着性など多くの要件を理解しておく必要性がある。

g）加工方法の選択（良い等寸加工を行うための方法）

今回ラボサイドでもっとも苦労したステップとしては、内面の適合を含め、高いクオリティのラミネートベニアをどのように切削加工するのかが挙げられる（Fig143 to 147）。通常、CAD/CAMを応用した場合には、マテリアルスペースとセメントスペースの調整が重要になる。そして、薄いラミネートベニアの加工には破折やクラックのリスクがともなうため、ミリング後の歯科技工士による調整に頼るのではなく、アズミリングの状態での適合が許容範囲に入っている設定を模索する必要がある。非常に薄いラミネートベニアを加工するためには、マテリアルの選択は重要になるのだが、それよりも重要な要件として「支台歯に面で接触させるのか」それとも「線で接触させるのか」を意識することが挙げられる。そして「加工後に多くの内面調整を必要とする設計」なのか、それとも「ほぼマージン部のみの調整で可能なのか」を考えることである。

以下に加工のためのCADデータ製作のポイントを列記する。

①内面補正を行わない設定にする（ただし内面補正をしない場合、支台歯の形成形状によっては、加工後に多くの内面調整を必要とすることがある）。

Chapter 5

Long Wrap Design Laminate Veneer：マイクロレイヤリングの工程

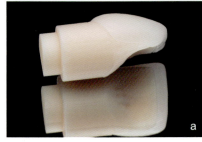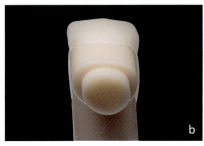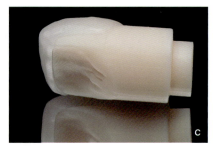

Fig148a to c　3Dプリンティング模型にラミネートベニアを適合させた状態。CEREC MC XLでマージン部も切削できることを確認したが、歯頸部以外のマージンはCADで調整する。

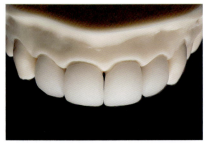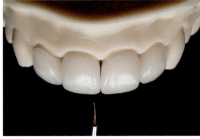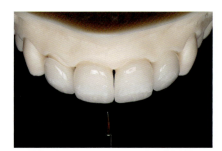

Fig149　内部構造（マメロン）相当部をカットバックした。

Fig150　VITA AKZENT Plus（VITA Zahnfabrik，白水貿易）によるステイニングで、近心部の透光性と内部象牙質の水平方向への流れを付与した。

Fig151　マメロンの付与は2段階で行い、1段階で起こりうるステインの混ざり合いを防いだ。

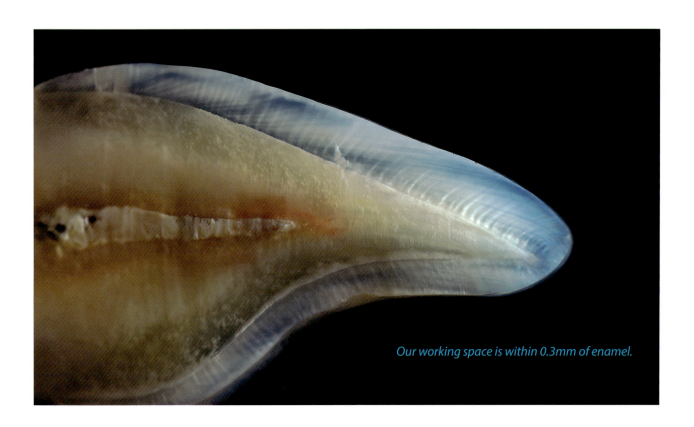

Our working space is within 0.3mm of enamel.

Long Wrap Design Laminate Veneer：マイクロレイヤリングの工程（続き）

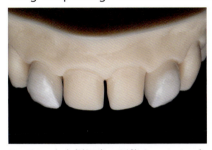
Fig152 左右側切歯の形態をエナメル色陶材のライトレイヤリングで付与した。

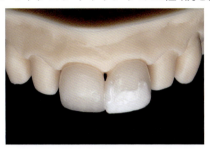
Fig153 中切歯の形態とインサイザルエッジをエナメル色陶材のライトレイヤリングで付与した。

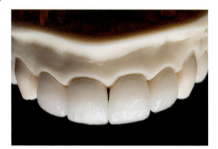
Fig154 焼成後の状態。

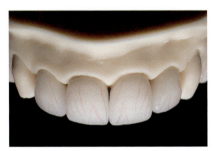
Fig155 全体的なグラデーションと隣在歯との調和を考慮し、形態を調整する。

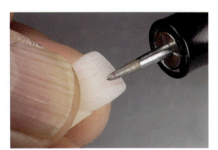
Fig156 隆線と溝を付与する。

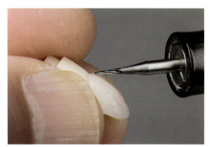
Fig157 カーバイドバーで表面性状を付与した。

②加工データ製作時に補綴装置を加工するための挿入軸（加工用バーの動きに制御される軸方向）の設定（可能なかぎり設計画面上でアンダーカットを示す赤および黄色の部位がなくなる方向を検討する）。

③ブロックの無駄にはなるのだが、①②のステップ終了後にもっとも難易度が高い部位の加工を行い模型上で確認する（今回は３Ｄプリント模型上）。

④とくに隣接面部においては、３Ｄプリント模型上でマージンの位置を修正するためのマーキングを行う。CAD画面上の支台歯と対比しながら、可能な限りのマージン部の位置を再設定する。

⑤マージン部の厚みを薄すぎないように補正する。

⑥エクストラファインモードを選択して加工物のチッピングを防ぐ。

　これらのステップを確実に行うことで、難易度が高いケースの加工も可能となる。加工されたラミネートベニアのマージン部の調整は、ダイヤモンドポイントよりカーバイドバー（コメット1170、1169，Komet Dental，モモセ歯科商会）のほうが調整しやすく、高い精度でのマージン部の調整が可能となる。これを踏まえ、マイクロレイヤリングによりラミネートベニアを完成させるまでの工程をFig148 to 158に示す。

Chapter 5

Long Wrap Design Laminate Veneer：ラミネートベニアの完成

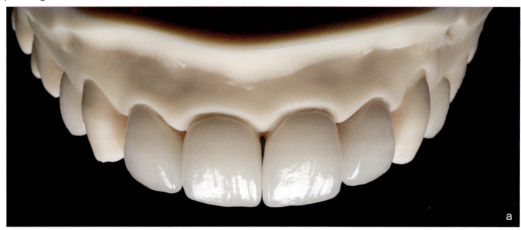

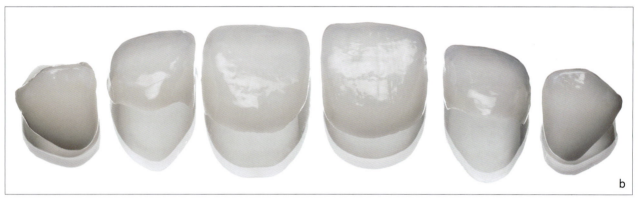

Fig158a and b　Fig155 to 157に対してマイクロレイヤリングを行い、ラミネートベニアを完成させた（担当歯科技工士：山本尚吾氏〔Re-Enamel〕）。

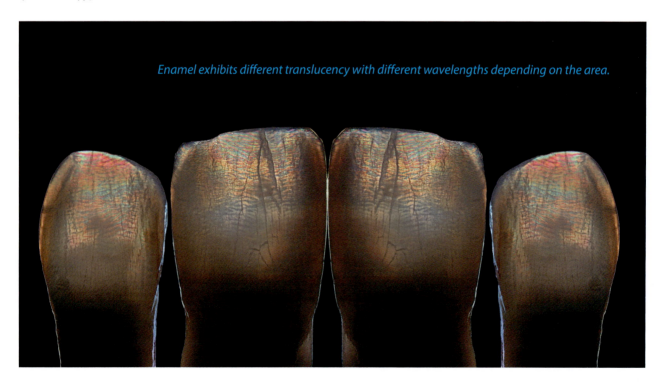

Enamel exhibits different translucency with different wavelengths depending on the area.

Long Wrap Design Laminate Veneer：今回使用したレジンセメントの光学的特性

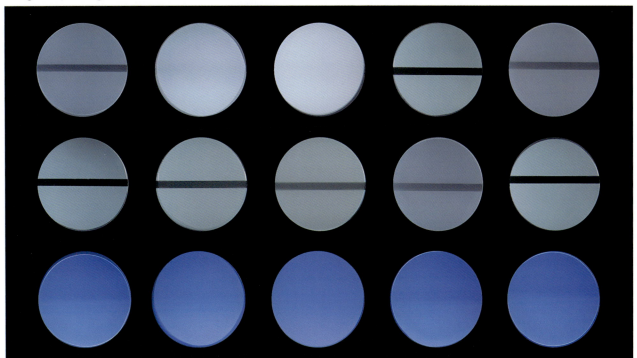

Fig159　今回使用したレジンセメント・ビューティセム ベニア（松風）の、反射光、透過光、および蛍光性についてテストした。試料の左列より、L-Value、M-Value、H-Value、Ivory-L、Ivory-Dである。反射光（上段）では、H-ValueとM-Valueに透光性は認められなかった。透過光（中段）では、L-ValueとIvory-Dが他より高い透光性を示した。すべての試料は軟らかい蛍光を示し（下段）、これは天然歯と近似していた。

h）接着操作

I．ラミネートベニアの接着

　間接法で製作されるラミネートベニアの接着では、歯科用セメントを介した2つの接着界面が存在し、それぞれの被着面を最適な状態に前処理することで、高い接着強さが獲得される。ラミネートベニアの被着面には、補綴装置を構成するセラミックと支台歯の形成面を構成するエナメル質がある。もちろん日本人では若干の象牙質の露出もあり得るが、基本的に被着面はエナメル質が中心となる。

　また、使用するレジンセメントの色調、透光性および蛍光性も考慮する必要がある。それらは、ラミネートベニア装着後の色調に影響するからである（**Fig159**）。

II．エナメル質への接着

　エナメル質への接着は接着歯学の原点といえ、多くの研究から予知性の高い術式が確立されている。推奨されている前処理は接着阻害因子やスミヤー層の除去、嵌合効力獲得を目的とした"エッチング"と接着機能を高めるための"プライマー処理"がスタンダードとなる。エナメル質は無機質を主成分とし、構造的な変化が少なく安定した構造体であるため、これらの処理を行うことで、セメント‐エナメル質間にナノ・マイクロスケールで機械的に嵌合した耐酸性のハイブ

Chapter 5

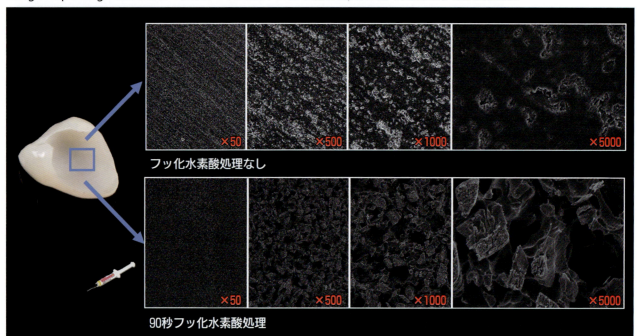

Long Wrap Design Laminate Veneer：TriLuxe Forteの被着面処理後の走査電子顕微鏡観察

Fig160 VITABLOCS TriLuxe forteの被着面処理後の走査電子顕微鏡観察。上段：フッ化水素酸処理なし、下段：90秒フッ化水素酸処理後。

リッド層が獲得され、安定した接着強さを獲得することができる[25, 26]。

Ⅲ．セラミックへの接着

　現在多くの臨床で用いられているセラミックにはシリカを主成分としたポーセレンやIPS e.maxなどに代表される分散強化型ガラスセラミック、ジルコニアなどの高密度多結晶セラミックなどがある。ラミネートベニアは審美性を重視した補綴装置であるため、それらのセラミックの中でも多くの色調を有し、明度・彩度が選択可能で、透過性の高い材料が求められる。つまり、ラミネートベニアではシリカ系セラミックの使用が主流となり、それに対する前処理はフッ化水素酸処理（Fig160）＋シラン処理[27, 28]がもっとも有効となる。

Ⅳ．フッ化水素酸処理のタイミング

　フッ化水素酸のチェアサイドでの使用は禁忌であり、日本ではラボサイドで行われる処理として認識されている。本来であれば、試適後の汚染除去とともに院内ラボ（以下、チェア・ラボサイド）で行われることが理想的ではあるものの、適切なフッ化水素酸処理のタイミングには多くの疑問がある。そこで、フッ化水素酸処理のタイミングが接着強さに及ぼす影響について調査を行った。実験条件の詳細をFig161 and 162に示す。実験には牛歯エナメル質に対して長石系セラミックであるVITABLOCS TriLuxe forte（VITA Zahnfabrik，白水貿易）を被着材とした

Long Wrap Design Laminate Veneer：せん断接着試験のステップ

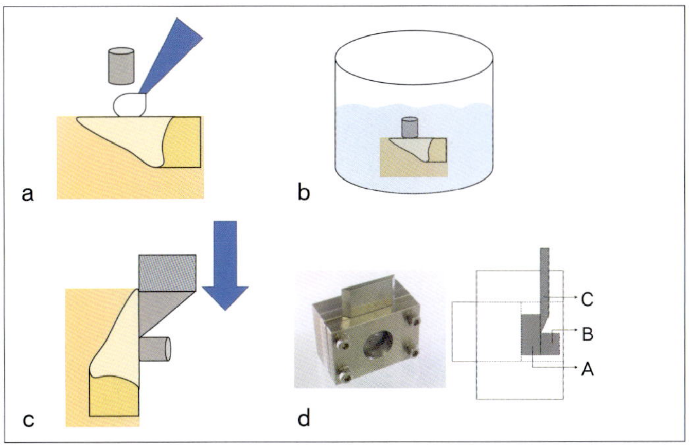

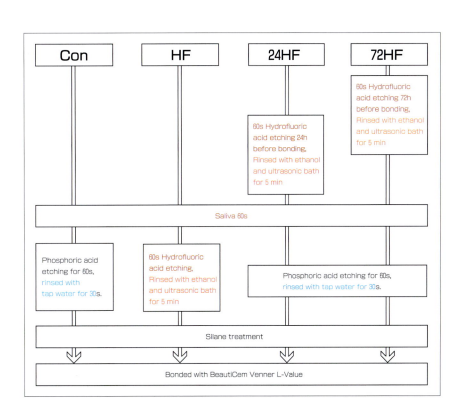

Fig161 せん断接着試験のステップ。a：牛歯エナメル質に被着体をメーカー指示の術式にて接着する。b：接着後は24時間の水中浸漬を行う。c：37℃、24時間経過後にせん断接着試験を行う。d：試験に使用した治具とその設計。

Fig162 実験条件。

せん断接着試験を行った。また、接着操作にはエナメル質へのリン酸エッチング（ユニエッチ、BISCO）とボンディング処理（ビューティボンドユニバーサル、松風）を行ったのち、接着性レジンセメント（ビューティセムベニア L-Value、松風）を使用した。フッ化水素酸処理（ビスコポーセレンエッチャント、BISCO、Schaumburg、USA）のタイミング（Fig162）はチェア・ラボサイドを想定して装着直前（HF）とラボサイドを想定した装着24時間前処理（24HF）、72時間前処理（72HF）、そしてコントロールとしてフッ化水素酸処理なし（CON）の4条件を設定した。また、CON、24HFおよび72HFグループでは唾液汚染後、清掃のために、

Long Wrap Design Laminate Veneer：せん断接着試験の結果

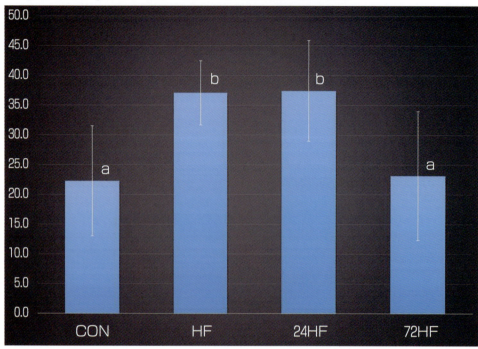

Fig163　せん断接着強さ。同一アルファベット間では有意差を認めない。

装着直前のリン酸エッチング[29-32]を行った。結果をFig163に示す。HFと24HFはCONと比較して優位に高い接着強さとなった。また、HF、24HF間には有意な差が認められなかったものの、HF、24HFと72HF間に有意な差を認めた。このことから、フッ化水素酸処理を行うことで、高い接着強さが獲得できるものの、72時間前に処理をした場合にはその効果は処理なしと同程度に低下してしまう。また、24時間前処理の接着強さは高く保たれているものの、ばらつきが大きくなったことから、フッ化水素酸処理の効果が弱くなってしまうと考えられる。さらに、リン酸エッチング＋水洗を行ったグループは接着強さのばらつきが大きくなっていた。これは、被着面に残留した微量の水分が影響した可能性が考えられる。一方で、装着直前にフッ酸処理を行ったグループはアルコールにて洗浄しているため、被着面の残留物質が少なく、安定した接着強さにつながったと考えられる。これらの結果から、シリカ系セラミックに対するフッ化水素酸処理は接着強さを有意に向上させ、その処理のタイミングは試適後装着直前、もしくは24時間以内が有効であるといえる。

V．本症例での接着操作

　本症例では、研究結果を踏まえて、試適後・装着直前のフッ化水素酸処理とアルコールによる超音波洗浄を行うこととした。また、口腔内では前処理後の再染を防ぐために、ラバーダムを応用した。まず、ラミネートベニアの口腔内試適を行い、適合の確認を行った。マイクロスコープ下での適合精度確認においても問

The Classifications of Anterior Laminate Veneer Tooth Preparation and Clinical Cases of Digitalized Veneers

Long Wrap Design Laminate Veneer：ラミネートベニアの装着

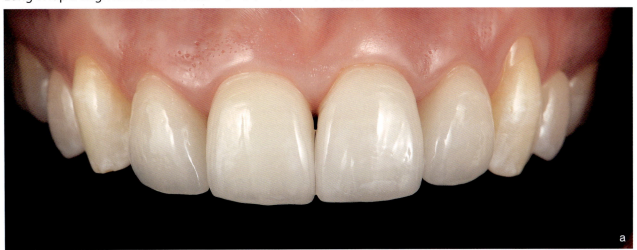

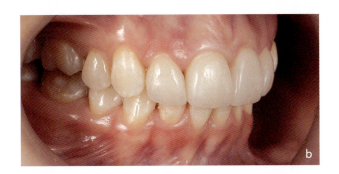
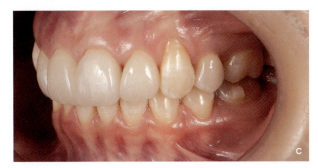
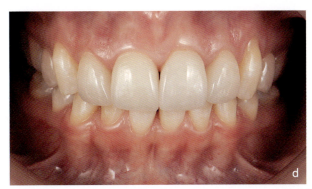
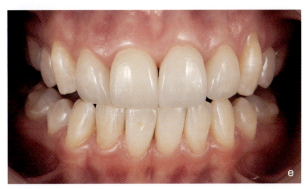

Fig164a to e　Long Wrap Design Laminate Veneerの口腔内装着後。

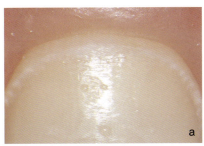
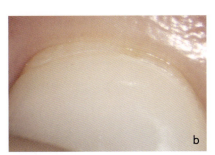
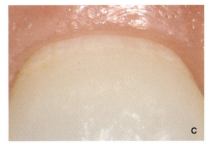

Fig165a to c　縁上マージンであるが、高い適合性により自然な仕上がりとなった。a：フィニッシュライン、b：試適時、c：装着後。

題は認められず、試適を終了とした。続いてトライインペーストを用い、セメントの色調選択を行った。本症例ではエナメル質の色を反映させられるような、自己主張の少ないセメントが良好な色調を示したためL-Valueのセメント(ビューティセムベニア、松風)を選択した。

　すべての試適が終了した後、ラミネートベニアの被着面に90秒間のフッ化水素酸処理(ビスコポーセレンエッチャント、BISCO)とアルコールによる超音波洗浄にて被着面の清掃と粗造化を行った後、シラン処理(松風ポーセレンプライマー、松風)とレジンヒーターによる加熱を行い、装着前処理とした。エナメル質に対してはリン酸エッチング(ユニエッチ、BISCO)とボンディング処理(ビューティボンドユニバーサル、松風)を行ったのち、20秒の光照射(VALOキュアリングライト、ウルトラデントジャパン)を行い、レジンセメント(ビューティセムベニア L-Value、松風)にて装着した。細かな余剰セメントは次回診療時にマイクロスコープ下にて除去した。

i）経過

　術後の口腔内写真をFig164に示す。支台歯との良好な適合が、色調・形態・テクスチャーのバランスと相まって、高度な審美性として表現できている。また、マイクロスコープによる観察では、縁上マージンであるにもかかわらず、精度的にも色調的にもきわめて違和感のない適合が得られている(Fig165)。顔貌との調和も良好で(Fig166 to 168)、患者も満足した結果となった。Fig167に、術後1年経過時口腔内写真を示す。審美性、機能性、生体親和性ともに問題なく経過している。アライナー矯正歯科治療については後戻りしやすい傾向があるため、上下顎ともにマウスピースタイプのリテーナーを使用してもらっている。

　高い審美性と機能性の両立が求められる補綴治療において、アナログ・デジタルを含めさまざまな機器や術式、材料が存在する昨今の歯科界で、それらを適切に選択し、組み合わせ、最高の結果を導き出すことは至難の業である。もちろん、それらすべての情報を理解し"ワンオペ"で対応できた時の達成感は高いものであるが、高度な多様性に富んだ現在の歯科医学では、不可能と断言してもよい。

　補綴治療のゴールは"調和"といえる。補われた歯はさまざまな要素と調和することで機能と審美性が付加され、補綴装置から永続的な人工臓器へと変貌を遂げる。この調和とは治療術式のみならず、関係するすべてのオペレーターにも同じことがいえる。つまり、主治医のみならず、他の専門領域や歯科技工士、歯科医学者と連携し、協調することで、最高のパフォーマンスが得られる。本症例ではさまざまなアナログ・デジタル検査・診断機器を用いて、術前に十分な時間を費やし治療方針の決定を行った。また、補綴装置の設計・製作方法や材料選択にはさまざまなバックグラウンドを有するプロフェッショナルの意見を集約した。接着術式に関しても、臨床での疑問に対して新たな研究を行うことで、学術的に最

Long Wrap Design Laminate Veneer:ラミネートベニアの装着後

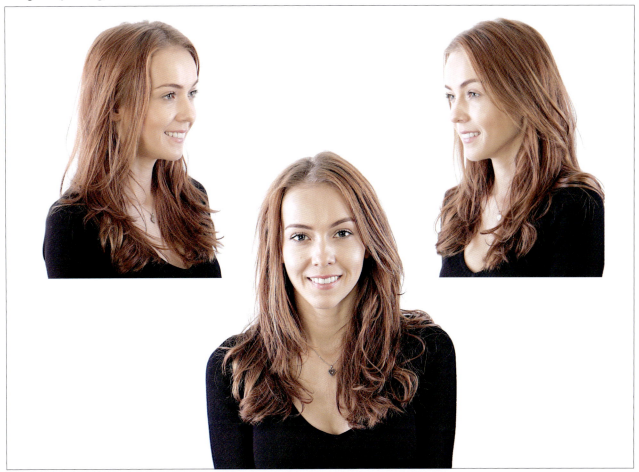

Fig166　ラミネートベニア装着後の顔貌写真。

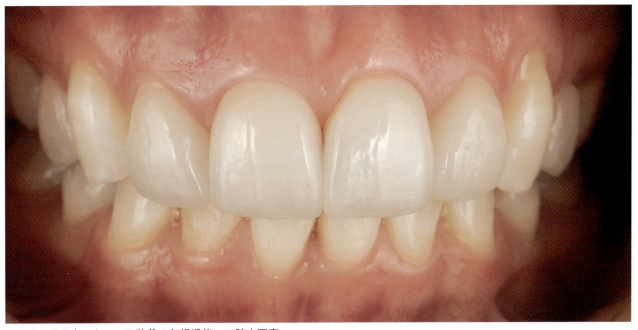

Fig167　ラミネートベニア装着1年経過後の口腔内写真。

Chapter 5

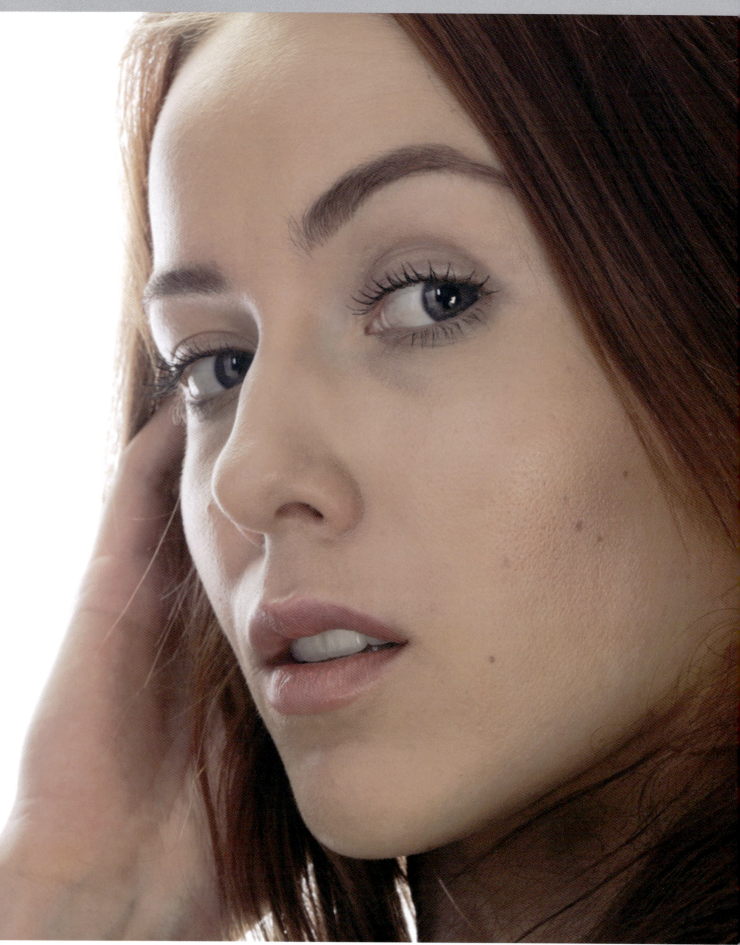

Fig168　顔貌との調和。

適な術式の確立に努めた。結果として完成した補綴装置は調整を必要とせず、装着後は顔貌や支台歯と高い適合性を示し、生体に調和した"歯"として再生することができた。

5）Class Ⅴ："360°" Full Wrap Design Laminate Veneer

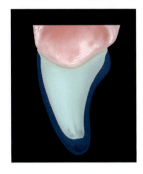
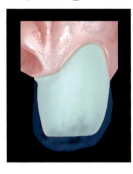
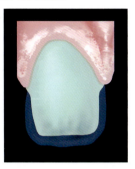

a. 通常のクラウンとフルラップデザインのラミネートベニアとの違い

本項ではフルラップデザインのラミネートベニアについて症例とともに解説するが、まずは通常のクラウンとフルラップデザインのラミネートベニアとの違いについて述べておきたい。それはすなわち、前者では維持形態や抵抗形態を意識するのに対して、後者ではできるかぎりエナメル質の保存に務めた上で、接着力に完全に依存する点にある。

なお、とくに日本人の場合はトライアンギュラーな歯冠形態をもつ患者が多く、その場合にはあまりテーパーを付与しなかった場合でも隣接面のエナメル質を削除せざるを得ない場合も生じるため、適応にあたっては歯種を慎重に検討すること、あるいはできるだけスクエアな歯冠形態をもつ患者を選択することが重要である。同様に、隣接面のコンタクトが強い、あるいは叢生があるような症例においてもエナメル質の削除量は多くなるため、これとは逆の条件の、正中離開をはじめとする歯間離開の症例に対しては適応症となりやすい。

b. 症例の概要および治療計画

以下に症例を供覧する。患者は30歳代女性。職業は歯科医師。強いブラキシズムを自覚しており、実際に強い咬耗が全顎的にみられた。これまでに、装着された補綴・修復装置の破損を繰り返してきたとのことであり、来院時には、下顎左右臼歯部に他院にてテンポラリークラウンの連結冠が装着され、7|部遠心はチップしていた。唇側・頬側ともに高度な骨隆起がみられることからも、咬合力の強さをうかがい知ることができる（**Fig169**）。また、患者は同時に「不自然なくらい真っ白な歯にしてほしい」という希望をもっていたため、ジルコニアを優先としたマテリアルセレクションを行った。ブリーチシェードの二ケイ酸リチウムという選択肢も存在するが、ラミネートベニアのようにクリアランスの少ない修復装置では支台歯の色を拾ってしまい、希望どおりの結果が得られない場合も生じて

Chapter 5

Full Wrap Design Laminate Veneer：術前口腔内写真（咬頭嵌合位、前方・側方運動時、開口時）

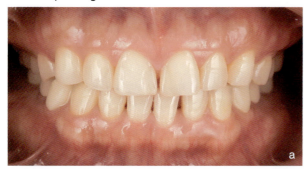
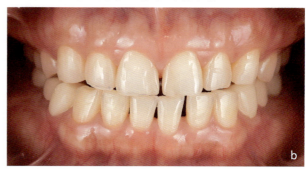
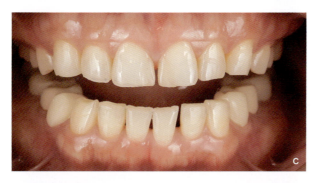

Fig169a to c　術前の口腔内正面観。

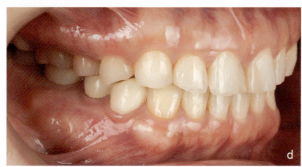
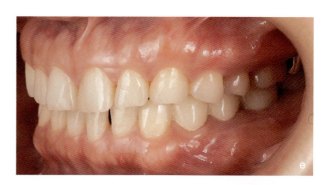
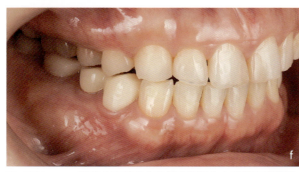
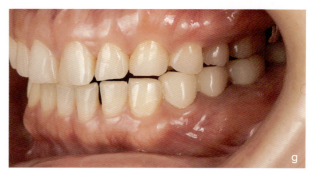

Fig169d to g　術前の口腔内左右側方面観および側方運動時。

くる。そのような場合には、積極的にマスキング効果の高いジルコニアを選択する場合もある。近年ではノリタケ カタナ ジルコニア YML（クラレノリタケデンタル，モリタ）のように、積層・混合タイプで透光性が高すぎず、強度と明度がグラデーションになっているジルコニア材料が各種登場し、こういった症例における選択肢となる。

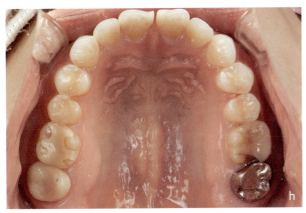
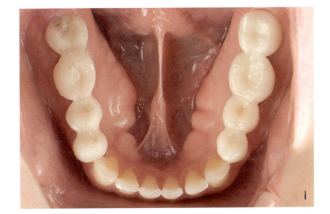

Fig169h and i　術前の咬合面観。

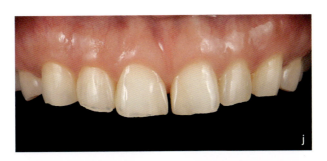

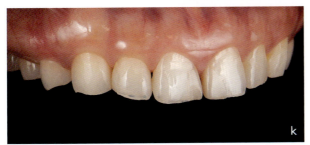
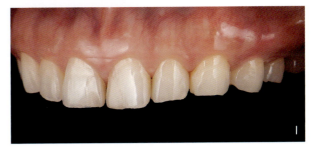

Fig169j to l　術前の上顎の正面観および左右側方面観。

　前方運動時の口腔内正面観をFig169bに示す。前歯部はEnd to End Wearとなっており、下顎中切歯間、下顎左側中切歯‐側切歯間には空隙がみられた。開口時の正面観（Fig169c）からは臼歯部にかけての咬頭の連続性の乱れや、咬耗のためかテンポラリークラウンがフラットになっていることが確認できる。側方面観（Fig169d to g）からは、上顎小臼歯部の咬耗と、それにともなう咬合高径の低下やDentogingival Complexの骨ごとの挺出、バランスドオクルージョン化が疑われた。

　Fig169h and iに上下顎咬合面観を示す。|6のアンレーの破折や全体的に強いファセットがみられ、|7のメタルクラウンも咬耗のため平坦化していた。下顎は臼歯部に連結部分を広くとった特徴的なテンポラリーの連結冠が装着されており、7|部のテンポラリークラウンは遠心が咬耗・破折し支台歯の挺出が観察された。天然歯である前歯部の咬耗も改めて確認できた。

Chapter 5

Full Wrap Design Laminate Veneer：下顎前歯部へのアライナー矯正歯科治療

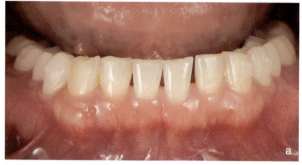
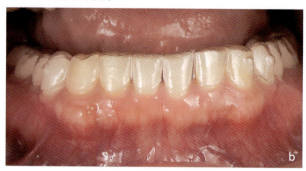

Fig170a and b　術前の状況と、アライナー装着時の状況。

Full Wrap Design Laminate Veneer：デジタルワックスアップ

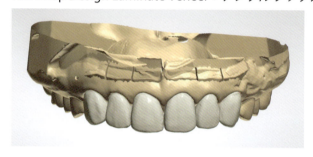

Fig171　アナログワックスアップをスキャンし、モーフィングによりデジタルワックスアップを行った。

Full Wrap Design Laminate Veneer：支台歯形成

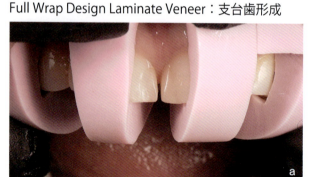
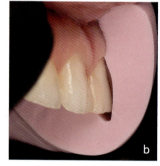

Fig172a and b　シリコーンインデックスを用いて支台歯形成量を確認。

　　　Fig169j to lに上顎の正面観および左右側方面観を示す。術前のLip to Toothの関係および咬合の検査により、本症例では咬合高径挙上の必要性が考えられることから、ラミネートベニアによって上顎前歯口蓋側面および臼歯咬合面の機能を確保するための方法として、フルラップデザインのラミネートベニア、パラタルラミネートベニア、そしてサンドウィッチベニアの3種類の適応が考えられる。そしてこの症例では、支台歯がエナメル質を残しやすいスクエアな形態であること、また咬合挙上にあたり、機械的強度の高いジルコニアの応用が行いやすいことなどを踏まえ、フルラップデザインを採用することとした。さらに、よりエナメル質を温存することと、エッジロスを避けるため、フィニッシュラインはエッジレスプレパレーションで形成することとした。その後の治療に先立ち、下顎前歯部の空隙に対してはアライナーを用いた矯正歯科治療で対応し（Fig170）、併せ

The Classifications of Anterior Laminate Veneer Tooth Preparation and Clinical Cases of Digitalized Veneers

Full Wrap Design Laminate Veneer：ホリゾンタルプレパレーションとエッジレスプレパレーションの違い

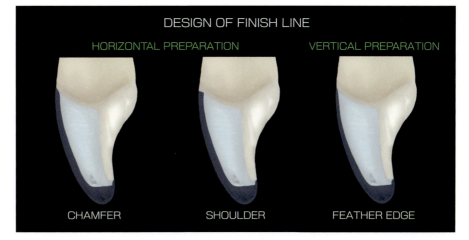

Fig173　従来の水平的なフィニッシュラインを付与する支台歯形成と、これを付与しないエッジレス（＝バーティカル）プレパレーションの違い。

Full Wrap Design Laminate Veneer：エッジレスプレパレーションのステップ

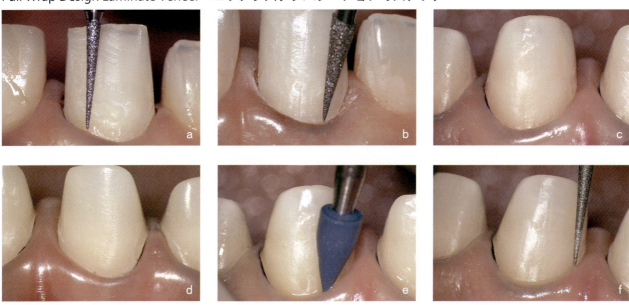

Fig174a to f　エッジレスプレパレーションのステップを示す。フィニッシュライン部はニードル状の、先の細いダイヤモンドバー（A-15L、Dr. Okawa Laminate Veneer Full Kit（1）, 日向和田精密製作所, フォレスト・ワン）にて形成し（a）、エアスケーラー用チップ（ルーティーダイヤ電着チップＶ１、ミクロン、ヨシダ）で仕上げを行う（b）。また、段差が残る部分は粗めの研磨用シリコーンポイントと極細のダイヤモンドバー（MOT-010、Dr. Okawa Laminate Veneer Basic Kit, 日向和田精密製作所, フォレスト・ワン）を交互に用いて仕上げる（c to f）。

て顔貌の正中と下顎の正中の一致を図った。

c. 治療内容
a) ワックスアップ

　アナログでのワックスアップをモーフィングして製作されたデジタルワックスアップをFig171に示す。また、アナログワックスアップより製作したシリコーンインデックスを用いて支台歯形成量の確認を行った（Fig172）。

Chapter 5

Full Wrap Design Laminate Veneer：エッジレスプレパレーションのステップ（続き）

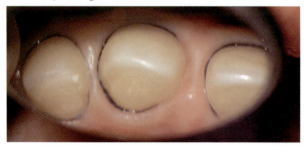

Fig174g　エッジレスプレパレーション後の切縁観。エナメル質が十分保存され、なおかつCAD/CAMに適した（オーバーミリングプロセスを防止する）丸みのある支台歯形態が得られていることがわかる。

Full Wrap Design Laminate Veneer：支台歯形成後

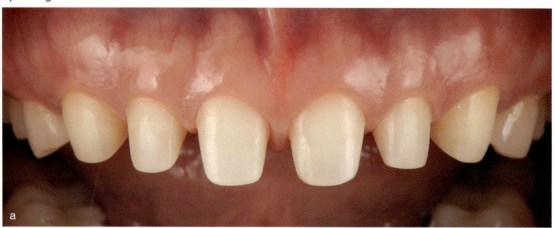

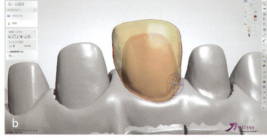
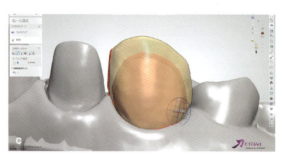

Fig175a to c　支台歯形成後の正面観と、設計された外形とのスーパーインポーズ画面。

b）エッジレスプレパレーション

　ここで、従来の水平的なフィニッシュラインを付与する支台歯形成と、基本的にエッジを付与しない垂直的な形成デザインであるエッジレスプレパレーションの違いについてFig173に示す。エッジレスプレパレーションでは歯質削除量が削減できることにより、トゥースフレスチャーコントロールの側面からも有利な支台歯形成となる。また、光学印象採得時のエッジロスも避けることができる。また、本症例ではジルコニアを用いるためにCAD/CAMの利用は必須であり、その点からもエッジレスプレパレーションが理想的であった。

　本症例で行ったエッジレスプレパレーションのステップをFig174に示す。フィニッシュライン部はニードル状の、先の細いダイヤモンドバーにて形成し（Fig174a）、

The Classifications of Anterior Laminate Veneer Tooth Preparation and Clinical Cases of Digitalized Veneers

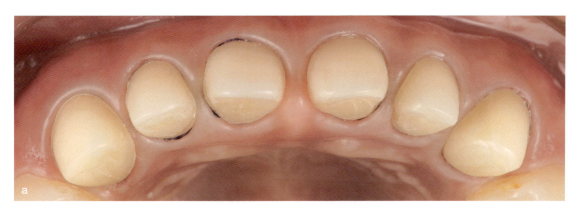

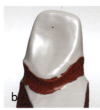 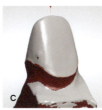 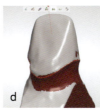 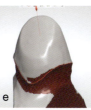

Fig176a to e　支台歯形成後の切縁観とスキャン画面。全周にわたってアンダーカットのない形態を付与することが重要である。

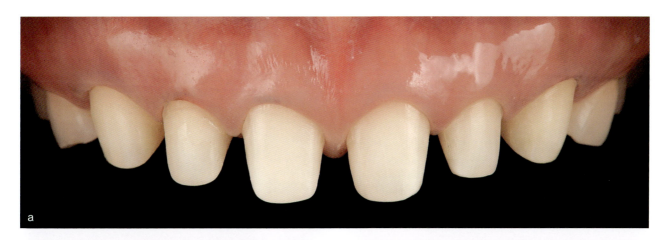

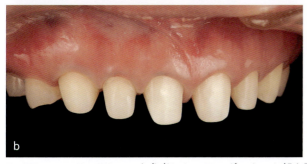 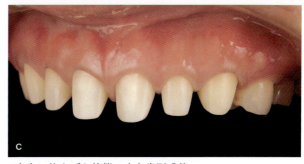

Fig177a to c　Fig176b to eを参考にし、アンダーカット部を除去して完全に仕上げた状態の支台歯形成後。

エアスケーラー用チップ（ルーティーダイヤ電着チップ V1、ミクロン，ヨシダ）で仕上げを行う（Fig52a and 174b）。また、段差が残る部分は研磨を行い、再び極細のダイヤモンドバー（MOT-010、Dr. Okawa Laminate Veneer Basic Kit，日向和田

Chapter 5

Full Wrap Design Laminate Veneer：プロビジョナルレストレーション装着時

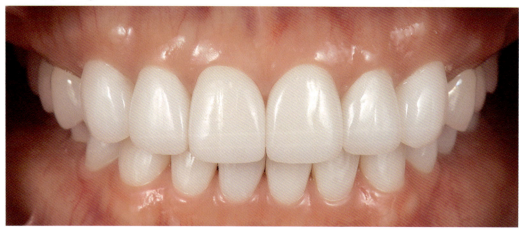

Fig178　プロビジョナルレストレーション装着時。

Full Wrap Design Laminate Veneer：上顎6前歯ファイナルレストレーションの設計

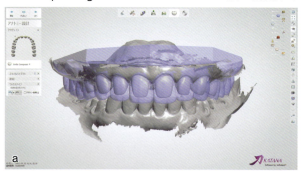
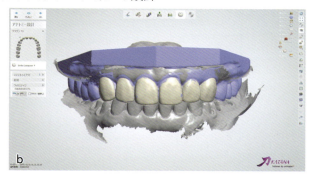
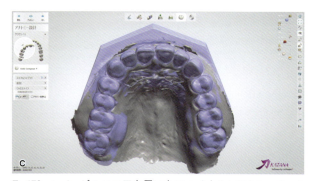
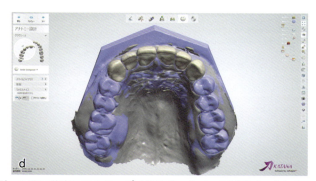

Fig179a to d　ジルコニアを用いたファイナルレストレーションの設計。上顎6前歯はフルラップのラミネートベニアデザインとした。

精密製作所，フォレスト・ワン）で交互に仕上げる（Fig48 and 49 and 174c to f）。切縁方向から観察した状態をFig174gに示すが、エナメル質が十分保存され、なおかつCAD/CAMに適した丸みのある支台歯形態が得られていることがわかる。

　支台歯形成終了直後の口腔内写真、およびスキャンされた支台歯の形態とワックスアップの形態をスーパーインポーズした図をFig175 and 176に示す。その後、Fig176b to eのスキャン画像などを参考にして、アンダーカットを完全に除去して仕上げた支台歯の状態をFig177に示す。その後、プロビジョナルレストレーションを装着した状態の口腔内写真をFig178に示す。

Full Wrap Design Laminate Veneer：上顎6前歯ファイナルレストレーションの製作

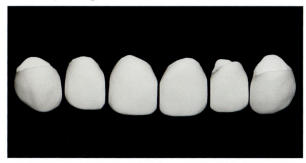

Fig180　ジルコニアディスク（ノリタケカタナジルコニア YML、クラレノリタケデンタル，モリタ）からミリングされた直後の上顎6前歯フルラップラミネートベニア。

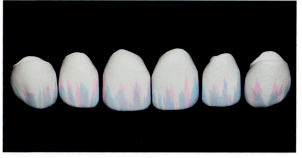

Fig181　Fig180に、ステインのインフィルトレーションを行っている状態。

Full Wrap Design Laminate Veneer：上顎臼歯部まで含めた最終的な支台歯形態

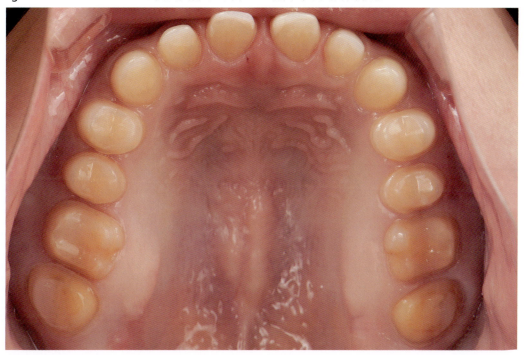

Fig182　上顎臼歯部まで含めた最終的な支台歯形成が完了した状態。臼歯部においても歯質保全を考慮し、クラウンによる補綴を避けベニアレイの支台歯形成を行っている。

c）ファイナルレストレーションの設計

引き続き、ジルコニアを用いたファイナルレストレーションの設計に移る。上顎6前歯はフルラップのラミネートベニア、上顎左右臼歯部はベニアレイとした（Fig179）。アズミリングの状態をFig180に、ステインのインフィルトレーションを行っている状態をFig181に示す。

d）上顎の最終的な支台歯形成およびベニアレイの仮着

上顎の、臼歯部まで含めた最終的な支台歯形態と、上顎臼歯部にジルコニアベニアレイを仮着した状態をFig182 and 183に示す。ベニアレイをジルコニアで製

Chapter 5

Full Wrap Design Laminate Veneer：上顎臼歯部ベニアレイの仮着

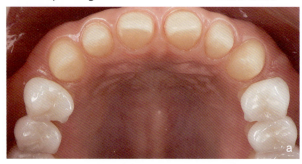
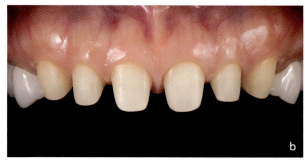

Fig183a and b　上顎臼歯部にベニアレイを仮着した状態。ベニアレイをジルコニアで製作することの利点として、このように仮着が可能なことが挙げられる。咬合に対する配慮が必要な本症例においても、このことは有利に働く。

Full Wrap Design Laminate Veneer：下顎アライナー矯正歯科治療の完了時

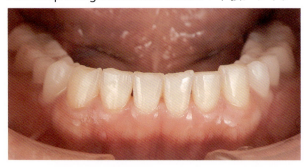

Fig184　アライナー矯正歯科治療の完了後。

Full Wrap Design Laminate Veneer：下顎前歯部支台歯形成と臼歯部クラウンの装着

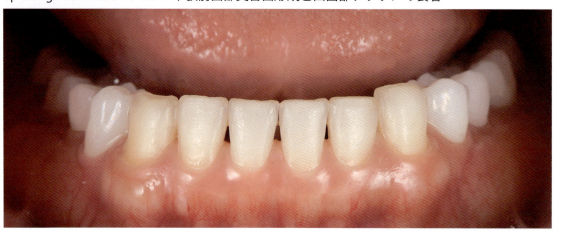

Fig185　下顎6前歯のショートラップラミネートベニアの支台歯形成を行った状態。すでにクラウン形成され、テンポラリーが装着されていた下顎臼歯部は再形成の上すべてジルコニアモノリシッククラウンとした。

作することの利点として、このように仮着が可能なことが挙げられる。咬合に対する配慮が必要な本症例においても、このことは有利に働く。

e）下顎の最終的な支台歯形成およびラミネートベニアの試適～装着

　下顎に関しては、アライナー矯正歯科治療の完了後（Fig184）、6前歯はショートラップのラミネートベニア、臼歯部はすでに全周にわたるクラウンの支台歯形

Full Wrap Design Laminate Veneer：下顎前歯部ラミネートベニアの設計と製作

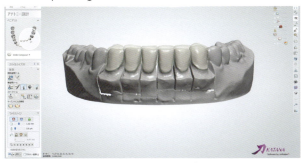

Fig186　下顎6前歯のショートラップのラミネートベニアの設計画面。

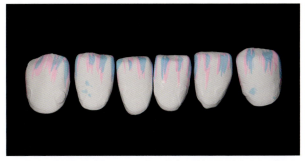

Fig187　Fig186を基にジルコニアディスクからミリングを行い、ステインのインフィルトレーションを行った。

Full Wrap Design Laminate Veneer：下顎前歯部ラミネートベニアの試適

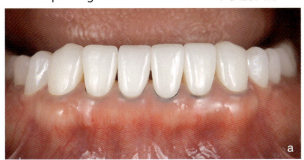

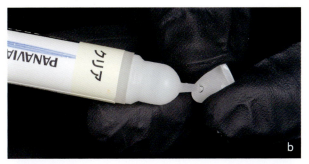

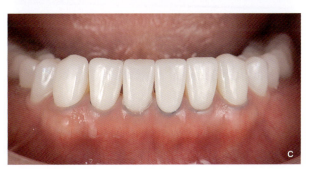

Fig188a to c　下顎前歯部ラミネートベニアの試適。まず、水を用いて適合について試適し(a)、その後クリア色のトライインペーストを用いて色調についての試適を行った(b and c)。

成が行われていたため、再形成の上すべてジルコニアモノリシッククラウンとした(Fig185)。上顎のフルラップラミネートベニア製作に先立ち、下顎6前歯のショートラップのラミネートベニアを装着した。設計画面をFig186に示す。その後ミリングを行い、ステインのインフィルトレーションを行って(Fig187)仕上げた。

　下顎ラミネートベニアの試適時をスライドFig188に示す。まずは水を1滴内面に垂らし、適合の確認を行う(Fig188a)。流動性の高い水を用い、マイクロスコープ下で精密に確認する。次に、色調の試適を行う(Fig188b and c)。ここではトライインペーストを用いるが、筆者の場合目標シェードがブリーチであってもブリーチ色のトライインペーストやセメントを選択することは少ない。なぜなら、フィニッシュラインに沿って透光性が不良なブリーチのセメント色が露出し、自然感を損なう場合があるためである。本症例ではトライインペースト、接

Chapter 5

Full Wrap Design Laminate Veneer：ラミネートベニアの装着（下顎左側中切歯を例に：本症例における接着にはパナビアベニアLC〔クラレノリタケデンタル，モリタ〕を使用した）

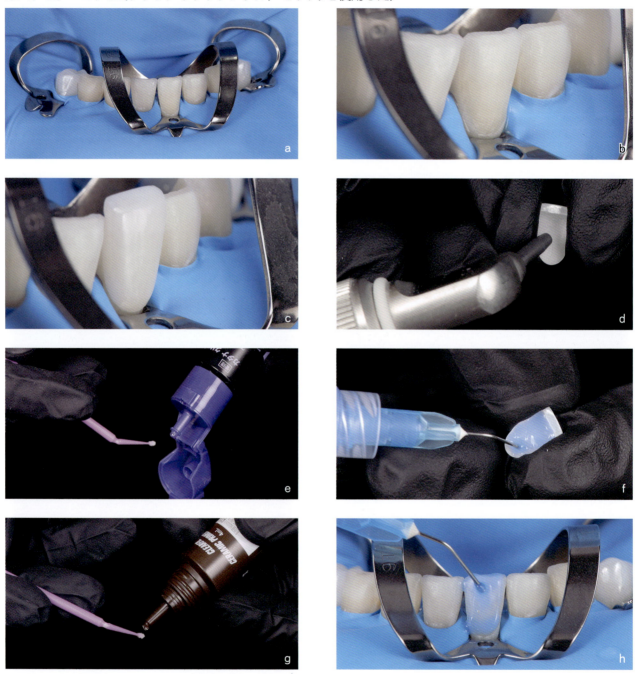

Fig189a to h　下顎ラミネートベニア（下顎左側中切歯）装着工程を示す（以下、商品名はすべてクラレノリタケデンタル）。a：ラバーダム防湿直後、b：支台歯のクローズアップ、c：再試適、d：サンドブラスト処理、e：カタナクリーナーによるラミネートベニア支台歯の清掃、f：K-エッチャント シリンジによる清掃処理、g：クリアフィルセラミックプライマープラスをセラミックラミネートベニア内面へ塗布、h：歯面へのK-エッチャント シリンジによるエッチング処理（次ページに続く）。

　接着性レジンセメントのいずれもクリア色を選択し、使用した（パナビアベニアLC、クラレノリタケデンタル，モリタ）。ラバーダム防湿下で再度試適を行い（Fig189a to c）、ラミネートベニア内面へのサンドブラスト（Fig189d）、MDP含有

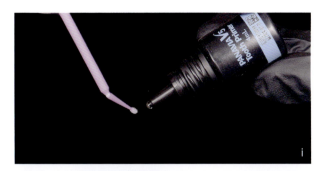
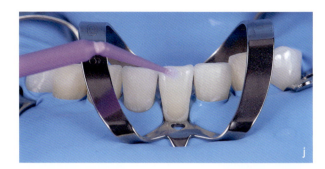
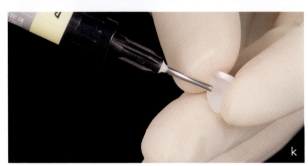
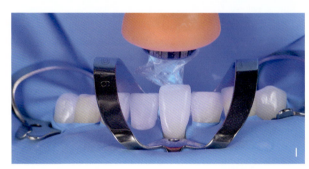
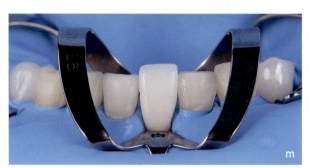

Fig189i to m （前ページの続き）i and j：歯面へのパナビアV5トゥースプライマーによる処理、k：パナビアベニアLC（クリア色）をラミネートベニア内面に塗布、l：光重合中、m：光重合後。

の専用クリーナー（カタナクリーナー、クラレノリタケデンタル，モリタ）を用いた支台歯の清掃（Fig189e）、ラミネートベニア内面の清掃およびプライミング（Fig189f and g）、支台歯のエッチングおよびプライミング（Fig189h to j）を経て、セメンティングと光重合を行って完了した（Fig189k to m）。

f）経過

上下顎ともに補綴・修復装置の装着が完了した状態をFig190に示す。下顎前歯部舌側には矯正歯科治療後の保定のためにワイヤーボンディングを行っている。

術後2年経過時の状態をFig191 and 192に示す。さまざまな問題を抱えていた口腔内であり、咬合高径を挙上したプロビジョナルレストレーションを装着した際には筋の活性が向上して脱離するといったエピソードもあったが、現在のところそれを意識させない経過となっている。筆者自身、ジルコニアをラミネートベニアに応用しはじめたのは最近のことではあるが、このようにブラキシズムの強い症例やフルラップ形態が選択できる症例や、患者がより白いブリーチ色を望む

Chapter 5

Full Wrap Design Laminate Veneer：上下顎修復装置装着完了時

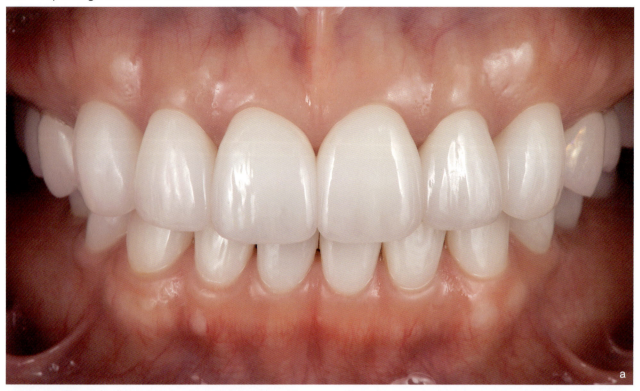

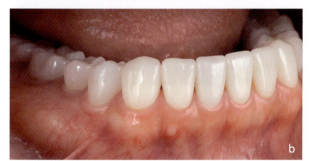

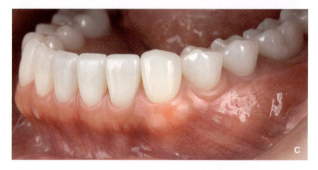

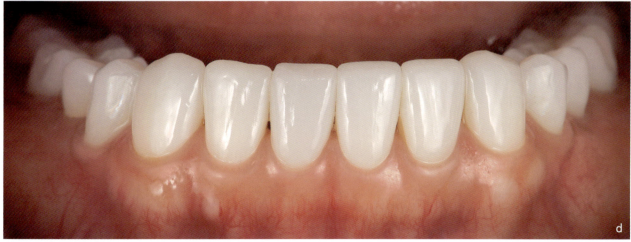

Fig190a to d　本症例におけるすべての補綴・修復装置の装着を完了した際の、口腔内正面観および左右側方面観（歯科技工担当：山田和伸氏〔カスプデンタルサプライ／カナレテクニカルセンター〕）。

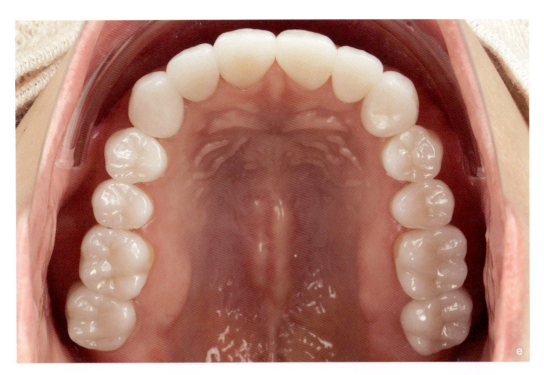

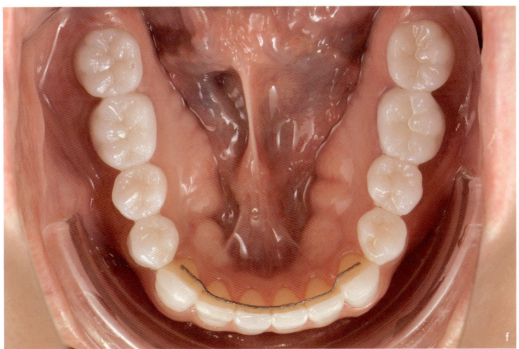

Fig190e and f　本症例におけるすべての補綴・修復装置の装着を完了した際の、上下顎咬合面観。

場合では選択する価値があると考えている。ジルコニアがもたらす遮蔽性、マテリアル厚さが薄い場合における機械的強度、そして信頼性の高い接着システムの登場により、ジルコニア製ラミネートベニアの可能性を広げている。

Chapter 5

Full Wrap Design Laminate Veneer：上下顎補綴・修復装置装着2年経過時

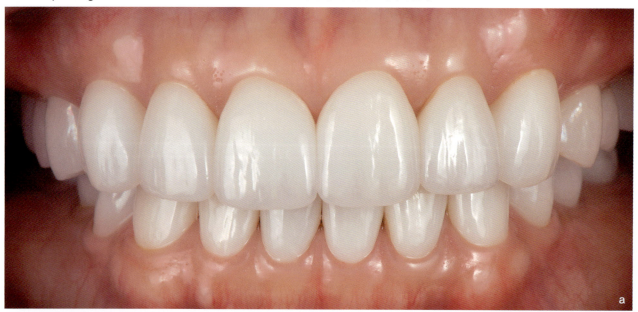

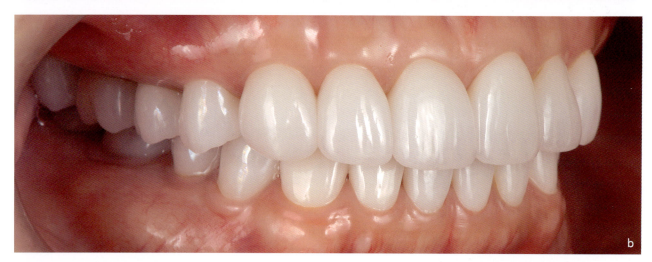

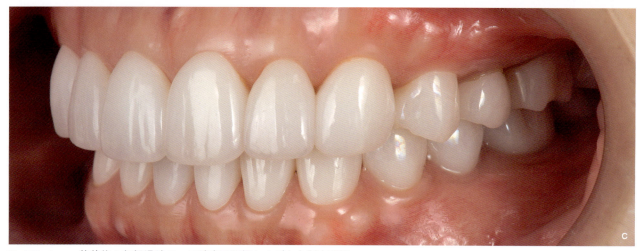

Fig191a to c　装着後2年経過時の、口腔内正面観および左右側方面観。

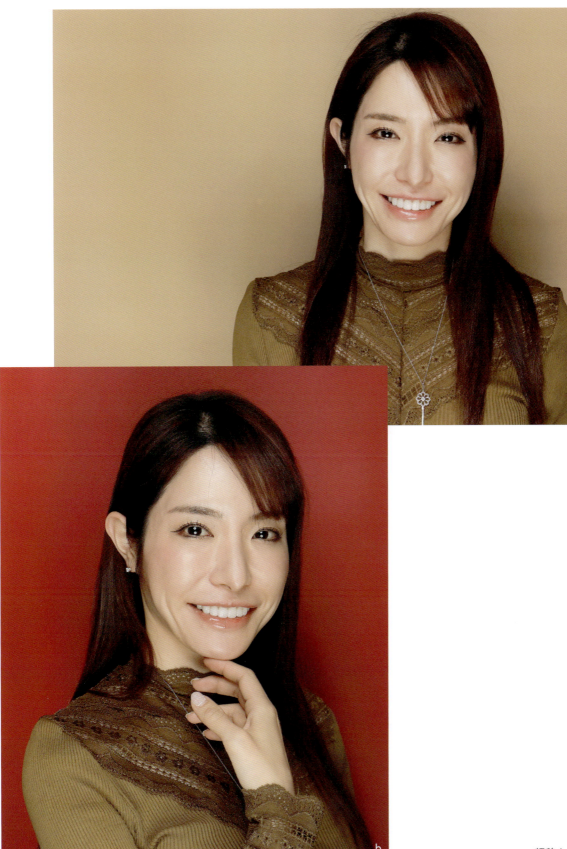

Fig192a and b　顔貌との調和。

Chapter 5

Sandwitch Design Laminate Veneer：初診時

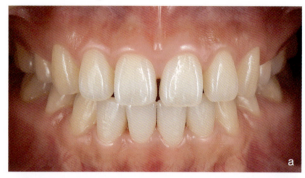
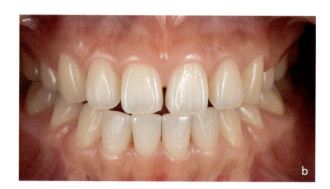
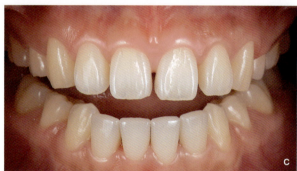

Fig193a to c　初診時口腔内写真。

6）Class Ⅵ：Palatal Laminate Veneer

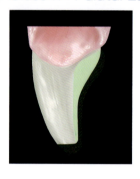
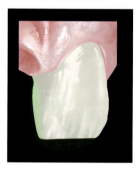
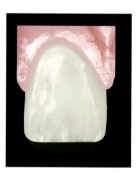

　　Class Ⅵは、舌面・口蓋面を被覆するラミネートベニアデザインである。これについては、Chapter 3（本書154〜191ページ）や次項の口蓋面のデザインを参照されたい。

7）Class Ⅶ：Sandwitch Design Laminate Veneer

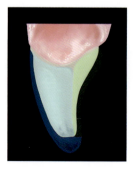
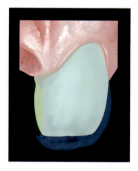
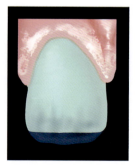

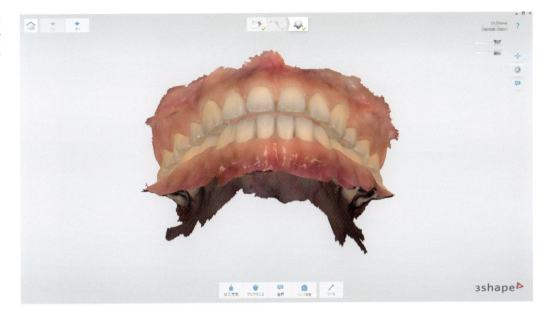

Fig194 初診時の口腔内スキャン。前歯部での開咬が認められる。

a. サンドウィッチベニアの適応症

　サンドウィッチベニアは、フルラップラミネートベニアではエナメル質内での支台歯形成が困難な場合や、機能にかかわる面として切歯・犬歯路傾斜角や咬合高径を変更するような場合に用いる。ただし、犬歯においては唇側にダメージがない場合、パラタルラミネートベニアを選択することが多い。中切歯や側切歯などではパラタルラミネートベニア単独で用いると唇側面歯質移行部に不自然さが残る場合もあるため、サンドウィッチベニアが考慮される場合がある。

　また、歯質がすでに大きなダメージを受けているような症例（たとえば、酸蝕症と咬耗によりすでにエナメル質がかなりの部分消失しているような症例）ではトゥースフレスチャーが大きくなっており、隣接面などに追加の削合を加えることを極力避けたい。こうした状況には、サンドウィッチベニアによるトゥースフレスチャーの改善を意図し、積極的な選択理由となる。また本症例のように、矯正歯科治療後の後戻りや舌癖、開咬などが生じている状況で、患者が再度の矯正歯科治療を回避したい希望がある状況下でアンテリアガイダンスを回復したいといった状況にも、アディショナルなサンドウィッチベニアを用いることができる。

b. 症例の概要および治療計画

　患者は20歳代女性。正中離開と開咬の改善を希望して来院された（Fig193 and 194）。患者は他院における矯正歯科治療の既往があった。こうした状況から、矯正歯科治療を含めた治療計画を提案したがそれには同意が得られず、可及的に低侵襲な修復治療で治療することを希望された。そこで、上顎4前歯にサンドウィッチベニア、下顎4前歯にショートラップのラミネートベニアを装着する治療計画とした。

Chapter 5

Sandwitch Design Laminate Veneer：ワックスアップ時

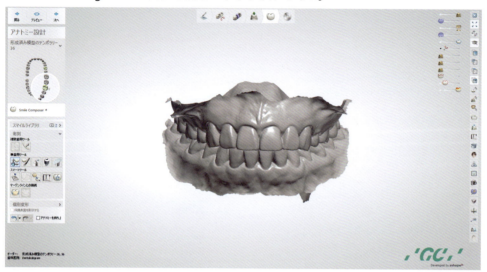

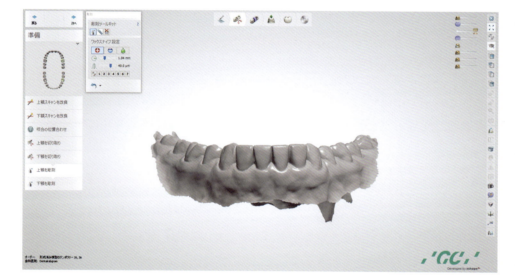

a / b

Fig195a and b　本症例においては、模型上でアナログのワックスアップを行い、それをデスクトップスキャナーでスキャンしたデータをモーフィングしデジタルワックスアップデータ化して使用している。

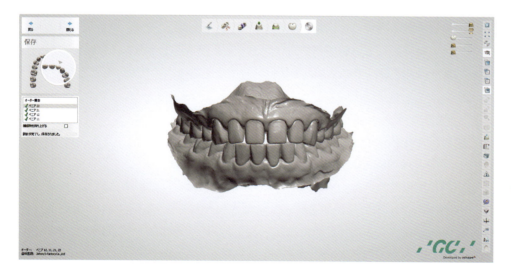

Fig196　下顎4前歯のラミネートベニアをセット後、上顎4前歯の支台歯形成を完了した段階での模型データ。

The Classifications of Anterior Laminate Veneer Tooth Preparation and Clinical Cases of Digitalized Veneers

Sandwitch Design Laminate Veneer：アナログ法を用いた咬合平面のトランスファー

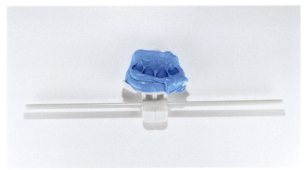

Fig197a　ここではアナログ時代より用いられてきたホリゾンタルバーを利用して正中および咬合平面の記録を行った。

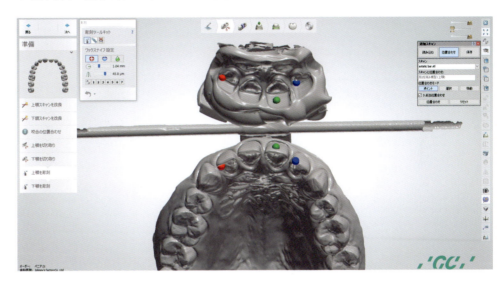

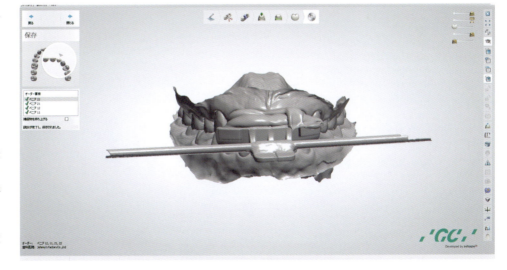

Fig197b and c　アナログ法を用いた審美的咬合平面のトランスファー。Fig197aをスキャンし、CADソフトウェア上でマッチングポイントを付与した状態。（次ページに続く）

　　c．治療内容
　a）ワックスアップ
　　本症例においては、模型上でアナログのワックスアップを行い、それをデスクトップスキャナーでスキャンしたデータをモーフィングしデジタルワックスアッ

Chapter 5

Sandwitch Design Laminate Veneer：アナログ法を用いた咬合平面のトランスファー（続き）

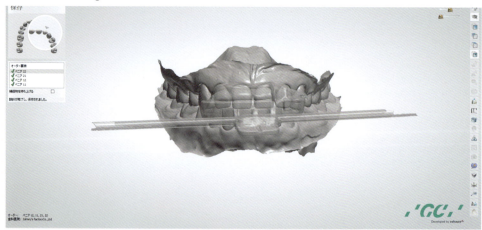

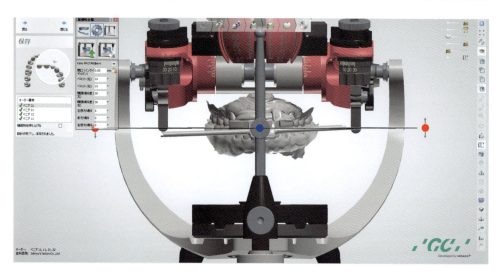

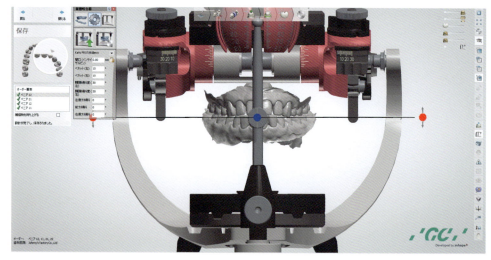

d
e
f

Fig197d to f　CADソフトウェア上でマッチングポイントを付与してデジタル咬合器上にエステティックマウントされた状態。

プデータ化して使用している（Fig195）。Fig196は、下顎4前歯のラミネートベニアをセット後、上顎4前歯の支台歯形成を完了した段階での模型データである。本書ではフェイシャルスキャナーを使用した症例も多く掲載しているが

Sandwitch Design Laminate Veneer：下顎前歯部の支台歯形成（ショートラップデザインラミネートベニア）

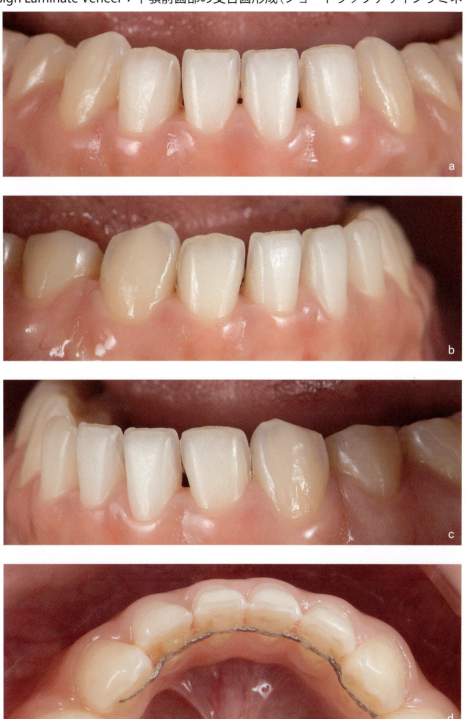

Fig198a to d　下顎4前歯に対してショートラップデザインラミネートベニアの支台歯形成を行った状態。

（Opening Graphなど参照）、ここではアナログ時代より用いられてきたホリゾンタルバーを利用して正中および咬合平面の記録を行った（Fig197a）。これをスキャンし、CADソフトウェア上でマッチングポイントを付与してデジタル咬合器

Chapter 5

Sandwitch Design Laminate Veneer：下顎前歯部ラミネートベニアの設計〜製作

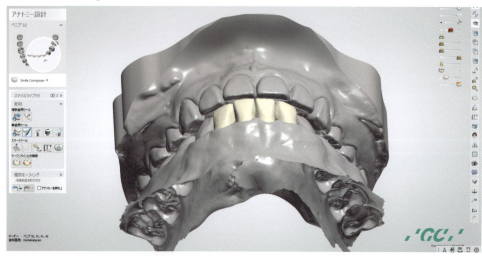

Fig199　下顎前歯部ラミネートベニアの設計（アナログワックスアップのモーフィングによるデジタルワックスアップ）。

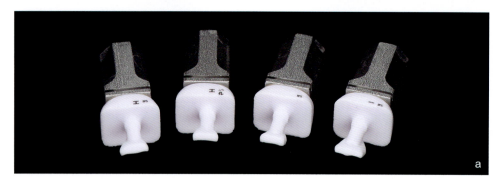

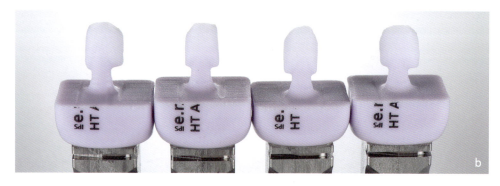

Fig200a and b　プログラミル PM7を用い、IPS e.max CAD（いずれもIvoclar Vivadent）にてミリングされた下顎ラミネートベニア。

上にマウントした（Fig197b to f）。

b）下顎前歯部の支台歯形成

　引き続き、下顎前歯部の支台歯形成について示す（Fig198）。下顎前歯部のラミネートベニアの支台歯形成においては、上顎にくらべてエナメル質が薄いこと、またマメロンの表現がさほど求められないこと、さらに下顎前歯の唇側歯頸部は前方運動時に引張り応力がかかる部分であるため、エナメル質を可及的に温存し、接着させたい。こうしたことから、かなりコンサバティブな支台歯形成を

The Classifications of Anterior Laminate Veneer Tooth Preparation and Clinical Cases of Digitalized Veneers

Fig201　３Dプリンター模型（マスター模型およびダイ模型）も併せて製作した。

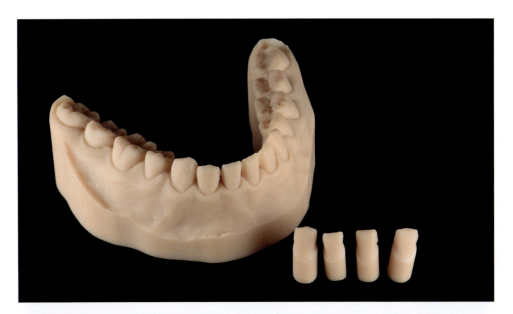

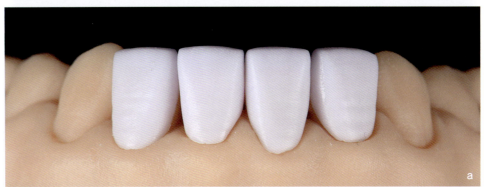

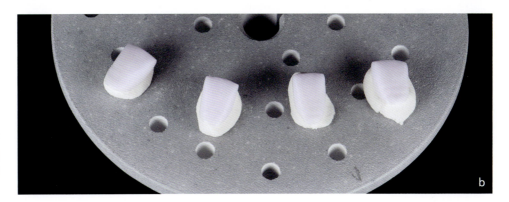

Fig202a and b　クリスタライゼーション前に、表面性状の付与が行われた下顎前歯部ラミネートベニア。

行っている。本症例では矯正歯科治療の既往があり、下顎前歯部舌側のワイヤーボンディングは除去せずに支台歯形成が行えるショートラップラミネートベニアデザインを選択し、治療を進めた。

c) 下顎唇側ラミネートベニアの製作

　本症例ではマテリアルとして、IPS e.max CAD（Ivoclar Vivadent）を選択した。設計画面とアズミリングの状態をFig199 and 200に示す。マージンや咬合調整の

Chapter 5

Sandwitch Design Laminate Veneer：下顎前歯部ラミネートベニアの設計〜製作（続き）

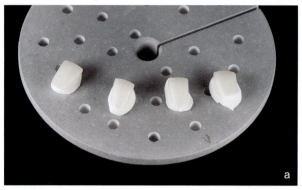
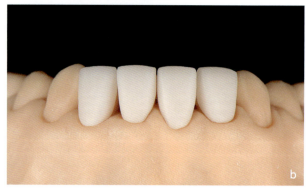

Fig203a and b　クリスタライゼーション後の下顎前歯部ラミネートベニア。

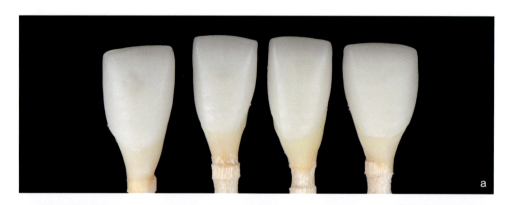
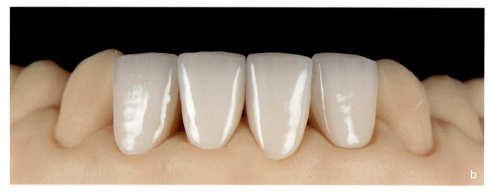
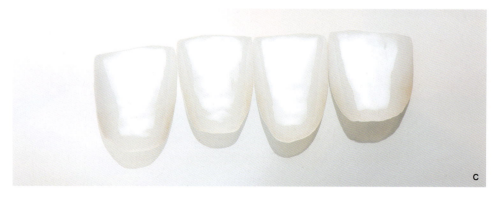

Fig204a to c　クリスタライゼーション後の下顎前歯部ラミネートベニアを擬似支台歯（カラーダイ模型）に試適して色調および光学的色調の確認を行い（a）、その後ステイン・グレーズを行い完成させた下顎前歯部ラミネートベニア（b and c）。

Sandwitch Design Laminate Veneer：上顎前歯部サンドウィッチベニアの設計〜製作

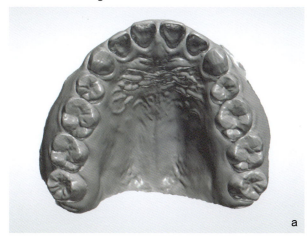

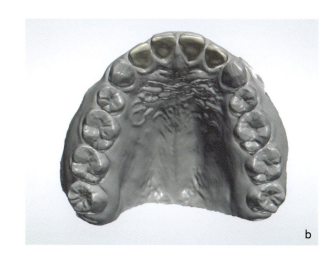

Fig205a and b　上顎前歯部口蓋側面ラミネートベニアの設計。

ために必須となる3Dプリンティング模型（Fig201）を用意し、模型上にてクリスタライゼーション前に表面性状の付与が行われた（Fig202）。その後クリスタライゼーションとグレージングを経て、完成となった（Fig203 and 204）。本症例のように、とくに厚みの薄いラミネートベニアでは、支台歯色や光学的色調の影響をシミュレーションするために疑似支台歯（カラーダイ模型）を用いることが望ましい（Fig204a）。

d）上顎前歯部口蓋側のラミネートベニアの設計

　上顎前歯部口蓋側のラミネートベニアの設計についてFig205に示す。本書ではサンドウィッチベニアに用いるマテリアルの組み合わせをいくつか紹介しているが、「口蓋側は間接法のコンポジットレジンラミネートベニアで、唇側は耐火模型法によるポーセレンラミネートベニア」は、とくに過食症などによる口蓋側の高度な（象牙質が露出するような）エナメルエロージョン（酸蝕症）で、いずれ歯内療法の必要性が考えられるような場合にリペアビリティのためにあえて口蓋側をコンポジットレジンとするものである。また、本症例のように口蓋側・唇側にガラスセラミックを使用する場合は、口腔内で2つの修復装置を1歯に同時に装着する必要がある。その製作方法としては、「口蓋側のラミネートベニアを先行して製作し、それを模型上に試適した状態でデスクトップスキャナーでスキャンし

Chapter 5

Sandwitch Design Laminate Veneer：上顎前歯部サンドウィッチベニアの設計〜製作（続き）

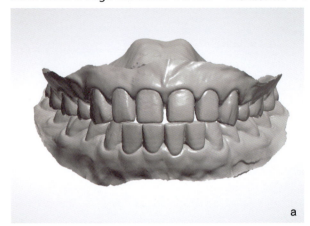
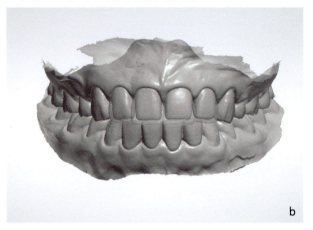
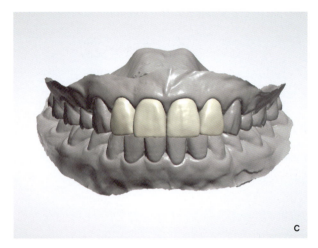
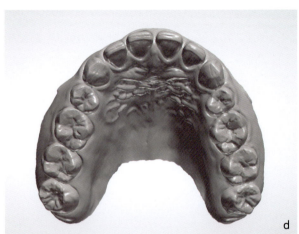
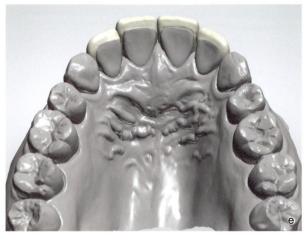

Fig206a to e　上顎唇側面ラミネートベニアの設計。

て唇側を設計する方法」と、「先行して製作したラミネートベニアを口腔内で口蓋側に仮装着し、それをIOSでスキャンして唇側を設計する方法」の2つが考えられる。前者の場合、口蓋側のコンケイブが顕著でない場合には、模型上での口蓋側ラミネートベニアのシーティングを確実なものとするためにわずかにディンプ

Sandwitch Design Laminate Veneer：上顎前歯部唇側のラミネートベニア支台歯形成

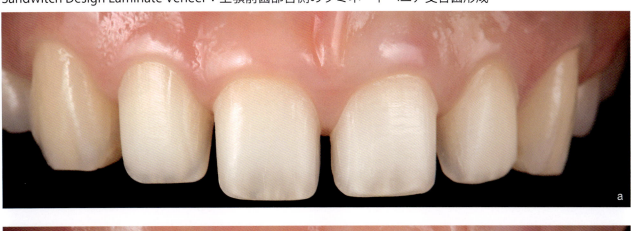

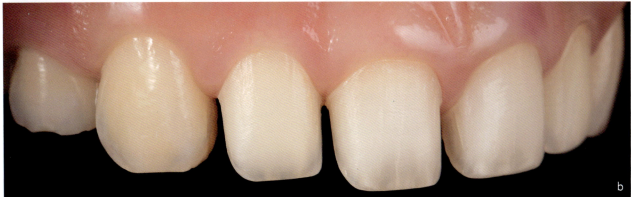

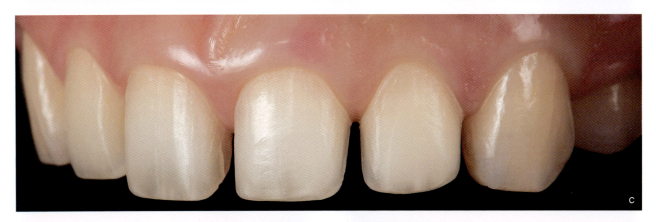

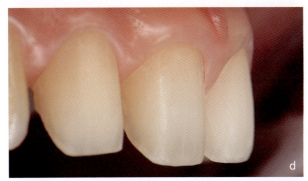
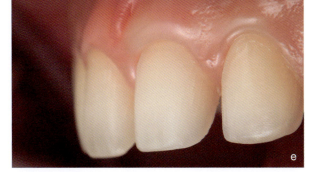

Fig207a to e　上顎前歯部唇側面のラミネートベニア支台歯形成後。

Chapter 5

Sandwitch Design Laminate Veneer：上顎前歯部唇側のラミネートベニア支台歯形成（続き）

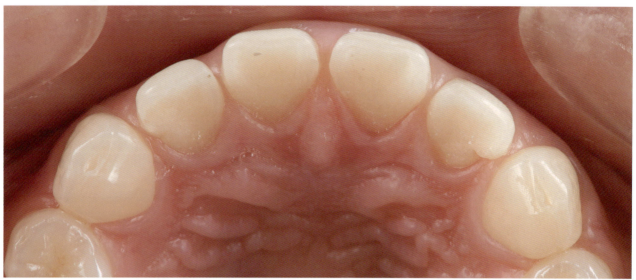

Fig207f　上顎前歯部唇側面の支台歯形成後（咬合面観）。

Sandwitch Design Laminate Veneer：上顎前歯部口蓋面のラミネートベニア製作

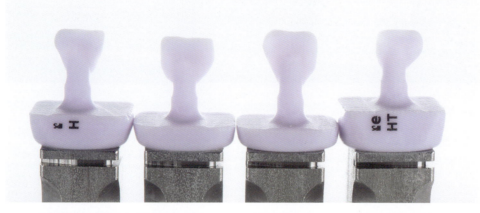

Fig208　プログラミル PM7 を用い、IPS e.max CAD（いずれもIvoclar Vivadent）にてミリングされた上顎前歯部口蓋面ラミネートベニア。

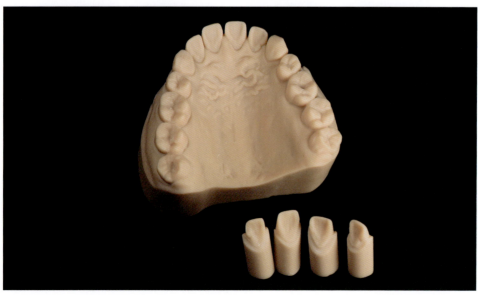

Fig209　上顎に対しても、3Dプリンター模型（マスター模型およびダイ模型）を製作した。

The Classifications of Anterior Laminate Veneer Tooth Preparation and Clinical Cases of Digitalized Veneers

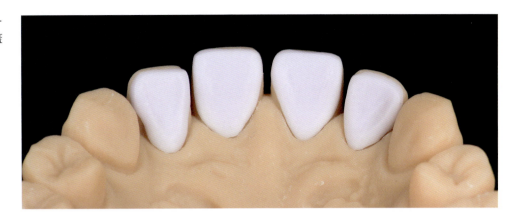

Fig210 クリスタライゼーション前の上顎前歯部口蓋側ラミネートベニア。

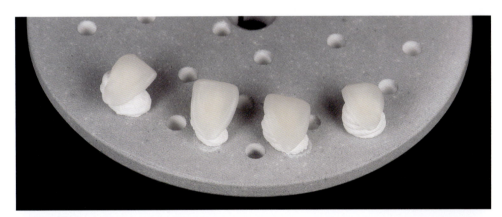

Fig211 クリスタライゼーション後の上顎前歯部口蓋側ラミネートベニア。

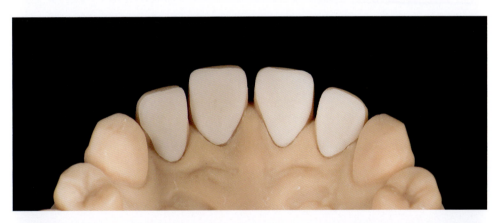

Fig212 ３Dプリンター模型上での、クリスタライゼーション後の上顎前歯部口蓋側ラミネートベニア。

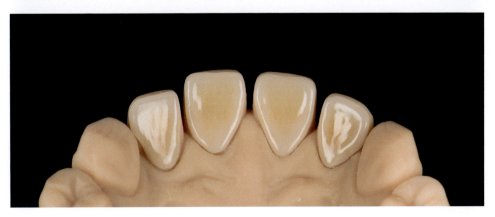

Fig213 ステイン・グレーズを行い完成させた上顎前歯部口蓋側ラミネートベニア。

Chapter 5

Sandwitch Design Laminate Veneer：上顎前歯部唇側面のラミネートベニア製作

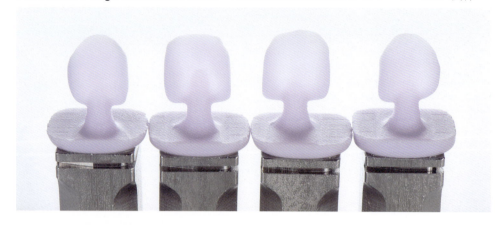

Fig214　プログラミル PM 7 を用い、IPS e.max CAD（いずれも Ivoclar Vivadent）にてミリングされた上顎前歯部唇側面ラミネートベニア。

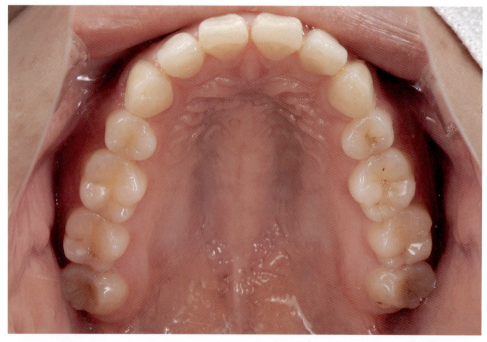

Fig215　口蓋側ラミネートベニアを仮装着し、IOSによるスキャンを行う準備が整った状態。

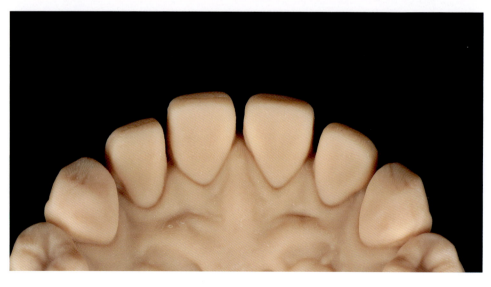

Fig216　Fig215からのスキャンデータを用いて製作された3Dプリンティング模型。

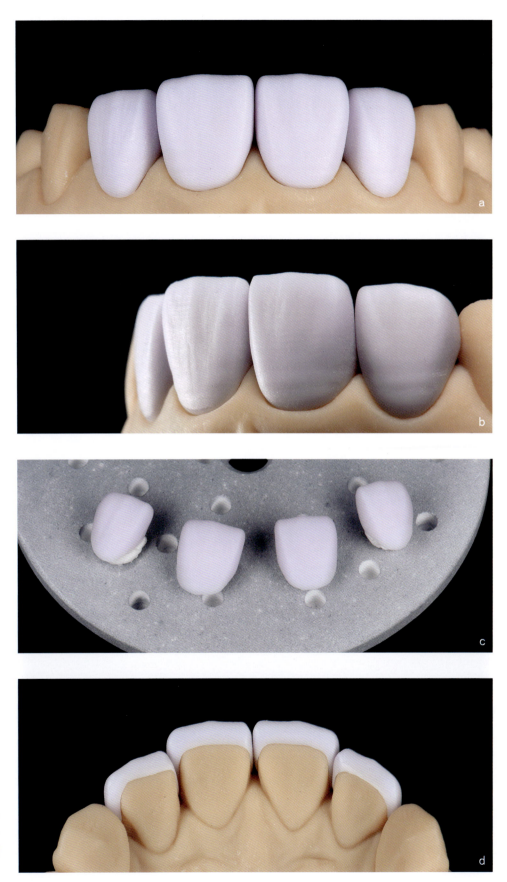

Fig217a to d テクスチャー付与後、クリスタライゼーション前の上顎前歯部唇側面ラミネートベニア。

Chapter 5

Sandwitch Design Laminate Veneer：上顎前歯部唇側面のラミネートベニア製作（続き）

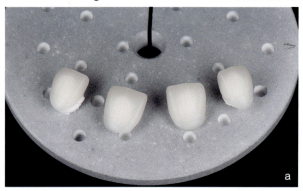
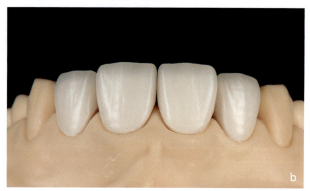

Fig218a and b　クリスタライゼーション後の上顎前歯部唇側面ラミネートベニア。

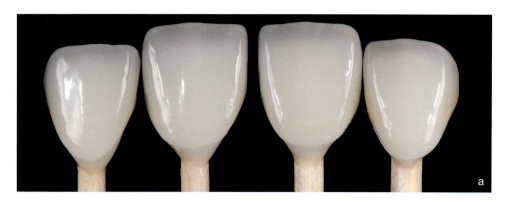
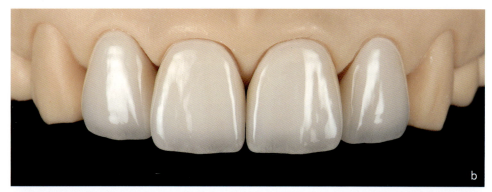
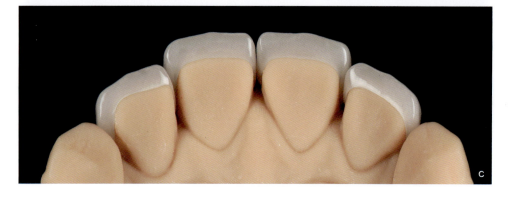

Fig219a to c　ステイン・グレーズを行い完成させた上顎前歯部唇側面ラミネートベニア。カラーダイ模型（a）を用いた色調および光学的色調の確認も行った（歯科技工担当：青木隆浩氏〔Dental lab gram〕）。

Sandwitch Design Laminate Veneer：上顎前歯部口蓋側面・唇側面双方のラミネートベニアの完成

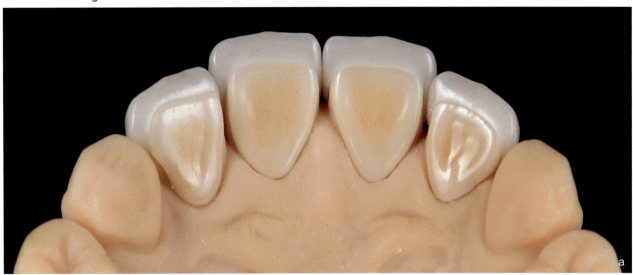

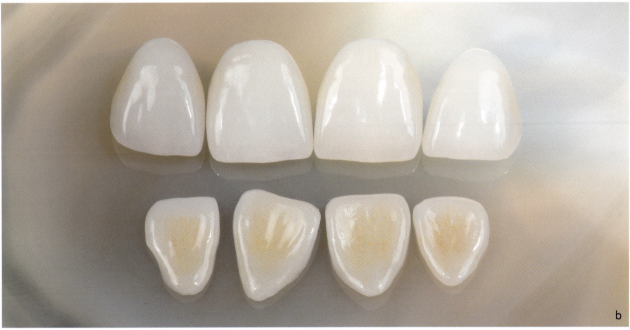

Fig220a and b　上顎前歯部口蓋側面・唇側面双方のラミネートベニアが完成した状態。

ルを彫る例もみられる。本症例では、ディンプルを彫らずに製作した口蓋側ラミネートベニアを口腔内で仮着し、それをスキャンして唇側面のラミネートベニアの設計を行った(Fig206)。

e) 上顎前歯部唇側の支台歯形成〜口蓋側・唇側ラミネートベニアの製作

　上顎前歯部の支台歯形成についてFig207に示す。また、上顎前歯部口蓋側ラミネートベニアの製作ステップについてFig208 to 213に、上顎前歯部唇側面ラミネートベニアの製作ステップについてFig214 to 219に示す。

Chapter 5

Sandwitch Design Laminate Veneer：上顎前歯部口蓋側面・唇側面双方のラミネートベニアの完成（続き）

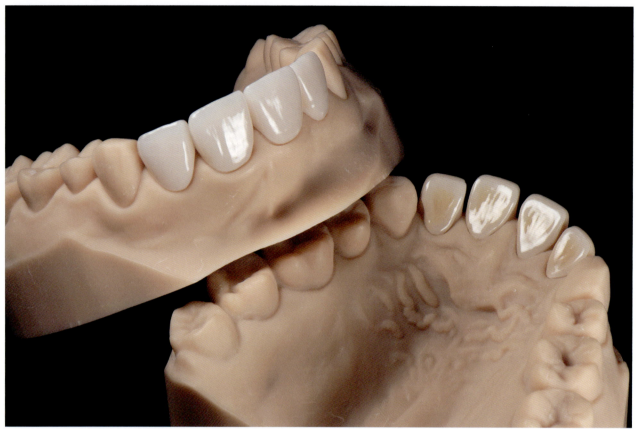

Fig221　上顎前歯部口蓋側面・唇側面双方のラミネートベニアが完成した状態をそれぞれ示す。

Sandwitch Design Laminate Veneer：上顎前歯部唇側面におけるマージン部の適合状態（マイクロスコープ下での確認）

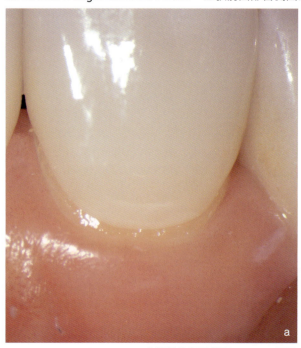
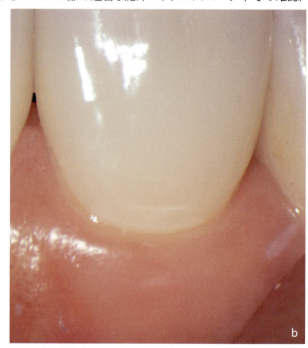

Fig222a and b　上顎前歯部唇側面における唇側マージン部の適合状態（マイクロスコープ下での確認）。

The Classifications of Anterior Laminate Veneer Tooth Preparation and Clinical Cases of Digitalized Veneers

Sandwitch Design Laminate Veneer：上顎サンドウィッチベニア装着時

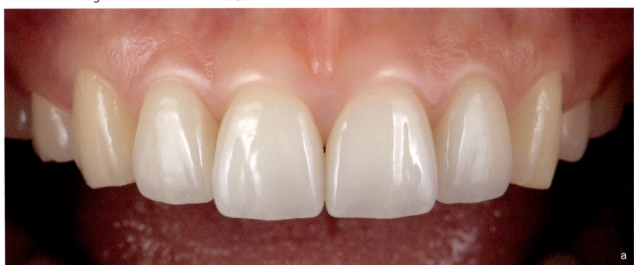

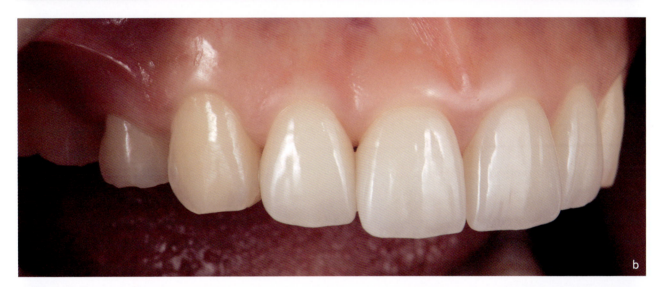

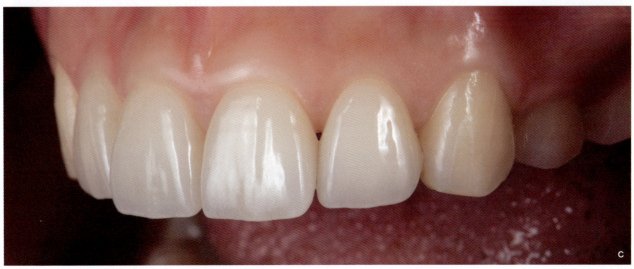

Fig223a to c　上顎前歯部サンドウィッチベニア装着時。

Chapter 5

Sandwitch Design Laminate Veneer：上顎サンドウィッチベニア装着時（続き）

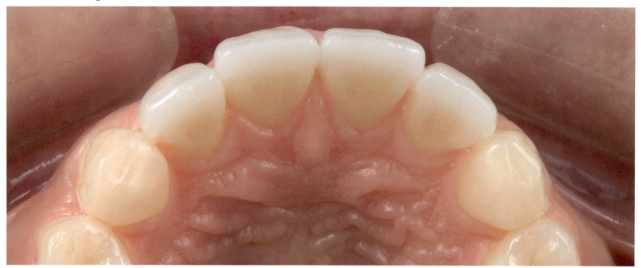

Fig224　上顎前歯部サンドウィッチベニア装着時の切縁観。

Sandwitch Design Laminate Veneer：下顎ショートラップラミネートベニア装着時

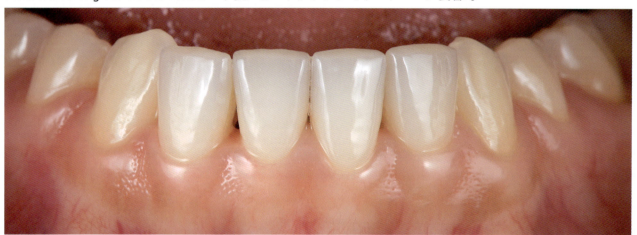

Fig225　下顎前歯部ショートラップラミネートベニア装着時の正面観。

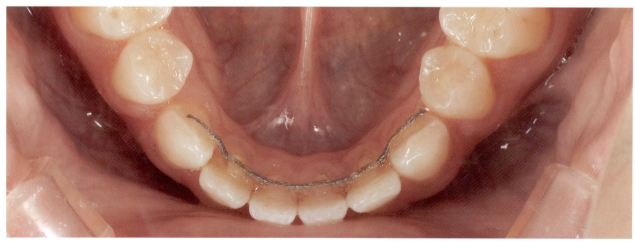

Fig226　下顎前歯部ショートラップラミネートベニア装着時の下顎咬合面観。

The Classifications of Anterior Laminate Veneer Tooth Preparation and Clinical Cases of Digitalized Veneers

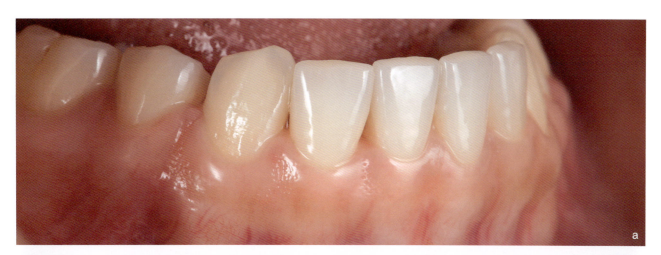

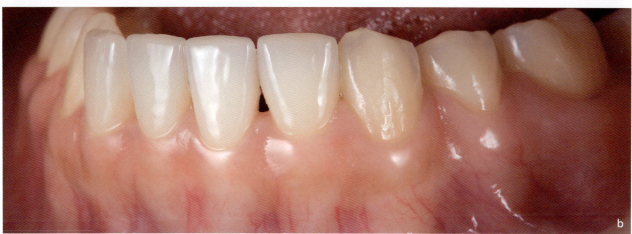

Fig227a and b　下顎前歯部ショートラップラミネートベニア装着時の左右側方面観。

Sandwitch Design Laminate Veneer：上下顎サンドウィッチベニア／ショートラップラミネートベニア装着時

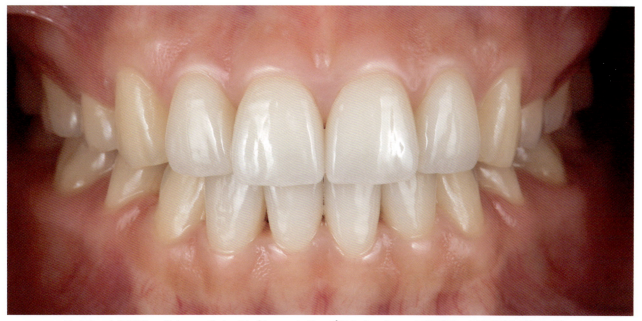

Fig228　上下顎サンドウィッチベニア／ショートラップラミネートベニア装着時の正面観（咬頭嵌合位）。

Chapter 5

Sandwitch Design Laminate Veneer：上下顎サンドウィッチベニア／ショートラップラミネートベニア装着時（続き）

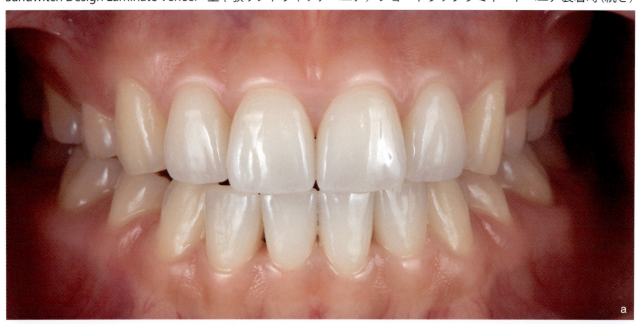

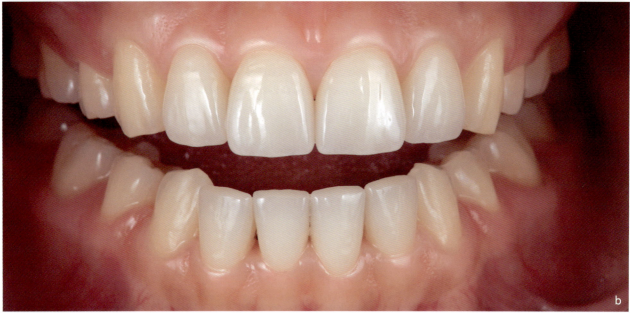

Fig229a and b　上下顎サンドウィッチベニア／ショートラップラミネートベニア装着時の正面観（前方運動時、開口時）。

The Classifications of Anterior Laminate Veneer Tooth Preparation and Clinical Cases of Digitalized Veneers

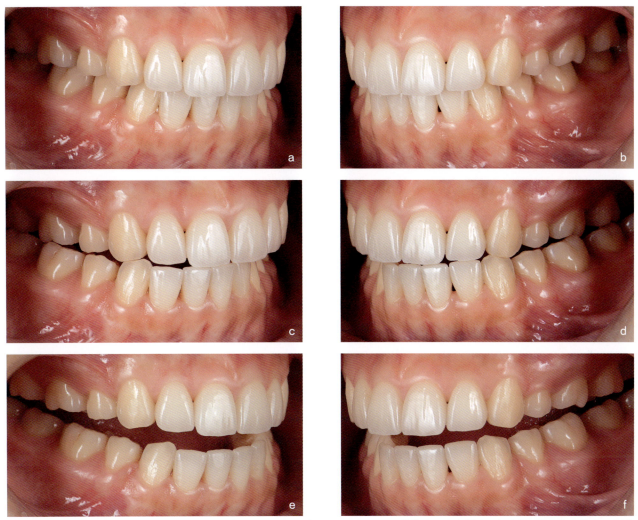

Fig230a to f　上下顎サンドウィッチベニア／ショートラップラミネートベニア装着時の左右側方面観（咬頭嵌合位、前方・側方運動時、開口時）。

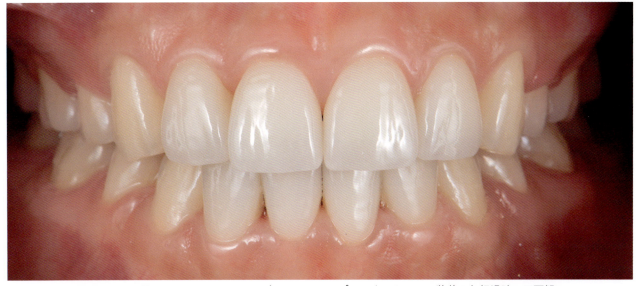

Fig231　上下顎サンドウィッチベニア／ショートラップラミネートベニア装着2年経過時の正面観。

Chapter 5

Sandwitch Design Laminate Veneer：上下顎サンドウィッチベニア／ショートラップラミネートベニア装着時（続き）

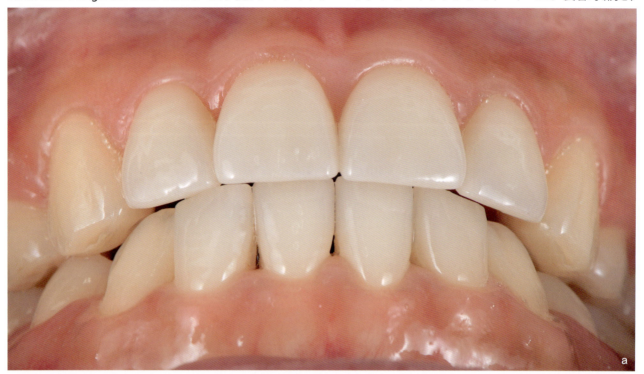

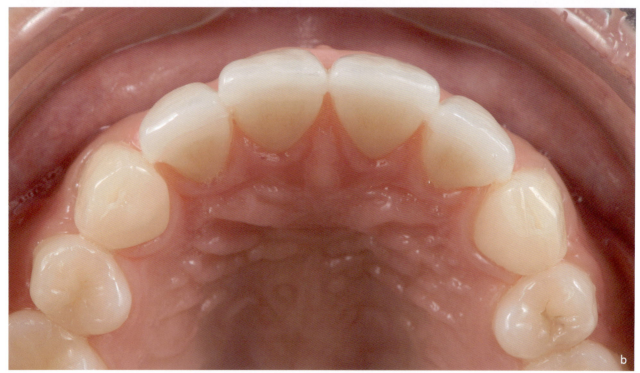

Fig232a and b　上下顎サンドウィッチベニア／ショートラップラミネートベニア装着2年経過時の前歯部咬頭嵌合位および咬合面観。下顎前歯ラミネートベニアの口蓋側ラミネートベニアへの接触は失われていない。

f）経過

　Fig220 and 221に、唇側面および口蓋側面ラミネートベニアがともに完成した状態を示す。装着時の適合状態をFig222に示すが、今まで述べてきたように、CAD/CAMを用いた場合であってもマイクロスコープによる試適確認時に、歯肉側マージン部適合性に問題はない。とくに内面適合性においては、これまで耐火模型法で行ってきた工程と同様またはそれ以上のクオリティがCAD設計画面を応用した支台歯の修正により得られている。口腔内装着時をFig223 to 230に、2年経過時の状態をFig231 and 232に示す。

❖本項のまとめ

　現在の補綴・修復歯科界においては、よりいっそうの低侵襲とトゥースフレスチャーコントロール、そしてデジタル時代ならではのエッジロスの回避やより良い接着のための内面適合が求められてきており、支台歯形成に求められる要件も従来とくらべて変化してきている。こうした点を踏まえつつ、本項においては前歯部ラミネートベニアのデザインをClass ⅠからⅦまでに分類し、それぞれについて解説を行った。臼歯部も含め、ラミネートベニアのデザインに関して系統立てたクラシフィケーションはこれまでに確立されておらず、その点で意義深いものと考えている。これにより、審美性の確保はもとより機能回復の側面からもクラウンにくらべて低侵襲なラミネートベニアの応用が進むものと思われる。

　また、本項で示したすべての症例には各時点で最新のデジタル技術が用いられている。かつて、ラミネートベニアの分野においてはデジタル技術の活用に疑問がもたれることも多かったが、その特性を理解して用いればアナログ法と同等かそれ以上の内面適合性が得られることが示された。そして、CAD/CAMだからこそ加工できる機械的に安定した材料である各種モノリシック材料が使用できることもデジタルならではの利点である。症例に応じてこれらを選択することで、審美性の面でも従来のアナログ法とまったく変わらない結果が得られることに注目していただきたい。

Chapter 5

参考文献

1. Edelhoff D, Prandtner O, Saeidi Pour R, Liebermann A, Stimmelmayr M, Güth JF. Anterior restorations: The performance of ceramic veneers. Quintessence Int. 2018；49(2)：89-101.

2. Loi I, Di Felice A. Biologically oriented preparation technique (BOPT): a new approach for prosthetic restoration of periodontically healthy teeth. Eur J Esthet Dent. 2013 Spring；8(1)：10-23.

3. 山﨑長郎，阿部倫一郎，土屋覚．気道を考慮した新たなる補綴治療の視点 新しいマージン設定コンセプト（MTAP）．日本臨床歯科学会雑誌 2022；8(1)：6-19.

4. Cortellini D, Canale A, Souza RO, Campos F, Lima JC, Özcan M. Durability and Weibull Characteristics of Lithium Disilicate Crowns Bonded on Abutments with Knife-Edge and Large Chamfer Finish Lines after Cyclic Loading. J Prosthodont. 2015 Dec；24(8)：615-9.

5. Schmitz JH, Cortellini D, Granata S, Valenti M. Monolithic lithium disilicate complete single crowns with feather-edge preparation design in the posterior region: A multicentric retrospective study up to 12 years. Quintessence Int. 2017 Jul 20：601-8.

6. Seydler B, Rues S, Müller D, Schmitter M. In vitro fracture load of monolithic lithium disilicate ceramic molar crowns with different wall thicknesses. Clin Oral Investig. 2014 May；18(4)：1165-71.

7. Nakamura K, Harada A, Inagaki R, Kanno T, Niwano Y, Milleding P, Örtengren U. Fracture resistance of monolithic zirconia molar crowns with reduced thickness. Acta Odontol Scand. 2015；73(8)：602-8.

8. 佐藤亨，梅原一浩，中澤章，腰原好．日本人前歯におけるエナメル質の厚さに関する研究．接着歯学 1997；15(3)：262-72.

9. Magne P, Douglas WH. Cumulative effects of successive restorative procedures on anterior crown flexure: intact versus veneered incisors. Quintessence Int. 2000 Jan；31(1)：5-18.

10. Blunck U, Fischer S, Hajtó J, Frei S, Frankenberger R. Ceramic laminate veneers: effect of preparation design and ceramic thickness on fracture resistance and marginal quality in vitro. Clin Oral Investig. 2020 Aug；24(8)：2745-54.

11. Seymour KG, Cherukara GP, Samarawickrama DY. Stresses within porcelain veneers and the composite lute using different preparation designs. J Prosthodont. 2001 Mar；10(1)：16-21.

12. Imburgia M, Cortellini D, Valenti M. Minimally invasive vertical preparation design for ceramic veneers: a multicenter retrospective follow-up clinical study of 265 lithium disilicate veneers. Int J Esthet Dent. 2019；14(3)：286-98.

13. Scutellà F, Weinstein T, Zucchelli G, Testori T, Del Fabbro M. A Retrospective Periodontal Assessment of 137 Teeth After Featheredge Preparation and Gingitage. Int J Periodontics Restorative Dent. 2017 Nov/Dec；37(6)：791-800.

14. Margossian P, Laborde G, Koubi S, Couderc G, Mariani P. Use of the ditramax system to communicate esthetic specifications to the laboratory. Eur J Esthet Dent 2011；6(2)：188-96.

15. 大河雅之．複雑な修復ケースをマネジメントするための審美分析．the Quintessence 2005；24(9)：3-6.

16. McLaren EA. Bonded functional esthetic prototype: an alternative pre-treatment mock-up technique and cost-effective medium-term esthetic solution. Compend Contin Educ Dent 2013；34(8)：596-607.

17. Reis A, Moura K, Pellizzaro A, Dal-Bianco K, de Andrade AM, Loguercio AD. Durability of enamel bonding using one-step self-etch systems on ground and unground enamel. Oper Dent 2009；34(2)：181-91.

18. Loguercio AD, Moura SK, Pellizzaro A, Dal-Bianco K, Patzlaff RT, Grande RH, Reis A. Durability of enamel bonding using two-step self-etch systems on ground and unground enamel. Oper Dent 2008；33(1)：79-88.

19. Perdigão J, Gomes G, Gondo R, Fundingsland JW. In vitro bonding performance of all-in-one adhesives. Part I--microtensile bond strengths. J Adhes Dent 2006；8(6)：367-73.

20. Del Curto F, Saratti CM, Krejci I(著), 佐藤佑介(訳). 重度のTooth wearに対するチェアサイドCAD/CAMシステムとコンポジットレジンによるフルマウス接着修復. QDT 2019；44(4)：46-59.

21. Ferraris F(著), 佐藤佑介(訳). 臼歯部間接接着修復（PIAR）-支台歯形成デザインとAdhestheticsプロトコール-. QDT 2018；43(11)：32-49.

22. Magne P(著), 池田祐子, 宮崎隆(訳). セミ・(イン)ダイレクト法による非侵襲性CAD/CAMコンポジットレジンベニア. QDT 2018；43(7)：54-74.

23. Magne P, Razaghy M, Carvalho MA, Soares LM.(著), 戸田勝則(訳). インレー、アンレーおよびオーバーレイの合着における予備加熱をした補綴用CRの使用は適合精度を妨げない. QDT 2018；43(12)：34-46.

24. 山本尚吾. CAD/CAM Aesthetic 1 Facially Generated Aesthetic Treatment Planning. QDT 2014；39(9)：34-46.

25. 吉田靖弘. エナメル質.（In.）日本接着歯学会（編）. 接着歯学 第2版. 東京：医歯薬出版, 2015：142-4.

26. Mine A, De Munck J, Vivan Cardoso M, Van Landuyt KL, Poitevin A, Kuboki T, Yoshida Y, Suzuki K, Van Meerbeek B. Enamel-smear compromises bonding by mild self-etch adhesives. J Dent Res 2010；89(12)：1505-9.

27. 新谷明喜. セラミックス材料の違いによる接着強さ.（In.）猪越重久, 日野浦光, 安田登(編). 歯界展望別冊 わかる・できる接着. 東京：医歯薬出版, 1997：65-8.

28. 横塚繁雄, 新谷明喜. 歯科ブックレットシリーズ36 接着補綴 ―接着技法と接着剤―. 東京：デンタルフォーラム, 1998.

29. Bijelic-Donova J, Flett A, Lassila LVJ, Vallittu PK. Immediate Repair Bond Strength of Fiber-reinforced Composite after Saliva or Water Contamination. J Adhes Dent 2018；20(3)：205-12.

30. Van Meerbeek B, De Munck J, Yoshida Y, Inoue S, Vargas M, Vijay P, Van Landuyt K, Lambrechts P, Vanherle G. Buonocore memorial lecture. Adhesion to enamel and dentin: current status and future challenges. Oper Dent 2003；28(3)：215-35.

31. Miyazaki M, Tsujimoto A, Tsubota K, Takamizawa T, Kurokawa H, Platt JA. Important compositional characteristics in the clinical use of adhesive systems. J Oral Sci 2014；56(1)：1-9.

32. Tsujimoto A, Iwasa M, Shimamura Y, Murayama R, Takamizawa T, Miyazaki M. Enamel bonding of single-step self-etch adhesives: influence of surface free energy characteristics. J Dent 2010；38(2)：123-30.

Chapter Six

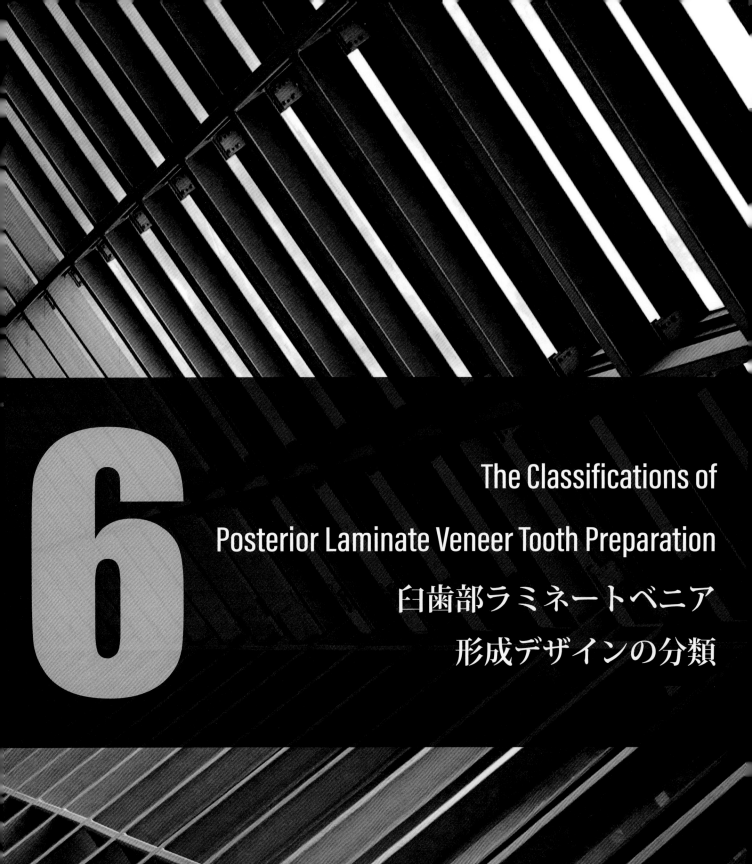

6

The Classifications of
Posterior Laminate Veneer Tooth Preparation

臼歯部ラミネートベニア
形成デザインの分類

Digital Micro Veneer

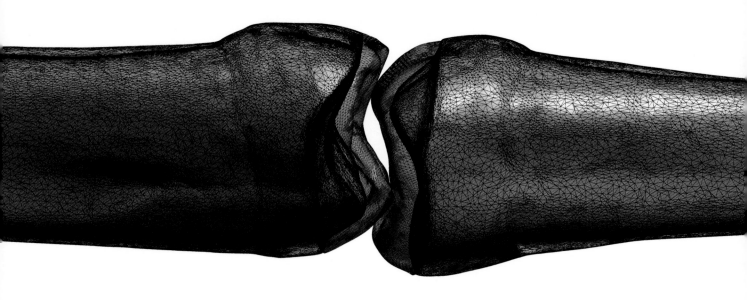

山本尚吾氏(歯科技工士、Re-Enamel)による、上顎第一大臼歯パラタルベニアおよび下顎第一大臼歯オクルーザルベニア(Division II)のSTLデータ。山本氏が生前、筆者に与えてくださった献身的な努力と友情に敬意を表し、臼歯部ベニアデザインのクラシフィケーションについて述べる本Chapterの冒頭に本図を掲げる。

The Classifications of Posterior Laminate Veneer Tooth Preparation
臼歯部ラミネートベニア形成デザインの分類

❖ 1. はじめに：臼歯オクルーザルベニアの形成を分類するための基礎知識

1）エナメル質の保全を柱とした臼歯ラミネートベニア分類に向けて

　臼歯部に対するⅠ級窩洞の修復に関しては、コンポジットレジン直接修復が多く用いられ良好な結果が得られている[1]（Fig 1）。一方、臼歯における歯冠色陶材を用いた間接法オクルーザルベニアの臨床は、文献的には1988年に酸蝕症に対する修復処置に応用され症例報告[2]されており、その歴史は古い。筆者における最初のオクルーザルベニアの臨床応用は2002年のことで、アンサポーテッドなポーセレンインレーの破折症例に対して同じくポーセレンを焼成して製作した（Fig 2）。これらの処置については、2003年にMagne Pら[3]がストレス・ディストリビューション試験を行い、その妥当性について発表している。

　また、2000年のFDI（国際歯科連盟）ではMI（Minimal Intervention）の概念が初めて提唱された[4]。当時はすでにう蝕の進行過程が解明されており、また接着性修復材料が発展してきたことにより、それ以前のBlack GVによる窩洞の予防拡大の概念が見直されて、可能なかぎり最小の侵襲で治療目標を達成するというMIのコンセプトが歯科治療において非常に重要な位置を占めるようになっていった。

　Chapter 2で示したとおり、2002年に、ジュネーブ大学のPascal Magne先生が「Bonded Porcelain Restorations」（Quintessence Publishing, USA）という書籍を出版した（Chapter 2のFig 6）。本書籍の日本語訳版は、日本臨床歯科学会の山﨑長郎理事長、日髙豊彦先生（神奈川県開業）、瀬戸延泰先生（神奈川県開業）、植松厚夫先生（東京都開業）らによって翻訳・出版され、日本にもラミネートベニア修復が大きく認知されることにもなった。それまでのクラウン・ブリッジの補綴治療とくらべ、MIコンセプトに則った接着性ラミネートベニア修復が非常に合理的であることがこの本の中でも証明されている。

　ラミネートベニア法が確立されてからのマテリアルの変遷については、開発当初より「Etched Porcelain Facial Veneer」などとよばれ、耐火模型法によって製作された長石系の陶材が長く使用されてきた。1998年にIPS Empress 2、2005年に

Chapter 6

筆者が手掛けたⅠ級窩洞に対するコンポジットレジン直接修復の症例

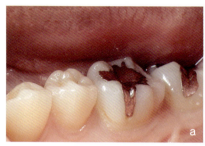
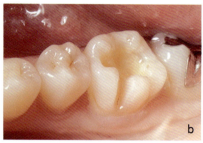
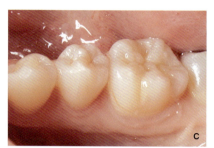

Fig 1 a to c　筆者が手掛けたⅠ級窩洞に対するコンポジットレジン直接修復の症例。こうした症例にはコンポジットレジン直接修復が第一選択とされている。aが術前、bが窩底へのライニング、cに術後を示す。

筆者が最初にオクルーザルベニアを臨床応用した症例

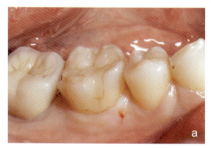
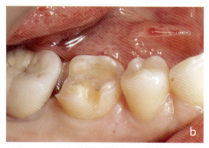
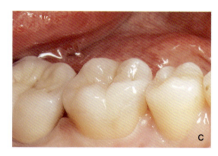

Fig 2 a to c　筆者が2002年、最初にオクルーザルベニアを臨床応用した症例。

　IPS e.max Pressとe.max CAD(いずれもIvoclar Vivadent)といった二ケイ酸リチウム材料が発売されてからは、長石系の陶材に比べて強度が格段に高く、光透過性にも優れ、接着強度も期待できることから、接着性セラミック修復治療の代表的な材料として現在でも頻繁に使用されている。
　Edelhoff D[5]は、クラウン形成によって臼歯においては70パーセントの歯質が削除されてしまう一方で、オクルーザルベニアでは、わずかに30パーセントしか失われないためこちらを選択すべきであると2002年に述べている。
　また、2012年にFradeani M[6]は、おおよそ500MPaの曲げ強度をもつ二ケイ酸リチウムを0.8〜1.0mmのマテリアル厚みで臼歯部に使用することによりSeverely Worn Dentitionの症例においても安定した予後が得られることを報告している。
　Vailati F[7]は、2010年にパラタルラミネートベニアやサンドイッチベニアなどのコンセプトを発表し、臼歯部のラミネートベニアと併せて、前歯ラミネートベニアが咬合挙上をともなう咬合再構成などの機能回復症例においても応用可能であることを示し、またその予後に期待がもてるということに先鞭をつけた(Chapter 3のFig 1)。
　さらに近年の補綴修復歯科へのデジタル技術の積極的導入により、クラウンの歯肉縁下形成にくらべてラミネートベニアの縁上形成は生物学的リスクが少ない上に口腔内スキャナー(IOS)フレンドリーであること、適切な接着面処理と接着性レジンセメントの進化、う蝕の減少、審美歯科治療の普及などさまざまな変化

と時代背景から、本邦でも前歯・臼歯ともに急速にラミネートベニアの応用が広がってきた感がある。とくに臼歯部補綴装置においてオクルーザルベニアは今後のメインロードであると言い切ることができる。筆者の臨床においても、今や再治療以外でクラウン修復を選択する機会はほとんどなくなった。

しかしその反面、本邦では大学教育に積極的に取り入れられていないことや、国民皆保険制度という事情もあり、オクルーザルベニア修復についてのコンセプト、治療プロトコール、プレパレーションデザインなどについては一般的にはあまり知られていない。また、筆者の実感として今や世界的コンセンサスである補綴修復治療介入においては、まずは低侵襲で行う治療計画を考えるべきであるという大前提の浸透が十分でない感が否めない。

そこで本項では、文献検索を交え臼歯ラミネートベニアの推奨されるプレパレーションデザインをエビデンスとエクスペリエンスの両視点から考察し、またエナメル質の保全を柱に系統立てた臼歯ラミネートベニア分類について整理してみたい。

2）Biomimetic Approach（生体模倣的アプローチ）、Bio-Mechanics（バイオメカニックス）、Tooth Flexure Control（トゥースフレスチャーコントロール）について

それでは、簡単に前歯・臼歯の接着性ラミネートベニア修復治療の主要なコンセプト（Principal Concepts）について説明したい。Esthetic DentistryとCosmetic Dentistry、歯科のこの2つの分野については、しばしば議論される。筆者が思うに、美しく見えることは悪いことではないが、美しさだけが必要なのだろうか？　本書のPrologue（Chapter 1）でも述べたとおり、筆者の答えは「ノー」である。歯は自然に見えなければならないが、同時に自然に機能する必要がある。Esthetic DentistryもCosmetic Dentistryも、筆者の歯科治療の結果であり、筆者のゴールはそこではない。

われわれは審美歯科を考えるとき、ついその最終的歯冠形態や色調に目がいきがちである。見た目が自然で、香りが良くて、長持ちする造花があれば、ほとんどの人には気に入ってもらえると思う。ただし造花は花粉も作らない人工の花であり、人によっては理想の花だが、実がならない。これはEsthetic DentistryとCosmetic Dentistryの関係にも置き換えることができる。上述のとおり、歯は自然に機能するものでなければならない。それはどういうことだろうか？　補綴修復された歯も、自然の歯と同じBiology、メカニックス、機能を備えている必要がある。これがバイオミメティックプリンシパル、バイオミメティックデンティストリーである（Fig 3）。そして、その結果、見た目も天然歯と同じように審美的であることが望ましいのである。

Biomimetic Technology and Designingという分野が自然科学や工業界に存在する（Fig 4）。生命体には進化の過程において、高度な最適化が課せられており、

Chapter 6

バイオミメティックプリンシパル

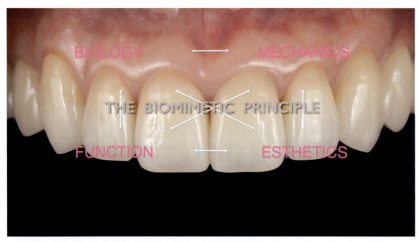

Fig 3　補綴修復された歯も、自然の歯と同じBiology、メカニックス、機能を備えている必要がある。これがバイオミメティックプリンシパル、バイオミメティックデンティストリーである。

Biomimetic Technology and Designingの概念

> ### Biomimetic Technology and Designing
> 生命体には進化の過程において、高度な最適化が課せられている。つまり、絶滅を免れている生命体は現時点での最適化の結果である。生体模倣技術とは、機能を再現するのではなく、その構造を模倣することで、最適化された機能を獲得すること。

Fig 4　Biomimetic Technology and Designingの概念。

　絶滅を免れている生命体は現時点での最適化の結果である。生体模倣技術とは、機能を再現するのではなく、その構造を模倣することで、最適化された機能を獲得することである、というのがその基本的な考え方である。

　それでは、歯の構造はどのようになっているのであろうか。天然歯は、有機質に富み、柔軟で弾力性を有する象牙質と、その表面を覆う硬く強度の高いエナメル質という相反するメカニカルプロパティをもった構造がエナメル象牙境(Dentin Enamel Junction)という天然の接着で結合し、ほどよい弾性と剛性を兼ね備えるという特性を歯にもたせることにより口腔内で適切に機能している。エナメル質と象牙質はエナメル象牙境で、エナメル叢、エナメル紡錘、エナメル葉などを介して非常に強固に結びついている。

　エナメル質と象牙質の機械的特性は、それぞれ長石系陶材やコンポジットレジンに近似している。これらは、生体模倣的に天然歯のエナメル象牙境を再確立するための適切な代替材料となる。接着性修復治療の高い治療目標は、この天然歯が本来もっているエナメル質、象牙質そしてエナメルデンティンジャンクションを人工的に再構築しようというところにあると考えられる。

　また、Magne Pら[8]は、前歯の口蓋側切縁部に50Nの負荷をした際の口蓋側表

オクルーザルベニア装着・加圧時のStress Distributionを観察した研究

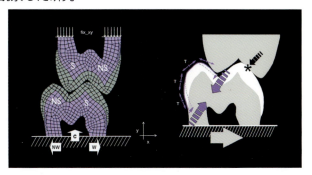

Fig 5　Magne P[9]による、大臼歯機能時のバイオメカニックスの有限要素法の実験による解析。こちらでは作業側の干渉時に下顎大臼歯舌側咬頭に強い引張り応力がかかることが分かる(本図は参考文献9を基に作図)。

面の応力分布について、圧力計を用いた実験と有限要素法により検証した。Chapter 2のFig10の左の白線は荷重時の天然歯の口蓋側表面の応力分布を示す。口蓋側中央窩の部分に強い引張り応力がかかっている。これは下顎前方運動機能時の上顎前歯のバイオメカニックスを表わしている。次に唇側のエナメル質をすべて除去すると、応力分布はChapter 2のFig10中の右の図の緑の線のようになって、大きく歪みが生じている。トゥースフレスチャー、いわゆる歯のたわみが増大したことが分かる。

　さらに失った唇側エナメル質の代わりにポーセレンラミネートベニアを用いて適切な接着修復を行い、その応力分布を調べたものがChapter 2のFig10の右のピンクの線になり、もとの天然歯の応力分布とほぼ重なり合い、歯の剛性が回復していることがわかる。

　これらの結果より、歯の長期的な存続にもっとも適した天然歯の特性を活かすために、まずはできるかぎり歯の構造そのものを保存するように努めること、そして治療にあたってはクラウン修復を避けて、削除量を最小限にしたラミネートベニア修復のような接着性の修復を選択することが重要であると考える。

　また、同じMagne P[9]の2002年のInt J Periodontics Restorative Dentからの論文では、大臼歯機能時のバイオメカニックスを有限要素法の実験により解析している。こちらでは作業側の干渉時に下顎大臼歯舌側咬頭に強い引張り応力がかかることが分かる(Fig 5)。

　引き続き、Magne P[10]の2017年の論文で、オクルーザルベニア装着時の上顎大臼歯の垂直加圧、作業側および非作業側での加圧時の応力分布を観察した研究を示す(Fig 6)。非作業側の干渉時に上顎大臼歯口蓋側咬頭に強い引張り応力がかかることが示されている。また、すべての機能時に咬合面の裂溝の部分には、大きな引張り応力がかかっていることがわかる。

　残存する歯の構造と組織を温存し天然歯固有の優位性を最大限に生かし、生物学的、構造力学的、機能的、審美的特性を天然歯に近似させ再現させることがラミネートベニア補綴修復治療の目的となる。接着性セラミックラミネートベニア修復治療を成功させるKey Conceptをベースに、臼歯ラミネートベニアのプレパ

オクルーザルベニア装着時の上顎大臼歯の垂直加圧、作業側および非作業側での加圧時の応力分布を観察した研究

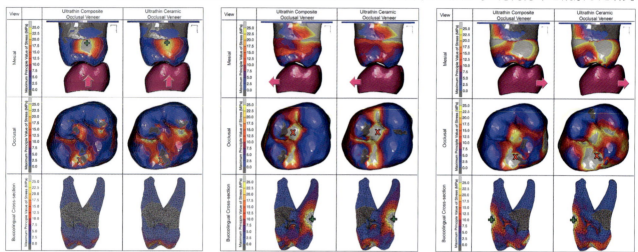

Fig 6　Magne P[10]による、オクルーザルベニア装着時の上顎大臼歯の垂直加圧、作業側および非作業側での加圧時の応力分布を観察した研究。非作業側の干渉時に上顎大臼歯口蓋側咬頭に強い引っ張り応力がかかることが示されている。また、すべての機能時において咬合面の裂溝の部分には、大きな引張り応力がかかっていることがわかる（本図は参考文献10を基に作図）。

オクルーザルベニアの支台歯形成に影響を与える因子

Factors Influencing Tooth Preparation Design of Occlusal Veneer

1. Remaining Tooth Structure and Extent of veneering of tooth surfaces
2. Quality of the Bonding
3. Biomechanics with Function
4. Tooth Flexure Control
5. The Restoration Inner Surface Fit
6. Material Selections
7. Thickness of Restoration

Fig 7　オクルーザルベニアの支台歯形成に影響を与える因子（筆者による）。

レーションデザインを考えたとき、（1）残存歯質量と修復装置軸面数、（2）接着のクオリティー、（3）バイオメカニックス、（4）トゥースフレクチャーコントロール、（5）被着界面の保守、（6）マテリアルセレクション、（7）修復装置の厚み、などのファクターを考慮し決定することが重要である。また、個々の症例ごとのラミネートベニアのデザインが存在し、それにより種々のプレパレーションデザインが導き出されるべきである（Fig 7）。

3）臼歯ラミネートベニアにおいて推奨されるプレパレーションデザインの考察

ここからは、臼歯部の間接法セラミック修復治療であるオクルーザルベニアの文献的な検証を行い、臼歯ラミネートベニアにおいて推奨されるプレパレーションデザインをエビデンスとエクスペリエンスの両視点から考察してみたい。

アンレーやオクルーザルベニアの長期症例に関するクリニカルレポート

Study (Year)	Patient Number	Restoration Number	Duration	Ceramic Materials	Location	Survival Rate
Guess et al.[11] (2013)	14 Patients	40	7 years	Lithium disilicate, Pressed	Molars	100%
Ozyoney et al.[12] (2013)	50 Patients	53	4 years	Lithium disilicate, Pressed	Molars	92.50%
Archibald et al.[13] (2017)	30 Patients	65	3.5 years	Lithium disilicate, Pressed and chairside CAD/CAM	Molars and Premolars	91.90%
Edelhoff et al.[14] (2019)	7 Patients	103	11 years	Lithium disilicate, Pressed	Molars	100%
Malament et al.[15] (2021)	304 Patients	305	9.8 years	Lithium disilicate, Pressed	Molars	98.30%

Table 1　アンレーやオクルーザルベニアの長期症例に関するクリニカルレポート[11-15]。10年近い臨床評価の中でも非常に高い生存率を示していることがわかる。

オクルーザルベニアの予知性に影響を与える因子

Factors Influencing Occlusal Veneer Longevity
1. Adhesive Interface
2. Thickness of Restoration
3. Preparation Design
4. Material Type
5. Design of the Finish Line

Fig 8　オクルーザルベニアの予知性に影響を与える因子（筆者による）。

　近年はできるだけ歯を削らずに治療をするという、Minimally Invasiveの概念が広く知れ渡り、前歯部でのラミネートベニア修復治療が一般的に行われるようになってきた。さらに最近では、臼歯部においてもテーブルトップやオクルーザルベニアなどが臨床に用いられることが増えてきている。臼歯部において厚さが1mm程度のセラミック修復装置を装着するという治療に対して、多くの方が本当に破折したりしないだろうかという疑問を抱かれるのではないかと思うが、まずはアンレーやオクルーザルベニアの長期症例に関するクリニカルレポートについて見ていきたい。

　Edelhoff D自身のリサーチや、Malament Kのリサーチにもあるように、10年近い臨床評価の中でも非常に高い生存率を示していることがわかる[11-15]（Table 1）。これらの結果より、われわれも安心して臨床応用が可能な治療法なのではないかと考えることができる。

　Minimal Invasiveなオクルーザルベニア治療を成功へと導くために、われわれが考慮すべきポイントとしてはFig 8のような点が挙げられるであろう。これらのポイントに着目しながらいくつかの文献を一緒に検証していきたいと思う。

Chapter 6

小臼歯におけるオクルーザルベニアについての研究

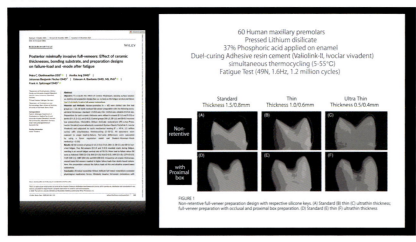

Fig 9　小臼歯におけるオクルーザルベニアについての研究(本図は参考文献16より引用・作図)。

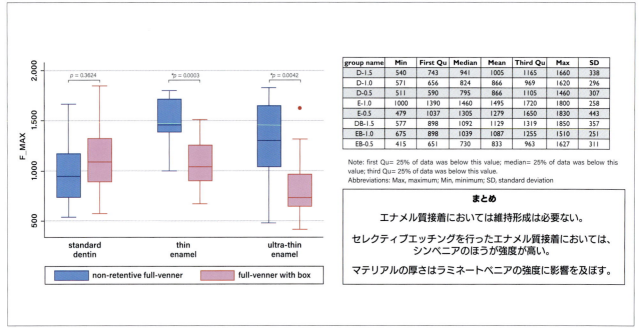

Fig10　Fig 9 の研究結果(本図は参考文献16より引用・作図)。

　まずはデュッセルドルフ大学で行われた、小臼歯におけるオクルーザルベニアについての研究[16]から見ていこう(Fig 9)。こちらの実験では、60本の小臼歯抜去歯に対して、1.5mm、1.0mm、0.5mmと3種類の異なる深さの形成を行い、また維持機構として隣接面にボックスありとなしの計6種類の形成を行った歯に対して二ケイ酸リチウムをプレスしてオクルーザルベニアを製作し、その破壊強度を比較した。結果をFig10に示す。中央の2つと右の2つのグラフは1.0mmのシンベニア、0.5mmのウルトラシンベニアで、ともにエナメル質への接着になる。青

形成面がエナメルのみ、エナメルとデンティン、エナメルとコンポジットレジンの条件での接着に関する研究

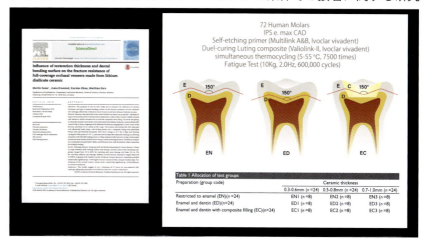

Fig11　Sasse Mらの研究（本図は参考文献17を基に作図）。

Table 2 - Survival rates for dynamic loading including partial failures (A) and regarding complication-free restorations only (B).

	Ceramic thickness (mm)	Survival rates (%) A	Survival rates (%) B
EN	0.3-0.6	50	50
	0.5-0.7	75	75
	0.7-1.0	100	100
ED	0.3-0.6	100	50
	0.5-0.7	50	50
	0.7-1.0	100	100
EC	0.3-0.6	100	12.5
	0.5-0.7	100	37.5
	0.7-1.0	100	100

Table 3 - Median fracture resistance (N) of groups, minima, maxima for static loading and influence of the ceramic thickness and the bonding substrate. Medians with the same upper case superscript letter within the same row (=different thicknesses) are not statistically different (p>0.05). Medians with the same lower case subscript letter within the same column (=different bonding substrate) are not statistically different (p >0.05).

Preparation (group code)		Thickness 0.3-0.6 mm (n =24)	0.5-0.8 mm (n =24)	0.7-1.0 mm (n =24)
Restricted to enamel (EN) (n=24)	Med	610^{A}_{a}	2355^{A}_{a}	2070^{A}_{a}
	Min	0	0	1450
	Max	2230	3170	2570
Enamel and dentin (ED) (n=24)	Med	2730^{A}_{b}	1105^{A}_{a}	3000^{A}_{b}
	Min	1530	0	1880
	Max	2700	3800	3780
Enamel and dentin with compositefilling (EC)(n=24)	Med	2765^{A}_{b}	2270^{A}_{a}	3390^{B}_{b}
	Min	1400	1520	2860
	Max	3940	3000	4080

まとめ

Occlusal Veneerの最小厚みは0.7mm〜1.0mmが推奨される。

象牙質に対する接着強さに関しては、セルフエッチングプライマーによるコンディショニングがトータルエッチング法と比較して高い接着強さを示す。

さらに象牙質との接着強度を向上させる方法としてはMagneらの提唱するImmidiate Dentin Sealing法がある。

Fig12　Fig11の研究結果（本図は参考文献17を基に作図）。

いグラフは維持形成なし、赤いグラフはボックス形成ありを示す。これらの結果から、まずエナメル質に接着する場合は維持形成が必要ないことがわかった。また本実験では37％のリン酸によるセレクティブエッチングを施しているが、セレクティブエッチングを行ってエナメル質に接着した場合、0.5mmのラミネートベニアよりも1.0mmのラミネートベニアのほうが破壊強度が高いという結果から、マテリアルの厚さがラミネートベニアの強度に影響を及ぼすことが明らかになった。

Chapter 6

80本のヒト大臼歯に各種厚さ、材質の修復装置を製作して強度を比較した実験

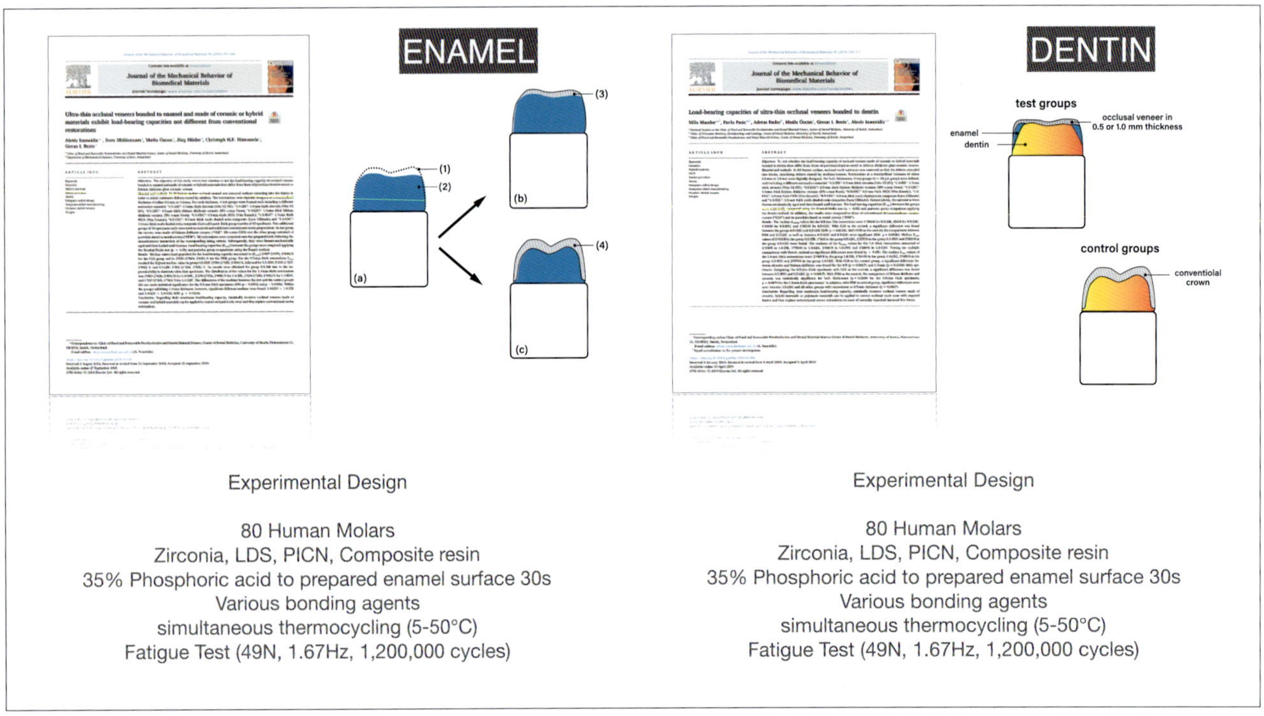

Fig13　チューリッヒ大学で、まったく同じ実験デザインにて行われた2つの実験（本図は参考文献18、19を基に作図）。

　続いて、こちらもドイツのクリスティアン・アルブレヒト大学のSasse Mら[17]の研究である（Fig11）。72本の大臼歯に対して、形成面がエナメルのみ、エナメルとデンティン、エナメルとコンポジットレジンとなる3つの接着コンディションの支台歯を製作し、そこに0.3〜0.6mm、0.5〜0.8mm、0.7〜1.0mmの3種類の厚さのラミネートベニアを接着して10kgの繰り返し負荷を60万回与え、その後破折しなかった試料については破壊強度の測定に用いられた。

　結果をFig12に示す。図中左上の表中、Aは繰り返しの負荷に対して、部分的な破壊も含めてのSurvival rate、Bはまったく無傷の状態でのSurvival rateを示している。3つの異なる接着コンディションにおける、動的負荷実験に対してすべての試料がまったく無傷の状態で生き残ったのは厚さが0.7〜1.0mmのラミネートベニアのみとなった。エナメルとコンポジットレジンに接着した場合は、0.3〜0.6mmではほとんどのラミネートベニアが、また0.5〜0.7mmでは半数以上のラミネートベニアが何かしらのダメージを負ったこととなる。しかしながら興味深いのは、クラックが入ったなどの部分的なダメージがあるものの完全崩壊しなかった割合としてはエナメル質よりも象牙質、象牙質よりもコンポジットレジンのほうが良い結果を収めていることである。この実験ではセルフエッチングプライマーにて接着が行われているが、それがラミネートベニアの接着強度に影響し

Group	Restoration Thickness	Restorative Materials
CLD	1.5mm	IPS e.max CAD (Ivoclar Vivadent, Schaan, Liechtenstein)
PFM	1.5mm	manufactured manually
0.5-Zir	0.5mm	Vita YZ HT (Vita Zahnfabrik, Bad Sackingen, Germany)
1.0-Zir	1.0mm	
0.5-LDC	0.5mm	IPS e.max Press (Ivoclar Vivadent, Schaan, Liechtenstein)
1.0-LDC	1.0mm	
0.5-HYC	0.5mm	Vita Enamic (Vita Zahnfabrik, Bad Sackingen, Germany)
1.0-HYC	1.0mm	
0.5-COC	0.5mm	Lava Ultimate (3M ESPE, Seefeld, Germany)
1.0-COC	1.0mm	

Table 2　Fig13の研究結果（本図は参考文献18、19を基に作成）。

ているものと考えられる。10kgの繰り返し負荷を60万回与えた場合の生存率を見た場合、大きな破壊が生じやすいのは下地の硬いエナメル質であることがうかがえる。ただしこれは0.3〜0.6mmや0.5〜0.7mmの非常に薄いセラミック修復装置に限定した場合で、0.7〜1.0mmの厚さのセラミック修復装置では一様にすべて無傷で生存したとの結果になっている。

　一方で、0.3〜0.6、0.5〜0.7の試料に関しては無傷なものの生存率（B）、すなわちトラブルの生じにくさについてはEN＞ED＞ECとなっている。これは修復装置と接着面との接着力が影響しているのではないかと考えられる。本実験の結果から、セラミックを用いたオクルーザルベニアの最小厚みは0.7mm〜1.0mmが推奨されるということが結論づけられる。

　次に修復装置のマテリアルについてみていきたい。こちらはチューリッヒ大学で、まったく同じ実験デザインにて行われた2つの実験である[18,19]（Fig13）。80本のヒト大臼歯に厚さ0.5mmまたは1.0mmのオクルーザルベニアの形成を行い、さまざまな材料を使って修復装置を製作してその強度を比較したものである。ひとつの文献は接着面をエナメル質とし、もうひとつの文献では象牙質、周辺だけエナメル質に設定している。それぞれの材料を2種類の厚さでエナメル質に接着

Chapter 6

80本のヒト大臼歯に各種厚さ、材質の修復装置を製作して強度を比較した実験(続き)

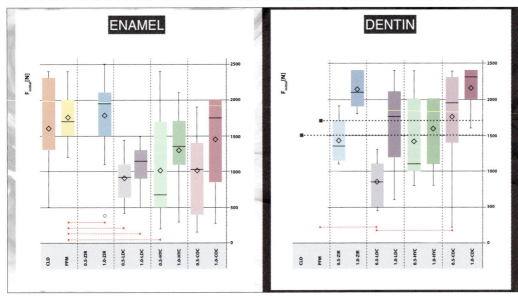

Fig14 Fig13の研究結果。最初に亀裂が発生した強度の比較(本図は参考文献18、19を基に作図)。

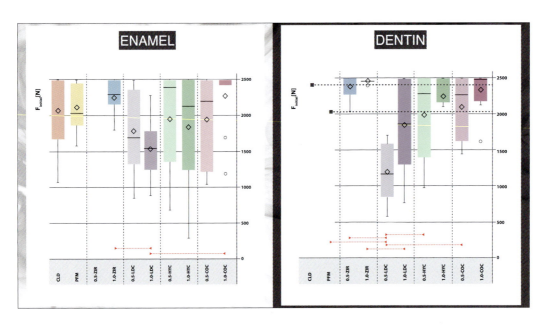

Fig15 Fig13の研究結果。最終破壊強度の比較(本図は参考文献18、19を基に作図)。

した場合と象牙質に接着した場合を比較している。コントロールは二ケイ酸リチウムのフルクラウンとメタルセラミッククラウンである。Table 2に、両方の実験で使用されたマテリアルと修復装置の厚みを示す。ジルコニア、二ケイ酸リチウム、PICN(Polymer-Infiltrated Ceramic-Network)のVITA Enamic(VITA Zahnfabrik, 白水貿易)、ハイブリッドセラミックのLava Ultimate(3M ESPE, Solventum)が比較材料として用いられた。Fig14が、最初に亀裂が発生した強度の比較となる。エナメル質接着においてはどの材料も、どの厚みもおおよそ同程度の強度を示したが、象牙質接着では0.5mmの二ケイ酸リチウムのみ低い値を示した。Fig15に最終破壊強度の比較を示すが、こちらでも象牙質接着において

ハイブリッド系、ポリマー系の材料を用いて各種厚さで強度を比較した実験

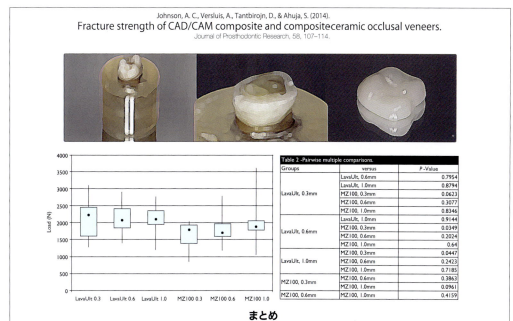

Fig16　Johnson ACらによる実験(本図は参考文献20より引用・作図)。

5種類の形成デザインで強度を比較した実験

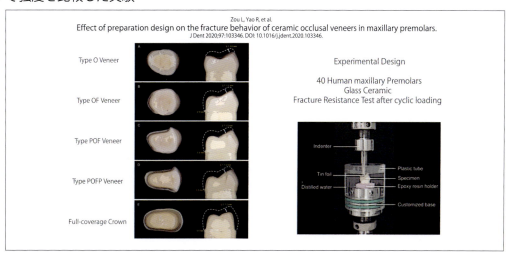

Fig17　Huang Xらの研究(本図は参考文献21より作図)。

0.5mmの二ケイ酸リチウムのみ低い値を示し、ハイブリッド、コンポジット材料は高い値を示した。

　これらの実験の結論としては、試験された材料の耐荷重性はコントロールと同等で、修復装置の厚さに関係なく通常の臨床条件に耐えられることが示唆された。二ケイ酸リチウムに対してハイブリッド、ポリマー系の材料が高い値を示したのはこれらの高い接着性にあるとされている。PICNとコンポジットレジンは

5種類の形成デザインで強度を比較した実験（続き）

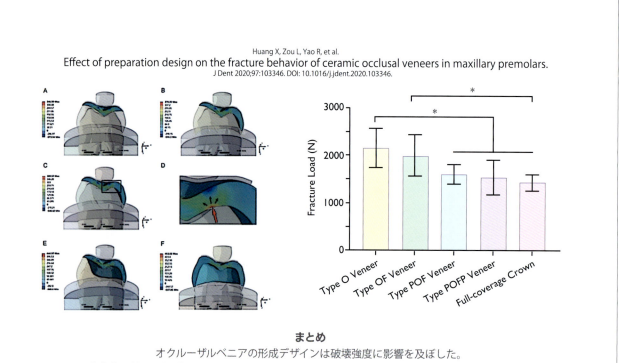

Fig18　Fig17の研究結果（本図は参考文献21より作図）。

0.5mm以上の厚みがあれば通常の咬合力以上の破壊抵抗値が期待できるとのことであった。

　ハイブリッド系、ポリマー系の材料についてはさらに厚みを薄くした、テネシー大学のJohnson ACら[20]の2014年の別な実験がある（Fig16）。こちらの実験では0.3mm、0.6mm、1.0mmのLava Ultimate（ハイブリッドセラミック）、MZ100（コンポジットレジン。3M ESPE, Solventum）の破壊強度を比較している。結果としては破折強度については各厚さ間で有意差は認められなかったが、材料の種類では影響を及ぼすことが明らかとなった。「ノン・セラミック」オクルーザルベニアの破折時の最大荷重はヒトの咀嚼力よりも大きく、修復装置の厚さに関係なく咬合力に耐える可能性があるとのことであった。とくに象牙質接着で修復装置の厚さを0.7mm以下の薄いラミネートベニアにしなければならない場合、ハイブリッド系のマテリアルは有効なオプションになることが示唆された。

咬合面に最小限の形成だけを行ったラミネートベニアと周辺部にシャンファー形成を行ったラミネートベニアの破壊強度とマージン適合精度を比較した実験

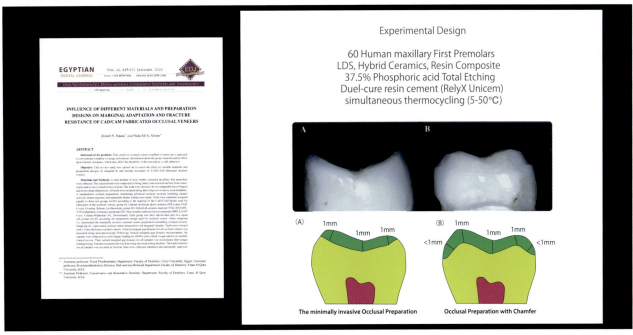

Fig19　Emam Zらの研究（本図は参考文献22を基に作図）。

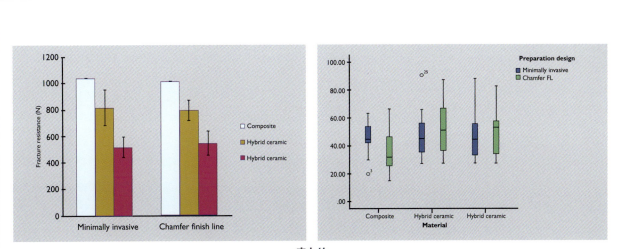

まとめ
試験したすべてのCAD/CAM材料は、臼歯部修復物の推奨最小破断強度を超える破断荷重を示し、材料間における有意差は認めなかった。
疲労負荷の前後を問わず、すべての試験材料は、文献に許容範囲として記載されているマージナルギャップ距離を超えない範囲であり、材料間における有意差は認めなかった。
CAD/CAMコンポジットレジン製臼歯部ラミネートベニアは、セラミック製ラミネートベニアにくらべ、耐破壊性において優れていた。
形成デザインの違いは、マージナルギャップ、耐破壊性に影響を及ぼさない。

Fig20　Fig19の研究結果（本図は参考文献22を基に作図）。

Chapter 6

フィニッシュラインがラウンドエンドショルダーのラミネートベニアとシャンファーのラミネートベニアの破壊強度とマージナルギャップを比較した実験

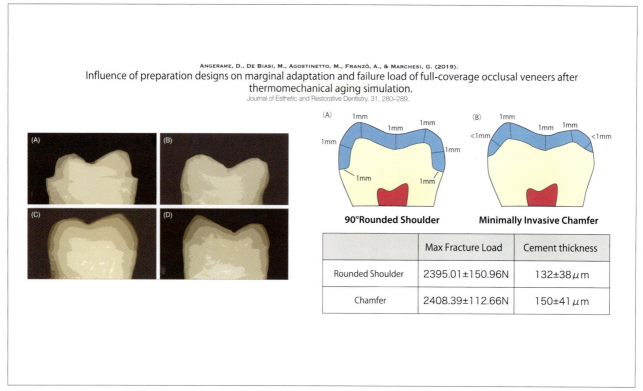

Fig21　Angerame Dらの研究（本図は参考文献23を基に作図）。

　続いてプレパレーションデザインの話題に移りたい。中国の中山大学のHuang Xら[21]の研究である（Fig17）。40本の小臼歯に左の写真にあるような5種類の形成を行って、二ケイ酸リチウムにてオクルーザルベニアを製作し、破壊強度を比較した実験である。Type Oは咬合面を0.7mm～1.0mm削除しただけのテーブルトップデザインのラミネートベニアである。Type OFはさらに口蓋側軸面を0.5mm形成したもの、Type POFは先ほどの形成に近心面または遠心面を追加したもの、Type POFPは咬合面、口蓋側と近心・遠心面の両方も形成したもの、そして最後が通常のクラウン形成である。

　結果としてはすべてのオクルーザルベニアがクラウン形成のものより高い破壊抵抗性を示し、また形成デザインの違いが破壊強度に影響を及ぼすこともわかった。この実験より、修復装置の軸面の数が増加するに従って破壊抵抗が低下し、修復装置の最大応力が増加することが明らかとなった。そして形成が複雑になるほど強度が下がるという傾向があることがわかった（Fig18）。

　続いてオクルーザルベニアのフィニッシュライン形態について見ていきたいと思う。こちらはエジプト、カイロ大学のEmam Zらの研究[22]（Fig19）であるが、咬合面に最小限の形成だけを行ったラミネートベニアと周辺部にシャンファー形成

The Classifications of Posterior Laminate Veneer Tooth Preparation

4つの形成デザインを施したニケイ酸リチウムのオクルーザルベニアの破壊強度と破壊様相を比較検討した実験

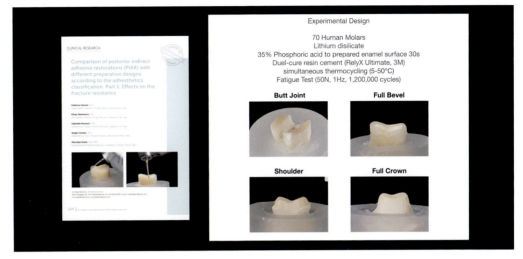

Fig22　Ferraris Fらの研究（本図は参考文献24を基に作図）。

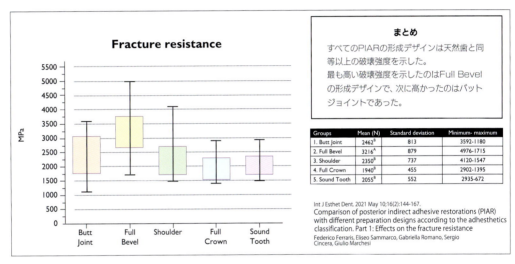

Fig23　Fig22の研究結果（本図は参考文献24を基に作図）。

セラミック修復治療において一般的によく用いられるフィニッシュラインの形態

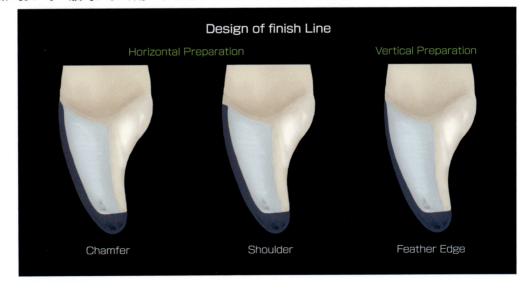

Fig24　セラミック修復治療において一般的によく用いられるフィニッシュラインの形態。

Chapter 6

ナイフエッジとラージシャンファーにおける破壊強度と破壊様相を評価した実験

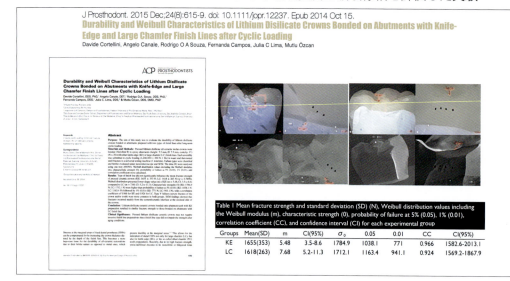

Fig25 薄いナイフエッジと厚いラージシャンファーの2つのフィニッシュライン形態のニケイ酸リチウム製クラウンをエポキシ模型に接着し、その破壊強度と破壊様相をSEMにて評価した文献(本図は参考文献26を基に作図)。

ナイフエッジとラージシャンファーにおける破壊強度と破壊様相を評価した実験のまとめ

Conclusions

Pressed lithium disilicate ceramic crowns bonded onto teeth with a KE finish line resulted in nonsignificant fracture strength and Weibull moduli compared to those bonded on teeth with a LC finish line after long-term cyclic loading.

Accordingly, such ceramic crowns may not necessitate invasive finish line preparations to ensure their adhesion on enamel.

Fig26 参考文献26のまとめ。実験の結果としては破壊強度とワイブル係数、どちらも2つのプレパレーションデザインの間で有意差がみられなかった。

を行ったラミネートベニアの破壊強度とマージン適合精度を比較している。

　結果としてはどちらのマージン形態も推奨破壊強度以上の強度を示し、有意差はみられなかった。適合精度においても、いずれも許容範囲内のギャップであり、有意差がなかったことから、形成デザインの違いはマージナルギャップ、破壊強度に影響を及ぼさないという結果となった(Fig20)。

　イタリアのトリエスタ大学のAngerame Dら[23]も同様の実験を行っている。フィニッシュラインがラウンドエンドショルダーのラミネートベニアとシャンファーのラミネートベニアの破壊強度とマージナルギャップを比較した実験である。結果としてはこちらもまったく同じで両者に違いはなく、どちらの形成デザインも良好な結果を示している(Fig21)。

　プレパレーションデザインに関しては、ダイレクトボンディングで有名なイタ

リアのFerraris Fら[24]による良質な研究がある。こちらの実験は、70本の大臼歯にそれぞれ、バットジョイント、フルベベル、ショルダー、フルクラウンの4つの形成デザインを施した二ケイ酸リチウムのオクルーザルベニアの破壊強度と破壊様相を比較検討したものである（Fig22）。Fig23のグラフのいちばん右の紫色のバーが天然歯だが、すべての形成デザインは天然歯と同等以上の強度を示した。中でもFull Bevelの形成デザインがもっとも高い強度を示している。そして次に高い強度を示したのはバットジョイントであった。このことより、形成デザインとしてはできるだけMinimalな形成が望ましく、また辺縁部にエナメル接着のカラーを設けることが好ましいことがわかった。エナメルカラーを設けることで修復装置に加わる力を歯軸方向へと転換するとされている。

　セラミック修復治療において一般的によく用いられるフィニッシュラインの形態はシャンファーやショルダーである（Fig24）。削除量により、ディープシャンファーやライトシャンファーなど、多少名称が変わることがあるが、シャンファーもショルダーも辺縁部に一定のマテリアルの厚みを取るための形成デザインである。

　すでに述べたとおり、筆者が現在修復装置軸面に最適であると考えているラミネートベニアのフィニッシュライン形態は、フェザーエッジである。2013年にイタリアのLoi I[25]が発表した「BOPT」のバーティカルプレパレーションは、シャンファーやショルダーのように水平的なフィニッシュラインを付与しないバーティカルプレパレーションとよばれるものであり、エナメル質と歯のメカニカルプロパティの保存に適したフィニッシュライン形態ではないかと考えている。それでは、トゥースフレスチャーコントロール、バイオメカニクス、修復装置の厚みとフィニッシュラインの形態の点から最適な形成デザインについて検証していきたいと思う。まずはDesign of Finish Line（フィニッシュラインの形態）についてみていきたい。Fig25に示す文献[26]は、薄いナイフエッジと厚いラージシャンファーの2つのフィニッシュライン形態の二ケイ酸リチウム製クラウンをエポキシ模型に接着し、その破壊強度と破壊様相をSEMにて評価した文献である。実験の結果としては破壊強度とワイブル係数、どちらも2つのプレパレーションデザインの間で有意差がみられなかった（Fig26）。このことから、セラミッククラウンによる補綴治療においては、エナメル質に対して侵襲性のあるフィニッシュラインの形成は必要ではないかもしれない、という結論であった。

　では次に、先ほどの模型での実験と同じような薄いフェザーエッジ形成のクラウンを、実際の口腔内（臼歯部）に装着した臨床実験ではどのような結果になるであろうか。Fig27に示す文献[27]は、イタリアの歯科医師が、335名の患者に対し、二ケイ酸リチウムをプレスして製作された627本の単冠モノリシッククラウンを装着して、その後最長12年間のフォローアップを行った、多施設共同の後ろ向き調査である。その結果としては、薄いフェザーエッジのクラウンを臼歯部に用いた場合でも、約98％のサバイバルレートを記録した（Fig27 and 28）。これは、薄

Chapter 6

335名、627本の単冠モノリシッククラウンを装着して最長12年のフォローアップを調査した文献

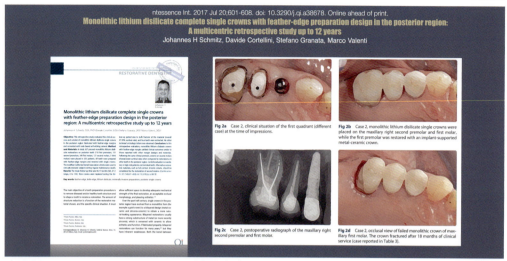

Fig27　335名の患者に対し、ニケイ酸リチウムをプレスして製作された627本の単冠モノリシッククラウンを装着して、その後最長12年間のフォローアップを行った、多施設共同の後ろ向き調査（本図は参考文献27を基に作図）。

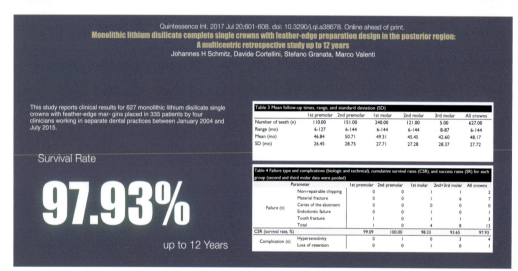

Fig28　Fig27の結果としては、薄いフェザーエッジのクラウンを臼歯部に用いた場合でも、約98％のサバイバルレートを記録した（本図は参考文献27を基に作図）。

い形成デザインを用いることでエナメル質が温存され、接着に対して有利な条件となっていること、そしてマテリアルの厚みが薄い場合でもエナメル質と強固に接着することで一体化して、高い機械的特性を発揮することが示されていると考えられる。この文献以外にも同様の結果を示す研究データは存在し[28, 29]（Fig29）、フィニッシュラインの形態に関してはあくまで辺縁部のマテリアルの厚さを確保することが目的であり、形態そのものにはあまり関連性がないのではないかと推測される。しかし、前述したGierthmuehlen PC[16]やSasse M[17]の研究が示すように、臼歯部オクルーザルベニアについては、マテリアルの最低厚みは存在し、セラミックにおいては0.7～1.0mm、ポリマー系材料においてはそれよりもやや薄くすることが臨床上可能であろうと筆者は考える。ただし機能面（垂直加圧、作業側機能咬頭、干渉時の作業側非機能咬頭など）については、トゥースフレスチャー

薄いフェザーエッジのクラウンのサバイバルレートは高いとする論文

Survival Rates
Lithium Disilicate Crowns with Feather Edge Preparation

96.1% after 9 Years
Valenti M, et al. 2015

99.6% after 3 Years
Cortellini D, et al. 2012

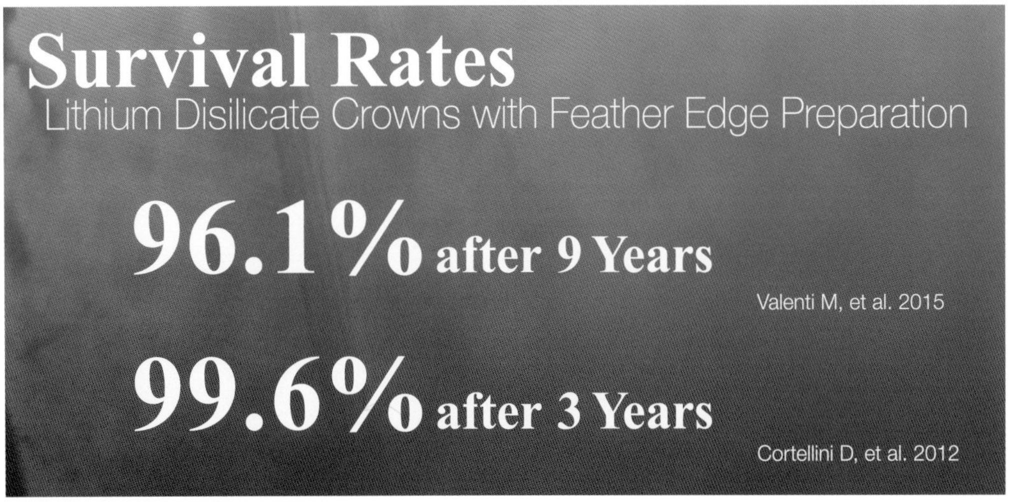

Fig29 参考文献26のほかにも、薄いフェザーエッジのクラウンのサバイバルレートは高いとする論文が存在する[28,29]。

コントロールやバイオメカニックス、残存するエナメル質の量などを考慮しマテリアル厚みを調整する必要がある症例も存在するので注意しなければならない。ただし臼歯においても、Schmitz JHら[27]の後ろ向き研究にもあるように、オクルーザルベニアの機能面から離れ軸面を歯頚側に下ろしてゆく場合、歯頚側に近付くほど軸面フィニッシュライン形態についてはフェザーエッジ、エッジレスまたはエッジレスシャンファーなどの垂直的なフィニッシュラインデザインとすることが可能なのではないかと推測される。

Chapter 6

臼歯オクルーザルベニアの形成の分類

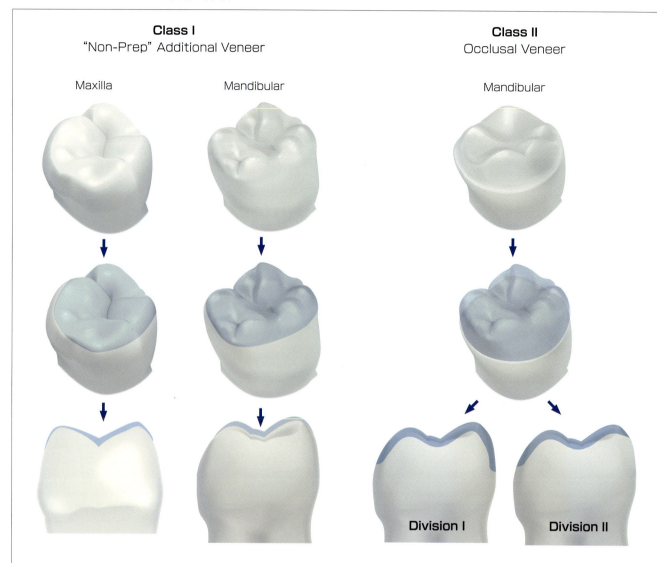

Fig30　臼歯オクルーザルベニアの形成の分類（上顎第一大臼歯および下顎第一大臼歯）。

❖ 2．臼歯オクルーザルベニアの形成の分類

　　臼歯オクルーザルベニアを残存歯質量と修復装置軸面数を柱に系統立てて分類したFig30と、分類に沿った症例をいくつか紹介する（Fig31 to 33）。
　　オクルーザルベニアのプレパレーションデザインにおいては、残存歯質量と修復装置の軸面数を意識し、最大限にエナメル質を保存することを念頭に置くことが第一であるが、実際の臨床では再治療の症例が多く、どの段階で術者が関与するかによっても選択は変わってくる。これを踏まえ、筆者がクラシフィケーションを行った6種類のプレパレーションデザインについて述べていきたい。

The Classifications of Posterior Laminate Veneer Tooth Preparation

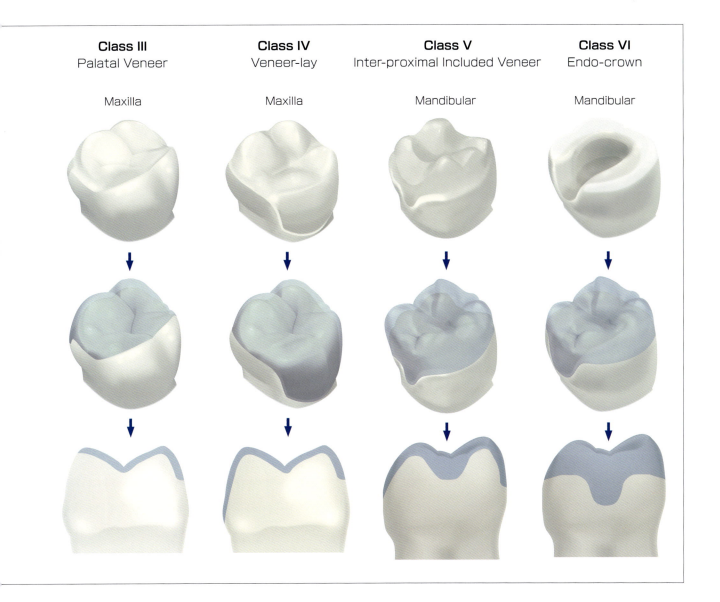

1) Class I : "Non-Prep" Additional Veneer

　まずClass I は、いわゆるノンプレップのアディショナルベニアである（Fig31）。ここではとくに、プレスセラミックスが適していると思われる。また、ここで筆者はエナメル質の保存を強調する意味からあえて「ノンプレップ」という用語を用いているが、実際には確実な接着を得るために、エナメル小柱が露出していない場合（Aprismatic Enamel）には表面の粗造化が必要であり、歯面にまったく触れないという意味ではないことに留意されたい。また、ベニアの内面適合の観点からも、接着に影響する表面性状や強い凹凸のある面は平滑化しておくことが望ましい。また、筆者自身も可及的に薄いノンプレップベニアを追求した時期もあったが、それぞれの材質に必要な確保すべき厚みがあることは事実であり、さらに

Chapter 6

下顎のClass I 症例

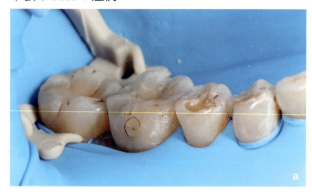
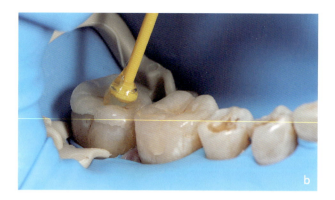
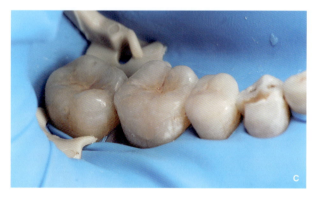

Fig31a to c　下顎のClass I 症例。aに術前の状況、bに装着時の状況、およびcに装着後の状態を示す（歯科技工担当：松本神也氏〔まつもと製作所〕）。

下顎のClass II 症例

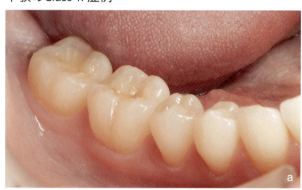
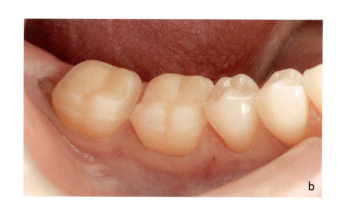
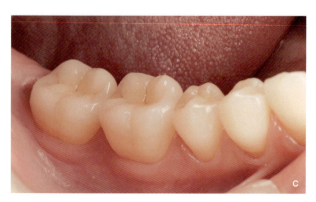

Fig32a to c　下顎のClass II 症例。aに術前の状況、bに支台歯形成の状況、およびcに装着後の状態を示す（歯科技工担当：片岡繁夫氏〔大阪セラミックトレーニングセンター〕）。

The Classifications of Posterior Laminate Veneer Tooth Preparation

下顎のClass V症例

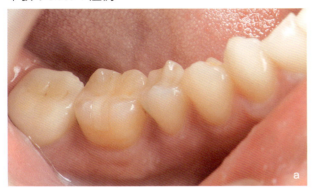
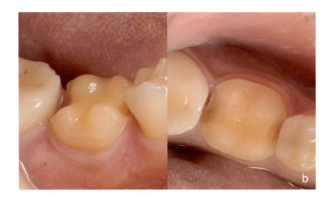
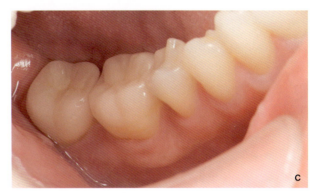

Fig33a to c　下顎のClass V症例。aに術前の状況、bに支台歯形成の状況、およびcに装着後の状態を示す(筆者自身がCERECシステム〔デンツプライシロナ〕にて製作)。

極薄のラミネートベニアの辺縁はよりいっそう薄くなるために、ノンプレップベニアの応用には患者の咬合の状態も含めた検討が必要であるといえる(グラインディングの強い患者などでは辺縁のチッピングを経験することがある)。

2) Class II：Occlusal Veneer (Division I and II)

　続くClass IIは、いわゆるオクルーザルベニアの形態である(Fig32)。隣接面のインレー形成などが行われておらず、新たに形成できる場合にはこうした咬頭を温存した形態を付与する。筆者は当初、Fig30に示すClass II Division Iのような頬側咬頭と舌側咬頭もいずれも被覆するような形態としていたが、非機能側咬頭の干渉などがない場合にはClass II Division IIのようにバットジョイントとすることも有用であると考える。

3) Class III：Palatal Veneer

　Class IIIは、上顎のパラタルベニアである。こちらは、上述のClass IIのDivision IIを考案した際と同様の経緯で、可及的な歯質の保存を意図し、頬側面や非機能咬頭の削除・被覆を避けるように考案したものである。経験的に、薄い頬側咬頭を残してアンレーを装着したような場合にも破折することは少ないこともあり、とくに審美的な要求が低い場合にはこうした形態を選択している。なお

症例により、機能咬頭の部分をどれだけ延長するかは考慮されるべきである。たとえば、咬合面に残存するエナメル質が少ないような場合には延長することで接着面積を確保するという戦略も考えられる。

4）Class Ⅳ：Veneer-lay
Class Ⅳはいわゆる「ベニアレイ」であり、Class Ⅲの形態を基にしつつ、小臼歯や第一大臼歯部で審美的要求が高いような場合に選択する。

5）Class Ⅴ：Inter-proximal Included Veneer
Class Ⅴは、大臼歯部の治療ですでに隣接面を含むボックス形成などが行われている場合などに選択する、隣接面を含むベニア形態（Inter-proximal Included Veneer）である。Fig30中では近遠心ともに形成されたものを示しているが、近心のみ、遠心のみという場合も当然考えられる。いずれの場合でも、事前にボックス形成されていた部分に対しては隅角に丸みを付与し、オールセラミック修復にとって適した形態とすることが推奨される。また、できるだけ咬頭の部分の歯質は保存に努める。実際の症例をFig33に示す。6⏋のセラミックインレーの破折と二次う蝕のために再治療となったもので、既存のボックス形成部に丸みを付与し、咬頭部はできるだけ温存し、インレーが装着されていた部分の窩底から軸面にかけての内側角にもできるかぎり丸みを付与した。

6）Class Ⅵ：Endo-crown
そしてClass Ⅵは、エンドクラウンの形態である。失活歯に対し、全部被覆のクラウン形態を付与することは歯質の大幅な喪失につながることから、症例によってはこうしたエンドクラウンを積極的に選択し、歯質を保全することも重要である。また、このClass Ⅵでは、辺縁部にロングベベルを付与し、応力を歯軸方向に分散させるとともに接着面積を増加させることが長期的な安定につながると考えられる。

❖本項のまとめ

Fig34が、オクルーザルベニアの文献的な検証を行い臼歯ベニアの推奨されるプレパレーションデザインを考察したまとめとなる。

・セラミック修復装置の最小厚さは0.7〜1.0mmとする。0.7mm以下の場合はハイブリッド系またはポリマー系の材料を選択する。
・接着面はエナメル質接着となるように心がける。象牙質が露出した場合はIDSを行う。

The Classifications of Posterior Laminate Veneer Tooth Preparation

臼歯ベニアの推奨されるプレパレーションデザインを考察したまとめ

Conclusion
Requirements for Minimally Invasive Occlusal Veneer Restorations

- セラミック修復装置の最小厚さは0.7〜1.0mmとする。0.7mm以下の場合はハイブリッド系またはポリマー系の材料を選択する。
- 接着面はエナメル質接着となるように心がける。象牙質が露出した場合はIDSを行う。
- 接着面のエナメル質についてはセレクティブエッチングを行う。象牙質はセルフエッチングを行う。
- 修復装置の材料は、ガラスセラミック、ジルコニア、ハイブリッド系、ポリマー系などが選択できる。臨床的にはニケイ酸リチウムが第一選択と考えられる。PICNにも期待がもてる。
- 歯質削除量はできるだけ少なくする。
- 形成デザインについてはできるかぎり単純な形態のほうが良い。
- 修復装置の辺縁はエナメルカラーとなるようにすること。

Fig34 オクルーザルベニアの文献的な検証を行い臼歯ベニアの推奨されるプレパレーションデザインを考察したまとめ。

平均的な日本人ヒト第一大臼歯のエナメル質の厚み

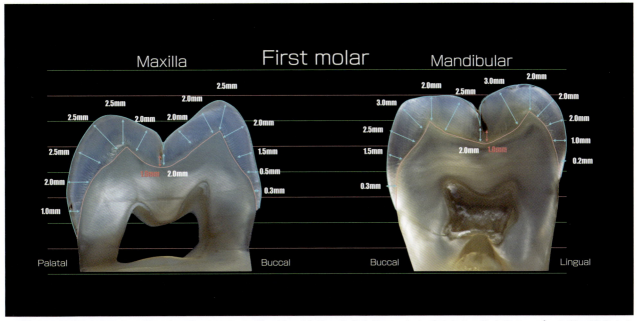

Fig35 平均的な日本人ヒト第一大臼歯のエナメル質の厚み(本図は参考文献30、および日本人の抜去歯サンプルを基に筆者と山本尚吾氏〔歯科技工士, Re-Enamel〕が導き出した数値)。

- 接着面のエナメル質についてはセレクティブエッチングを行う。象牙質はセルフエッチングを行う。
- 修復装置の材料はガラスセラミック、ジルコニア、ハイブリッド系、ポリマー系などが選択できる。臨床的にはニケイ酸リチウムが第一選択と考えられる。PICNにも期待がもてる。
- 歯質削除量はできるだけ少なくする。Tooth Structureを残すことが臨床的にも良い結果をもたらす。

Chapter 6

筆者が考案したオクルーザルベニアのための形成デザインと支台歯形成量

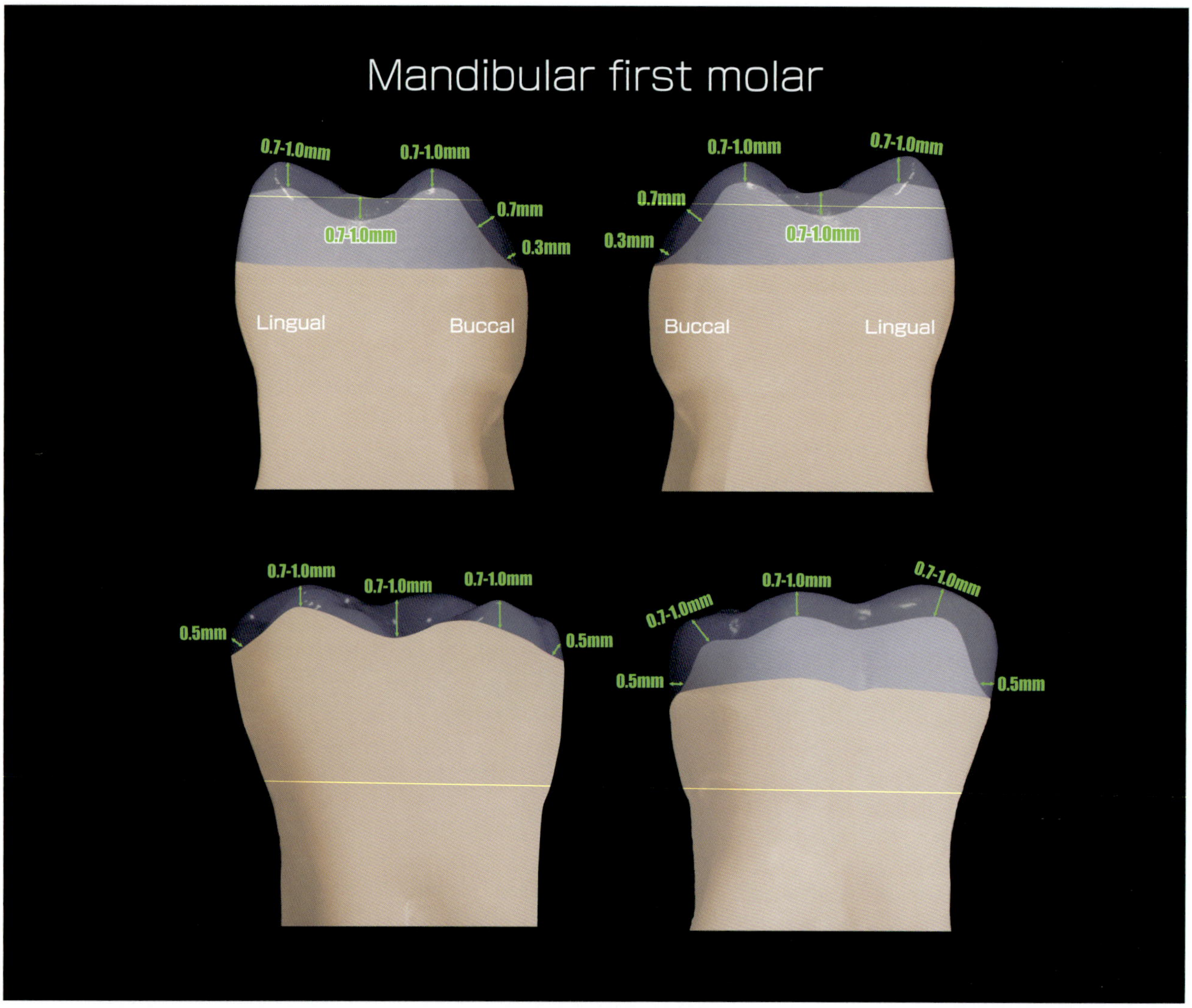

Fig36 大臼歯オクルーザルベニアにおける文献検索、またこれらに加えて機能時のバイオメカニックスやトゥースフレスチャーコントロール、日本人の下顎第一大臼歯の解剖学的天然歯エナメル質の厚みなどを考慮し、筆者が考案したオクルーザルベニアのための形成デザインと支台歯形成量を示す（山本尚吾氏〔歯科技工士，Re-Enamel〕の協力による）。

・形成デザインについてはできる限り単純な形態のほうが良い。
・修復装置の辺縁はエナメルカラーとなるようにすること。

　ここで、Fig35に平均的な日本人ヒト第一大臼歯のエナメル質の厚みを示す[30]。また、Fig36に、大臼歯オクルーザルベニアにおける文献検索、またこれらに加えて機能時のバイオメカニックスやトゥースフレスチャーコントロール、日本人の下顎第一大臼歯の解剖学的天然歯エナメル質の厚みなどを考慮し、筆者らが考案したオクルーザルベニアのための形成デザインと支台歯形成量を示す。頬側マージンはライトシャンファーであるが、この頬側マージンを軸面歯肉側方向に

The Classifications of Posterior Laminate Veneer Tooth Preparation

上顎：Class IIIのパラタルラミネートベニア、下顎：Class II Division IIのオクルーザルベニアの形成サンプル

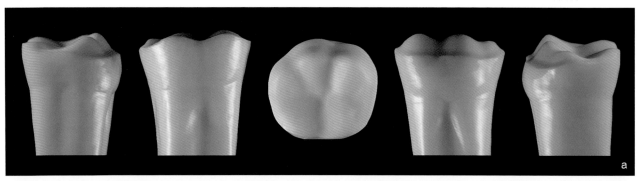

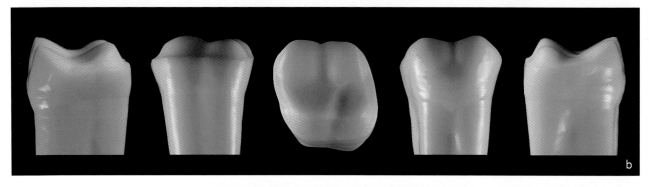

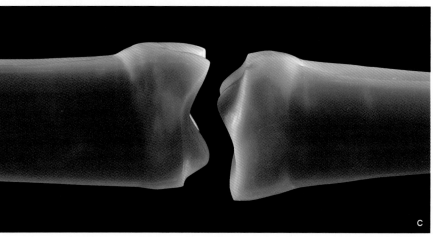

Fig37a to c　Fig36を基に、天然歯をスキャンして製作した3Dプリント模型（上顎第一大臼歯および下顎第一大臼歯）を支台歯形成したサンプルを示す。上顎はClass IIIのパラタルラミネートベニア、下顎はClass II Division IIのオクルーザルベニアである。

延長した場合は、前述したようにフェザーエッジ、エッジレスまたはエッジレスシャンファーなどの適用を選択することも可能と考える。また、日本人ヒト第一大臼歯の平均的なエナメル質の厚みが示すように、機能咬頭外斜面においてはある程度のマテリアル厚みは重要と考える。

　舌側咬頭においては、機能時に干渉のない場合においてはHuang X[21]やFerraris F[24]の研究にもあるように、できるだけシンプルなデザインとするためにロングベベルを与えたバットジョイントとし、とくにシャンファーなどの辺縁形成は付与していない。ただし、作業側機能時に非機能咬頭の干渉があるような症例において

は咬頭を被覆し、マテリアル厚みを十分に確保することも必要と考える。また、裂溝部分についてであるが、Magne P[10]の大臼歯機能時のバイオメカニックスの有限要素解析によると、大きなストレスがかかっている。しかし、Fig35に示すように天然歯の裂溝は深い。補綴装置のグルーブを深くすれば裂溝部の歯質削除量は当然多くなり、エナメル質の範囲を超えることも考えられるため、MIを考慮したオクルーザルベニアの製作においては深い裂溝を補綴装置に付与することは、筆者らは推奨していない。

　よって、基本的なオクルーザルベニアのデザインとしては、上顎では分類でいうところのClass Ⅲのパラタルベニア、下顎ではClass Ⅱ Division Ⅱのオクルーザルベニアを筆者らは推奨する。このことが、より低侵襲かつbio mimeticのコンセプトに沿ったラミネートベニア修復につながる。ただし、すでに支台歯形成が行われていたり、歯面にダメージがあるような症例では、今回示したクラシフィケーションに沿ってデザインを変えていく必要もある。Fig37に、天然歯をスキャンして３Ｄプリンティングした模型を、上顎はClass Ⅲ、下顎はClass Ⅱ Division Ⅱの形態で支台歯形成したサンプルを示す。

　なお、本項の執筆にあたり、いつも筆者の研究や症例発表をサポートしてくださる山本恒一氏(歯科医師・スマイルプランやまもと歯科クリニック)と、歯科技工士の立場からの助言を与えてくださる山本尚吾氏(歯科技工士・Re-Enamel)に深謝申し上げる。

参考文献

1. Willems G, Lambrechts P, Braem M, Celis JP, Vanherle G. A classification of dental composites according to their morphological and mechanical characteristics. Dent Mater. 1992 Sep；8(5)：310-9.
2. Rawlinson A, Winstanley RB. The management of severe dental erosion using posterior occlusal porcelain veneers and an anterior overdenture. Restorative Dent. 1988 Feb；4(1)：10, 14-6.
3. Magne P, Belser UC. Porcelain versus composite inlays/onlays: effects of mechanical loads on stress distribution, adhesion, and crown flexure. Int J Periodontics Restorative Dent. 2003 Dec；23(6)：543-55.
4. Tyas MJ, Anusavice KJ, Frencken JE, Mount GJ. Minimal intervention dentistry--a review. FDI Commission Project 1-97. Int Dent J. 2000 Feb；50(1)：1-12.
5. Edelhoff D, Sorensen JA. Tooth structure removal associated with various preparation designs for posterior teeth. Int J Periodontics Restorative Dent. 2002 Jun；22(3)：241-9.
6. Fradeani M, Barducci G, Bacherini L, Brennan M. Esthetic rehabilitation of a severely worn dentition with minimally invasive prosthetic procedures (MIPP). Int J Periodontics Restorative Dent. 2012 Apr；32(2)：135-47.
7. Vailati F, Belser UC. Classification and treatment of the anterior maxillary dentition affected by dental erosion: the ACE classification. Int J Periodontics Restorative Dent. 2010 Dec；30(6)：559-71.
8. Magne P, Douglas WH. Cumulative effects of successive restorative procedures on anterior crown flexure: intact versus veneered incisors. Quintessence Int. 2000 Jan；31(1)：5-18.
9. Magne P, Belser UC. Rationalization of shape and related stress distribution in posterior teeth: a finite element study using nonlinear contact analysis. Int J Periodontics Restorative Dent. 2002 Oct；22(5)：425-33.
10. Magne P, Cheung R. Numeric simulation of occlusal interferences in molars restored with ultrathin occlusal veneers. J Prosthet Dent. 2017 Jan；117(1)：132-37.
11. Guess PC, Selz CF, Steinhart YN, Stampf S, Strub JR. Prospective clinical split-mouth study of pressed and CAD/CAM all-ceramic partial-coverage restorations: 7-year results. Int J Prosthodont. 2013 Jan-Feb；26(1)：21-5.
12. Ozyoney G, Yan Koğlu F, Tağtekin D, Hayran O. The efficacy of glass-ceramic onlays in the restoration of morphologically compromised and endodontically treated molars. Int J Prosthodont. 2013 May-Jun；26(3)：230-4.
13. Archibald JJ, Santos GC Jr, Moraes Coelho Santos MJ. Retrospective clinical evaluation of ceramic onlays placed by dental students. J Prosthet Dent. 2018 May；119(5)：743-8.e1.
14. Edelhoff D, Güth JF, Erdelt K, Brix O, Liebermann A. Clinical performance of occlusal onlays made of lithium disilicate ceramic in patients with severe tooth wear up to 11 years. Dent Mater. 2019 Sep；35(9)：1319-30.
15. Malament KA, Margvelashvili-Malament M, Natto ZS, Thompson V, Rekow D, Att W. 10.9-year survival of pressed acid etched monolithic e.max lithium disilicate glass-ceramic partial coverage restorations: Performance and outcomes as a function of tooth position, age, sex, and the type of partial coverage restoration (inlay or onlay). J Prosthet Dent. 2021 Oct；126(4)：523-32.
16. Gierthmuehlen PC, Jerg A, Fischer JB, Bonfante EA, Spitznagel FA. Posterior minimally invasive full-veneers: Effect of ceramic thicknesses, bonding substrate, and preparation designs on failure-load and -mode after fatigue. J Esthet Restor Dent. 2022 Jan；34(1)：145-53.
17. Sasse M, Krummel A, Klosa K, Kern M. Influence of restoration thickness and dental bonding surface on the fracture resistance of full-coverage occlusal veneers made from lithium disilicate ceramic. Dent Mater. 2015 Aug；31(8)：907-15.
18. Ioannidis A, Mühlemann S, Özcan M, Hüsler J, Hämmerle CHF, Benic GI. Ultra-thin occlusal veneers bonded to enamel and made of ceramic or hybrid materials exhibit load-bearing capacities not different from conventional restorations. J Mech Behav Biomed Mater. 2019 Feb；90：433-40.
19. Maeder M, Pasic P, Ender A, Özcan M, Benic GI, Ioannidis A. Load-bearing capacities of ultra-thin occlusal veneers bonded to dentin. J Mech Behav Biomed Mater. 2019 Jul；95：165-71.
20. Johnson AC, Versluis A, Tantbirojn D, Ahuja S. Fracture strength of CAD/CAM composite and composite-ceramic occlusal veneers. J Prosthodont Res. 2014 Apr；58(2)：107-14.
21. Huang X, Zou L, Yao R, Wu S, Li Y. Effect of preparation design on the fracture behavior of ceramic occlusal veneers in maxillary premolars. J Dent. 2020 Jun；97：103346.
22. Emam Z, Nada A. Influence of Different Materials and Preparation Designs on Marginal Adaptation and Fracture Resistance of CAD/CAM Fabricated Occlusal Veneers. Egyptian Dental Journal 2020；66：439-52.
23. Angerame D, De Biasi M, Agostinetto M, Franzò A, Marchesi G. Influence of preparation designs on marginal adaptation and failure load of full-coverage occlusal veneers after thermomechanical aging simulation. J Esthet Restor Dent. 2019 May；31(3)：280-9.
24. Ferraris F, Sammarco E, Romano G, Cincera S, Marchesi G. Comparison of posterior indirect adhesive restorations (PIAR) with different preparation designs according to the adhesthetics classification. Part 1: Effects on the fracture resistance. Int J Esthet Dent. 2021 May 10；16(2)：144-67.
25. Loi I, Di Felice A. Biologically oriented preparation technique (BOPT): a new approach for prosthetic restoration of periodontically healthy teeth. Eur J Esthet Dent. 2013 Spring；8(1)：10-23.
26. Cortellini D, Canale A, Souza RO, Campos F, Lima JC, Özcan M. Durability and Weibull Characteristics of Lithium Disilicate Crowns Bonded on Abutments with Knife-Edge and Large Chamfer Finish Lines after Cyclic Loading. J Prosthodont. 2015 Dec；24(8)：615-9.
27. Schmitz JH, Cortellini D, Granata S, Valenti M. Monolithic lithium disilicate complete single crowns with feather-edge preparation design in the posterior region: A multicentric retrospective study up to 12 years. Quintessence Int. 2017 Jul 20：601-608. doi: 10.3290/j.qi.a38678. Epub ahead of print.
28. Valenti M, Valenti A. Retrospective survival analysis of 110 lithium disilicate crowns with feather-edge marginal preparation. Int J Esthet Dent. 2015 Summer；10(2)：246-57.
29. Cortellini D, Canale A. Bonding lithium disilicate ceramic to feather-edge tooth preparations: a minimally invasive treatment concept. J Adhes Dent. 2012 Feb；14(1)：7-10.
30. 諏訪元. ヒト永久歯のエナメル質厚さとエナメル象牙境形状の三次元形態解析 科学研究費助成事業 2004年度実績報告書. 東京：日本学術振興会. 2004.

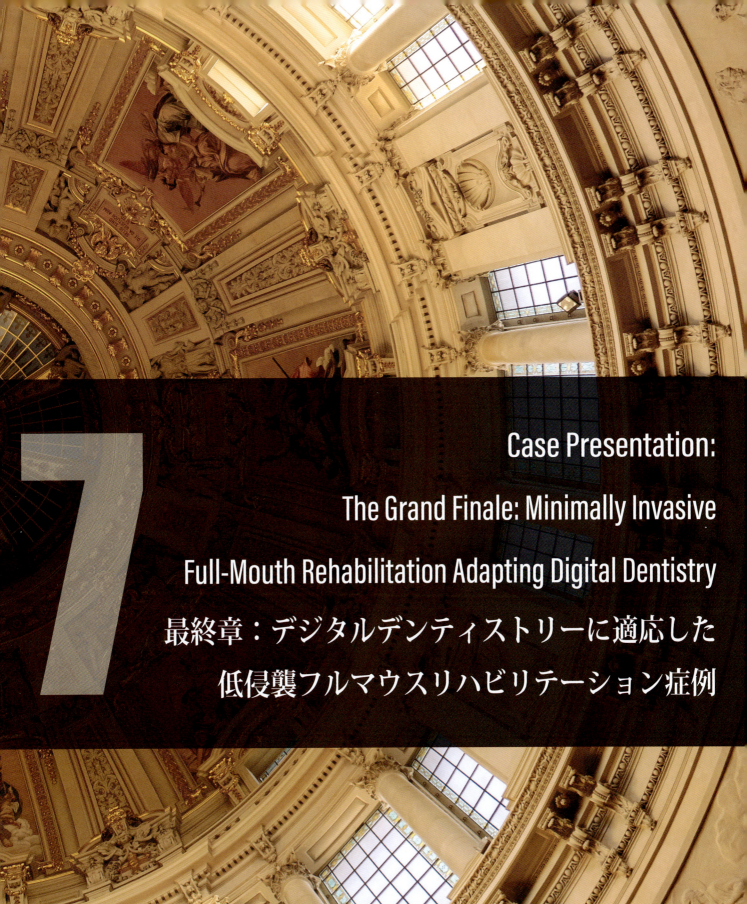

7

Case Presentation:

The Grand Finale: Minimally Invasive

Full-Mouth Rehabilitation Adapting Digital Dentistry

最終章：デジタルデンティストリーに適応した
低侵襲フルマウスリハビリテーション症例

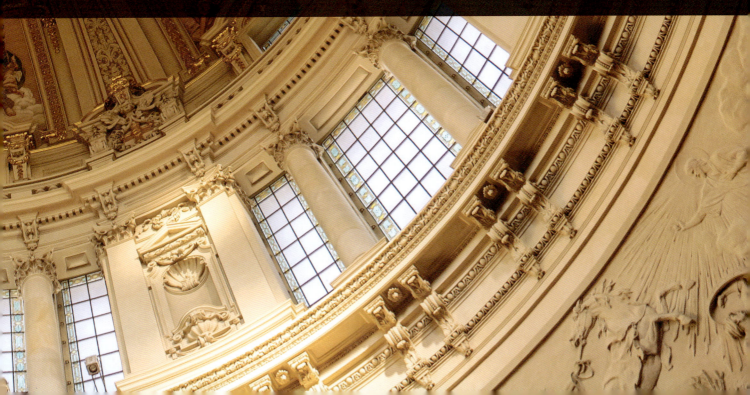

Chapter 7

Case Presentation:
The Grand Finale: Minimally Invasive Full-Mouth Rehabilitation Adapting Digital Dentistry

最終章：デジタルデンティストリーに適応した低侵襲フルマウスリハビリテーション症例

❖ 1. はじめに

1）最終章によせて

　本書は、筆者の20年以上におよぶラミネートベニアに関する臨床と研究について、過去・現在・そして未来を意識しながら執筆したものである。本項では、本書の最終章を迎えるにあたり、以下に掲げる症例を選択した理由を述べてみたい。

　本症例は、米国版「QDT」の2018年度版の巻頭を飾ったものとして、非常に思い入れの深いケースである。本書でこれまで示してきたとおり、前歯部唇面の審美性を回復させるという目的で臨床応用が開始されたラミネートベニアは、すでにクラシフィケーションとして示したように前歯・臼歯のいずれにも適用できることは明らかとなった。そして製作法も進化し、耐火模型法からプレステクニック、そして現在ではCAD/CAMを用いたデジタルラミネートベニアも十分に活用できる時代が到来している。こうした状況から、従来は侵襲が大きくなりがちであったフルマウスリコンストラクションにもラミネートベニアが応用可能であることを確信し、全顎的な修復治療が必要となった酸蝕症例に挑んだものである。

　筆者はこれまでに複数回、米国版「QDT」誌上で症例を発表させていただいてきたが、巻頭を飾ったのはこれが初めてであった。日頃から、世界最先端の審美・技工について学ばせていただいている「QDT」の中で、筆者のラミネートベニアを用いたフルマウスリコンストラクションというテーマが巻頭に選ばれたことはたいへん光栄であり、その決断に対して敬意と謝意を表しつつ、ここに再録したい。顎顔面全体の調和を図り、全身の健康にも関与するフルマウスリコンストラクションをより低侵襲に行うことは、歯科の社会貢献としても大きな意味をもつ。また、いかにMIコンセプトが進化しようとも、間接法による補綴・修復のニー

ズが失われることは決してない。筆者は今後とも、補綴・修復の第一選択肢としてラミネートベニアを応用した症例を提示し、ラミネートベニアのアドバンテージを追求していきたいと考えている。

❖ 2. 本章の概要

1）デジタルデンティストリーへのパラダイムシフトの中で

　近年、修復治療においては"Retention & Resistance"という長期既存の概念から脱却し、Minimal Intervention（MI）という原則の浸透が世界的に顕著である。それは接着技術の進歩や歯のバイオメカニクスの解明によるということのみならず、修復治療が目指すべきゴールは本質的に生体模倣（バイオミメティック、バイオエミュレーション）にあるという治療プロトコールのアップデートにほかならない[1]。前歯においては2002年にMagne PらがBPR（Bonded Porcelain Restorations）の適応症を拡大整理して以来[2]、筆者を含め数々の臨床家がそれらの予後良好な経過症例を発表している[3,4]。その後、臼歯においても侵襲的なクラウン修復を避けMIに立脚した直接および間接法の接着修復がMagne P[5,6]、Dietschi D[7]らにより研究され行われるに至った。その結果Duarte S[8]、Fradiani M[9]、Vailati F[10]、Okawa M[11]など多くの研究者・臨床家により低侵襲フルマウスリハビリテーションの症例報告がなされている。そして、さらに良好な結果を得るためのクリニカルワークフローやマテリアルなどがアップデートされ続けている[12]。さらに筆者はMI修復治療の各ステップにマイクロスコープを用いることによりテクニカルエラーを可及的に防止し臨床的に良好な結果を得ている[13]。

　また現在、デジタルデンティストリーへのパラダイムシフトの中で、低侵襲フルマウスリハビリテーションのコンベンショナルワークフローに、どのようにしてデジタルデンティストリーを有効的に融合させる[14]ことができるかが重要なディスカッションポイントとなってきている。今回、これらを踏まえて低侵襲フルマウスリハビリテーションの酸蝕症治療症例を通してさまざまな考察をしたので報告したい。

❖ 3. 間接法MI修復治療における臨床的到達点

1）デジタル以前に施術したラミネートベニア症例から

　前述したように筆者はMI修復治療にマイクロスコープを用いることにより良好な臨床的予後を得ているため、前歯ラミネートベニアの一症例を紹介したい。とくに修復装置の歯肉縁上マージンは9年長期経過時においても術直後と比較して安定しており辺縁漏洩やチッピングなどによるマージン部の変色は認められな

Chapter 7

間接法MI修復治療における臨床的到達点（Chapter 2 より再掲）

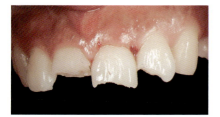
Fig 1　破折 4 前歯術前。

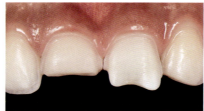
Fig 2　破折歯支台歯形成。

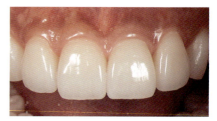
Fig 3　修復治療終了後。

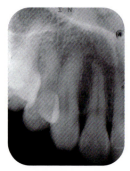
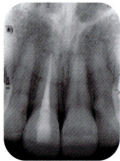
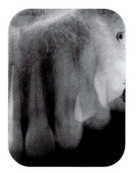

Fig 4　術後 3 年経過時デンタルエックス線写真。エックス線造影性接着性レジンセメントを使用しているにもかかわらず支台歯と修復装置間のギャップはほとんど認められない。

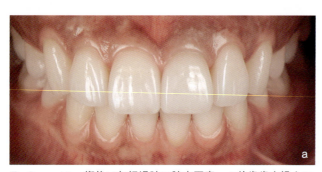
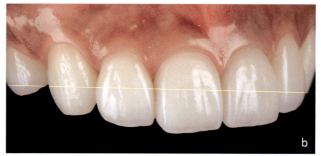

Fig 5 a and b　術後12年経過時口腔内写真。4 前歯歯肉縁上マージンに変色はみられない。

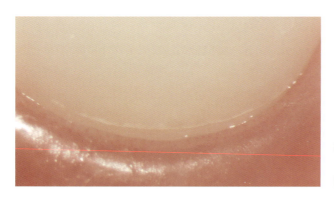

Fig 6　術後12年経過時、歯肉縁上マージンのマイクロスコープによる拡大像。術直後と比較して歯肉縁上マージンにおいて臨床的変化は認められない。

い。この症例に限らずマイクロスコープの拡大視野下において精密治療を行ったBPR（Bonded Porcelain Restorations）およびBCR（Bonded Ceramic Restorations）修復において、マージンをエナメル質内に設定し、また修復歯のたわみが少なく、かつ修復歯に過度の咬合力がかかっていない症例においては本症例と同じように中長期的経過において歯肉縁上マージンの変色が認められない症例が多くみられ

る（Fig 1 to 6）。
　筆者は本症例の修復治療当時、デジタルデンティストリーとは無縁であったが、ある意味マイクロデンティストリーは拡大視野のもと、修復治療に高い精密性をもたらしテクニカルエラーを防止するという意味においてコンベンショナルデンティストリーとは一線を画すものと考える。それにより術者には歯科治療のクオリティーに対して妥協することを許さない。当然デジタルデンティストリーも同じ価値観の延長線上にあるべきであり、患者のためにも治療結果において妥協を許すものであってはならない。そこで本項においては高い治療のクオリティーを保ちつつ、修復治療のコンベンショナルワークフローに、どのようにしてデジタルデンティストリーを有効的に融合させることができるか考えていく。

❖ 4．将来的に予想される低侵襲フルマウスリハビリテーションの治療プロトコールにおけるクリニカルディスカッション

1）3つのクリニカルディスカッション

a. 近年、とくに酸蝕症や咬耗、エナメル質形成不全症など先天的および後天的に歯の硬組織が失われた症例において、Minimal InvasiveまたはNon Invasiveによるフルマウスリハビリテーションの症例報告が多くみられるようになった[15]。それでは歯質の削除は本当に必要なのであろうか[16]？ もし必要ならどのような場合で、どの程度の削除量とフィニッシュライン形態が適切なのか？

b. Polymer VS All Ceramics：コンベンショナルワークフローにデジタルデンティストリーを融合させるにあたり、適合精度を向上させるためにはどのような工夫が必要か？ ミリングに適したマテリアルは何か？ 前歯と臼歯またはCase specificationによりマテリアルを使い分けるべきか？

c. フルマウスリハビリテーション症例においては、審美性と機能性の確認と付与のためにプロビジョナルレストレーションによるテストドライブのステージは欠かせない。しかし"Retention & Resistance"に依存しない接着性修復の場合プロビジョナルレストレーションのマテリアル、仮着方法、および仮着材料はどのように考えるべきか？

❖ 5．酸蝕症に対する修復治療について

1）酸蝕症には早期の介入と接着による保存的な治療法が求められる
　酸蝕症は象牙質の露出と、ブラキシズムや対咬関係の変化（Deep Over-bite）に

Chapter 7

Sandwich Design Laminate Veneer：初診時顔貌所見

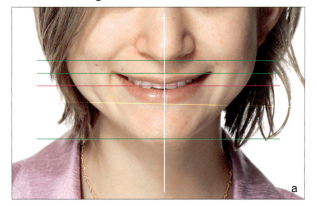
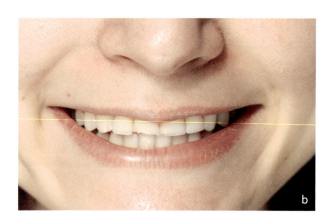
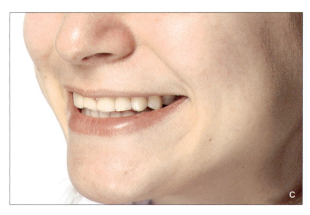

Fig 7 a to c　顔貌所見およびリップ・トゥ・トゥースの関係の検査。インサイザルエッジポジションがアンダーでスマイルラインと同調していないこと、下顎前歯がやや挺出傾向であることが審美的問題点として抽出された。

よる機能亢進などにより、結果として咬耗をともなうケースが多くみられる。咬耗や酸蝕の結果として起こる影響は多岐にわたり、機能的・審美的・生物学的な問題を引き起こし、最終的には重度咬合崩壊に至る可能性のある疾患といえる。そのため、できるだけ早い段階で予防して治療に介入することが重要であり[17]、修復方法についてはすでに減少している歯の構造を可能な限り保存することに努力を払うものでなければならない。侵襲性の高い治療法を避け、生活歯の状態を維持するために接着による保存的な治療法が前歯・臼歯ともに求められる[18]。

❖ 6．Case Presentation

1）主訴

患者は21歳女性、職業はモデル。主訴は上顎両側中切歯の菲薄化と歯冠長の短縮による審美障害、および前歯部の知覚過敏。また右側の大臼歯部に食いしばりがあり顎が疲れると話していた。またその後のインタビューにより過食症で食後に嘔吐を繰り返すことによる酸蝕症であることがわかった。患者は前歯部の審美的改善、臼歯部咬合改善および知覚過敏抑制を希望している。

初診時口腔内所見

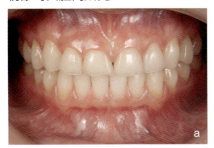
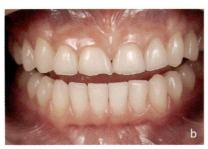
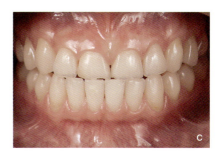

Fig 8 a to c　初診時の上顎前歯部正面観(a)、正面開口状態(b)および下顎前方運動時(c)。

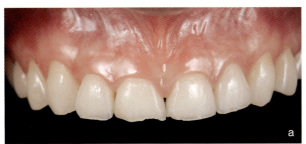
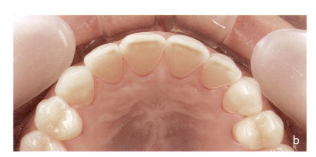

Fig 9 a and b　初診時の上顎6前歯正面観(a)および咬合面観(b)。

2）基礎資料収集

a. 顔貌所見およびリップ・トゥ・トゥースの関係の検査

インサイザルエッジポジションがアンダーでスマイルラインと同調していないこと、下顎前歯がやや挺出傾向であることが審美的問題点として抽出された（Fig 7）。

b. 初診時口腔内写真

初診時の上顎前歯部正面観、正面開口状態および下顎前方運動時をFig 8に示す。ジンジバルレベルにはほとんど問題ないが、咬合平面が左上がりであった。1|1の正中と顔貌の正中は一致しているが、下顎中切歯の正中は右側にシフトしており、その分左側の犬歯関係はⅢ級傾向にある。下顎運動時の前歯の接触状況と咬耗の生じかたにより患者の咬合においてガイダンスの経路を読みとることができる。本症例においてはPathway to End to End to Wearと診断した。このように限界運動ギリギリまでの下顎運動経路をもつ患者を治療する際は前歯の干渉を最小限とし、オーバージェットを大きく、オーバーバイトを小さくするべきであるとSpear Fは述べている[19]。

また、初診時の上顎6前歯正面観および咬合面観をFig 9に示す。上顎4前歯の厚みが、かなり薄いことがわかる。また、6前歯にわたって切縁の咬耗およびチッピングがみられ、歯冠長が短縮している。ただし上顎6前歯隣接面にう蝕や

Chapter 7

模型検査

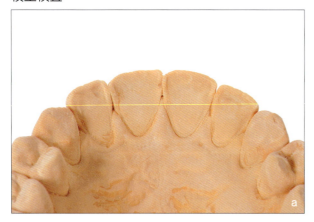
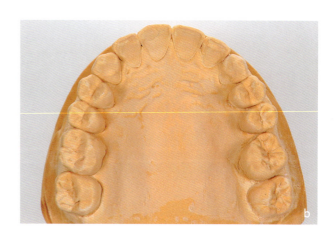
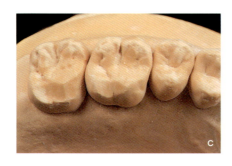
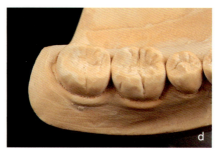

Fig10a to d　初診時の模型検査。上顎6前歯口蓋側面観(a)、上顎歯列咬合面観(b)、下顎右側第二大臼歯咬合面観(c)、および上顎右側第二大臼歯咬合面観(d)。

コンポジットレジンによる修復などは見られない。上顎6前歯の口蓋側面観からの観察により酸蝕症の臨床所見であるカップ状のエナメル質の欠損と対咬関係による光沢のある咬耗面の両方の臨床状況が認められた。このことから酸蝕症により象牙質の露出と下顎前歯の挺出が起こり、ひいては機能亢進によるブラキシズムによってさらに前歯の短縮化が進んでいったのであろうことが推測できる。

c. 初診時模型検査

　初診時の模型検査(Fig10)より、上顎前歯舌面には酸蝕と咬耗の両方の臨床的所見が認められる。また酸蝕や咬耗による硬組織の欠損は臼歯部に比べて前歯部に顕著である。上顎左側第一大臼歯は早い時期に欠損し放置されたと思われる。それにより第二大臼歯と第三大臼歯が近心傾斜移動し欠損スペースを埋めている。また上下顎第二大臼歯咬合面には下顎にすり鉢状の硬組織欠損、上顎に機能咬頭の顕著な咬耗面がみられ、患者の主訴のひとつである右側大臼歯部の食いしばりと臨床所見が一致する。また筋触診により右側顎二腹筋後腹に圧痛がみられ、右側の顎位が後退位に入っている可能性を示唆した。

d. 初診時エックス線写真検査

　初診時16枚法デンタルエックス線写真(Fig11)より、すべての歯は有髄歯であ

初診時16枚法デンタルエックス線写真

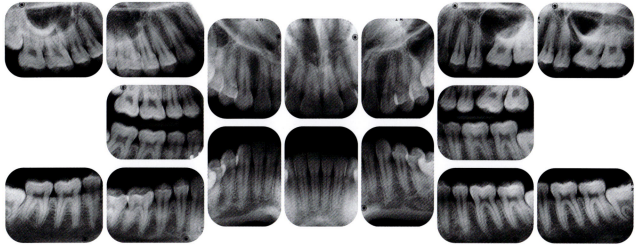

Fig11　初診時の16枚法デンタルエックス線写真。

酸蝕症修復治療の目的

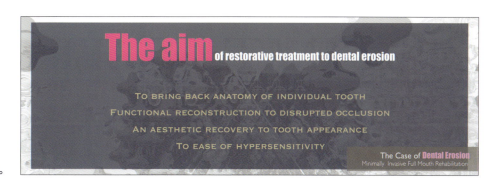

Fig12　酸蝕症修復治療の目的。

るが、下顎右側第一、第二大臼歯隣接面にう蝕がみられた。それ以外にう蝕は認められず、歯周病についても問題がなかった。上顎左側大臼歯は近心傾斜していた。

3）修復治療の目的と治療計画立案

　酸蝕症の病因論に基づくリスクファクターを減少させる努力に引き続き、順序立てた治療計画が立案される[17]。酸蝕症に対する修復治療の目的は、個々の歯の解剖学的固有形態の回復、ひいては歯質の崩壊や機能亢進により咬合不全の進行している歯列と顎位に対する咬合再構築による機能回復、歯の見えかたなどの審美的回復および知覚過敏症状の緩和である[11]。本症例のように、前歯部の咬耗が臼歯部に比較して著しい症例においては、挺出した前歯の過剰なディスプレイ（露出）を予防する意味でも矯正的圧下やクラウンレングスニングを行ってから、獲得できた修復スペースを利用することにより咬合高径を変更せずに治療することが望ましい。上顎左側の近心傾斜大臼歯の問題も含めて矯正歯科治療[20]を勧め

Chapter 7

咬合器付着とワックスアップ、およびVDOの決定に至るステップ

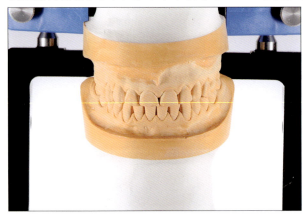

Fig13 従来法による咬合挙上のステップを示す。まず、顆頭安定位で患者の初診時模型を咬合器に同じバイトフォークを使用し2組装着する。診断用ワックスアップ製作用とプロビジョナルおよびアンテリアインデックス製作用となる。

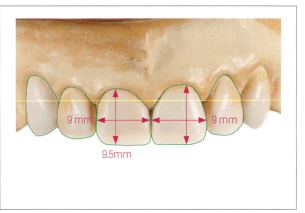

Fig14 前歯部のワックスアップと上顎切歯の審美的評価。上顎前歯部を患者の望む形態にワックスアップする。ワックスを用いて、上顎の模型に理想的上顎中切歯切縁の位置を確立する。これは安静時とスマイル時の上顎中切歯と上唇の位置を評価することで求められる。また、一般的な歯冠長の平均値や、トゥースプロポーションなども参考にする。酸蝕症患者においてはすでに短くなった歯に慣れていることもあり、あまり長い歯を望まない傾向にある[23]。

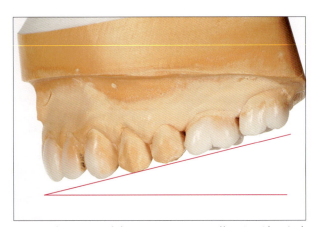

Fig15 次に上顎臼歯部のワックスによる修正を、適正な咬合平面設定と審美的ガイドラインに則って行う。本症例では近心傾斜した左側大臼歯を適正化し咬合平面を修正した。

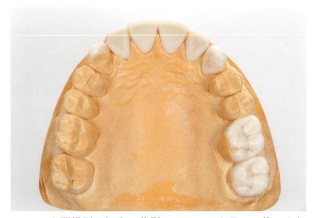

Fig16 上顎模型の切歯口蓋側にワックスを用いて修正を行い、前歯修復装置のマテリアルスペースを確保する。同時に上顎左側大臼歯部の咬合面のワックスアップを行った。

たが職業柄難しいとのことだった。そのため咬合高径の挙上をともなうフルマウスリハビリテーションを計画した。咬合高径の修正についてその予知性が高いことを、多くの文献が示している[21、22]。また、唯一の正しい咬合高径というものは存在せず、咬合高径は高度に順応可能なもので試行錯誤しながら行き着くとSpear Fは述べている[20]。修復方法については、すでに減少している歯の硬組織構造を、垂直的顎位の増加により与えられた咬合面、切縁間距離の範囲で、可能な

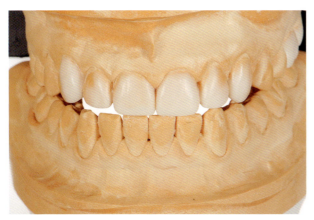

Fig17 下顎前方運動時のエッジ・トゥー・エッジポジションの下顎運動経路(Pathways of guidance)を設定する。本症例においては術前にPathway to End to End to Wearと診断した。この場合、アンテリアガイダンスつまりオーバージェットは大きめに設定し、オーバーバイトは浅めに設定する[19]。

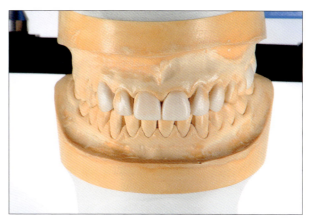

Fig18 咬合器を閉じる。この段階で咬合高径は決定される。

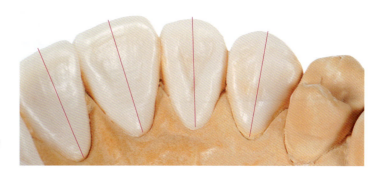

Fig19 前歯部舌面の形態を修正し、下顎運動経路を洗練させて仕上げる。

限り保存することに努力を払うものでなければならない(Fig12)。

4) 低侵襲フルマウスリハビリテーションの治療の流れ
a. 咬合高径の設定と診断用ワックスアップ

本症例の咬合高径(以下、VDO)の決定については、石膏模型を咬合器付着しワックスアップにて高径を決定するコンベンショナルアプローチを選択した。模型と咬合器を用い、VDOの挙上をともなう顎位の設定は、Intraorally(インターオーラリー)に行われる。上顎中切歯からスタートし、上顎臼歯〜下顎前歯〜下顎臼歯に至る審美的・機能的修正要求を口腔内から模型上にトランスファーし、診断用ワックスアップにて治療目標を具現化する。原則として咬合高径の設定に際しては、患者側からの審美的要求と術者側の機能回復目標の両方を満たすことがもっとも重要である。そのための咬合器付着とワックスアップ、およびVDOの決定についてのステップをFig13 to 21に示す。

Chapter 7

咬合器付着とワックスアップ、およびVDOの決定に至るステップ（続き）

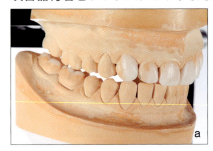
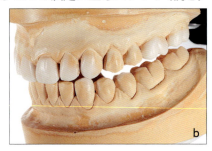

Fig20a and b　下顎臼歯部の形態を変更し、最大咬頭嵌合位と犬歯誘導による偏心運動時の臼歯離開咬合を得た。

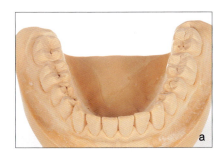
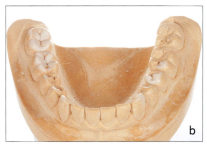

Fig21a and b　適正化した上顎咬合平面に合わせ下顎右側臼歯部を、挙上した臼歯間距離の中でワックス築盛により形態修正し咬合平面の傾きをほぼ水平に回復した。

本症例における主要な 5 つのステップ

本症例の 5 つの主要ステップ：
STEP 1（デジタルアプローチ）
前歯部および臼歯部に対するプロビジョナルレストレーション
STEP 2（マイクロスコープ使用）
臼歯部支台歯形成
STEP 3（デジタルアプローチ）
臼歯部最終修復装置の装着
STEP 4（マイクロスコープ使用）
前歯部支台歯形成
STEP 5（デジタルアプローチとコンベンショナルアプローチ）
前歯部最終修復装置の製作・装着

Table 1　本症例の 5 つの主要ステップ。

b．本症例における主要な 5 つのステップ（Table 1 ）

　咬合高径の設定と診断用ワックスアップについて、本症例は通常使い慣れた咬合器と石膏模型を使用しワックスアップを築盛するコンベンショナルアプローチを選択した。しかし、ここからの修復ステップはデジタルデンティストリーを積極的に取り入れていく。また支台歯形成を含む修復治療のステップ・バイ・ステップにおいてはマイクロスコープを使用し、できる限りテクニカルエラーを防止することとした。Table 1 に本症例における 5 つの主要ステップを示す。

STEP 1：デジタルアプローチによる前歯部および臼歯部に対するプロビジョナルレストレーション

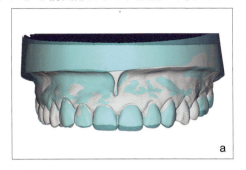
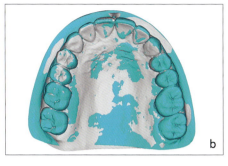

Fig22a and b　術前の診断用模型と診断用ワックスアップ模型をテーブルトップスキャナーにて取り込みソフトウェア上で重ね合わせた。

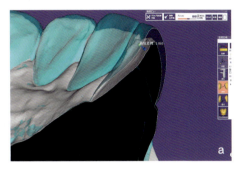
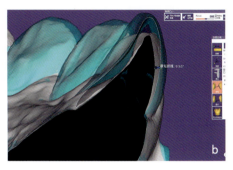

Fig23a and b　術前の診断用模型とワックスアップの重ね合わせのイメージ。前歯部においては、唇側、切縁側、口蓋側のそれぞれに十分なマテリアルスペースが確保できており、Vailati FのACE分類のClass Ⅳにあたる。また隣接面部にはう蝕や充填物が見られないこと、そして酸蝕と咬耗で硬組織を喪失した歯に対しては、トゥースフレスチャーコントロールのために重要な隣接面エナメル質を温存することなどの理由により、筆者は上顎6前歯にサンドウィッチベニアテクニックを選択することとした。本法は、唇側と口蓋側に2つ別々の2枚のラミネートベニアを用いることで隣接面および残存する歯質の可及的保存に資するものである。

5）STEP 1（デジタルアプローチ）
a. 前歯部および臼歯部に対するプロビジョナルレストレーション

　最初のステップは前歯部および臼歯部に対するプロビジョナルレストレーションの製作である。このプロビジョナルステップでのフルマウスリハビリテーション修復治療は無侵襲で行うことを目標とした。またこのステップはデジタルアプローチを積極的に取り入れて行われた（Fig22 to 36）。

6）STEP 2（マイクロスコープ使用）
a. 臼歯部支台歯形成

　プロビジョナルステップでのフルマウスリハビリテーション修復治療は無侵襲で行った。しかし強いブラキシズムが存在した下顎右側大臼歯部についてはダイレクトコンポジットレジンがたびたび、咬耗やチップを起こした。現在は、ほぼ安定しているが将来的な咬耗による再度の顎位低下や顆頭の後方転位を避けるため機械的物性も高く、かつエッチャブルガラスセラミックスでもある二ケイ酸リチウム（IPS e.max CAD、Ivoclar Vivadent）を最終修復材料として選択した。筆者の臨床においては、同材料をメーカーの指定よりも薄い状況（0.8mm未満）にて、無侵襲で臼歯に使用することもあるが、強いブラキシズム（とくにクレンチング）

Chapter 7

STEP 1：デジタルアプローチによる前歯部および臼歯部に対するプロビジョナルレストレーション（続き）

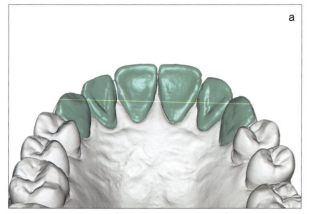
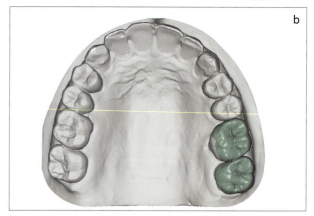

Fig24a and b　このプロビジョナルステップでの治療目標は無侵襲フルマウスリハビリテーションでの修復装置製作であった。まず上顎前歯部口蓋側ラミネートベニアと、上顎左側大臼歯部咬合面のオーバーレイの設計を診断用ワックスアップのスキャン画像をモーフィングしソフトウェア上でバーチャルに行った。

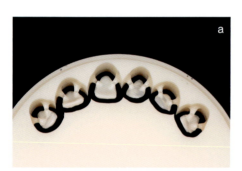
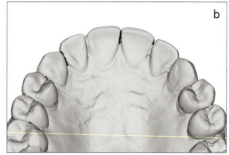

Fig25a　PMMAディスクを使用しミリングされた口蓋側のプロビジョナルラミネートベニアレストレーション。
Fig25b　口蓋側プロビジョナルラミネートベニアを石膏模型上に位置づけて模型スキャンした3Dデータの画像。

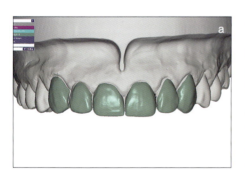
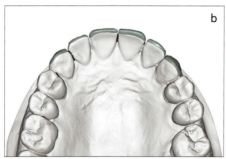

Fig26a and b　引き続き、Fig25bのスキャン画像上に唇側ラミネートベニアのプロビジョナルレストレーションを診断用ワックスアップデータのモーフィングによりバーチャルにて設計した。

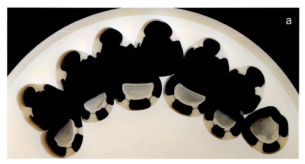
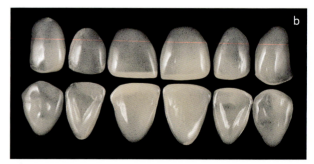

Fig27a and b　PMMAディスクからミリングされた上顎前歯部唇側プロビジョナルラミネートベニアレストレーション(a)。唇側および口蓋側のプロビジョナルラミネートベニアを研磨し、サンドウィッチベニアのプロビジョナルレストレーションが完成した(b)。

Case Presentation : The Grand Finale: Minimally Invasive Full-Mouth Rehabilitation Adapting Digital Dentistry

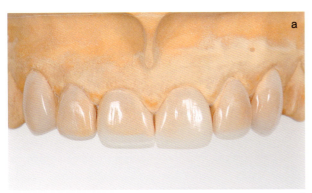
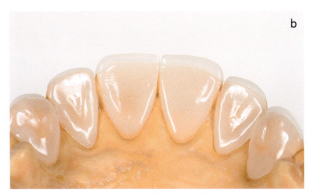

Fig28a and b　完成した上顎前歯部サンドウィッチベニアプロビジョナルレストレーションの適合性を石膏模型上にて確認する。

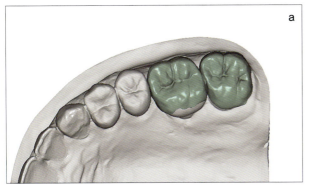
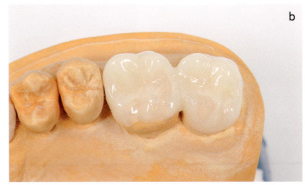

Fig29a and b　同じく臼歯部オクルーザルベニアのプロビジョナルレストレーションの設計時(a)と完成時(b)。本症例ではそれほど咬合高径挙上量は多くないのでプロビジョナルレストレーションの厚みは大臼歯部ではかなり薄くなる。そのため現段階では強度増加と脱落防止のため2歯連結としている。

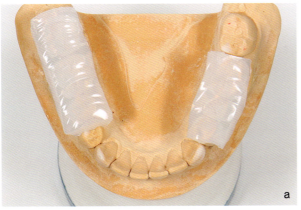
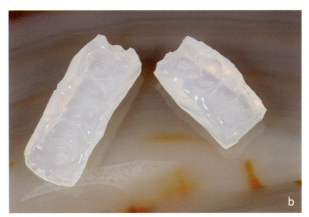

Fig30a and b　上顎左側第一大臼歯および第二大臼歯以外の下顎臼歯部プロビジョナルレストレーションについては、無侵襲でPMMAにて製作するにはクリアランスが不足していたため、モックアップ用半透明ビニールシリコーンでインデックスを製作し、コンポジットレジンを圧接してダイレクトボンディングによるプロビジョナルレストレーションを製作した。残りの修復予定歯である下顎右側第二小臼歯、第一大臼歯、および第二大臼歯、そして下顎左側第二小臼歯および第一大臼歯部についてダイレクトボンディングを施した。

Chapter 7

STEP 1：デジタルアプローチによる前歯部および臼歯部に対するプロビジョナルレストレーション（続き）

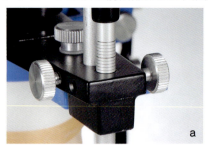
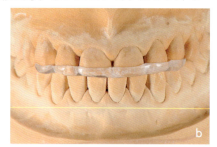
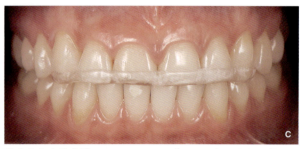

Fig31a to c　挙上した咬合高径に設定された咬合器にワックスアップしていないもう1組のイニシャルの石膏模型を付着し、臼歯部間接法および直接法によるプロビジョナルレストレーション装着時のスペースキーパーとしてアンテリアインデックスを製作する。これを指標に口腔内にプロビジョナルレストレーションをトランスファーする。これにより咬合再構成において最重要であるバーティカルストップが確立される。次に前歯部のサンドウィッチベニアのプロビジョナルレストレーションを装着しアンテリアストップとガイダンスを付与する。その後最終修復装置製作のための審美と機能のテストドライブを行う。

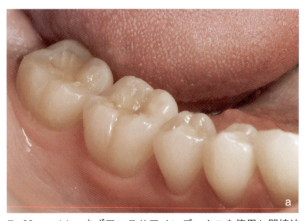
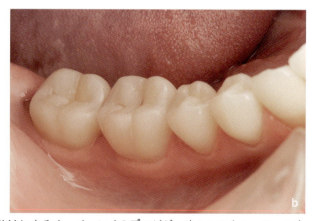

Fig32a and b　まずアンテリアインデックスを使用し間接法のPMMAによるオーバーレイのプロビジョナルレストレーションを上顎左側大臼歯部に装着した。次に、それを足がかりとして前述したように強いクレンチングによりエナメル質にダメージのある下顎右側臼歯部にコンポジットレジンのダイレクトモックアップによるプロビジョナルレストレーションを装着した。これにより新たなバーティカルストップが確立された。間接法のプロビジョナルレストレーションの仮着は前歯部では仮着用のレジンセメント（Terio-CS Link、Ivoclar Vivadent）を使用し、レジンボンディング材とリン酸によるスポットエッチングを併用して行った。臼歯部のように強い垂直圧を受ける部位におけるオーバーレイのプロビジョナルレストレーションは"Retention & Resistance"に依存しないため、仮着用のレジンセメントでは容易に脱落してしまう。前歯と臼歯の仮着方法はそれぞれの力のかかり方が異なるため分けて考える必要があると筆者は考える。そこでPMMAプロビジョナルレストレーション内面にプライマー（HCプライマー、松風）を塗布し、歯面側はプライマー処理をせず、またセルフアドヒーシブタイプでないレジンセメント（HCセメント、松風）を応用することで臨床的に良好な結果を得ている。

Case Presentation : The Grand Finale: Minimally Invasive Full-Mouth Rehabilitation Adapting Digital Dentistry

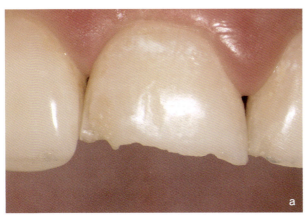
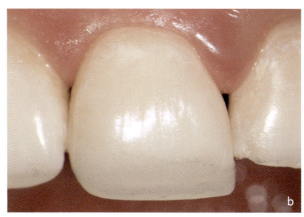

Fig33a and b　上顎前歯部へのサンドウィッチベニアのプロビジョナルレストレーションの装着をマイクロスコープの拡大視野下にて進める。唇側の凸面に対して支台歯形成によるフィニッシュライン形態の付与をせずにラミネートベニアの装着をすることはスリップジョイントとなるため困難をともなう。さらに口蓋側ラミネートベニアを同時に装着する場合はさらなるテクニカルエラーの誘因となる可能性がある。

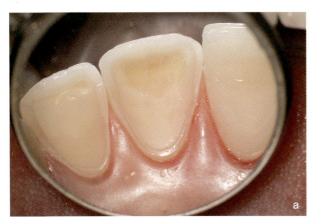
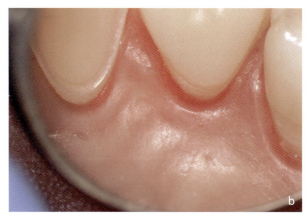

Fig34a and b　一方、口蓋側の凹面に対するラミネートベニアの装着は支台歯形成なしでも難易度が低いと感じた。しかしながらどちらも縁上マージンであり、修復装置を正確に位置付けするにはマイクロスコープの使用は基本である。

を有する症例においては修復装置のチップやかなり薄い部位でのちぎれを経験している。また、かなり薄い臼歯のベニア製作の場合プレステクニックが有利と考える。そこで本症例においては第一大臼歯および第二大臼歯部のセラミックスに0.8〜1.0mm程度の厚みを与える支台歯形成を行うこととした。ただし咬合挙上分のマテリアルスペースがあらかじめ存在するためエナメル質内での形成に留めることができた。支台歯形成は最終修復目標に相似形である上顎左側第一大臼歯、第二大臼歯PMMAプロビジョナルレストレーションおよび下顎第一大臼歯および第二大臼歯コンポジットレジンモックアップを直接支台歯形成することにより適切にマイクロスコープ下で行われた[26]。下顎右側第二小臼歯と下顎左側第二小臼歯および第一大臼歯部についてはプロビジョナルステージでのダイレクトボンディングした臼歯部分修復の予後が良好なためこれを最終修復装置とした（Fig37 to 40）。

Chapter 7

STEP 1：デジタルアプローチによる前歯部および臼歯部に対するプロビジョナルレストレーション（続き）

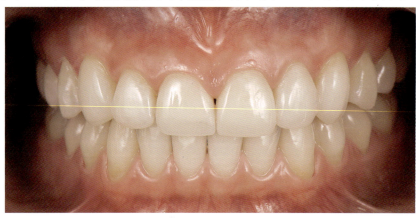

Fig35　無侵襲によるフルマウスリハビリテーションのプロビジョナルレストレーション装着時。多くのブラキシズム患者の咬合再構成において、挙上後2〜3ヵ月は逆に筋の活性が高まり咬合力も増加し、プロビジョナルレストレーションの早期の破損につながる傾向がある[24、25]。本症例においては主訴のひとつでもあり重度のブラキシズムが認められた下顎右側大臼歯部のダイレクトコンポジットレジン築盛歯にチップや咬耗がたびたび認められた。また右側の顆頭は咬合挙上後わずかに前方に変位した。顆頭が過度のコンプレッションによりやや後方転位していたものと考えられる。幾度かにわたる前歯および臼歯の咬合調整後患者は新たな咬合高径と咬合関係に適応し、下顎右側大臼歯部の修理頻度は少なくなり右側顎二腹筋後腹の圧痛も消失した。そして患者は顔貌から下顎角部の張りが縮小し、食いしばらなくなったと喜んで話していた。これを受け最終修復治療のための準備に入ることとした。コンベンショナルアプローチでは、このプロビジョナルレストレーション調整後模型を咬合器にマウントし犬歯誘導路や臼歯咬頭展開角などの機能情報をカスタムインサイザルガイドテーブルにて写し取り、クロスマウントテクニックで最終作業用模型を付着し、ファイナルレストレーションを製作していくわけである。ただし今回のデジタルアプローチにおいては、プロビジョナルレストレーション調整後模型を直接再度マイナーなワックスアップにてリファインし、その最終修復装置製作用ワックスアップをスキャンしたデータをソフトウェア上でモーフィングしてファイナルレストレーションのデジタルワックスアップを完成させる方法を選択した。

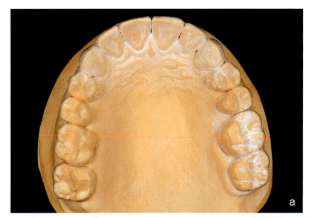 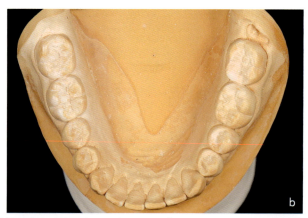

Fig36a and b　プロビジョナルレストレーション調整後、模型を直接再度マイナーなワックスアップにてリファインした最終修復装置製作用模型。

Case Presentation: The Grand Finale: Minimally Invasive Full-Mouth Rehabilitation Adapting Digital Dentistry

STEP 2：マイクロスコープを用いた臼歯部支台歯形成～プロビジョナルレストレーション

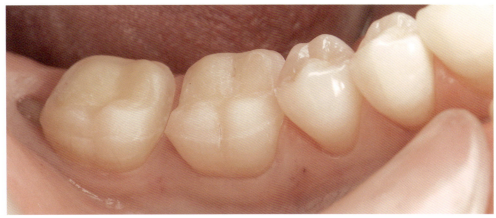

Fig37　下顎右側第一大臼歯および第二大臼歯の支台歯形成後。この部位はダイレクトボンディングプロビジョナルレストレーション装着中にも咬耗が進んだ。また隣接面う蝕も認められたため支台歯形成を行いニケイ酸リチウム材料（IPS e.max CAD、Ivoclar Vivadent）を使用し最終修復することとした。

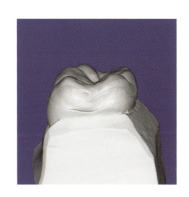

Fig38　マテリアルの厚みを測定することは修復装置製作においてたいへん重要であるが、これを容易に行えることがデジタルデンティストリーの恩恵のひとつである。Fradiani Mによれば、IPS e.maxの場合0.8～1.2mmの厚みが存在し、かつエナメル質への接着であれば十分な強度が得られるとしている。支台歯形成終了後、口腔内光学スキャナー（TRIOS 3、3Shape，DIO Digital）を用いて支台歯を含む歯列をスキャンしソフトウェア上で最終の臼歯部オーバーレイを設計する。それは最終プロビジョナルレストレーション調整後模型をリファインした最終修復装置のためのワックスアップデータを口腔内スキャンの支台歯データを重ね合わせモーフィングして行われる。

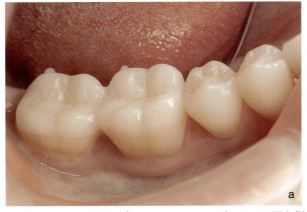 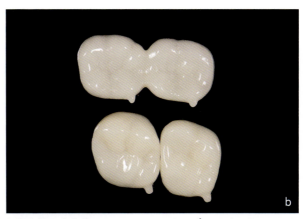

Fig39a and b　PMMAディスクからミリングされた下顎右側第一大臼歯と第二大臼歯のPMMAファイナルプロビジョナルレストレーション口腔内装着時（a）と、口腔内装着前の4歯のPMMAプロビジョナルオーバーレイ（b）。下顎右側第一大臼歯および第二大臼歯は強度増加と脱落防止のために連結した。またそれぞれのプロビジョナルレストレーションには除去をしやすくするためリムーバブルノブをつけた。PMMAはミリング加工時安定性と高い適合性を見せた。仮着は前述した方法でHCセメントにて行った。

Chapter 7

STEP 2：マイクロスコープを用いた臼歯部支台歯形成～プロビジョナルレストレーション（続き）

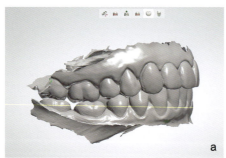 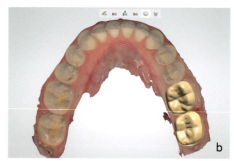

Fig40a and b　プロビジョナルレストレーション調整後模型をリファインした最終修復装置製作用ワックスアップ模型のデータと、支台歯形成後のデータをダブルスキャンした。

7）STEP 3（デジタルアプローチ）
a. 臼歯部最終修復装置の装着

　第3のステップは臼歯部の最終修復装置製作である。デジタルアプローチを選択した（Fig41 to 43）。

8）STEP 4（マイクロスコープ使用）
a. 前歯部支台歯形成

　上顎6前歯については、前述したとおり最終修復装置にサンドウィッチベニアを選択した。また、プロビジョナルレストレーションのステップでは術前の歯は診断用ワックスアップに対してマテリアルスペースが十分存在すること、そして、すでに失われている硬組織を温存する目的で無侵襲による修復治療を選択した。ただし、プロビジョナルステップの考察により、唇側の凸面はスリップしやすく修復装置のシーティングにエラーを生じやすいと感じた。さらに口蓋側ラミネートベニアも同時にセットするため、本症例においては、主に唇側サービカルの部分の歯肉縁上に0.2mm程度のフィニッシュラインをフェザーシャンファーにて付与した。それによりラミネートベニアのシーティング位置をマイクロスコープ下で目視しながらセメンテーションできることになる。またこの程度の歯質削除であれば歯のたわみに大きく影響を与えることはないだろう。さらに切縁と口蓋側についてはシャープエッジのラウンドオフに留めた（Fig45 to 48）。

9）STEP 5（デジタルアプローチとコンベンショナルアプローチ）
a. 前歯部最終修復装置の製作・装着

　これより修復治療の最終ステップである前歯部最終修復装置サンドウィッチベニア製作と装着について解説していく。本ステップは、あらかじめ2人の歯科技工士と相談の上、低侵襲フルマウスリハビリテーションにおける修復治療のコンベンショナルワークフローに対して、治療のクオリティーを保ちつつ、どの程度デジタルデンティストリーを融合できるかの可能性を探り、また治療過程を比較

Case Presentation : The Grand Finale: Minimally Invasive Full-Mouth Rehabilitation Adapting Digital Dentistry

STEP 3：デジタルアプローチによる臼歯部最終修復装置の装着

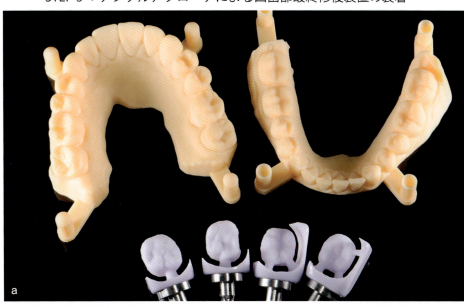

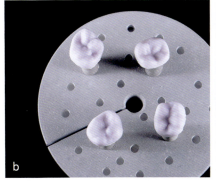
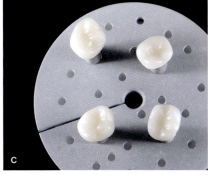
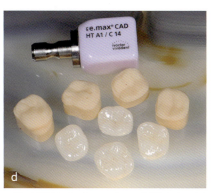

Fig41a to d　現在のところ、咬合のチェック、修復装置への表面性状付与、ステイニング、研磨およびマージンの調整などに用いるため3Dプリンター模型は必要である（a）。ミリング後のIPS e.max CAD HT A1ブロックを示す（a and b：クリスタライゼーション前、c：クリスタライゼーション後、d：3Dプリンターによる支台歯ダイ模型とステイニング後完成したセラミックオーバーレイ）。ミリングファンクションにおいて、IPS e.max CADセラミックブロックについては、結果に多少のばらつきはあるものの、新しいミリングバーを使うこと、ミリング時間を長めに設定することなどの工夫により0.3mm位まで薄く削ることができる。グリーンステージで削れるためセラミックブロックの中ではミリングしやすいほうであるが、シンベニアなどの0.2～0.3mm以下のマージン厚さに対応するには、まず厚めに削っておいて3Dプリンター製のダイ模型を使用してマージン調整するのが現実的といえる。

検証するために2つのアプローチを選択した。1つ目は、口腔内スキャナーでデジタルデータより、ソフトウェア上で設計を行いミリングしステイン法にて修復装置を製作し、3Dプリンター模型を応用し完成させたデジタルアプローチ（Fig49 to 59）。2つ目はシリコーンラバー系印象材にて印象採得し石膏作業用模型を使用し、唇側ラミネートベニアは耐火模型法によるレイヤリングポーセレンで製作した。ただし口蓋側ラミネートベニアは、模型スキャンによりミリングし、ステイン法にて製作したコンベンショナル・ミックスウィズ・デジタルアプローチである（Fig60 to 65）。結果、装着された修復装置についてFig66 to 73に示す。

Chapter 7

STEP 3：デジタルアプローチによる臼歯部最終修復装置の装着（続き）

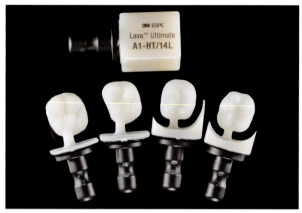

Fig42　試験的にポリマーブロックであるLava Ultimate HT A1ブロック（3M ESPE，Solventum）を同じ条件でミリングしてみたところ特別の工夫なしに簡単に0.3mmまで削ることができた。ただしIPS e.max CADと同じHT A1ブロックでも光透過性はIPS e.max CADが優れていた。今回は耐摩耗性と審美性を考慮してIPS e.max CADを選択した。

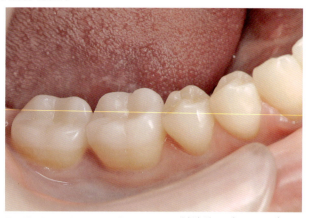

Fig43　Lava Ultimateオーバーレイ試適時。ポリマーブロックによるオーバーレイはミリング時安定性と満足のいく適合性を見せた。

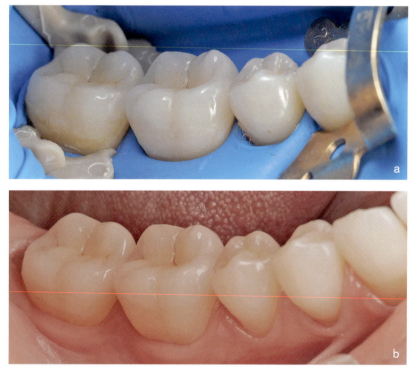

Fig44a and b　下顎右側第一大臼歯と第二大臼歯に対して最終修復装置となるIPS e.max CADセラミックオーバーレイが装着された。臼歯セラミックオーバーレイの接着においてはかならずラバーダムを使用し、口腔内の湿気を遮断した状況で操作することが必須である。装着にあたっては接着強さとセメントの硬さを考慮して高分子フィラー配合コンポジットレジンペーストをヒーターで軟化して使用した（ENA HRiコンポジットレジンおよびEna Heat、Micerium，フォレスト・ワン）。結果としてデジタルアプローチは、大臼歯のセラミックオーバーレイ修復治療において、コンベンショナルアプローチと同等の精密性と審美性を修復治療にもたらした。

STEP 4：マイクロスコープを用いた前歯部支台歯形成

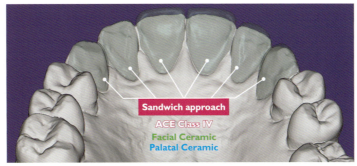

Fig45　プロビジョナルレストレーション調整後模型をリファインした最終修復装置製作用ワックスアップ模型のデータと支台歯形成前のデータを重ね合わせ、最終修復装置をシミュレーションした。トゥースフレスチャーコントロールのために重要な隣接面エナメル質を温存することなどの理由により、筆者は上顎6前歯にサンドウィッチベニアテクニックを選択することとした。

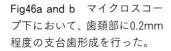
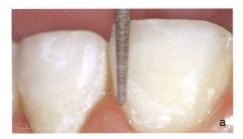
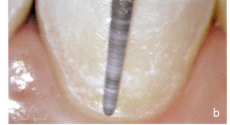

Fig46a and b　マイクロスコープ下において、歯頸部に0.2mm程度の支台歯形成を行った。

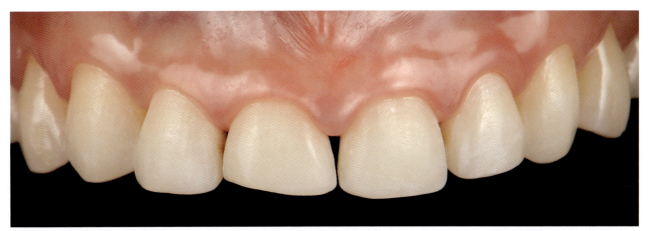

Fig47　支台歯形成後。唇側歯頸部フィニッシュラインの形成量は0.2mm程度でわずかである。切縁と口蓋側についてはシャープエッジのラウンドオフに留めた。歯質の削除量が少ないため、形成を正確に行うにはマイクロスコープの使用は必須である。また、口腔内デジタルスキャンにおいては、歯肉縁下のみならず、ラミネートベニアのタイトな隣接面は読みきれないためトゥースフレスチャーに影響を与えない範囲でストリッピングすることも重要である。これもデジタルデンティストリーのための支台歯形成における工夫のひとつである。筆者は前歯の唇側のラミネートベニアの厚みについては、強い咬合力を受ける臼歯咬合面ベニアとは異なり、修復される歯のフレスチャーが少なくエナメル質内での接着であればかなり薄いラミネートベニアでもチップや破折などのフェイルは起こりにくいと考える。つまり前歯はシーティングの問題さえなければ、ほぼ支台歯形成せずにラミネートベニア修復できる症例は多いと考える。ただし臼歯部においては、ラミネートベニア修復された歯に対して修復後、どのようなタイプでどのくらい大きな力がかかってくるのか十分考える必要があり、マテリアルスペースへの考察は前歯より重要であると考える。

Chapter 7

STEP 4：マイクロスコープを用いた前歯部支台歯形成（続き）

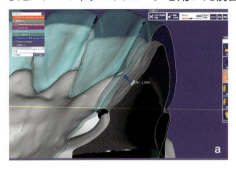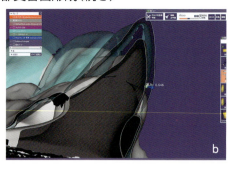

Fig48a and b 支台歯形成後の支台歯形態と、そこから得られるマテリアルスペースをソフトウェア上で測定した。

STEP 5：デジタルアプローチとコンベンショナルアプローチを用いた前歯部最終修復装置の製作と装着

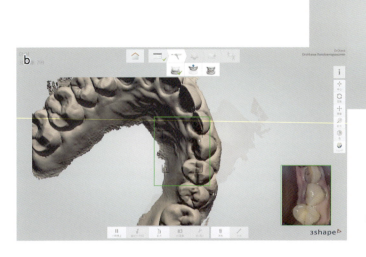

Fig49a and b TRIOS3（3Shape，DIO Digital）を用いた口腔内スキャンデータ。

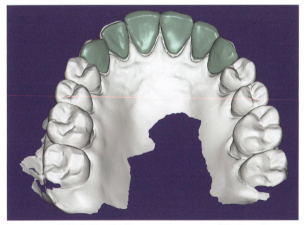

Fig50 最終修復装置製作用ワックスアップ模型のデータと支台歯形成後の口腔内スキャンデータを重ね合わせモーフィングし、まず口蓋側ラミネートベニアを設計した。

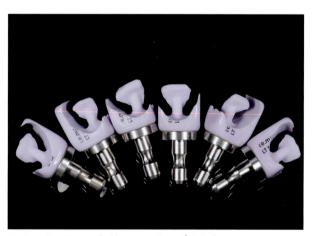

Fig51 Fig50にしたがってミリングされたIPS e.max CADブロックを使用した口蓋側ラミネートベニアを示す。

Case Presentation：The Grand Finale: Minimally Invasive Full-Mouth Rehabilitation Adapting Digital Dentistry

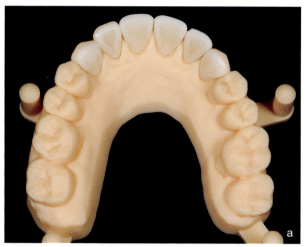
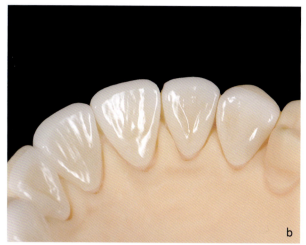

Fig52a and b 口蓋側ラミネートベニアのクリスタライゼーションおよびステイニングを行い、３Dプリンター製模型に試適した。適合性の確認後、３Dプリンター製模型に口蓋側ラミネートベニアをシーティングした状態で、デスクトップスキャナーにてスキャンを行う。

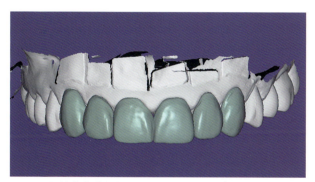

Fig53 最終修復装置製作用ワックスアップ模型のデータと口蓋側ラミネートベニアをシーティングした３Dプリンター模型のスキャンデータを重ね合わせ、前歯部唇側ラミネートベニアのデザインを行った。その際、ラミネートベニア隣接面マージンを正確に再現するため実際の３Dプリンター模型を分割して個歯模型を製作しソフトウェア上に読み込んでモーフィングした。

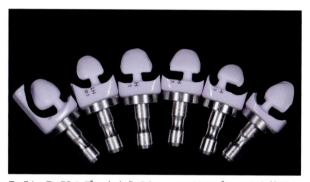

Fig54 Fig53のデータよりIPS e.max CADブロックを使用し唇側ラミネートベニアのミリングを終了した。

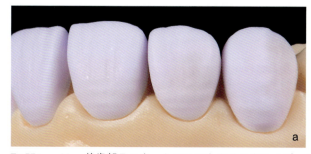
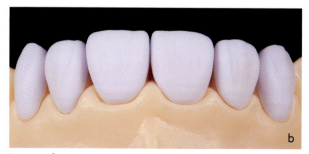

Fig55a and b 前歯部ラミネートベニアをクリスタライゼーション前に３Dプリンター製模型に戻し、表面性状の付与を行った。現在、デジタルデンティストリーにおいて、ミリングの精度は十分といえるが、このような微細な表面性状の表現を行うことは難しく、また、サポートの除去が必要であることも手作業が欠かせない理由のひとつである。

Chapter 7

STEP 5：デジタルアプローチとコンベンショナルアプローチを用いた前歯部最終修復装置の製作と装着（続き）

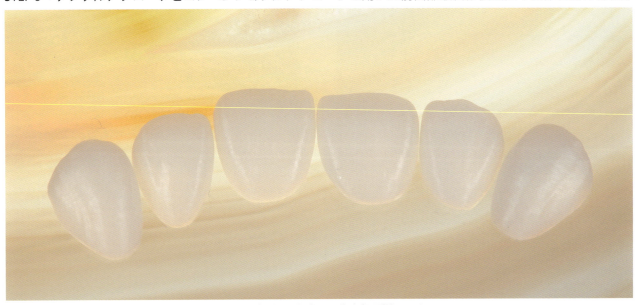

Fig56　クリスタライゼーションおよびステイニングを経て完成した前歯部唇側ラミネートベニア。

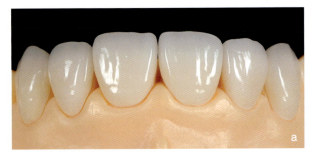
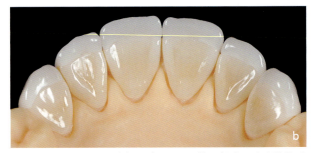

Fig57a and b　デジタルアプローチによって完成された、上顎前歯部サンドウィッチベニア（本アプローチの技工担当：青木隆浩氏〔Dental lab gram〕）。

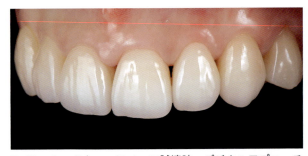
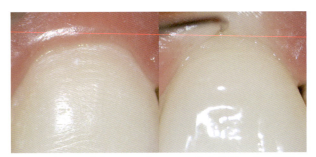

Fig58　サンドウィッチベニア試適時。デジタルアプローチは修復装置に自然なシェードマッチと審美性をもたらすことができた。

Fig59　また、デジタルアプローチは修復装置に高い精度をもたらした。試適前（左）と試適後（右）の比較において、歯頚側マージンはほぼ目視できない。

Case Presentation : The Grand Finale: Minimally Invasive Full-Mouth Rehabilitation Adapting Digital Dentistry

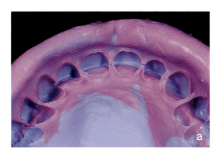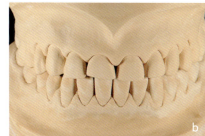

Fig60a and b　ここからは、口蓋側サンドウィッチベニアを石膏模型スキャンによるデジタルで、唇側をアナログで製作するステップを示していく。前項に示したフルデジタルアプローチとの製作ステップの違いと、最終修復装置を比較いただきたい。シリコーンラバー系印象材によるアナログ印象と、作業用石膏模型を示す。

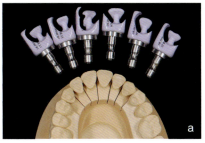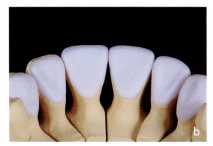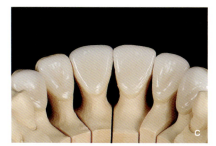

Fig61a to c　最終修復装置製作用ワックスアップ模型のデータと支台歯形成後の石膏模型スキャンデータを重ね合わせモーフィングし、口蓋側ラミネートベニアを設計した。そして、上顎前歯部口蓋側ラミネートベニアをIPS e.max CADのミリング後、クリスタライゼーションを行い、石膏模型上でステイニングし製作した。

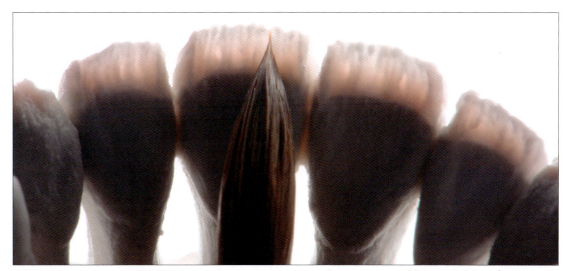

Fig62　唇側ラミネートベニアは耐火模型上でのポーセレンレイヤリングテクニックにて製作された（本アプローチの技工担当：片岡繁夫氏〔大阪セラミックトレーニングセンター〕）。デジタルデンティストリーに移行しつつある今日にあっても、氏のような匠の技はモノリシック材料にグラデーションブロックが開発され、ステイン法によるキャラクタライゼーションが進化した状況においても微細な色調表現や光透過性には限界があり、カスタムメードのマスターピースとして将来も存在し続けていくであろうし、将来に継承していかなければならない大切な技である。その違いはとくに、マメロンの形態やインサイザルヘイローの表現、そして内部からの蛍光性などの内部構造模倣において顕著に表れる。

Chapter 7

STEP 5：デジタルアプローチとコンベンショナルアプローチを用いた前歯部最終修復装置の製作と装着（続き）

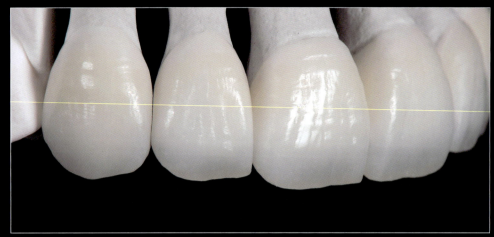

Fig63　耐火模型法による唇側ラミネートベニア完成時。歯面表面性状（トゥースサーフェース・テクスチャー）は、デジタルアプローチと同様、熟練したセラミストの卓越した手作業により仕上げられる。

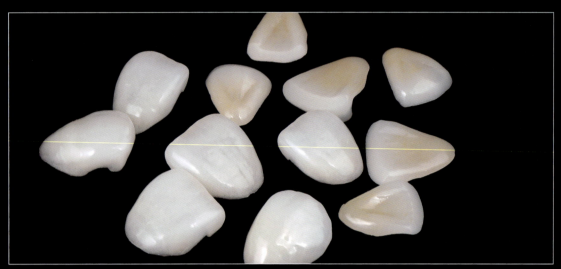

Fig64　コンベンショナル・ミックスウィズ・デジタルアプローチによるサンドウィッチベニア完成時。

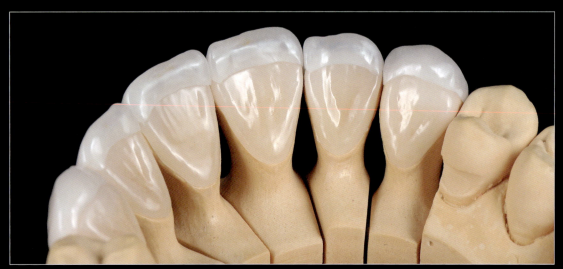

Fig65　石膏模型上で、完成した唇側ラミネートベニアと口蓋側ラミネートベニアの適合状態を確認する。

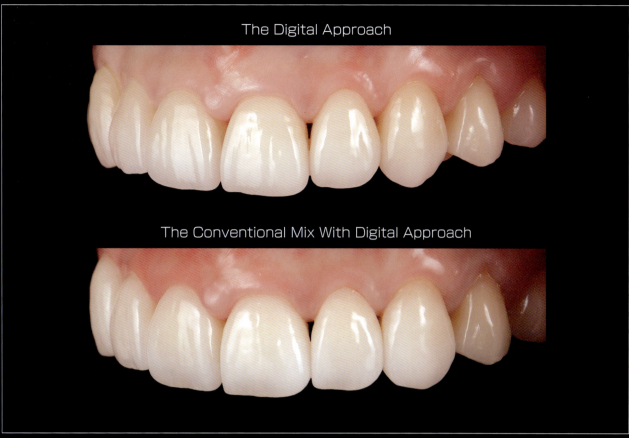

Fig66 ラミネートベニア試適時の上顎前歯部唇側面の比較。図中上がデジタルアプローチ、図中下がコンベンショナル・ミックスウィズ・デジタルアプローチである。いずれも、高い適合精度と審美性が得られている。とくにデジタルによる結果は筆者が期待した以上のものであり、デジタルを最大限利用はしているが、ここに至るためには各所においてさまざまな工夫と技術が求められた。デジタルアプローチによるマスターピースと言えるだろう。片岡氏との術前のシナリオでは、圧倒的にコンベンショナル・ミックスウィズ・デジタルアプローチにアドバンテージがあると想像していたのだが、さまざまな要素から、正直どちらかを選択することは難しく、2人の技工担当者の了解の上、筆者は患者自身に選択してもらうこととした。すると……

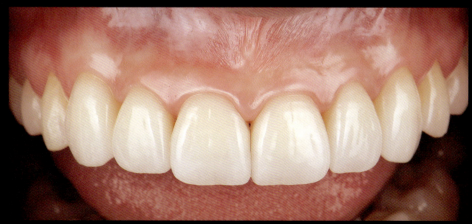

Fig67 ……患者は、片岡氏のコンベンショナル・ミックスウィズ・デジタルアプローチによる修復装置を選択した。しかし、患者に選択肢を与えずデジタルアプローチによる最終修復装置を装着したとしても、十分な満足が得られたと確信している。

Chapter 7

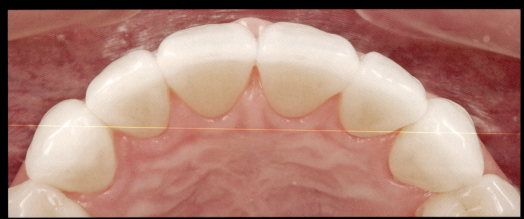

Fig68　サンドウィッチベニアアプローチは口蓋側のラミネートベニア接合部においても自然な審美性を現している。

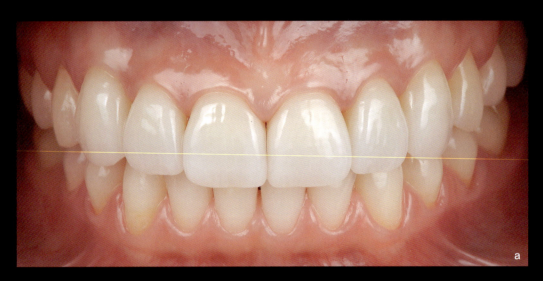

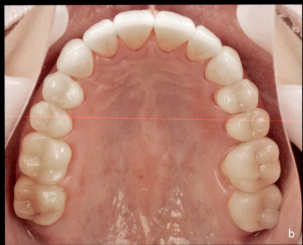

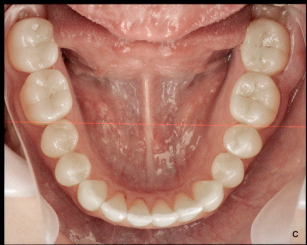

Fig69a to c　コンベンショナル・ミックスウィズ・デジタルアプローチによる低侵襲フルマウスリハビリテーション終了時の正面観、および上下咬合面観。この時点で患者のマルファンクションは消失し、患者にとっても審美性、機能性共に満足のいく修復治療を行うことができた。言うまでもなく、それはフルデジタルアプローチでも達成することができただろう。

Case Presentation：The Grand Finale: Minimally Invasive Full-Mouth Rehabilitation Adapting Digital Dentistry

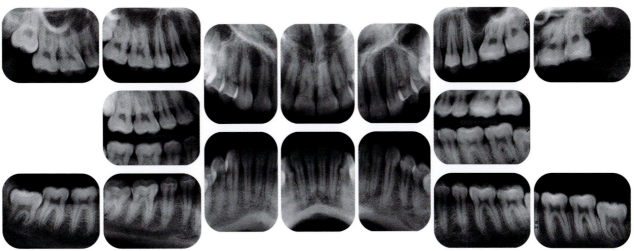

Fig70　治療終了時16枚法デンタルエックス線写真。生活歯の状態を保ち、できるかぎり歯質を温存するという目的が達成されている。

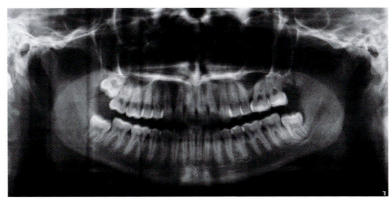

Fig71　治療終了時パノラマエックス線写真。咬合高径を挙上したことで、下顎咬合面の乱れが整えられたことがわかる。

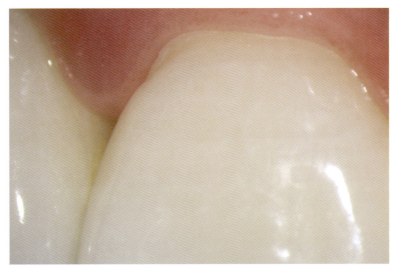

Fig72　マイクロスコープの拡大視野により治療され[27]、耐火模型法で製作された唇側ラミネートベニアのサービカルマージンは、マイクロスコープの強拡大下でも視認できないほどの適合性と、生体エナメル質とのブレンディングを見せた。

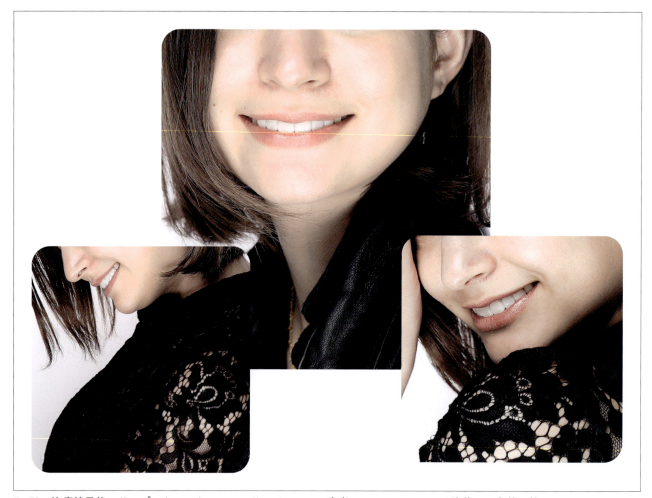

Fig73 治療終了後のリップ・トゥ・トゥース・リレイション。患者のスマイルラインは改善し、自然に笑えるようになり、もう元には戻りたくないと喜んでいた。そのためには過食症の病因と症状に対する抑制、フォローアップとメインテナンスが欠かせないことを十分に伝えた。

❖ 7．結論

1）マイクロスコープを使用して治療ステップを進めることは、デジタルデンティストリーにおいてもコンベンショナルデンティストリーにおいても、治療結果に精密性を与える。またテクニカルエラーを最小限にすることにより、正確で予知性の高い修復治療を実現することができる。筆者はとくに支台歯形成や歯面からのテンポラリーセメントの除去においてはマイクロスコープの使用は必須であると考える。

2）本症例におけるプロビジョナルレストレーションのステージは、本症例が直接法または間接法の接着修復により、無侵襲でフルマウスリハビリテーションを行うことができる可能性を示した。ただし再評価の結果、最終修復治療は低侵襲

フルマウスリハビリテーションにより行うこととした。右側大臼歯部はパラファンクションへの対応により二ケイ酸リチウムガラスセラミックオーバーレイを選択し、マテリアルスペース確保のため支台歯形成が必要となった。また、上顎前歯唇側ラミネートベニアの正確なシーティングとセメンテーションのために最小限の支台歯形成を唇側に行った。大臼歯などで、パラファンクションのようにかなり強い咬合力がかかり、ダイレクトコンポジットレジン修復などに摩耗やチップが度々現れる場合は、支台歯形成をともなう二ケイ酸リチウムなどの強化セラミックによる修復の必要も考えられる。そのようなケースの場合、最低0.8mmのマテリアルの厚みは必要と思われる。メーカーの指定よりマテリアルを薄くする場合については、咬合力と咬合様式を十分考慮して適応症例を考える必要がある。ただしエナメル質をできるだけ保存することは接着および歯のバイオメカニックスを考慮する上で最重要である。一方、前歯唇側に対してラミネートベニアを装着する場合、接着される歯の厚みが十分でたわみが少なく、エナメル質への接着であれば、修復物をかなり薄くすることができると考える。ただし前歯唇側のような凸面に対して、無侵襲でラミネートベニアを位置づける場合、スリップジョイントになるため、シーティングには十分な注意が必要である。本症例のようにサービカルの部分などに、わずかな形成を行うことでセメンテーションは容易になる。口蓋側ラミネートベニアにおいては、歯面は凹面でありラミネートベニアの落ち着きは良い。また、酸蝕歯などでは、すでに酸によるエナメル質の溶解により、口蓋側歯頚部にアシッドプレパレーションマージンが存在するケースが多く、無侵襲を基本とする。ただし、ラミネートベニアの落ち着きが悪い症例などではディンプルを形成するなどの工夫も有効であろう。

3）デジタルアプローチによる前歯部唇側、口蓋側ラミネートベニアおよび臼歯部オーバーレイの製作は、マージンが歯肉縁上であることも幸いし、口腔内スキャン法によっても石膏模型スキャン法によっても従来法と比較して同程度の適合精度が得られた。しかし、本文でも述べたように、隣接面の形成方法、口腔内スキャン時のラバーダムの使用、スキャナーの挿入方向、およびソフトウェア上での設計とそのミリングなどに工夫が必要となる。

4）歯冠修復材料のミリングは、レジン系材料では容易である。ミリングマシンの通常モードでも安定してかなり薄く削ることができる。ただし薄い連結症例などでは、ミリング時に歪みが生じる場合がある。セラミックスも今日では、0.3mm程度まで薄く加工することができる。ただし、ミリングバーを新しいものを使用し、ミリングに時間をかけるなどの工夫が必要になる。

5）無侵襲および低侵襲の間接法接着修復において、PMMA製プロビジョナルレストレーションの応用は利便性と再現性から有益である。ただし、臼歯部仮着

Chapter 7

に対しては、セルフアドヒーシブでないレジンセメントを、歯面処理を省略して使用することで脱落を防止することができる。ただし、プロビジョナルレストレーションの内面のみにプライマーを塗布している。

❖本項のまとめ

　低侵襲フルマウスリハビリテーションにおいては、通常すべての支台歯のフィニッシュラインが歯肉縁上に存在するため、口腔内スキャンデータの精度も高く、またPMMAを使用したプロビジョナルレストレーションの再製も容易であることなど、デジタルデンティストリーに馴染みやすいと感じた。しかし、大部分の設計用ソフトウェアは旧来のクラウンの製作にフォーカスを当てていることなどにより支台歯形成やラミネートベニアのデザイン、およびミリングや３Ｄプリント模型の加工などに術者の工夫が求められる。また表面性状の模倣、ステイニング、マージンや咬合の調整などに３DプリントモデルやCAD/CAMモデルなどが必要であり手作業の技術が必要である。今後は低侵襲治療が修復治療のメインストリームになることは異論のないところであろう。そこで修復治療の、もうひとつのパラダイムシフトであるデジタルデンティストリーを、歯科医師や歯科技工士がどのようにして工夫しながら使いこなし、コンベンショナルワークフローの中に、その治療クオリティーを保持しつつデジタルワークを取り入れていくかが重要なディスカッションとなっていくと思われる。またその上で、デジタルソフトウェアやミリングマシンやマテリアルの進化は進んでいくのであろう。ただし、どのような進化の過程の中にもデジタルデンティストリーなりのマスターピースというものは存在し、それは、いつの時代もクリニシャンやテクニシャンによる魂を込めた治療や技工から生まれるものである。われわれの歩いていくべき道は、アーティフィシャルである修復歯に"自然感"という血を通わせ、それが患者満足へと繋がっていく道でなければならない。

参考文献

1. Dietschi D, Spreafico R. Evidence-based concepts and procedures for bonded inlays and onlays. Part 1. Historical perspectives and clinical rationale for a biosubstitutive approach. Eur J Esthet Dent 2015 ; 10(2) : 210-27.
2. Magne P, Belser UC. Bonded Porcelain Restorations in the Anterior Dentition. Chicago: Quintessence Publishing, 2002 ; 129-76.
3. Okawa M, Tsuchiya S. Team dynamics. Quintessence Journal of Dental Technology 2008 ; 6 : 1.
4. Okawa M, Yamamoto S. Exzellente dentale asthetik. Quintessenz Zahntech 2013 ; 39(1) : 11-2.
5. Magne P, Knezevic A. Simulated fatigue resistance of composite resin versus porcelain CAD/CAM overlay restorations on endodontically treatmented molars. Quintessence Int 2009 ; 40(2) : 125-33.
6. Magne P, Belser UC. Rationalization of shape and related stress distribution in posterior teeth: a finite element study using nonlinear contact analysis. Int J Periodontics Restorative Dent 2002 ; 22(5) : 425-33.
7. Dietschi D, Argente A. A comprehensive and conservative approach for the restoration of abrasion and erosion. Part II : Clinical procedures and case report. Eur J Esthet Dent 2011 ; 6(2) : 142-59.
8. Duarte S, Sartori N, Cascione D, Phark JH. Ceramic-reinforced polymers: Over view of CAD/CAM hybrid restorative materials. Quintessence Dent Technol 2014 ; 27 : 32-48.
9. Fradeani M, Barducci G, Bacherini L, Brennar M. Esthetic rehabilitation of a severely worn dentition with minimally invasive prosthetic procedure(MIPP). Int J Periodontics Restorative Dent 2012 ; 32(2) : 135-47.
10. Vailati F, Brugera A, Belser U. Minimally invasive treatment of initial dental erosion using pressed lithium disilicate glass-ceramic restorations: A case report. Quintessence Dent Technol 2012 ; 35 : 65-78.
11. Okawa M. Minimally invasive full-mouth rehabilitation for dental erosion. Quintessence Dent Technol 2016 ; 39 : 57-77.
12. Duarte S. Sartori N. Biomaterials update: The adhesive restorative complex(ARC) Concept. Quintessence Dent Technol 2017 ; 40 : 48-65.
13. Okawa M. Efficacy of working under a microscope for bonded porcelain restorations (in Japanese). Quintessence Microdentistry yearbook 2011. Tokyo: QuintessencePublishing, 2011 ; 66-78.
14. Cofar F, Cofar I, Sttumpf L. State of the art RAW a digital workflow. Quintessence Dent Technol 2017 ; 40 : 6-25.
15. Gerdolle D, Mortier E, Richard A. Full-mouth adhesive rehabilitation in a case of amelogenesis imperfecta: a 5-year follow-up case report. Eur J Esthet Dent 2015 ; 10(1) : 12-31.
16. Scopin O, Borges G, Kyrillos M. The area of adhesive continuity: A new concept for bonded ceramic restorations. Quintessence Dent Technol 2013 ; 36 : 9-26.
17. Dietschi D, Argente A. A comprehensive and conservative approach for the restoration of abrasion and erosion. Part I : Concept and clinical rationale for early intervention using adhesive techniques. Eur J Esthet Dent 2011 ; 6(1) : 20-33.
18. Vailati F, Belser UC. Classification and treatment of the anterior maxillary dentition affected by dental erosion: The ACE classification. Int J Periodontics Restorative Dent 2010 ; 30(6) : 559-71.
19. Spear F. Facially Generated Treatment Planning. Scottsdale: Spear Education, 2005.
20. Spear F, Kinzer G. Approach to vertical dimension. Cohen M(ed). Interdisciplinary Treatment Planning Principles, Design, Implementation. Berlin: Quintessence Verlag, 2010 ; 213-46.
21. Abduo J. Safety of increasing vertical dimension; A systematic review. Quintessence Int 2012 ; 43(5) : 369-80.
22. Walther W. Determinants of a healthy aging dentition: maximum number of bilateral centric stops and optimum vertical dimension of occlusion. Int J Prosthodont 2003 ; 16(suppl) : 77-9.
23. Vailati F, Carciofo S. Treatment planning of adhesive additive rehabilitations: the progressive wax-up of the three-step technique. Int J Esthet Dent 2016 ; 11(3) : 356-77.
24. Maxwell LC, Carlson DS, McNamara JA Jr, Faulkner JA. Adaptation of the masseter and temporalis muscles following alteration in length with or without surgical detachment. Anat Rec 1981 ; 200(2) : 127-37.
25. Helsing G. Functional adaptation to change in vertical dimension. J Prosthet Dent 1984 ; 52(6) : 867-70.
26. Bacherini L, Brennan M, Bocabella L, Vigiani P. Esthetic rehabilitation of a severely discolored dentition with minimally invasive prosthetic procedures (MIPP). Quintessence Dent Technol 2013 ; 4 : 59-76.
27. Massironi D, Pascetta R, Romeo G. Precision in Dental Esthetics: Clinical and Laboratory Procedures. Milan: Quintessence. 2006 ; 126-41.

索引　Index

数字
"180°" medium wrap design laminate veneer .... 258、313
"270°" long wrap design laminate veneer ...... 259、313
"360°" full wrap design laminate veneer .... 259、345

A
ACE分類 .... 157、158、165、173、437
AISCM .... 194、221、222
APCコンセプト 201
Aprismatic Enamel .... 257、300、324、415

B
BCRs .... 59、60
Bio-mechanics 395
Biomimetic approach .... 56、223、224、395
BOPT .... 262、273、274、411
BPRs .... 59、60

C
CADデータ製作のポイント 333
Circle of death 42
Controlled sulcular dis-epithelization 275
Crossover .... 125、167

D
Dr. Okawa laminate veneer basic kit .... 284、285
Dr. Okawa laminate veneer full kit .... 285、286

E
End to end wear .... 123、125、126、141、142、167、347
Endo-crown .... 415、418

F
Facially generated treatment planning 13

G
Geneve Erosion Study 162

I
Inter-proximal included veneer .... 289、415、418

IOS .... 207、208、209、213、214、225、323、324、372、394

M
MI .... 40、41、42、44、46、54、55、56、82、156、157、189、194、206、270、280、284、286、292、297、299、300、393、422、426、427

N
NHP .... 14、16、17、18、19、37
"Non-prep" additive design Laminate veneer .... 258、289
"Non-Prep" additonal veneer .... 414、415

O
Occlusal veneer(Division I and II) .... 414、417
Occlusal veneer .... 398、399

P
Palatal veneer .... 259、362
Pathway wear .... 123、125、167
PICN .... 404、405、419

S
Sandwitch design laminate veneer .... 259、362
Short wrap design laminate veneer .... 258、305
STLデータ .... 208、210、240、256、290、291、392

V
VDO .... 156、159、161、164、165、171、172、173、174、184、190、434、435、436
Veneer-lay .... 415、418

あ
アナログ内面適合補正法 .... 194、221、222

い
印象採得 .... 90、92、142、143、152、172、207、208、214、225、227、228、238、239、277、285、290、291、298、320、324、350、445

う
ウォーキングブリーチ ……………… 69、114、133、135

え
エッジ延長法 ………………………………… 208、209
エッジレスプレパレーション ……… 262、271、273、280、285、348、349、350
エッジロス …… 208、209、210、211、214、215、273、280、303、348、350、387
エッチング ……… 54、76、84、142、324、337、339、340、342、356、357、401、419
エナメル小柱構造 ……………………………… 257
エナメル象牙境 …………………… 47、49、56、58
エンドクラウン …………………………… 288、418

お
オクルーザルベニア ………… 41、125、126、127、128、289、392、393、394、395、400、403、406、408、411、412、414、417、418、421、422
オクルーザルベニアの支台歯形成に影響を与える因子
……………………………………………………… 398
オクルーザルベニアのための形成デザインと支台歯形成量 ……………………………………… 420
オクルーザルベニアの予知性に影響を与える因子 ……
……………………………………………………… 399

か
開咬 ……………………………………………… 363
下顎運動 ………… 123、125、157、167、431、435
ガイドグルーブ ……………… 24、180、181、289
各種接着性レジンセメントの被着材料による（せん断接着強さ）の違い ……………………………… 200
各種セラミック材料の曲げ強度 ……………… 203
各種マテリアルの種類と厚みがミリング結果に与える影響 ……………………………………………… 240
各種ラミネートベニアの適応症 ……………… 260
ガミースマイル …………………………… 98、99、100
ガラスセラミック ……… 75、76、164、196、197、201、204、206、248、308、338、371、419、437、457

き
矯正歯科治療 …… 62、63、64、71、75、88、90、92、98、99、102、104、116、138、141、158、195、306、307、310、312、313、315、316、317、318、319、342、348、354、357、363、369、433

こ
高透光性ジルコニアと二ケイ酸リチウムの透光性の比較
……………………………………………………… 203
咬耗 ………… 46、99、126、157、161、162、165、166、167、168、189、345、347、363、429、430、431、432、433、437、442、443
鼓形空隙 ……………………………………… 22、102
コンポジットレジン ………… 14、20、23、43、47、53、54、57、58、64、65、71、75、104、112、113、114、115、117、142、143、156、163、164、166、173、269、271、272、293、320、321、326、371、393、394、401、402、405、406、432、437、439、440、441、442、446、457
根面被覆 …………………………………… 133、134

さ
酸蝕 ………… 46、47、156、157、158、161、162、163、165、166、190、363、371、393、426、427、429、430、432、433、434、437、457
サンドウィッチベニア … 24、25、27、113、116、257、348、363、371、381、382、383、384、385、386、437、438、439、440、441、444、447、450、451、452

し
歯科用ガラスセラミックスの分類 …………… 197
歯間空隙 …………………………… 64、65、66、226
歯間乳頭 …………………………… 64、66、140
支台歯形成 …… 24、25、26、45、47、65、66、72、73、74、75、76、83、84、92、93、94、95、104、105、115、117、118、121、133、135、142、145、146、147、148、161、164、172、174、175、176、180、181、189、190、206、207、210、211、213、215、216、217、225、228、256、257、258、260、262、268、271、273、274、276、279、280、284、287、288、289、299、300、307、308、309、310、312、322、323、324、348、349、350、351、352、353、354、363、364、366、367、368、369、373、374、379、387、398、416、417、420、421、422、428、436、437、441、443、444、447、448、451、456、457、458
失活歯 …………………… 14、70、73、82、135、418
シャンファー ……… 175、262、271、272、285、286、408、410、411

従来法とセミデジタル、フルデジタルにおける工程の比較 ……………………………………………… 328
ショートラップ …… 213、214、256、257、258、307、309、323、354、355、363、367、369、382、383、384、385、386
シラン処理 ……………………………… 338、342
ジルコニア …… 43、52、59、60、74、165、185、196、199、200、201、202、203、204、205、206、209、241、242、243、252、261、267、268、307、308、309、338、345、346、348、350、352、353、354、355、357、359、404、419
ジルコニア強化型ケイ酸リチウム ……………… 199
ジンジタージュ ………………………… 274、275
審美修復におけるリスクファクター ……………… 263

す
スペーサーテクニック ………………… 220、221

せ
生体模倣技術 ………………………… 55、56、396
正中離開 ……… 95、289、290、292、293、345、363
接着操作 ………… 47、121、189、309、337、339、340
セルフエッチング ……………………… 402、419
セレクティブエッチング ……………… 401、419

そ
挿入軸エリア方向の調整 ……………………… 218

た
ダイレクトモックアップ ………… 142、143、144、145、297、298、320、321、322、440

ち
チッピング ……… 43、44、107、210、244、248、251、252、269、327、329、417、427、431
長石系 …… 43、47、52、57、58、60、74、75、107、173、182、189、190、198、201、206、214、215、243、244、248、269、302、303、326、327、335

て
テトラサイクリン変色歯 ………………………… 82
デプスカット ……………………………… 286、288

と
トゥースフレスチャーコントロール ……… 194、262、269、271、276、350、387、395、398、412、437、447
トライインペースト ……………… 85、342、355

な
ナイトガード ………………………… 128、132、141
ナイフエッジ …… 263、264、271、272、273、410、411
内面補正 ……………………………………… 333

に
二ケイ酸リチウム …… 41、52、59、60、74、75、77、83、116、117、119、121、125、128、152、164、165、179、185、189、198、199、202、203、204、205、206、209、241、242、244、248、263、264、265、266、267、268、271、345、394、400、404、405、408、410、411、419、437、443、457
日本人における中切歯のエナメル質の厚さ ……… 268

の
ノンプレップ …… 123、125、129、257、269、415、417

は
バーティカルプレパレーション ……… 262、271、273、274、275、276、278、284、288、411
バイオミメティックアプローチ ……………… 56、68
パラタルラミネートベニア …… 125、189、257、258、348、363、394、421、422

ふ
フィニッシュライン …… 24、65、66、68、74、75、76、83、85、92、93、94、104、105、106、140、176、189、208、209、211、212、213、214、217、218、219、262、263、264、266、271、273、274、277、282、288、309、323、327、341、348、349、350、355、408、409、410、411、412、413、429、441、444、447、458
フェイシャルスキャナー ……………… 13、311、312、366
フェザーエッジ ……… 262、264、265、271、273、275、276、277、411、412、413、421
フッ化水素酸 ………………… 338、339、340、342
ブラキシズム …… 82、125、141、156、157、164、190、206、345、357、429、432、437、442
ブリーチシェード ……………… 138、143、308、345
フルマウスリコンストラクション … 88、123、125、426

フルラップデザイン ……………… 257、258、345、348
プレスセラミック …… 91、125、128、152、189、205、206、286、415
プレパレーションガイド ………………………… 104、117
プロビジョナルレストレーション … 24、27、84、141、143、147、159、161、165、171、172、174、281、301、302、312、324、325、326、330、352、357、429、437、438、439、440、441、442、443、444、456、457、458

へ
平均的な日本人ヒト第一大臼歯のエナメル質の厚み ……………………………………………… 419、420
ベニアレイ …… 307、308、310、318、353、354、418

ほ
ポリゴン ……………………… 208、209、238、290、291

ま
マイクロスコープ …… 24、26、69、71、73、80、81、83、84、85、104、105、112、114、119、134、152、174、175、176、189、194、217、288、303、330、342、355、380、387、427、428、436、437、441、444、447、455、456
マテリアルセレクション ……… 24、74、76、161、162、164、174、189、345、398
摩耗 …………………………… 44、102、123、164、457

み
ミディアムラップ ………………… 257、258、273、313
ミニウイング ………………………………………… 95

め
メタケイ酸リチウム … 198、199、241、242、244、248

も
モックアップ ………… 20、21、22、23、24、138、141、142、143、144、145、180、181、190、279、297、298、299、319、320、321、322、439、440、441

よ
翼状捻転 ………………………………… 138、140、142

ら
ラージシャンファー ……………… 263、264、410、411

ライトシャンファー ……………………………… 411、420
ラバーダム …… 129、182、189、340、356、446、457
ラビアルコリドー ………………………… 138、140、142
ラミネートベニアの各種フィニッシュライン形態 ……………………………………………………………… 263
ラミネートベニアの支台歯形成における原則 …… 210

り
リューサイト系 …………………………………… 198、244
隣接面間の間隙の量が口腔内スキャンに与える影響 ……………………………………………………………… 224
隣接面を含むベニア形態 ……………………………… 418

る
ルーティー　ダイヤ電着チップ ………… 24、287、288、349、351

ろ
ロングコンタクト ……………………………………… 66
ロングラップ ……………………………… 257、258、285

わ
矮小歯 ………………………………… 90、98、102、290

[著者略歴]

大河雅之　Masayuki Okawa

1987年　東北歯科大学卒業
2001年　代官山アドレス歯科クリニック開院
2019年　日本歯科大学生命歯学部歯科補綴学第Ⅱ講座非常勤講師

●主な所属・役職

日本臨床歯科学会 理事長幹事／東京支部長
日本臨床歯科学会 フェロー
EAED（ヨーロッパ審美歯科学会）会員
奥羽大学歯学部同窓会本部 前学術部長
AMED（米国マイクロスコープ歯科学会）前理事
日本歯科審美学会 認定医
日本顎咬合学会 認定医
Ivoclar Vivadent社 オピニオンリーダー
Carl Zeiss社 ワールドスピーカー

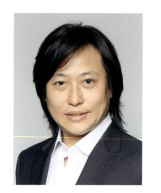

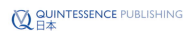

イノベーション・オブ・ラミネートベニア
20年の臨床と研究が示す価値

2024年9月10日　第1版第1刷発行

著　　者　大河雅之（おおかわまさゆき）

発 行 人　北峯康充

発 行 所　クインテッセンス出版株式会社
　　　　　東京都文京区本郷3丁目2番6号　〒113-0033
　　　　　クイントハウスビル　電話(03)5842-2270(代表)
　　　　　　　　　　　　　　(03)5842-2272(営業部)
　　　　　　　　　　　　　　(03)5842-2277(編集部)
　　　　　web page address　https://www.quint-j.co.jp

印刷・製本　サン美術印刷株式会社

Printed in Japan　　　　　　　　　　　禁無断転載・複写
ISBN978-4-7812-1025-4　C3047　　落丁本・乱丁本はお取り替えします
　　　　　　　　　　　　　　　　　定価はカバーに表示してあります